膠原病診療の
ミニマムエッセンシャル

監修 橋本 博史，飯田　昇
編集 戸叶 嘉明，阿部 香織
順天堂大学医学部膠原病内科

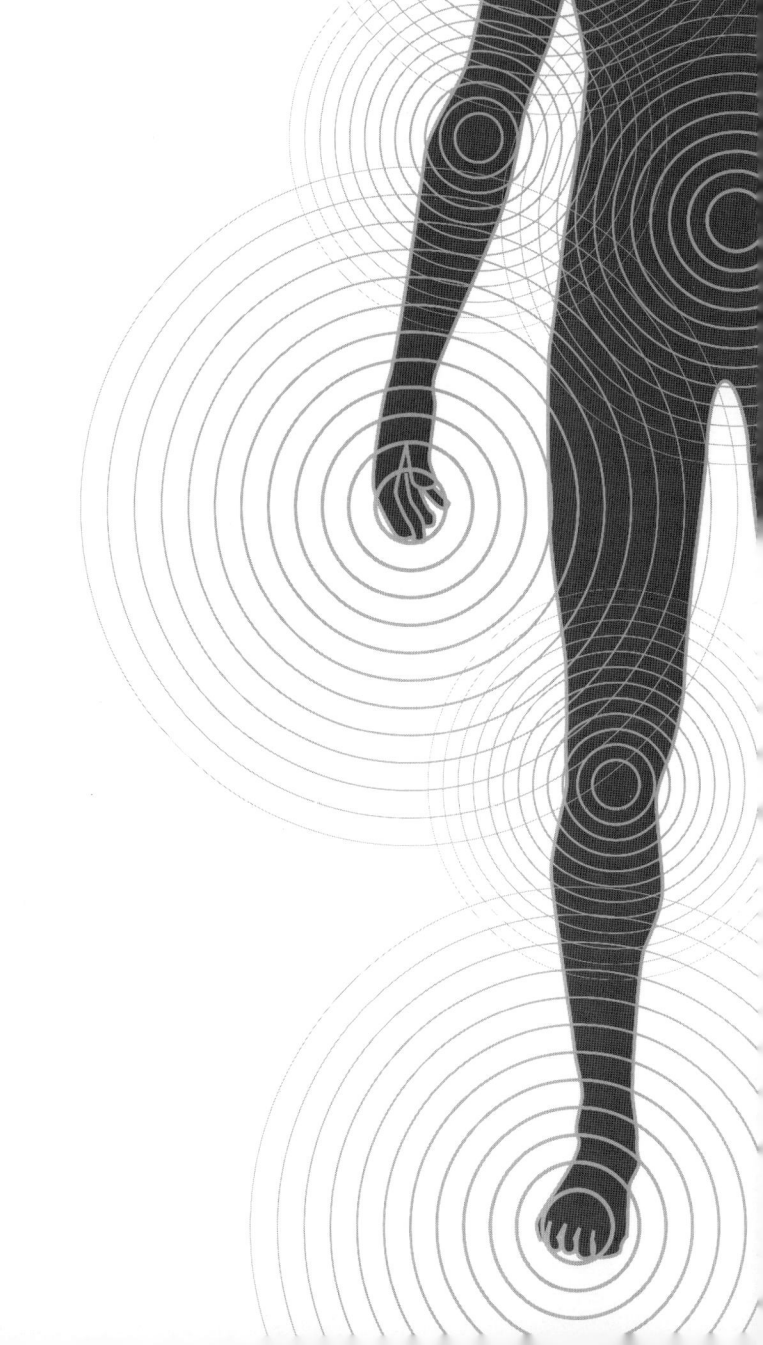

株式会社 新興医学出版社

執筆者一覧

橋本博史
順天堂大学医学部附属順天堂越谷病院 院長
順天堂大学名誉教授

飯田　昇
順天堂大学医学部附属静岡病院内科 教授

村島温子
国立成育医療センター周産期診療部母性内科 医長
順天堂大学医学部膠原病内科 非常勤講師

安藤聡一郎
安藤医院 院長
順天堂大学医学部膠原病内科 非常勤講師

浅川順一
浅川医院 院長
順天堂大学医学部膠原病内科 非常勤講師

森本真司
順天堂大学医学部膠原病内科

深沢　徹
順天堂大学医学部膠原病内科 講師

満尾晶子
順天堂大学医学部膠原病内科

山路千春
杏雲堂病院内科 医長
順天堂大学医学部膠原病内科 非常勤講師

山中健次郎
杏雲堂病院内科 部長
順天堂大学医学部膠原病内科 非常勤講師

金子礼志
順天堂大学医学部附属順天堂浦安病院内科 講師

関川　巖
順天堂大学医学部附属順天堂浦安病院内科 助教授

竹内　健
竹内内科 院長
順天堂大学医学部膠原病内科 非常勤講師

小林茂人
順天堂大学医学部附属順天堂越谷病院内科 助教授

秋元智博
三郷順心総合病院内科 部長

戸叶嘉明
順天堂大学医学部膠原病内科 非常勤講師

金井美紀
順天堂大学医学部膠原病内科 講師

津田裕士
順天堂東京江東高齢者医療センター 副院長
順天堂大学総合診療科 教授

安田勝彦
中伊豆温泉病院内科 診療部長
順天堂大学医学部膠原病内科 非常勤講師

石原義恕
中伊豆温泉病院健康管理センター長

高崎芳成
順天堂大学医学部膠原病内科 助教授

山路　健
順天堂大学医学部膠原病内科 講師

金田和彦
順天堂大学医学部膠原病内科

田村直人
順天堂大学医学部膠原病内科 講師

梁　広石
順天堂大学医学部膠原病内科

平島美賀
順天堂大学医学部膠原病内科

官川　薫
坂本病院
順天堂大学医学部膠原病内科 非常勤講師

木田一成
順天堂大学医学部附属順天堂越谷病院内科

池田　真
順天堂大学医学部膠原病内科

李　鍾碩
順天堂大学医学部膠原病内科

森谷泰和
森谷医院

小笠原均
順天堂大学医学部膠原病内科

菅原正弘
菅原医院 院長
順天堂大学医学部膠原病内科 非常勤講師

山田雅人
順天堂大学医学部附属静岡病院膠原病内科 助教授

阿部香織
順天堂大学医学部膠原病内科 講師

土屋暁子
中伊豆温泉病院医療福祉科 主任

（執筆順）

発刊にあたって

　このたび，順天堂大学医学部膠原病内科学教室より「膠原病診療のミニマムエッセンシャル」を上梓しました．これは，通常の教科書的な記述とは異なり，当教室の教室員が長年にわたって経験した膠原病の診療を通して習得しえた事柄をもとに分担執筆したものです．Evidence Based Medicine（EBM）の重要性が指摘されているところですが，膠原病の分野においては比較的希少疾患が多いということもありEBMが確立している知見は少ないように思います．当然のことながら，目の前の患者様を救うためにはできる限りの情報を集め，それまでの経験を生かし最善の医療を行うことが必要です．この観点から，当教室における膠原病の豊富な臨床経験を記録に留め，多くの方々の眼に触れていただければと思い発刊いたしました．必要最小限の記述を目指しましたが，記載すべき事項が多岐にわたり，かつ実際的な面に重点を置いたこともあり，必ずしもミニマムとはいえないかもしれません．しかしながら，膠原病を全身性疾患としてとらえ全人的医療を行うにはきわめて有用な指南書ではないかと考えています．

　とくに，平成16年度から研修必修化が義務づけられていますが，膠原病を理解するうえで，また臨床の場で役立てていただければ幸いです．さらに，研修医のみならず，実地医家の先生方やリウマチ専門医を目指しておられる方，医学生，さらにはコメディカルの方々，医療福祉に従事されている方々にも，利用価値の高い参考書として活用していただければと思います．また，膠原病の分野における知見は膨大で新たな知見も数多く出されています．そのため，すべての事項を網羅しているとは限らず，新たな知見により改変される事項もあると思われます．お気づきの点がございましたら，ご指摘，ご批判，ご叱正いただければ幸甚に存じます．

　末筆になりましたが，編集にご尽力いただいた戸叶嘉明講師，阿部香織講師，ならびに執筆していただいた教室員各位に深謝いたします．また，このたびの出版に際し多大なご尽力とご協力をいただきました新興医学出版社の編集部の方々に厚く御礼申し上げますとともに深謝いたします．

平成17年5月

橋　本　博　史

目　次

総　論

- Ⅰ．膠原病の概念 ……………………………………………………………… 3
- Ⅱ．膠原病の分類と類縁疾患 ………………………………………………… 5
- Ⅲ．診察の進め方と身体所見の取り方 ……………………………………… 8
  - 1．病歴の取り方 …………………………………………………………… 8
  - 2．身体所見の取り方 ……………………………………………………… 9
- Ⅳ．膠原病にみられる症状とその病態 ……………………………………… 12
  - 1．全身症状（発熱，リンパ節腫脹，体重減少など） …………………… 12
  - 2．皮膚，粘膜症状と病態 ………………………………………………… 14
  - 3．骨・関節症状と病態 …………………………………………………… 17
  - 4．筋疾患の臨床像 ………………………………………………………… 22
  - 5．腎・泌尿器症状と病態 ………………………………………………… 25
  - 6．呼吸器症状と病態 ……………………………………………………… 28
  - 7．精神・神経症状と病態 ………………………………………………… 34
  - 8．心血管症状と病態 ……………………………………………………… 39
  - 9．消化器症状と病態 ……………………………………………………… 44
- Ⅴ．膠原病の検査とその読み方，意味するところ，限界 ………………… 48
  - 1．赤沈，急性期炎症反応物質（CRP，シアル酸など），血算，尿検査 …… 48
  - 2．生化学検査 ……………………………………………………………… 52
  - 3．凝固異常 ………………………………………………………………… 56
  - 4．免疫学的検査 …………………………………………………………… 58
  - 5．Xp，CT，MRIを含む画像検査 ……………………………………… 80
  - 6．心電図・呼吸機能を含む生理学的検査 ……………………………… 84
  - 7．生検による病理学的検査 ……………………………………………… 88
  - 8．各種穿刺液検査 ………………………………………………………… 91
- Ⅵ．膠原病に用いられる治療法 ……………………………………………… 95
  - 1．非ステロイド性抗炎症薬 ……………………………………………… 95
  - 2．抗リウマチ薬 …………………………………………………………… 100

3．生物学的製剤 …………………………………………………………105
       4．ステロイド薬 ……………………………………………………………109
       5．免疫抑制薬 ………………………………………………………………112
       6．γグロブリン大量療法 …………………………………………………115
       7．アフェレシス療法，血液透析 …………………………………………117
       8．リハビリテーション（理学療法・作業療法）………………………120

    コラム ……………………………………………………………………………124

各　論

  Ⅰ．膠原病 …………………………………………………………………………129
       1．関節リウマチ ……………………………………………………………129
       2．全身性エリテマトーデス ………………………………………………135
       3．全身性硬化症 ……………………………………………………………141
       4．多発性筋炎・皮膚筋炎 …………………………………………………146
       5．シェーグレン症候群 ……………………………………………………152
       6．混合性結合組織病と重複症候群 ………………………………………157
       7．血管炎症候群 ……………………………………………………………161
       8．抗リン脂質抗体症候群 …………………………………………………173
       9．成人スチル病 ……………………………………………………………176
      10．リウマチ熱 ………………………………………………………………179
  Ⅱ．膠原病に近縁ないし鑑別を要する疾患 …………………………………182
       1．ベーチェット病 …………………………………………………………182
       2．血清反応陰性脊椎関節症 ………………………………………………185
       3．再発性多発軟骨炎 ………………………………………………………189
       4．リウマチ性多発筋痛症 …………………………………………………190
       5．サルコイドーシス ………………………………………………………193
       6．アミロイドーシス ………………………………………………………196
       7．変形性関節症 ……………………………………………………………198
       8．結晶性関節炎 ……………………………………………………………200
       9．感染性関節炎 ……………………………………………………………205
      10．腸疾患に伴う関節炎（潰瘍性大腸炎，クローン病）………………207
      11．ウェーバークリスチャン病 ……………………………………………209
      12．線維筋痛症候群 …………………………………………………………212
      13．慢性疲労症候群 …………………………………………………………215

III．膠原病の合併症とその治療 ……………………………………………219
1．感染症 …………………………………………………………………219
2．血液異常 ………………………………………………………………224
3．消化管潰瘍 ……………………………………………………………228
4．骨壊死，骨粗鬆症・圧迫骨折 ………………………………………231
5．高脂血症・動脈硬化 …………………………………………………238
6．糖尿病 …………………………………………………………………242
7．臓器特異的自己免疫疾患 ……………………………………………244
8．合併妊娠 ………………………………………………………………250
9．悪性腫瘍 ………………………………………………………………254

IV．膠原病・リウマチ性疾患の社会保障・医療福祉 ……………………256
1．さまざまな社会保障の利用 …………………………………………256
2．事例 ……………………………………………………………………265

コラム ……………………………………………………………………………267

付　録 ……………………………………………………………………………273
診断基準一覧 ………………………………………………………………273
略語一覧 ……………………………………………………………………296

膠原病診療のミニマムエッセンシャル

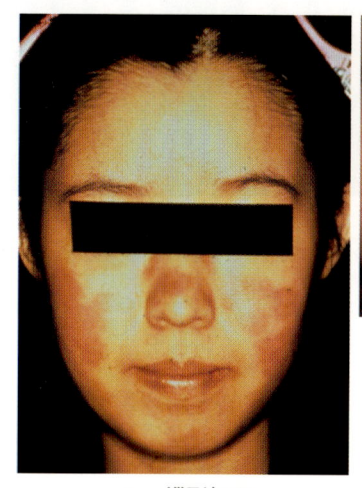

1．蝶形紅斑
（⇨総論 IV.2.「皮膚，粘膜症状と病態」）

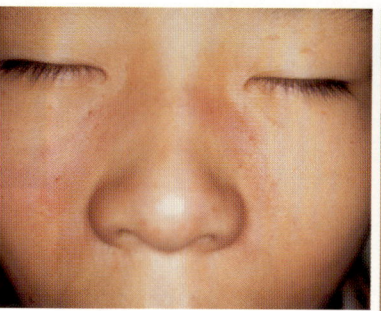

2．小児皮膚筋炎症例の鼻梁部の紅斑
（⇨総論 IV.2.「皮膚，粘膜症状と病態」）

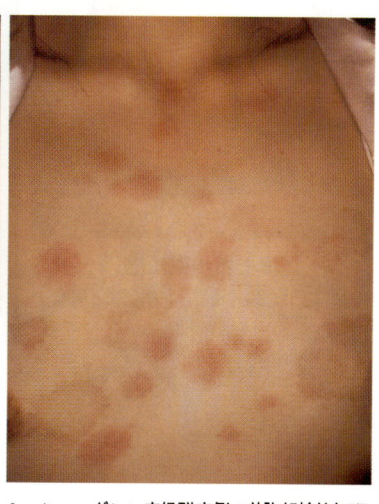

3．シェーグレン症候群症例の前胸部輪状紅斑
（⇨総論 IV.2.「皮膚，粘膜症状と病態」）

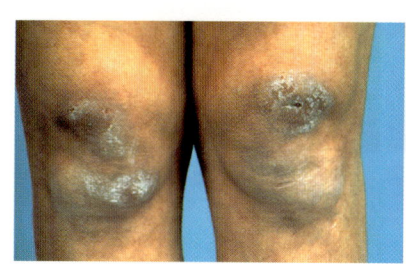

4．ゴッドロン徴候
（⇨総論 IV.2.「皮膚，粘膜症状と病態」）

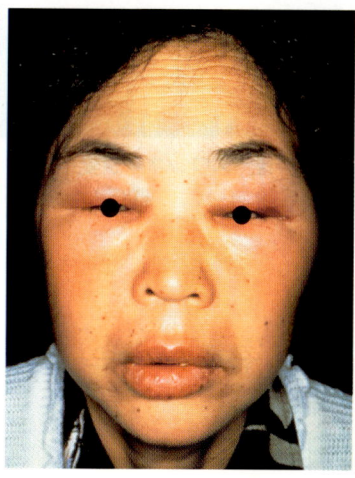

5．ヘリオトロープ疹
（⇨総論 IV.2.「皮膚，粘膜症状と病態」）

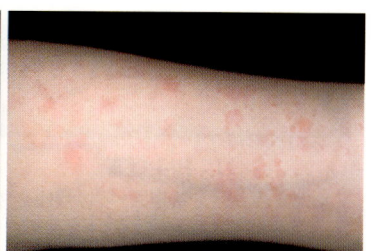

6．サーモンピンク疹
（⇨総論 IV.2.「皮膚，粘膜症状と病態」）

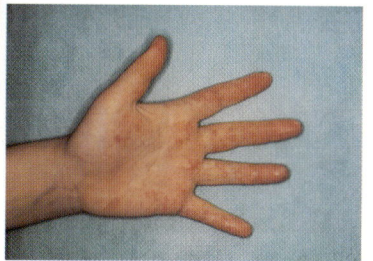

7．手掌紅斑
（⇨総論 IV.2.「皮膚，粘膜症状と病態」）

総論

I. 膠原病の概念

　膠原病という名前の由来は 60 年以上も前にさかのぼる。すなわち，1942 年にアメリカの病理学者クレンペラー（Klemperer）が結合組織にフィブリノイド変性という共通した病理組織学的所見を呈する疾患群のあることを見出し，その疾患群を総称して膠原病と名づけたことに始まる。クレンペラーが膠原病に含めた疾患は，(1) 関節リウマチ（RA），(2) 全身性エリテマトーデス（SLE），(3) 強皮症（全身性硬化症）（SSc），(4) 多発性筋炎・皮膚筋炎（PM/DM），(5) 結節性動脈周囲炎（結節性多発動脈炎）（PN），(6) リウマチ熱（RF），の 6 疾患である。それまでは，Morgagni による臓器病理学の学説が支配的で，病気は特定の臓器に存在すると考えられていた。しかし，クレンペラーは，上記の 6 疾患は特定の臓器に限らず数多くの臓器を侵し，その病変の場は結合組織という全身に共通して広く分布する組織系であり，その系統的病変として把握されるべきであることを主張した。

　結合組織は，以前は膠原または膠原血管系と考えられており，フィブリノイド変性は膠原線維がコロイド状態を示し，物理化学的変化によって生じると考えられていたため膠原病という名前が用いられた。「フィブリノイド」とはフィブリン様ということであるが，今日ではフィブリノイド変性は結合組織が変性したものではなく，いくつかの成分が変性沈着したものであり，その組成も疾患により異なることがわかっている。このことは，病理組織学的変化が共通であってもそこに至る病因は疾患によって異なることを意味し，クレンペラーが膠原病の概念を提唱したときも強調されていた。当時，フィブリノイド変性はアレルギー性ないし過敏症によってもたらされるという学説も出されていたが，クレンペラーは逆は必ずしも真にあらずとして反論した。すなわち，フィブリノイド変性は悪性高血圧症の血管や消化管潰瘍部など，膠原病以外の疾患においても認められる。その後，LE 細胞の発見を契機として自己免疫の概念が台頭し，膠原病に含まれる疾患は何らかの形で免疫異常をみることが明らかとなった。1950 年，クレンペラーは「膠原病の概念」の論文のなかで，膠原病という名前は，結合組織の広範な変化，とくに細胞外成分の異常を特徴とする急性および慢性の疾患を包含したもので，具体的疾患として先の 6 疾患を挙げた。これらは big six と呼ばれている。クレンペラー自身，膠原病は病理解剖学的な名称であって，その原因は問わないとしたが，同時にくずかごのようにわけのわからない病気が膠原病に含まれてしまうことを危惧した。

　今日においても，膠原病は結合組織の系統的変化が特徴であることに変わりはないが，現在では，膠原という名前は特別の線維性蛋白を意味し，また，この線維性蛋白の構造や代謝の異常が膠原病に含まれる多くの疾患でみられないことから，膠原病という名称が適切かどうかという論議もされてきた。しかしながら，医学のいちじるしい進歩をみる今日においても，症候学や病理形態学的類似性のみならず病因論的にも共通して自己免疫現象がみられることが指摘されてきた。すなわち，膠原病の多くは臓器非特異性自己免疫疾患に属し自己抗体も臓器非特異性を示す。リウマチ熱の原因は溶連菌感染であるが，心炎を含む臓器病変は交差免疫現象として例示される。自己抗体が出現しがたいとされた血管炎においても，顕微鏡的多発血管炎やウェゲナー肉芽腫症などでは抗

4　総論

臨床的

関節や筋肉に痛みや
こわばりをきたす病気
（リウマチ性疾患）

結合組織に異常を
きたす病気
（結合組織疾患）

免疫の異常を
みる病気
（自己免疫疾患）

膠原病

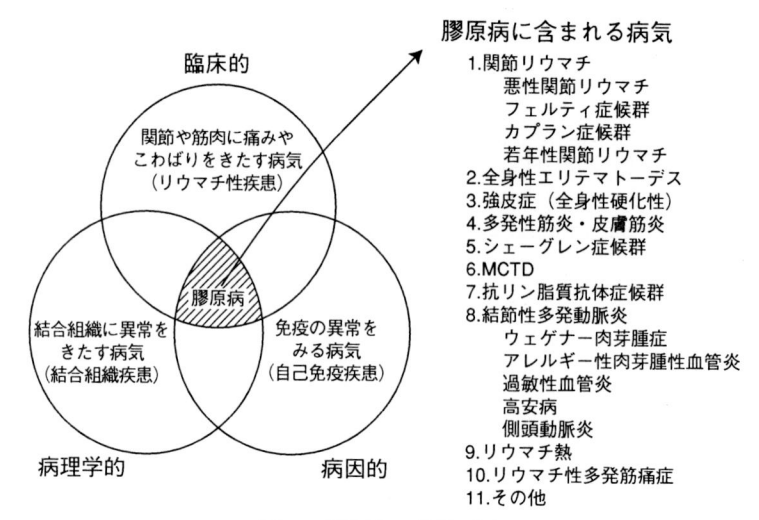

病理学的　　　病因的

膠原病に含まれる病気
1. 関節リウマチ
　　悪性関節リウマチ
　　フェルティ症候群
　　カプラン症候群
　　若年性関節リウマチ
2. 全身性エリテマトーデス
3. 強皮症（全身性硬化性）
4. 多発性筋炎・皮膚筋炎
5. シェーグレン症候群
6. MCTD
7. 抗リン脂質抗体症候群
8. 結節性多発動脈炎
　　ウェゲナー肉芽腫症
　　アレルギー性肉芽腫性血管炎
　　過敏性血管炎
　　高安病
　　側頭動脈炎
9. リウマチ熱
10. リウマチ性多発筋痛症
11. その他

図1　膠原病の位置づけ

好中球細胞質抗体の出現をみる．

　現在では，膠原病には big six 以外に混合性結合組織病，シェーグレン症候群，抗リン脂質抗体症候群，顕微鏡的多発血管炎，ウェゲナー肉芽腫症などが含まれる．そして，膠原病に含まれる疾患は，炎症性結合組織疾患，リウマチ性疾患，自己免疫疾患の範疇の中心的疾患として位置づけられている（図1）．

文　献

1) 塩川優一：膠原病・リウマチ学．朝倉書店，東京，1982.
2) 橋本博史：膠原病教室．新興医学出版社，東京，1995.

（橋本博史）

総論

II. 膠原病の分類と類縁疾患

　わが国では「膠原病」という呼び名が定着しているが，欧米では，リウマチ性疾患や全身性結合組織疾患の分類が一般的である．膠原病とリウマチが混同して使われているが，近年，リウマチ科が標榜認可されたことで，今後は「リウマチ性疾患」という分類名が用いられることになると思われる．リウマチ性疾患とは，筋肉骨格系の痛みとこわばりを生じる疾患（筋肉，筋膜，腱，腱鞘，滑液包，骨，軟骨，骨膜，関節など）で，一般にはアメリカ関節炎財団の分類が用いられている（表1）．すべてのリウマチ病が包括され，I．膠原病を含むびまん性結合組織病，II．脊椎関節炎，III．変形性骨関節症，IV．感染に伴うリウマチ病，V．リウマチ症状を伴う代謝内分泌疾患（痛風など），VI．腫瘍，VII．神経血管系異常，VIII．骨軟骨疾患，IX．関節外疾患（線維筋痛症，心因性リウマチなど），X．その他回帰性リウマチなどの10の項目に分けられている．いわゆる膠原病は，このリウマチ性疾患分類のなかに含まれている．しかし，リウマチ性疾患は，おもに運動器の痛みなどの臨床症状からつけられた病名でありその原因は問わない．したがって，膠原病とリウマチ性疾患との位置関係を考えると，変形性関節症など運動器に限られた疾患群を広義のリウマチ性疾患とし，このなかに古典的な膠原病を含めた膠原病類縁疾患を狭義のリウマチ性疾患として位置づけると理解しやすい（図2）．

　ICD 10の分類では，「筋肉骨格系および結合組織の疾患」のなかに「全身性結合組織障害疾患」が分類され，これが膠原病や類縁疾患に相当する．RAは「炎症性多発関節障害」の項目に分類されている．

　歴史的には，クレンペラーがフィブリノイド変性という共通した病理組織学的所見を有する疾患群を「膠原病」と提唱したことに端を発しているが（SLE, RA, DM, SSc, PN, RF），このほかに自己免疫病，結合組織病，免疫複合体病，自己アレルギー病などさまざまに呼称されている．現在のところ，膠原病は臨床的にはリウマチ性疾患，病理的側面では結合組織病，病因的側面では自己免疫病と考えられている．つまり膠原病は自己免疫機序のうえに多臓器に及ぶ全身性の炎症性の結合組織病と理解される．

　近年，自己抗体などが多種見出されている．膠原病・膠原病類縁疾患を分類するうえで，病因論的に分類したのも便宜的であり，今後は分類もいっそう流動的になると予想される．たとえば，抗RNP抗体は，新たな混合性結合組織病（MCTD）の提唱をもたらしている．特異的に表れ，特定の疾患に限定される抗核抗体陽性疾患群として，全身性エリテマトーデス（SLE），皮膚筋炎（DM），全身性硬化症（SSc），混合性結合組織病（MCTD），シェーグレン症候群（SS），膠原病重複症候群があげられる．好中球細胞質抗体（MPO-ANCA, PR 3-ANCA）の発見で新たな血管炎の分類もなされつつある．系統的血管炎の分類のなかで，C-ANCA（PR 3）関連でウェゲナー肉芽腫症（WG），P-ANCA（MPO）関連で顕微鏡的多発血管炎（MPA），アレルギー性肉芽腫性血管炎（AGA）などの疾患との関連性が認められ，ANCA関連疾患という概念も新たな分類に加わっている．疾患特異性には乏しいが症状の類似共通性があるものもあり，UCTD（分類不能結合組織病）として包括的疾患名も提唱されている．このように膠原病類縁疾患は多種にわたっており分類も複雑である．この

表1 リウマチ性疾患の分類（アメリカ関節炎財団）

I．汎発性結合組織病
　A．慢性関節リウマチ
　B．若年性関節リウマチ
　　1．全身発症
　　2．多関節発症
　　3．少数関節発症
　C．全身性エリテマトーデス
　D．進行性全身性硬化症
　E．多発性筋炎/皮膚筋炎
　F．壊死性血管炎（脈管炎）と血管症
　　1．結節性多発動脈炎
　　2．アレルギー性肉芽腫性血管炎（Churg-Strauss症候群を含む）
　　3．過敏性血管炎（シェーンライン・ヘノッホ紫斑病その他を含む）
　　4．肉芽腫性動脈炎：ウェゲナー肉芽腫症，側頭動脈炎，高安動脈炎など
　　5．粘膜皮膚リンパ節症候群（川崎病）
　　6．ベーチェット病
　G．シェーグレン症候群
　H．重複症候群（混合性結合組織病を含む）
　I．その他（リウマチ性多発筋痛症，皮下脂肪織炎，ウェーバー・クリスチャン病（Weber-Christian），結節性紅斑，再燃性多発軟骨炎他）
II．脊椎炎を伴う関節炎
　A．強直性脊椎炎
　B．ライター症候群
　C．乾癬性関節炎
　D．慢性炎症性腸疾患に伴う関節炎
III．関節変性疾患（変形性関節症，骨関節症）
IV．病原体感染に伴う関節炎，腱滑膜炎，滑液包炎，
　A．直接性―細菌性，ウイルス性，寄生虫性など
　B．反応性―リウマチ熱，亜急性細菌性心内膜炎など
V．リウマチ症状を伴う代謝性，および内分泌性疾患
　A．結晶誘起病
　　1．尿酸-1-ナトリウム（痛風）
　　2．ピロリン酸カルシウム2水塩（偽痛風，軟骨石灰化症）
　　3．ヒドロキシアパタイト
　B．生化学的異常
　　アミロイドーシス，Elers-Danlos症候群，Malfan症候群など
　C．内分泌疾患
　D．免疫不全症
　E．他の遺伝性疾患
VI．新生物（腫瘍）
VII．神経系異常（神経病性関節症―Charcot関節，反射性交感神経異栄養症など）
VIII．関節症状のある骨と軟骨疾患（骨粗鬆症など）
IX．関節外リウマチ
　A．筋・筋膜疼痛症候群（結合組織炎）
　B．腰痛と椎間板疾患
　C．腱炎および滑液包炎など
X．種々の疾患
　サルコイドーシス，回帰性リウマチ，間欠性関節水症，結節性紅斑，スウィート症候群など

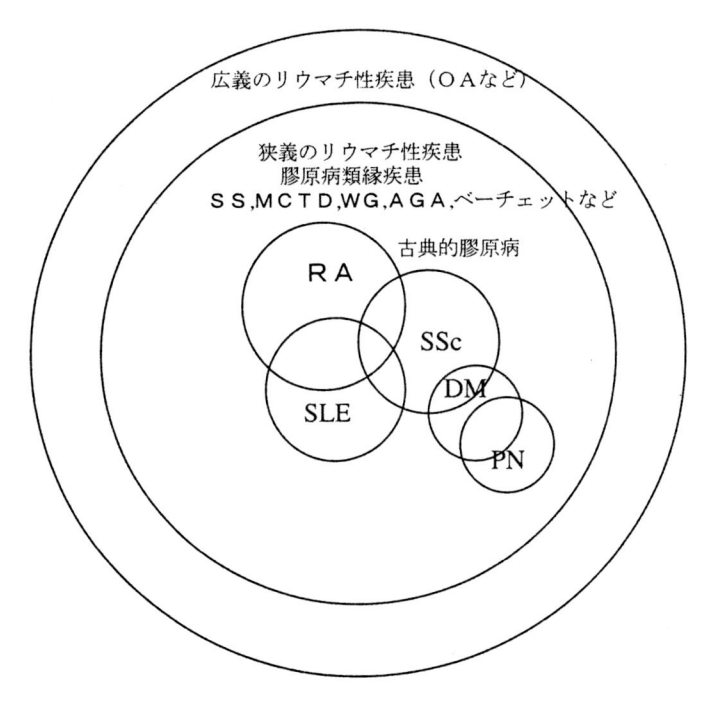

図2　膠原病とリウマチ性疾患との位置関係
廣瀬俊一：膠原病の概念．目でみる膠原病の診療（廣瀬俊一，橋本博史，編）．金原出版，東京，pp 1, 1989 より改変

ほか臨床上よくみられる膠原病類縁疾患には，成人スチル病（AOSD），リウマチ性多発筋痛症（PMR），乾癬性関節炎，ベーチェット病，ウェーバー・クリスチャン病，再発性多発軟骨炎，血清反応陰性脊椎関節炎，強直性脊椎炎，痛風，クリオグロブリン血症，線維筋痛症，好酸球性筋膜炎などがあげられる．

文 献

1) 橋本博史：リウマチ性疾患の概念と分類．リウマチ科 27：1, 2002．
2) 廣瀬俊一：膠原病の概念．目でみる膠原病の診療（廣瀬俊一，橋本博史，編），金原出版，東京，pp 1, 1989．
3) 廣瀬俊一：膠原病・リウマチ性疾患の概念と歴史．治療 69：1317, 1987．

（飯田　昇）

III. 診察の進め方と身体所見の取り方

1．病歴の取り方

　膠原病において病歴の聴取は非常に重要である．詳細で正確な病歴聴取ができれば，かなり診断をしぼりこむことができるからである．患者の訴えをよく聞くことは大切であるが，鑑別診断上重要な事項をわかりやすく問うことも必要である．たとえば，日光過敏症の有無を問う場合，具体的に「日に焼けやすいか？」「日焼け後，熱やだるさなどの症状がでるか？」といった聞き方をするべきである．以下，ポイントを述べていく．

1）性別，年齢（表2）
膠原病の場合は，年齢・性別が診断の助けになる．SLE，混合性結合組織病（MCTD），高安動脈炎は若い女性に多い．一方，強直性脊椎炎，反応性関節炎は若年男性に多い．関節リウマチ，シェーグレン症候群は中年女性に多い．結節性多発動脈炎，ウェゲナー肉芽腫症，側頭動脈炎は中高年に多い．

2）既往歴
　他の自己免疫疾患が先行する場合がある．バセドウ病，橋本病，血小板減少性紫斑病などがあったかどうかを確認する．かつて，豊胸術などでシリコンを組織にじかに注入していた時期があり，ヒトアジュバント病として全身性硬化症などの膠原病が現れることがあった．状況によってはこのような質問も必要である．抗リン脂質抗体症候群が考えられる場合は妊娠・分娩歴は必須であるが，それ以外でも膠原病の発病のきっかけになる場合があるので聴取する．アレルギーについての問診も重要である．アレルギー性肉芽腫性血管炎は気管支喘息，アレルギー性鼻炎が先行する．SLE，MCTDなどではしばしば薬剤アレルギーがみられる．

3）家族歴
　膠原病は遺伝的素因に環境因子が加わり発症すると考えられており，家族歴の聴取は大切である．関節リウマチは膠原病のなかに含まれないと思っている人も多く，また，膠原病でなくても自己免疫疾患の家族歴を持つことが多いので「血のつながった親戚に関節リウマチや膠原病，バセドウ病などの甲状腺の病気の方はいませんか？」というような聞き方をする．

4）現病歴
（a）主訴
　膠原病はリウマチ性疾患であり関節症状は共通にみられる症状である．多関節痛であることが特徴で，単関節の時は整形外科的なものを考える．関節リウマチでは単関節から始まることもあるが次第に複数の関節の症状が加わってくる．「関節が痛い」といってもそれが炎症を起こしている痛みなのかどうかは炎症の4主徴がそろっているかどうかで判断する．朝のこわばりは関節がこわばって動かしにくい感じのことで，自発的な関節運動を反復することで回復する．関節リウマチでは活動性の指標になるくらい特徴的であるが他の膠原病でもみられる．

　膠原病は，感染症，悪性腫瘍に次ぐ不明熱の3大基礎疾患の1つである．SLE，血管炎症候群，成人スチル病では高熱を呈する．シェーグレン症

表2 膠原病領域でみられる眼病変

	上強膜炎	前部ぶどう膜炎	後部ぶどう膜炎	角結膜炎	網膜病変	網膜血管閉塞
RA				+		
MRA	++					
JRA		++				
SLE	±	±	±		+	+*
PN	±	±	+	±	+	+
Wegener肉芽腫症	±					
側頭動脈炎						+
高安病					++	+
シェーグレン症候群				++		
サルコイドーシス		++	+	+	+	
ベーチェット病		++	+		+	
強直性脊椎炎		++				
ライター症候群	+	+		++		

*とくに抗リン脂質抗体陽性例でみられる．
村島温子，橋本博史：膠原病内科．一人で対処する眼科診療（金井　淳，他，編）．南江堂，東京，pp 266, 2001 より転載

候群，多発性筋炎・皮膚筋炎（PM/DM）などでも発熱がみられることがあるがあまり高くならない．サルコイドーシス，ベーチェット病も不明熱の原因となることがある．

発熱，多発関節痛はウイルス感染症にもみられる症状であるが，1週間以上続いた場合には膠原病を鑑別する必要が出てくる．

レイノー現象とは寒冷刺激や精神的緊張により手足の指，鼻，耳朶が白紫赤の3相に色調変化することをいうが，必ずしも3相を呈するとは限らない．動脈の攣縮から始まる変化であり，このためのしびれ，痛みを感じることが多い．MCTDでは診断に必須であり，全身性硬化症のほとんど，SLEの約半数で認める．

（b）発病の誘因

SLEは日光曝露，妊娠・出産がきっかけで発症，増悪することはよく知られている．ベーチェット病は外傷，手術などがきっかけで増悪することがある．反応性関節炎では尿道炎，下痢などが先行する．

2．身体所見の取り方

1）全身所見

膠原病の身体所見は多彩であり，全身の内科的診察は重要である．

（a）バイタルサイン

血圧の上昇は結節性多発動脈炎（PN），全身性硬化症の腎クリーゼにみられる．高安動脈炎でも腎動脈の狭窄があれば血圧の上昇をみるが，鎖骨下動脈の狭窄がある側では血圧が低めに測定される．両側で狭窄がある場合は真の血圧が測定できないので下肢で測定する必要がある．高安動脈炎は脈の触診も大切である．本疾患は脈なし病と呼ばれるが，軽い場合には左右差として認識でき

る程度のものもある。体温は膠原病を診療するうえで大変重要なサインである（⇒総論 IV.1.「全身症状（発熱，リンパ節腫脹，体重減少など）」）。膠原病患者が発熱した場合，膠原病の活動性が高まった状態か感染症を合併しているのか迷うことも多い。

(b) 頭頸部

頭部の脱毛は SLE に特徴的である。側頭動脈炎では前頭部に側頭動脈を索状に触れることがある。眼病変は膠原病でしばしば認められる（**表2**）。なかでも視力予後にかかわるぶどう膜炎，血管病変の頻度が高い。さまざまな貧血を合併することが多いため，眼瞼結膜の貧血所見や，眼球結膜の黄疸の有無は重要である。眼底所見では SLE の細胞様小体（cytoid body）が特徴的である。数のうえでは白内障，緑内障が多いが，その理由としてサルコイドーシス，ベーチェット病ではぶどう膜炎の直接的な影響が，他の疾患ではステロイド薬の関与が大きいと考えられる。皮膚筋炎では，上眼瞼に浮腫状変化を伴う紅紫色の皮疹すなわちヘリオトロープ疹がみられ，SLE では頬部に蝶形紅斑がみられる。口腔内は潰瘍の有無をチェックする。白苔を伴った深掘れの潰瘍はベーチェット病に特徴的である。SLE の潰瘍は無痛性で硬口蓋に好発する。次に舌をみて潤いがなければシェーグレン症候群によるドライマウスを疑う。舌を上にロールしてもらい全身性硬化症でみられる舌小帯の短縮の有無をチェックする。ウェゲナー肉芽腫症，再発性多発軟骨炎では鞍鼻がみられることがある。耳介はディスコイド皮疹の好発部位である。原因不明の両側性の耳介の炎症をみたら再発性多発軟骨炎を疑う。

頸部リンパ節の触診は，成人スチル病，SLE，MCTD，シェーグレン症候群などリンパ節腫脹をきたす疾患の多い膠原病では，必ず行う。また，甲状腺のびまん性腫脹は慢性甲状腺炎でよくみられ，大動脈炎症候群では頸動脈の脈拍の左右差や血管雑音に注意が必要である。

(c) 胸部

前胸部では皮膚筋炎の紅斑，強皮症の色素沈着，毛細血管拡張がみられる。聴診では，肺野で間質性肺炎の fine crackle 音や漿膜炎に伴う摩擦音が聞かれることがあり，心音では肺高血圧の際の II 音の亢進に注意する。膠原病にみられる心病変は心膜炎，心筋炎，およびそれによる弁膜症，不整脈と多彩である。結節性多発動脈炎，SLE では冠動脈病変もしばしばみられる。問診で息切れ，胸部不快感，動悸の有無について聴く。触診

ミニコラム

重要なのは問診

近年，画像診断を中心とする検査の進歩はめざましく，種々の疾患の早期発見・治療に貢献したことは否定できない事実である。しかしながら，最近の学生や研修医はつい，この検査に頼りすぎ，診療の基本である診察をおろそかにする傾向がある。これは大変な間違いで，検査は確認のための手段であって，どの分野のどの疾患もまず患者様を診察することから診療は始まる。とくに，膠原病は他の分野と異なり，疾患特異的な検査所見に乏しく，総合的な判断が求められるだけに，診察のウエイトは大きい。そのなかでも問診のウエイトは大きい。たとえば SLE の診断基準を思い出していただきたい。膠原病のなかでも項目がもっとも多いが，大半は問診で聞き出すことが可能なのである。一番の決め手は抗核抗体であるにしても，問診なくしては診断は不可能である。膠原病が疑われる患者様を診た場合はぜひ原点に立って問診をまめにしていただきたい。

で左右の脈をとり，左右差，脈の緊張度，大きさを診る．次に聴診で心音の大きさ，心雑音および過剰心音を聴く．MCTD，全身性硬化症，SLEでは肺高血圧症を意識し，2音の亢進の有無に注意する．ほとんどの膠原病は胸膜炎や間質性肺炎を合併する可能性がある．間質性肺炎に特徴的なfine crackle（velcro rale）は座位の姿勢で下背部に聴取しやすい．

(d) 腹部

全身性硬化症では鼓音や蠕動低下がみられることがある．SLEで腹膜炎を起こしたり，ネフローゼから低蛋白血症を起こし，腹水が貯留する場合がある．腎動脈部位では大動脈炎症候群で血管雑音が聞かれることがある．

(e) 四肢

手からは多くの有用な情報が得られる．全身性硬化症では皮膚の硬さや指尖潰瘍瘢痕の有無をみる．爪周囲紅斑はSLEと皮膚筋炎に特徴的である．手掌紅斑はSLEのほかに抗リン脂質抗体症候群でもみられる．肘関節の伸側はリウマチ結節の好発部位である．皮膚筋炎のゴットロン徴候は四肢の関節伸側面にみられる．ベーチェット病，サルコイドーシスなどにみられる結節性紅斑は下腿前面が好発部位である．リベド皮疹も下腿が後発部位で，PNなどの血管炎症候群やSLE，抗リン脂質抗体症候群でもみられる．

さらに膠原病では，関節症状を呈することは多く，関節の視診，触診は大変重要である．腫脹，発赤，熱感，圧痛，運動痛，変形の有無をみる．

2）神経所見

(a) 運動機能評価

診察室に入ってくるときの姿勢，歩行は有用な情報である．筋炎を疑った場合，徒手筋力テストが必要である．筋炎では近位筋の筋力低下が特徴である．また，関節リウマチで関節に障害のある場合にも，筋力低下や筋萎縮が起こってくる．

関節リウマチの診察では関節の触診時に能動的および受動的関節可動域をみることも必要である．関節リウマチでは骨性強直による制限が，強皮症では皮膚の硬化による制限がみられる．

(b) 神経症状

膠原病でみられる神経疾患はほとんどが炎症性，血管障害性のものである．発症形式の問診は診断に役立つ．たとえば，発症時刻がいえるような急激な発症であれば血管性のものが考えられる．ステロイドの大量投与が行われているときはこれによる精神症状が出ることがある．

①中枢神経症状

膠原病の中で中枢神経病変が出現するのはSLEとベーチェット病である（詳細は総論 IV.7．「精神・神経症状と病態」参照）．両者ともに多彩な症状を呈する．脳梗塞をみたら抗リン脂質抗体の関与を疑う．これが陰性の場合でもステロイド長期投与に伴う動脈硬化が関係している場合がある．

②末梢神経症状

おもに結節性多発動脈炎などの壊死性血管炎，RAでみられる．多発性単神経炎が多い．drop footなどの末梢神経症状が多発性に出現する．RAで手のしびれを訴えた場合には脊椎亜脱臼やリウマトイド肉芽腫による物理的圧迫，手根管症候群，アミロイドーシスを鑑別する．

文 献

1) 村島温子，橋本博史：膠原病内科．一人で対処する眼科診療（金井 淳，他，編）．南江堂，東京，pp 266, 2001.

（村島温子）

IV. 膠原病にみられる症状とその病態

1. 全身症状（発熱, リンパ節腫脹, 体重減少など）

膠原病では関節・皮膚症状など局所の所見で発見される場合もあるが，発熱などの全身症状が初発症状になることがある．本項ではその代表的なものについて述べていく．

1) 発熱

(a) 発熱の機序

発熱はさまざまな病態により引き起こされる体温上昇と定義される．感染症では，マクロファージ，単球および内皮細胞などに作用して，IL-1α, IL-1β, IL-6, TNFα, TNFβ, IFN などの内因性発熱物質の産生が誘導される．一方，全身性エリテマトーデス (SLE) などの膠原病では，免疫複合体，補体分解産物などの炎症成立に関与する物質が内因性発熱物質の産生を誘導する．それらは脳に運ばれプロスタグランジン E_2 (PGE_2) の産生を誘導し，視床下部体温調節中枢の感熱性神経細胞に作用して体温のセットポイントを上昇させ，体温を上昇させる[1]．

(b) 発熱とは

健康人の体温は1℃以内の範囲で日内変動し，一般に明け方から早朝にかけて低く，夕方最高となる．女性では排卵日，月経開始を境に基礎体温が約0.5℃変動する．発熱の程度により，微熱 (37.0〜37.9℃)，中等度発熱 (38.0〜38.9℃)，高熱 (39.0℃以上) の3段階に分けられる．熱型は表3のように分類され，診断の手がかりとなるだけでなく，治療経過の把握のため（実際にはこの目的のことが多い）に有用であり，入院，外来を問わず記録すべきものである．

(c) 膠原病における発熱

膠原病のなかでは，SLE, 血管炎症候群，成人スチル病 (AOSD)，多発性筋炎／皮膚筋炎 (PM/DM) などでは，疾患活動性亢進に伴い高

表3 熱型の分類
熱型は発熱の周期性や日内変動などにより以下に分類される

熱型	特徴	代表的疾患
稽留熱	日差が1℃以内の持続的高熱	大葉性肺炎，髄膜炎，腸チフスなど
弛張熱	日内変動が1℃以上で最低でも37℃以下にならないもの	敗血症，膠原病（とくに全身性エリテマトーデス，血管炎），悪性腫瘍その他各種の感染症，炎症性疾患
間欠熱	日内変動が大きく，低いときは平熱になるもの	ウイルス感染症，尿路感染症，化膿菌による膿瘍，マラリアなど，多くの感染症
波状熱	有熱期と解熱期とが不規則に繰り返されるもの	Hodgkin病 (Pel-Epstein発熱)，マラリア，ブルセラなど
周期熱	規則的な周期で発熱を繰り返すもの	三日熱あるいは四日熱マラリア

熱をきたすことが多いが，関節リウマチ（RA），全身性硬化症（SSc）などでは微熱のことが多い[2]。シェーグレン症候群（SS）では耳下腺炎とともに高熱をきたすこともある。しかし，疾患特異的な熱型というものはなく，診断には全身所見の把握が欠かせない。

SLEの場合，初発症状の発熱の頻度は2～24％と高くはないが，経過中の頻度は52～86％と高い。SLE患者の発熱の原因としては，SLEの活動性亢進，感染，薬剤アレルギーなどが考えられる。他の膠原病でも発熱の原因は同様に多彩である。

(d) 治療中の発熱

膠原病患者では原疾患による発熱のほか，治療経過中，合併症による発熱がしばしば認められる。とくに，大量ステロイドや免疫抑制薬投与中の発熱に対してはemergencyであるという認識が必要で，徹底した問診と，十分な診察が重要であり，どんな小さな異常も見逃さない観察眼と執念深さが必要である。原疾患の再燃の場合には各疾患に特徴的な他の臨床所見を手がかりに診断することになるが，それ以外の原因の場合には以下の点を留意すべきであろう。

① 感染症

感染の場合は悪寒戦慄を伴うことが重要な特徴である。ステロイドや免疫抑制薬の投与中は，耐性菌感染や日和見感染症である可能性も高く，また，発熱以外の臨床症状が乏しい場合もある。一方，ステロイドやNSAIDsなどにより発熱が抑制されることも少なくない。感染を疑った場合，口腔，肺，消化管，皮膚，軟部組織など感染の好発部位を中心に注意を払い，抗生物質を開始した後でも繰り返して診察するべきである[3]。

② 薬剤アレルギー

骨髄抑制の前兆であることもあり，早急に対処が必要である。発熱に比し全身状態が良好であったり，比較的徐脈が認められることもある。また，薬剤の投与に同期して発熱することもあり，熱型の記録は重要である。

③ 血球貪食症候群

頻度は少ないが，SLE，AOSDなどの治療経過中に高熱を主症状として出現することがあり，死亡率の高い病態であり注意を要する。

④ 生物学的製剤と発熱

生物学的製剤は炎症性サイトカインを特異的に抑制する。これらを使用している場合には，発熱や局所の炎症所見などが抑制され，感染の発見が遅れることもあるので注意する[4]。

⑤ ステロイド離脱症候群

ステロイド大量投与後の減量中に微熱がみられた場合，とくに高齢者ではステロイド離脱症候群の可能性も考慮する必要がある。

> **ミニコラム**
>
> **リンパ節腫脹・意外な落とし穴**
>
> リンパ節腫脹は，膠原病で広く認められる症候の1つであるが，悪性リンパ腫をはじめとして，Casleman病，結核，癌などが潜んでいる可能性をつねに念頭におかなければいけない。リンパ節生検が必要かどうかの見きわめは，腫脹リンパ節の大きさや増大傾向があるかどうかなどがポイントになるが，必ずしも簡単ではない。たとえば全身悪性腫瘍の検索で異常を認めなかった皮膚筋炎の症例で，ステロイド治療後も嚥下障害が難治であったため頸部リンパ節生検を施行したところclass Vで，耳鼻科的検索を繰り返し，上咽頭発赤部の擦過細胞診で上咽頭癌がみつかった経験がある。また，シェーグレン症候群で頸部リンパ節腫脹を繰り返した症例の生検で，頸腺結核がみつかったこともある。疑ってみる目をもって鑑別することが大切だろう。

2）リンパ節腫脹

SLE, SS, RA, AOSD, 混合性結合組織病, DMなどで認められ, 疾患活動性亢進を示すことが多く, また, SSでは悪性リンパ腫の発症を示唆する場合もあり, リンパ節の触診は重要である.

3）体重減少など

食欲低下や体重減少はSLE患者の31～51％に認められるが, 体重減少の程度は10％以下である. PNでは, 診断基準にも含まれる重要な徴候である. 逆に体重増加はネフローゼの合併を疑う. また, ステロイド大量投与後には, 原疾患の寛解とともに体重が増え, ムーンフェイスをきたすことがあり, 適正な摂取カロリーを維持するよう指導することも忘れないようにしたい.

発熱などの全身症状は, 膠原病診断の糸口となる重要な臨床症状であり, また, 患者自身にとってもつらい症状である. 原因を早くつきとめ, 1日でも早く症状を緩和できるよう早期診断, 早期治療を心がけたい.

文　献

1）竹内　健：炎症による発熱. Molecular Medicine 35 臨時増刊号：446, 1998.
2）古賀孝三郎：膠原病の臨床症状, 全身症状. 目でみる膠原病の診療（廣瀬俊一, 橋本博史, 編）. 金原出版, 東京, pp.16-17, 1989.
3）Pizzo PA：Fever in immunocompromised patients. N Engl J Med 341：893, 1999.
4）Myers A, et al：(correspondence) Tuberculosis and treatment with Infliximab. N Engl J Med 346：625, 2002.

（安藤聡一郎）

2．皮膚，粘膜症状と病態

1）皮疹への対応

皮疹は膠原病のもっとも重要な臨床症状の1つであり, 正確な診断技術が求められる. 多くの場合, 他の随伴症状とともに認められるが, 皮疹が唯一の臨床所見である場合も少なくない. 痒み, 疼痛の有無, 皮疹の発症時期や広がりの早さなど詳細な病歴をとることが必要である. 発熱と皮疹のある患者に関しては, 免疫状態, 最近の薬物投与歴, 特定の地域への旅行歴, 予防接種歴, ペットなど動物との接触歴, 動物や節足動物による刺咬歴, 心疾患, シリコンなどの人工物の体内埋め込み歴, 最近の病人との接触歴, 性行為感染症への曝露歴, などのような病歴聴取も重要である[1]. 本稿では膠原病に特徴的な皮疹について鑑別の要点を含めて概説する.

2）膠原病に特徴的な皮疹

（a）蝶形紅斑（巻頭写真1）：全身性エリテマトーデス

SLEに特徴的な皮疹で, 鼻背を中心に, 両頬部に対称的に広がる皮疹である. 浮腫性滲出性紅斑で, 紫外線照射により悪化する. 同様の皮疹は, 前額部, 眼瞼部, Vネック部にも認められる. 他の皮疹と鑑別するうえで, 鼻背で連続している点と, 境界が明瞭である点はポイントとなる.

鑑別診断
① 酒さ

精神的ストレス, 飲酒や急激な寒暖の差などが誘因となり, 鼻部から初発する. 表面に血管拡張があり, 鼻尖部にも紅斑と小丘疹を伴う点などが異なる.

② 麻疹

高熱, リンパ節腫脹, 白血球減少を伴うことな

どから膠原病を疑われることがしばしばある。小児期に麻疹ワクチンを接種していても成人になってから感染し、発症することもある。限局した紅斑ではなく、眼瞼結膜の充血、カタル症状を伴うこと、口腔内のコプリック斑を伴うことなどが特徴である。

③ 伝染性紅斑

ヒトパルボウイルス感染によるもので、小児では"りんご病"とも呼ばれる。成人では関節痛を伴い、しばしば関節リウマチやその他の膠原病との鑑別を要することがある。頬部の紅斑は、浸潤傾向はなく、やや浮腫性、びまん性である。1〜2日遅れ、四肢に上肢にレース状の紅斑を伴う。

④ 光線過敏性薬疹

頬部だけでなく、耳前部、項部、手背などの日光暴露部に皮疹を認め、薬剤服用歴、とくにNSAIDs、ニューキノロン薬などの服用歴があれば本症が疑われる。

⑤ 小児皮膚筋炎（巻頭写真2）

本症では、成人の皮膚筋炎にはあまりみられない鼻背から鼻梁周辺の紅斑を認めることがある。

(b) 円板状紅斑（DLE）

SLEに特徴的な皮疹である。両頬部、耳朶、鼻尖、上口唇、手指背など日光曝露部に好発する。限局性萎縮性ないし角化性紅斑で鱗屑を被り、中央皮膚は萎縮、脱色する。落屑をはがすと裏面に多数の棘状突起（毛孔角栓に一致）がみられる。

(c) 輪状紅斑（巻頭写真3）

SLE、シェーグレン症候群（SS）患者にしばしばみられる。初発疹は丘疹状または局面状の滲出性紅斑で、遠心性に拡大して環状、馬蹄状の、また融合して連圏状、迂回状の紅斑となる。鱗屑や紫斑、環状紅斑中心部や皮疹消退後の褐色色素沈着をみることがある。

鑑別診断

① 遠心性環状紅斑

数週〜数ヵ月の間に径10〜20 cm以上に徐々に増大する。

② 多形滲出性紅斑

紅斑の中心はやや陥凹し、蒼白色で、辺縁部は堤防状、環状に盛り上がって虹彩状となる。ときに中心部は水泡状あるいは出血性となる。

③ 乾癬

軽度の搔痒を伴い、紅斑の上に乾燥性の厚い銀白色の鱗屑が覆う。

④ 体部白癬

遠心性拡大を示し、辺縁に丘疹あるいは小水疱の連なりを認める。苛性カリ法にて白癬菌の検出を行い診断する。

ミニコラム

実際は難しい皮疹の鑑別

多くの内科医が一度は皮疹の鑑別で苦労した経験を持っているだろう。皮膚症状は膠原病では、診断や治療方針の決定にも関係してくるが、見た目の判断は経験の少ない者には難しい。

経験的に鑑別の難しかった皮疹に、SLEでみられる蕁麻疹様血管炎がある。通常の蕁麻疹に似るが、24時間以上持続し、チクチクと痛痒さを感じる。補体低下を伴うことが多く、高率に腎症を有するとの報告がある。組織は、leukocytoclastic vasculitisで通常の蕁麻疹と異なる。また、スチル病でみられるリウマトイド疹は、サーモンピンク疹と呼ばれ、数時間で消失することが多い。薬疹やウィルス感染でみられる中毒疹は、あらゆる形の皮疹を呈する可能性があり、皮疹のみでの鑑別は難しい。詳細な問診や全身所見、検査所見などとあわせて、総合的に判断することが必要である。

(d) ゴットロン徴候（巻頭写真4）

皮膚筋炎（DM）の特徴的皮疹である。指関節，肘頭，膝蓋，内果などの関節上に好発する浮腫性角化性の紅斑。ゴットロン丘疹は指節間関節の背側面の紫紅色調の丘疹で，中央が陥凹し，萎縮性の外観を呈する。

(e) ヘリオトロープ疹（巻頭写真5）

DMの特徴的皮疹である。紫紅色の紅斑が，浮腫を伴って眼囲に生じたもの。項部や肩，上背部，前頸部から前胸部にかけてみられる場合もある。

(f) 結節性紅斑

下腿に好発する，圧痛，自発痛を伴う皮下硬結性紅斑である。ベーチェット病，サルコイドーシスなどに伴い出現することがある。

鑑別診断

① バザン硬結性紅斑

結核性。病理組織学的に結核結節様構造を呈し，潰瘍化傾向がある。

② 皮膚結節性動脈周囲炎

皮膚表面にリベドを伴い，潰瘍化傾向が強い。

③ ウェーバー・クリスチャン病

全身症状が強く，四肢，体幹に小結節を生ずる。消退すると陥凹を残す。

(g) スチル疹

成人スチル病（AOSD）に特徴的な皮疹で，無熱時は認められず，スパイク状の発熱とともにサーモンピンクの皮疹が認められる（巻頭写真6）。体幹，四肢にみられ，軽度の掻痒感を伴う。無熱時に皮膚をこすると擦過部に皮疹がみられるケブナー（Köbner）現象も特徴的である（図3）。

(h) レイノー現象

四肢先端の小動脈が発作性に収縮し，四肢とくに末節の皮膚色調が変化し，蒼白，チアノーゼ，紅潮の3相のうち，2相以上を呈するものと定義されている。膠原病を伴わない原発性レイノー病は，対称性で，潰瘍，壊疽，爪床毛細血管の異常がなく，抗核抗体は陰性である。発症は14歳が中心で，1/4には家族歴がある。12.6％は膠原病

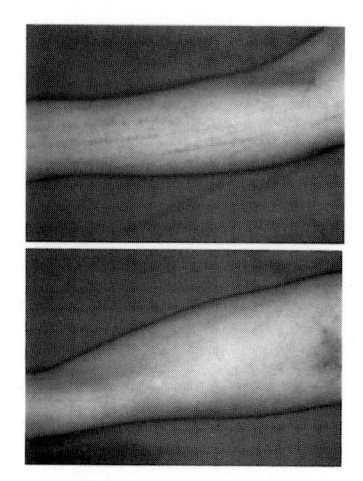

図3 ケブナー現象。無熱時の皮膚（上）を擦過すると擦過部に皮疹が認められる（下）

を発病するので，2年ごとのフォローが必要である[2]。膠原病では混合性結合組織病，全身性硬化症，SLE，SS，DM，多発性筋炎などに認められる。膠原病以外にも，甲状腺機能低下症，悪性腫瘍，寒冷凝集素症，POEMS症候群，クリオグロブリン血症，クリオフィブリノゲン血症の可能性もある。

(i) SLE症例にみられた手掌紅斑（巻頭写真7）

SLEでは手掌紅斑が認められることがある。手掌全体に広がる淡い紅斑の場合から，チアノーゼと浸潤を伴った樹枝状紅斑まであり，重症例では小血管炎を伴う。

(j) 全身性硬化症症例の舌小帯短縮（巻頭写真8）

全身性硬化症では，舌小帯の短縮により舌を前方や上方に引き出すことが困難になる。

膠原病に特徴的な皮疹について概説した。鑑別すべき皮疹などについては皮膚科の成書（文献3など）を参照されたい。

文献

1) Kaye ET, et al：発熱と発疹（北村和也, 他, 訳). 日本語版ハリソン内科学15版（Ed., Braunwald

E., 福井次矢, 他, 日本語版監). メディカルサイエンスインターナショナル, 東京, p 99, 2003.
2) Wigley FM：Raynaud's phenomenon. N Engl J Med 347：1001, 2002.
3) 福代良一, 他, 監・編：皮膚科診断治療大系. 講談社, 東京, 1985.

（安藤聡一郎）

3．骨・関節症状と病態

　関節痛や関節炎は，リウマチ性疾患（膠原病）でもっともよくみられる共通の症状である。関節症状は多彩なため鑑別診断にとって十分な観察が重要である。罹患部位の数で単関節型か多関節型，あるいは少数関節型かどうか，罹患関節部位が大関節にみられるかあるいは小関節の範囲か，関節腫脹や熱感，発赤の有無，発症様式や経過が急性，亜急性あるいは慢性か，これらの関節所見に随伴症状（関節外症状）の有無，全身症状および年齢，性差，発症誘因などを加味して診断することが必要である。

1）関節の構造

　関節を構成する組織は，骨，軟骨，滑膜，関節包，靭帯であり，関節痛は，関節自身とそれ以外の周辺組織に由来するものが含まれる。痛み出現のメカニズムは関節自体の炎症，関節液貯留による圧迫，関節周囲への炎症の波及や血行異常，関節拘縮やこわばりによる痛みなどさまざまである。

ミニコラム

関節痛できた人は何が多い？

　膠原病内科の外来に初診でくる方の症状は，関節痛がもっとも多く，半分以上を占める。しかし，それがすべて膠原病とは限らない。一番，多く占めるのは正式の統計はないが，経験的には変形性関節症（OA）である。ほとんどが，関節リウマチ（RA）を心配して来院するが，否定されると皆ほっとして帰るのである。病気を否定して心配を解くこともわれわれの重要な責務である。それ以外はだいたい教科書的な順番で，やはりRAは多い（病室実習ではSLEが多い印象を受けるが，RAは概して外来で治療してしまうため，入院してこないのである。学生実習や研修医のラウンドではぜひ，指導医に頼んで外来陪席を1回は経験することをお勧めする）。ここで気をつけなくてはいけないのは，リウマトイド因子（RF）陽性であるが，RAに特徴的な関節の腫脹がない場合である。ご存知のようにRFはRAだけでなく，種々の疾患で検出され，また，正常人でも出現することがある。けっこう，こういうケースが前医でRAと診断され，治療までされてしまう場合があるのである。この場合はぜひ原点に立ち戻って，RA以外の疾患を鑑別してほしい。意外と多いのは後でも触れるが，シェーグレン症候群である。また，正常人でRF陽性で，OAの関節痛がRAと間違われることも多々ある。ただ，何といっても関節痛をきたすケースの中心はRAであるため，RAに特徴的な関節の腫脹をいかにうまくキャッチするかが，関節痛を鑑別する重要なポイントである。

2）関節病変の診察手順

患者の歩行，手の使い方，体位の観察から診察を始める。手指や手首および肘関節は，圧痛，腫脹，可動域，変形などの有無も観察する。手掌面では，筋膜の肥厚や屈曲腱鞘炎の有無をみる。しばしば腱の断裂もあるので関節の伸展，屈曲も注意深く観察する。肘関節では，皮下結節の有無を観察する。肩関節では，可動域の制限や肩峰下粘液包，肩峰鎖骨関節，肩甲包などを触診する。頸部では，頸椎の前屈，屈曲，伸展，回転，外側屈曲などを検索する。側頭下顎骨関節は，開口状態で側頭顆上方を触診する。下肢の関節は，臥位で診察し，股関節を内転，外旋，内旋などに観察する。病変の存在が示唆されれば屈曲拘縮までチェックする。膝関節では可動域制限があるかを診察し，膝の後面によくみられるBaker嚢腫の有無を注意深くチェックする。足関節では，可動制限，腫脹の有無，アキレス腱，腱下の粘液包，踵骨の外側部や足底筋膜などの肥厚を観察する。最後に，脊椎の伸展や屈曲度および仙腸骨部の痛みや圧痛の有無などを観察する。

3）診察上のポイント

疼痛には自発痛，圧痛，運動痛，荷重痛がある。自発痛だけでは関節炎の所見にはならない。腫脹，熱感があるかどうかの把握が大切で，とくにRAの関節炎の診断では重要な所見である。熱感が強く発赤を伴う場合は，痛風や感染性関節炎を考える。可動域制限は，関節拘縮か強直による場合が多い。骨破壊により関節固定が不安定になる離断性関節炎（ムチランス型）や乾癬性関節炎のpencil-in-cap型では可動域制限は逆に過剰になる。

4）関節疾患の分類と鑑別
（a）単関節性関節疾患

単関節炎の原因は炎症性疾患と非炎症性疾患に大別される。炎症性の単関節性関節疾患は，結晶性関節炎，感染性関節炎が主である。単関節炎の原因には軽微で簡単に治療できるものも多いが，長期合併症のリスクが高い感染性関節炎では重篤な場合があることをつねに考慮する必要がある。このほか単関節炎は，RAやSLEなどは全身性疾患の初発症状である場合もあるが，ベーチェット病，ライター（Reiter）症候群および反応性関節炎，炎症性腸疾患の関節炎，乾癬性関節炎のタイプはすべて急性単関節炎として発症する。まれには非淋菌性やマイコバクテリア感染も単関節炎を引き起こす。このほかに，サルコイドーシス，Lyme病，パルボウイルス感染および悪性腫瘍にもみられる。非炎症性疾患には変形性関節症，アミロイドーシスや腫瘍などがある。

（b）多関節性関節疾患
① 急性炎症性多関節炎

高熱または微熱がみられることが多く，リウマチ熱はこの群の原型である。敗血症性関節炎，淋菌性，髄膜炎性関節炎は急性多関節炎のことが多い。成人スチル病は少数関節炎を示すことが多い。

② 亜急性および慢性炎症性多発関節炎

多発性関節炎は膠原病の共通の症状である。一般に，関節以外の症状があればおおむねRAとの鑑別に有利である。RAは潜行性かつ亜急性に発症し，多数の小型の関節と一部の大型の関節が障害される。ときに急性に発症し，単関節性または少関節性のこともある。回帰性リウマチは，通常1つないし2つの関節に急性滑膜炎または関節周囲炎症の再発性発作を引き起こすが，無発作時には長期間症状がみられない。薬剤性ループスでも対称性多発性関節炎がみられる（表4）。

5）膠原病の関節症状
（a）関節リウマチ（RA）

RAは関節症状を主体とする疾患で，関節病態は滑膜の炎症である。しばしば倦怠感，脱力感，微熱など全身の徴候が先行する。もっとも多くみられる症状は，朝の覚醒時における関節のこわばりである。とくに障害されやすい関節は，通常，手指，足，肩，膝，足，肘，腕，距踵，椎弓間，顎，まれに胸鎖関節などの関節が障害される。罹

表4 関節疾患の発症様式

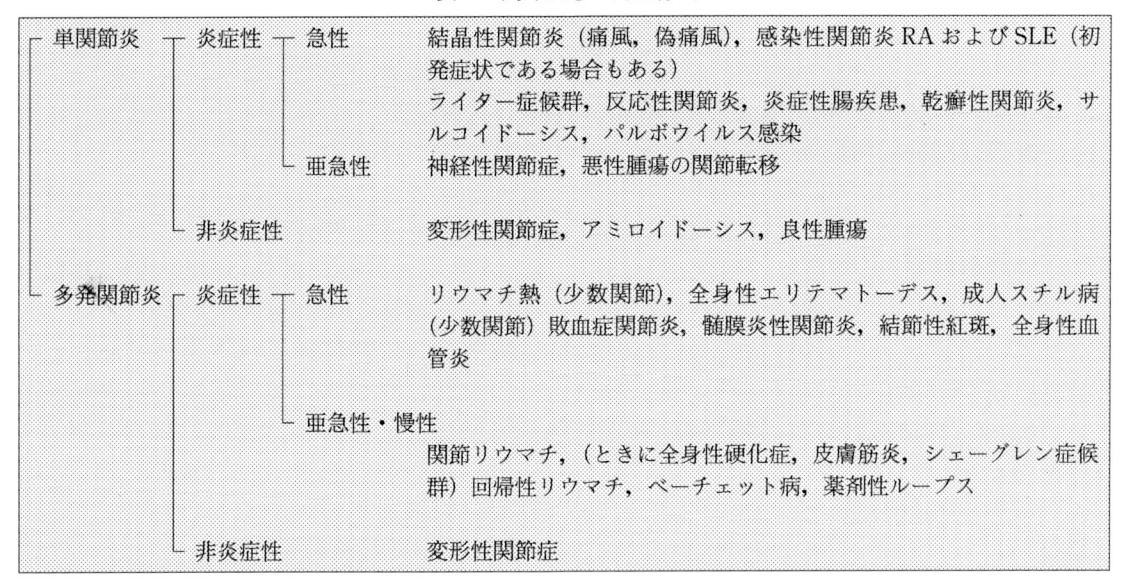

単関節炎	炎症性	急性	結晶性関節炎（痛風，偽痛風），感染性関節炎，RA および SLE（初発症状である場合もある）ライター症候群，反応性関節炎，炎症性腸疾患，乾癬性関節炎，サルコイドーシス，パルボウイルス感染
		亜急性	神経性関節症，悪性腫瘍の関節転移
	非炎症性		変形性関節症，アミロイドーシス，良性腫瘍
多発関節炎	炎症性	急性	リウマチ熱（少数関節），全身性エリテマトーデス，成人スチル病（少数関節）敗血症関節炎，髄膜炎性関節炎，結節性紅斑，全身性血管炎
		亜急性・慢性	関節リウマチ，（ときに全身性硬化症，皮膚筋炎，シェーグレン症候群）回帰性リウマチ，ベーチェット病，薬剤性ループス
	非炎症性		変形性関節症

患関節は，多くは対称性で，疼痛やこわばりのみならず，腫脹，発赤，熱感，圧痛などの炎症性徴候を示す．手の関節での特徴は，近位指節（PIP）関節や中手指節間関節（MCP）関節がよく侵される．遠位指節（DIP）は OA に特徴でRA ではまれである．PIP 関節は軟部組織の腫脹を伴い，滑膜の増殖性変化により軟骨や骨の破壊や関節周囲への炎症の波及によって腱の弛緩や靱帯で断裂を生じることがある．進行すると，尺側偏位，ボタン穴変形，スワンネック変形，Z 字型変形を生じる．スワンネック変形は手の固有筋の拘縮により，PIP 関節の過伸展と DIP 関節の屈曲によって生じる．MCP 関節の亜脱臼によって尺側偏位が生じる．特殊な型に離断性関節炎（ムチランス型）がある．趾では外反母趾や Overlyding toe，足指の裏にセンタフォワード瓶底を起こすこともある．膝後面には Baker 嚢腫とよばれる大きな膝下嚢を伴い，しばしば下腿後面にまで拡散する．腕の屈筋腱鞘の炎症は，しばしば正中神経障害を伴う手根管症候群をもたらす．環軸関節の病変は，亜脱臼を起こすとともに，知覚および錐体路徴候を伴った脊髄圧迫をきたす．輪状披裂関節の障害は，声帯が内転して喉頭閉塞の成因となりうる．これらは生命的危険を伴う．また，顎関節病変は咀嚼障害をきたし，栄養障害に至り致命的になることがある．股関節では可動制限により膀胱直腸障害を生じることがある．合併症に無菌性骨頭壊死がみられる．

(b) 全身性エリテマトーデス（SLE）

一般に活動期に関節症状をみることが多い．SLE の初発症状として，発熱，蝶形紅斑と並んで高頻度にみられる．しばしば関節痛のみならず，腫脹，局所発赤，熱感等の関節炎の所見を呈することがある．よく障害される関節は，手指（PIP, MCP），膝，足，肩，肘関節で，まれに顎，脊椎，股関節が侵される．移動性の疼痛を示すことが多く，疼痛持続時間は，短時間で，一過性のものから数日間持続するものまで種々みられる．関節液は，認めたとしても少量で一過性のことが多い．X 線上 RA にみられるような骨びらんを伴うことはまれで，また，通常変形は認められない．ただし，長期経過例に RA 類似の関節変形を生じることがある（Joccoud 様関節炎）．

(c) 全身性硬化症（SSc）

関節症状は，軽度から中等度で腫脹のみのことが多い．まれに圧痛，発赤，熱感を有する．関節痛は，皮膚の硬化や拘縮によるもので，可動制限によって増強する．おもに手指，手，膝，足関節

が障害され，初期には初発症状として朝のこわばりに伴ってみられる。後期には，こわばりが増強し膝や手指関節に軋むような音がきかれる。ときに，滑膜浸出液の貯留を伴った関節炎がみられることがある。特徴的な病変は，末節骨の骨吸収によって手指の末節短縮が起こり，進行すると末節骨がほとんど消失することがある。

(d) 多発性筋炎／皮膚筋炎 (PM/DM)

多発性の関節症状（手，膝，手指）を認めるが，通常は一過性である。RA にみられるような関節変形や破壊は起こさないが，筋の萎縮や拘縮により，関節の屈曲伸展障害，可動制限をみることがある。

(e) 混合性結合組織病 (MCTD)

朝のこわばりとともに関節炎は高頻度にみられる。おもに PIP，MP，肘，膝，足に認められる。MCTD にみられる関節炎は SLE よりも強いが，RA にみられるような破壊性の関節炎は通常認められない。まれに腱鞘炎によって外屈筋の緊張に起因してスワンネック変形や尺側偏位もみられることがある。

(f) シェーグレン症候群 (SS)

SS 腺外症状の中では関節痛は比較的多い。ただし，sica（乾燥症状のみ）の場合は軽度である。RA に進行することがないが，RA の合併も多く膝と肘関節に軽度の再発性非びらん性多関節炎を伴うことがある。

(g) リウマチ熱 (RF)

RF における多発性関節炎は，心炎とともに重要な症状である。よく侵される関節は大関節で，とくに，膝，足，肘，手関節にみられ，手指や足趾などの小関節，股関節はまれである。いくつかの関節が同時に侵され，また，数日の間隔で移動する。腫脹，熱感，疼痛，運動制限，ただし変形なく機能障害を残すことはないが，まれに MCP 関節の Jaccoud 変形をみることがある。RF の多関節炎は，先行する溶連菌感染と密接に関連する。すなわち，急性の多関節炎は，溶連菌感染後約 1 週間以内に出現し，疼痛は急激に現れ 12〜24 時間で最強になる。小児期より青年や成人発症に多くみられる。

6) 膠原病周辺疾患

(a) 血管炎

① 結節性多発動脈炎 (PN)

関節痛は約半数にみられるが，滑膜炎は呈さない。初期症状としても認められ，おもに下肢の大関節を侵し非対称性である。関節腫脹をみる場合もあるが，関節変形や機能障害は認めない。

② ウェゲナー肉芽腫症 (WG)

関節痛および関節炎は，通常多発性，対称性に現れ一過性である。大小関節，とくに膝と足関節に好発するが変形は伴わない。関節症状は他の臓器病変の活動性と並行することが多い。

(b) リウマチ性多発筋痛症

関節痛は首や頸部のこわばりや筋肉痛とともに突然出現する。RA の手足の少関節に関節痛が高頻度に発症するのと対照的に近位部に激痛が現れる。非特異性の滑膜炎や膝に関節液の貯留を呈する場合もある。

(c) 成人スチル病 (AOSD)

関節痛や重度の筋肉痛がみられる。膝，手がおもに侵されるが，足，肩，手指関節にみられる小数関節炎である。時間経過とともに，手根中手骨や手根間関節の非びらん性狭小化が認められ，進行して骨破壊に至ることもある。

(d) ベーチェット病 (BD)

関節症状は約半数にみられ，亜急性ないし慢性の滑膜炎をきたす。通常，反復性ないし一過性であるが，疾患増悪時に認めることもある。大，小関節を侵すが，おもに膝，指，肘，足関節，腱付着部である。変形や機能障害を残すことは少ないが，まれに滑膜炎により関節破壊をみる。

(e) リウマトイド因子陰性脊椎関節症

ライター症候群は，非対称的な少関節型で，おもに膝と足が障害される。上肢のみの関節炎は少ない。次第にすべての関節炎をきたし，脊椎，仙腸関節の病変もみられる。典型的には，腫脹，熱感，圧痛，運動痛を伴う。乾癬性関節炎は，手および足の小関節，手首，足首，膝，肘の関節が対

表5 リウマチ・膠原病の関節症状と特徴

疾患名	関節の好発部位	特徴	疾患名	関節の好発部位	特徴
RA	PIP, MCP, MTP, 膝, 足, 距踵, 腕, 肘, 顎, 椎弓間	対称性, 移動性, オステオポローゼ, 変形：亜脱臼, 尺側偏位, ボタン穴変形, スワンネック変形	AOSD（成人スチル病）	膝, 手指, 足, 肩, 肘, 頸椎	少数関節 手指中手骨や手根間関節に非びらん性狭小化 骨性強直
SSc（全身性硬化症）	指, 腕, 膝, 足 末節骨	関節周囲軟部組織の萎縮, 屈曲拘縮, 指端短縮, 摩擦音	結節性多発動脈炎	膝, 足	非対称性, 変形なし
			サルコイドーシス	膝, 足関節, 近位指節関節	移動性, 多発性, ときに対称性 変形はまれ
RF（リウマチ熱）	大関節	少数関節, 移動性 Jaccoud関節炎で尺側偏位	ベーチェット病	膝, 足, 指, 腕, 肘, 足趾	変形はまれ 一過性, 自然寛解あり
SLE MCTD	PIP, MP, 腕, 肩, 肘, 膝, 足	変形まれ	痛風	第一中足趾節関節（MTP）, 足根間関節, 足, 膝	おもに急性, 単関節性, 痛風発作, 痛風結節 高尿酸血症
DM・PM	多発性	一過性			
変形性関節症	DIP, 手根中手骨, 股, 膝, 頸椎, 腰椎	DIP→ヘバーデン結節, （PIP→ブシャール結節） 骨硬化像 骨萎縮なし	強直性脊椎炎	仙腸, 脊椎, 股, 肩	HLA-B27
			ライター症候群	膝, 足, 中足趾踵骨, 脊椎, 仙腸	多発性 HLA-B27
			乾癬性関節炎	DIP, 仙腸, 中足趾, 指節間, 脊椎炎	非対称性, 乾癬 Pencil-in-cup 変形

橋本博史：膠原病の骨関節症状．目でみる膠原病の診療（廣瀬俊一, 橋本博史, 編）．金原出版, 東京, pp 29, 1989 より一部引用

称性に侵される．手指の pencil-in-cup 変形は特徴的な所見である．強直性脊椎炎では, 初期には腰部や肩関節の障害がある．腰部, 臀部, 股関節などのこわばりと痛みは, 腰から次第に上方へ進行し次第に強直が加わる．こわばりはRAと同様に起床時に強いが身体を動かすことにより軽減する．なお, 末梢関節（PIP, DIP）, 膝, 手, 肘などの関節炎はまれである．

(f) 変形性関節症（OA）

関節痛は, 初期には関節を使用した後に生じ安静で改善する．晩期には安静時や夜間痛も現れる．起床時や安静時にこわばりを伴うが, RAに比べて短時間の運動（30分以内のことが多い）により消失する．よく侵される関節は, DIP, 第1指MC, 股, 膝, 第1趾MTP, 腰椎下部, 頸椎である．一方, MCP, 手首, 肘, 肩関節はほとんど侵されない．膝OA患者の多くに, 他動的運動に起きる軋音が生じる．強直, 拘縮に至ることはまれであるが, 圧痛, 腫脹, 熱感を認め, 骨性の関節変形や関節軟骨の軟化と侵食をみる．なお, 骨粗鬆症は生じない．DIPではヘバーデン結節が特徴であり, 同様の結節がPIPにもみられる（ブシャール結節）（表5）．

文　献

1) 橋本博史：膠原病の骨関節症状．目でみる膠原病の診療（廣瀬俊一, 橋本博史, 編）．金原出版, 東京, pp 29, 1989.
2) 斉藤栄造：関節痛．ここが知りたいリウマチ病：運動器疼痛を有する疾患の診療入門（柏崎禎夫,

橋本博史, 編). 南山堂, 東京, pp 21, 1995.
3) 藤川 敏：実地医家のための関節リウマチの診療（橋本博史, 編). 永井書店, 大阪, pp 51, 1999.

（飯田　昇）

4．筋疾患の臨床像

1）筋力低下の特徴

　骨格筋疾患は筋の萎縮と筋力低下をきたす疾患である。筋力低下をきたす疾患は筋原性か神経原性かに大別されるが、臨床所見および検査所見によってある程度鑑別可能であり、各疾患の特徴をつかむことが大切である。筋力低下をみた時にはまず、症状の出現が間欠性か持続性か、また症状の出現、程度の進行が急性か亜急性かなどにつき確認し、さらに筋力低下の分布をみる。四肢近位筋優位か遠位筋優位か、眼輪筋を含むか、顔面筋を含むか否か、体幹筋、頸筋、呼吸筋の関与の有無などである。間欠性の筋力低下をきたす疾患としては重症筋無力症、周期性四肢麻痺などがある。その他まれな疾患としては解糖系異常や脂肪酸利用異常など代謝エネルギー障害によるものなども含まれる。ほとんどの筋障害は持続性の筋力低下をきたす。大部分の疾患は筋ジストロフィーの病型のいずれか、多発性筋炎（polymyositis：PM）および皮膚筋炎（dermatomyositis：DM）であり、主として四肢近位筋優位の障害を主徴とする。したがってこれ以外の筋力低下の分布をみた時には主として神経内科領域で扱われる疾患を鑑別することになる。顔面筋筋力低下と翼状肩甲をきたす顔面肩甲上腕型筋ジストロフィー、顔面および四肢遠位筋の筋力低下をきたす筋強直性ジストロフィー、近位および遠位の両方の筋力低下をみる封入体筋炎などである。舌や萎縮筋の特徴的な筋攣縮（fasciculation）をみたら筋萎縮性側索硬化症を考える。特徴的な肢位や歩行状態など機能障害の現れ方を観察することで筋力低下をきたしている筋の部位を推察することが可能である。動揺性歩行（waddling gait）は、臀筋の筋力低下のため、臀部の動揺を防ぐことができないことによる。膝の過進展は大腿四頭筋の筋力低下に特徴的である。鶏歩（steppage gait）は下肢遠位筋の筋力低下による。その他、仰向けの状態で頭を持ち上げることができないのは頸部屈筋の、腕を挙上できないのは上肢近位筋

ミニコラム

意外な曲者　筋症状

　当大学では、当科が多発性筋炎／皮膚筋炎（PM/DM）を多数の症例を診ていることが周知されているせいか、筋肉痛があってCPKが高いとすぐに当科に回ってくるケースも多い。これだけで、PM/DMと診断できないのはもちろんで、型どおりの鑑別診断を進めていくわけであるが、ここでぜひ考えてほしいのは薬剤の影響である。そのなかでももっとも有名なのが高脂血症に使用するHMG-CoA阻害薬である。当科でもPMという触れ込みで、よくよく検索したらこの薬剤が原因であったケースを体験している。また、メンタルクリニックで使用する薬剤が影響することもある。また、ふたを開けたら、運動後の横紋筋融解症であったケースもあり、治療方針がまったく異なりかつ緊急性を要するので注意が必要である。いずれにしろ、鑑別で重要なのはやはり問診であることを忘れないでほしい。

の，肘を突くなど腕を使わなければ椅子から立ち上がれないのは下肢近位筋，とくに臀筋の筋力低下をそれぞれ示唆する所見である（図4）。

2）筋痛

　筋力低下はしばしば筋痛を伴う。PM，DMの炎症期の罹患筋では筋の脱力感とともに触診により圧痛や把握痛（grasp pain）を認めることが多い。大腿四頭筋を握ってみることなどで所見が取りやすい。一方，筋力低下を伴わない筋痛をきたす疾患もある。代表的なものとして線維筋痛症（fibromyalgia）とリウマチ性多発筋痛症によるものがある。線維筋痛症はいちじるしい筋痛および圧痛を訴えるが，首腰や胸鎖関節など特徴的な圧痛点，睡眠障害や易疲労感などを伴う。またリウマチ性多発筋痛症は高齢者に多くこわばり感や背部，臀部大腿などに疼痛を訴え，赤血球沈降速度は促進するが原則として筋原性酵素であるクレアチンフォスフォキナーゼ（CPK）の上昇は認めない。側頭動脈炎を合併することがありグルココルチコイドが著効する。薬剤の副作用としてとくに高脂血症治療薬であるスタチン系薬剤（HMG-CoA還元酵素阻害剤）やフィブラート系薬剤の副作用で横紋筋融解症をきたすことがあるのは有名であるが，その場合CPKの上昇とともに筋痛をきたすことがある。炎症性筋疾患の場合，症状の経過が亜急性でありしばしば筋力低下とともに筋萎縮を呈するのに対し，薬剤性の横紋筋融解症の場合発症が急性であり筋萎縮をきたすことはまれである。筋力低下が比較的軽微で問診によって初めて患者自身に自覚されることもまれではなく，急性腎不全から乏尿をきたすこともある。該当する薬剤を投与しはじめた時などは定期的な血液検査と注意深い診察が望まれるゆえんである。

3）その他の筋症状

　このほか筋力低下に随伴する症状として筋痙攣（muscle cramp），筋拘縮（muscle contracture），筋のこわばり（muscle stiffness），筋強直（muscle myotonia）などの諸症状を区別して理解することが大切である。簡単に述べると，筋痙攣は有痛性，不随意性，限局性の筋収縮であり筋硬化を伴う。突然発症するが持続時間は短く可逆性である。しばしば関節の異常肢位を呈する。筋拘縮は筋痙攣とは異なり，収縮後弛緩することができない。筋のこわばりは筋痙攣や筋拘縮とは異なり筋の物理的な収縮は必ずしも伴わず患者の主観的な訴えであるが，骨格筋疾患に限らず広くリウマチ膠原病疾患に共通して認められる症候であり，関節周囲などの炎症局所を中心として認められしばしば疾患活動性と相関する。筋強直は筋の活動に伴い随意収縮時筋収縮時間が延長し，ゆっくりと弛緩する状態をさす。

4）皮膚症状

　DMでは皮膚症状も重要である。DMに特徴的な皮疹としてヘリオトロープ疹（**巻頭写真5**）とゴットロン徴候（**巻頭写真4**）がある。ヘリオトロープ疹は両側上眼瞼中心にみられる紫紅色の浮腫性紅斑で診断的価値が高い。ゴットロン徴候は関節伸側，とくに手指関節伸側にみられる敷石状の角化性紅斑でしばしば落屑を伴う。これもDMに特異的であり診断的価値がある。DMではこのほか体幹，四肢に浮腫性紅斑を認め，他の膠原病の皮疹と異なり掻痒を伴う。陳旧化すると色素沈着や皮膚萎縮を伴うようになり多形皮膚萎縮症（ポイキロデルマ）と呼ばれる状態を呈する。小児のDMではしばしば皮下の石灰化を認める。DMでは皮膚硬化や強指症（sclerodactylia）を伴い，全身性硬化症とのoverlapを呈するscrelodermatomyositisの病態を呈することも多い。

文献

1) Jerry RM：筋疾患患者に対するアプローチ．ハリソン内科学．原著第15版（足立克仁，訳，福井次矢，他，監）．メディカル・サイエンス・インターナショナル，東京，pp 2584, 2003.

2) 橋本博史：皮膚筋炎・多発性筋炎．膠原病教室．新

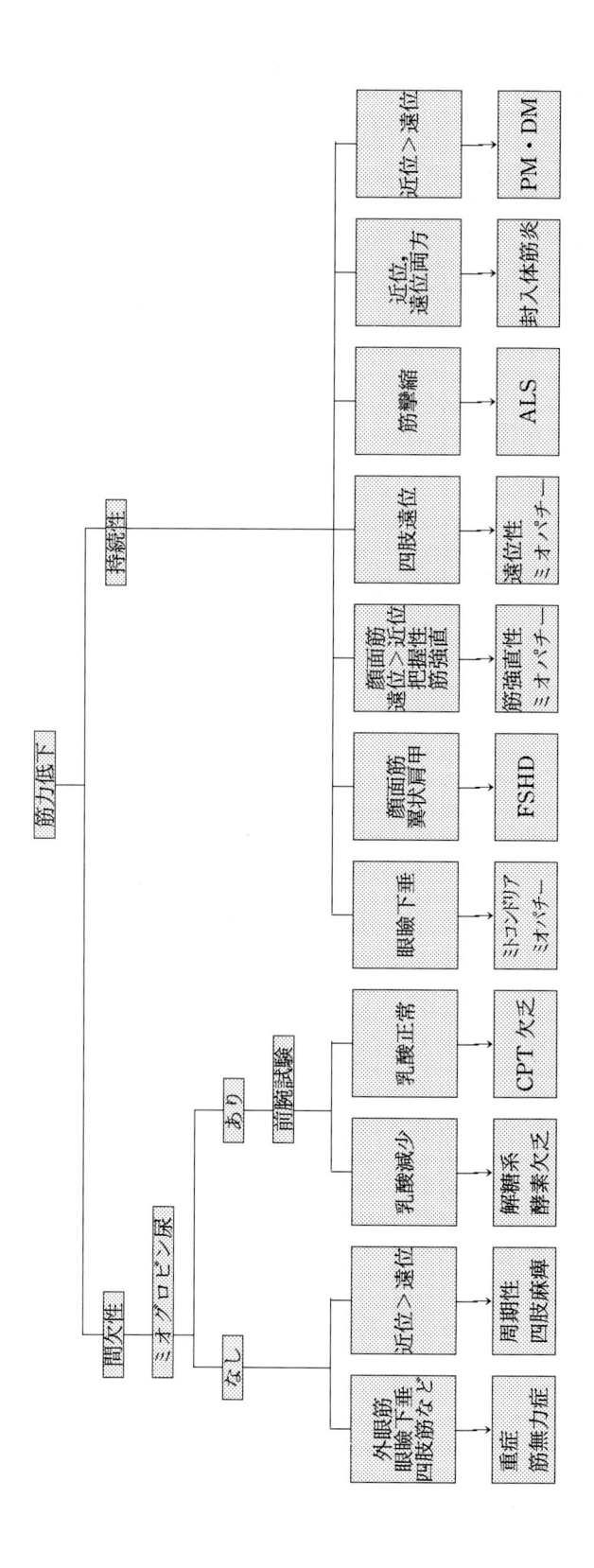

図4 筋力低下鑑別のフローチャート

CPT：カルニチンパルミトイルトランスフェラーゼ，FSHD：顔面肩甲上腕型ジストロフィー，
ALS：筋萎縮性側索硬化症，PM：多発性筋炎，DM：皮膚筋炎

興医学出版社, 東京, pp 150, 1995. (浅川順一)

5. 腎・泌尿器症状と病態

1) はじめに

膠原病では腎・泌尿器病変を伴うことが比較的多く，浮腫，排尿異常や尿検査異常（蛋白尿，血尿，沈渣異常等）としてとらえられる。その症状から的確に病態を把握し，早期診断・治療をすることが臨床の現場では重要である。ここでは膠原病の腎・泌尿器症状と病態の関連について述べ，さらに各疾患別に概説していく。

2) 腎障害はどうして見つかるか？

腎・泌尿器の異常を簡単かつ迅速に検出できる尿検査は，そこから引き出される情報の多さからみても，日常診療においてもっとも有用な検査である。血尿，蛋白尿は膠原病の腎障害の発見や重症度，活動性の評価の指標となり（**表6**），排尿の異常（尿量，回数等）は腎・膀胱の障害を判定するうえで重要な手がかりとなる。蛋白尿の原因には腎前性，腎性，腎後性によるものがあるが膠原病で重要なのは腎前性，腎性の蛋白尿である。腎前性では溶血性貧血によるヘモグロビン尿，腎性ではアルブミンは糸球体の病変を，β_2-ミクログロブリン（β_2-MG），N-acetyl-β-D-glucosa-minidase（NAG）は尿細管の病変（シェーグレン症候群による間質性腎炎）を反映する。pH は酸塩基平衡の異常を反映し，シェーグレン症候群での尿細管性アシドーシスの診断で重要である。

ミニコラム

時代とともに変わる腎病変

腎病変は時代の流れがいちじるしく，教科書的な記載がつねにその時代にマッチするとは限らない。たとえばループス腎炎に関しては約30年前は尿毒症で死亡する症例が多かったが，その後，透析の普及・ステロイドパルス療法を含むステロイド治療の確立により，1980年代にはこういう症例はほとんど姿を消す。しかしながら，救命しえても維持透析に移行する症例はとくに WHO IV型を中心に多くみられ，透析移行をいかに防止するかが次の課題となった。透析移行例は中途半端な寛解で済ませた例が多く（そのほとんどは蛋白尿が消失しない場合が多い），とくに治療に苦労する再発例をいかに寛解（おもに蛋白尿の消失）に持っていくかがポイントであった。1990年代に入って本邦にも普及しはじめたシクロフォスファミド大量静注療法（IVCY）はこの問題の解決におおいに貢献する。現在では IVCY も無効なために透析に移行し，透析中のトラブル等で死亡する症例が散見するだけになってきた。この群の問題を解決できればループス腎炎は制圧できたといっても過言ではないであろう。一方，関節リウマチ（RA）ではかつてはアミロイドーシスによる腎病変はけっこうみられたが，これも RA の治療の進歩でアミロイドーシスまで起こす症例が減少し，アミロイド腎自体が少なくなっている印象を受ける。このように膠原病の腎病変は時代による変遷があることを念頭において，原因の検索を進めていく必要がある。

1999.
2) 戸叶嘉明:慢性関節リウマチと腎障害. Medicina 32:2460, 1999.
3) 橋本博史:全身性エリテマトーデス. 医学と薬学 42:685, 1999.
4) 橋本博史, 他:好中球細胞質抗体(ANCA)関連血管炎予後因子の検討. 厚生科学研究研究費補助金特定疾患対策研究事業難治性血管炎に関する調査研究平成13年度総括研究報告書(主任研究者 橋本博史). pp 79, 2002.

(森本真司)

6. 呼吸器症状と病態

　膠原病の肺病変は気道から肺実質,胸膜,血管などにおよび,じつに多彩な病態を呈する。加えて,抗リウマチ薬や免疫抑制薬などによる薬剤性肺炎や,治療による易感染性から生じる呼吸器感染症の合併も少なくない。これらの肺病変は予後を左右する重大な病態となりうることも多いため,肺病変を理解することは膠原病診療のうえで重要である。以下,病態別にポイントを述べていく。

1) 気道病変

(a) 病態

　気道の慢性炎症により細気管支炎や気管支拡張症,気道過敏性亢進などの病態を呈する。細気管支炎は,非特異的な細気管支炎のほかに,濾胞性細気管支炎(FB)と閉塞性細気管支炎(BO)がある。関節リウマチ(RA)やシェーグレン症候群(SS)などでみられることが多い。まれな疾患であるが再発性多発軟骨炎では気管軟骨の虚脱による閉塞性障害がみられる。

(b) 症状

　嗄声,咳嗽,喘鳴,呼吸困難などの臨床症状がみられる。

(c) 検査所見

　呼吸機能検査では閉塞性障害を呈する。胸部CTでみると,FBは小葉中心性の粒状影・分岐線状影や気管支壁肥厚を認め,BOでは気道中心性に散在性の低吸収域を認めることが多い。

ミニコラム

肺高血圧症(pulmonary hypertension:PH)

　PHは最近では心エコー検査による早期発見例の増加で軽症例が増え,見かけ上の予後はよくなっているようだが,いまだに難治性で突然死に至る例は多い。
　PH患者の妊娠は一般に禁忌とされている。妊娠による体液量の増加,循環動態の変動などによりPHの急性増悪をみることも多く,原発性肺高血圧症患者の妊娠では,妊産婦死亡率が約50%,胎児死亡率も50%以上というデータがあり,きわめて予後不良である。膠原病に合併したPH患者の妊娠の予後については報告もほとんどなく,一定の見解は得られていない。そのようななかで,当施設ではNYHA I°の軽度PHと間質性肺炎(IP)を合併した混合性結合組織病(MCTD)患者の妊娠,生児出産を得た画期的な症例を経験している。

2）肺実質病変
（a）間質性肺炎（interstitial pneumonia：IP）

膠原病の肺病変のなかでは頻度が高く，難治性の場合もあり，予後に大きくかかわる病態のひとつである。

① 病態と組織型

IPは間質の細胞浸潤・線維化を伴う炎症がおもな病態で，進行するとガス交換が障害される。以下のように，特発性間質性肺炎の組織学的診断に準じて分類されており，usual interstitial pneumonia (UIP), nonspecific interstitial pneumonia (NSIP), diffuse alveolar damage (DAD), lymphoid interstitial pneumonia (LIP), bronchiolitis obliterans organizing pneumonia (BOOP) に大別される[1]。

㋑ UIP
多くは慢性に経過し，ステロイド治療の反応性は不良であることが多く，まれにDADへ移行することがあり，予後不良な病態である。

㋺ NSIP
UIP, DAD, BOOPなどいずれの組織型にも属さない病型である。緩徐に発症することが多いが，一部に亜急性に経過することがある。ステロイドや免疫抑制薬による治療反応性はいいことが多く，UIPに比べると予後は良好である。

㋩ DAD
急性あるいは慢性型の急性増悪で発症し，多くはステロイド療法などの治療に抵抗性で，きわめて予後不良である。筋症状の乏しい皮膚筋炎 (amyopatic DM) に合併することがあり，死亡率の高い病態である。

㋥ LIP
肺内でのリンパ球増殖性疾患として知られているが，膠原病のなかではSSに特徴的な肺病変である。治療反応性は良好で比較的予後はいいが，まれに悪性リンパ腫に移行することがあるので注意が必要である。

㋭ BOOP
急性～亜急性に発症することが多い。治療反応性は良く，予後も良好である。

膠原病の各疾患別のこれらの組織型の出現頻度は差があるものの，上記のように，組織型により治療反応性，予後などが異なっているため，臨床経過や画像所見，生検などによる鑑別診断を行い，治療方針を検討しなければならない。

② 症状

乾性咳嗽，労作時呼吸困難がおもな症状であるが，急性～亜急性に発症する間質性肺炎では発熱や全身症状を伴うことが多い。膠原病との合併頻度は，全身性硬化症（SSc）で50～70％，多発性筋炎（PM）／皮膚筋炎（DM）で30～70％，RAで10～20％，SSで5～10％，全身性エリテマトーデス（SLE）では5％以下といわれている。

③ 検査所見

疾患活動性を示す血清マーカーとしては，CRPやLDHなどの非特異的な炎症マーカーのほかに，肺胞上皮細胞より産生される糖蛋白であるKL-6やSP-Dなどが有用である。

呼吸機能検査では肺線維症による拘束性障害や拡散能（D_{Lco}）の低下を認める。拡散能低下は比較的早期より検出できるが，肺血管床の減少（SScやPM/DMでみられる）も反映されてしまうため，D_{Lco}/VAなどの補正値を参考にすることが多い。

画像所見は**表8**に示す。

④ 治療

急性～亜急性に進行するIPに対してはステロイド療法やシクロフォスファミドやシクロスポリンなどの免疫抑制薬の併用などを試みるが，**表8**に示すように治療抵抗性の病態も多いので，強力な治療を繰り返すのは，感染症などの合併症のリスクも検討したうえで慎重に行う必要がある。

3）胸膜病変

膠原病でみられる胸膜病変は胸膜炎である。

胸膜炎は発熱，胸痛などの症状で発症することが多く，滲出性の胸水貯留を認める。胸水は両側性にみられることが多いが，ときに片側性のこと

表8　間質性肺炎の組織型と臨床経過，画像所見

組織型	臨床経過	合併しやすい膠原病	X線所見	CT所見	治療反応性・予後
UIP	慢性	PM/DM, SSc, RA, MCTD, SLE	下肺野優位の網状影 肺容量低下	末梢，胸膜直下，肺底部の網状影，蜂巣肺，気管支拡張，巣状スリガラス状影	不良
NSIP	亜急性〜慢性	SSc, PM/DM, RA, MCTD	スリガラス状影 網状影	末梢，胸膜直下，肺底部，対称性のスリガラス状影，浸潤影，不規則線状影	比較的良好
DAD	急性	PM/DM, SLE, RA	進行性びまん性のスリガラス状影，浸潤影	びまん性のスリガラス状影，浸潤影 後期に気管支拡張	きわめて不良
LIP	慢性	SS	網状影 結節影	びまん性の結節影，スリガラス状影，小葉隔壁と気管支血管壁の肥厚	比較的良好
BOOP	急性〜亜急性	SLE, PM/DM, SS, RA	両側斑状浸潤影	胸膜直下，気管支周囲の斑状浸潤影，結節影	良好

American Thoracic Society/European Respiratory Society International Multidisciplinary Consensus: Classification of the idiopathic interstitial pneumonias. Am J Respir Crit Cara Med 165：277, 2002 より一部改変

がある。漿膜炎の部分症状であることが多く，心膜炎などを伴うことがあり注意が必要である。SLE（16〜40％）やRA（3〜5％）で多くみられる。一般にステロイドなどによる治療反応性は良好である。

4）血管病変

（a）肺高血圧症

膠原病は高率に肺高血圧症（PH）を合併しやすい疾患群である。

①病因

膠原病に合併するPHはおもに肺動脈病変そのものによる肺動脈高血圧症に分類されているが，血管内膜肥厚，血管炎，高γグロブリン血症による血液粘調度の亢進や，肺血栓塞栓症，血管攣縮，肺線維症などの肺実質病変の合併などが膠原病に合併するPHの誘因になっているといわれている。抗U1RNP抗体も高頻度に検出されるが，抗体価と予後についての検討の報告もあり，抗U1RNP抗体価が高値であるほどPHの予後は不良になるといわれている[2]。混合性結合組織病（MCTD）（7％），SSc（5％），SLE（1.7％）などでみられることが多く，とくにMCTDでは死因の第1位となっており，PHの合併は予後を大きく左右するといえる。

②症状・検査所見

PHは肺動脈平均圧が25 mmHg以上と定義されているが（表9），早期には無症候性であることも少なくなく，心電図や心臓超音波検査，胸部X線検査などでの早期発見が重要である。進行すると右心不全を呈し，労作時呼吸困難，動悸，浮腫，欠神発作などの症状が出現する。MCTDではPH合併例の死因の約半数が突然死であるが，肺動脈圧と突然死には必ずしも相関はないといわれており，突然死の予測は困難であり，軽度のPHでも油断はできない。

③治療

膠原病に合併するPHの治療法は，抗凝固療

表9 MCTD肺高血圧症診断の手引き

I．臨床および検査所見
 1．労作時の息切れ
 2．胸骨左縁収縮期性拍動
 3．第II肺動脈音の亢進
 4．胸部X線像で肺動脈幹部の拡大あるいは左第II弓突出
 5．心電図上右室肥大あるいは右室負荷
 6．心エコー上右室拡大あるいは右室負荷
II．肺動脈圧測定
 1．右心カテーテルで肺動脈平均圧が25 mmHg以上
 2．超音波心ドップラー法による右心系の圧が右心カテーテルの肺動脈平均圧25 mmHg以上の相当

診断：MCTDの診断基準を満たし，Iの4項目以上が陽性，あるいはIIのいずれかの項目が陽性の場合，肺高血圧症ありとする．Iの3項目陽性の場合，肺高血圧症疑いとする．

除外診断：1）先天性心疾患
　　　　　2）後天性心疾患
　　　　　3）換気障害性肺性心

吉尾　卓, 他：膠原病に伴う肺高血圧症の予後悪化因子の検討. 厚生労働省特定疾患混合性結合組織病に関する研究班平成13年度研究報告書. pp 71, 2002 より引用

法や酸素療法を基本として，膠原病の疾患活動性の高い急性期にはステロイド療法や免疫抑制薬投与，慢性期にはカルシウム拮抗薬や硝酸薬，プロスタグランディンI_2（PGI_2）の経口投与や持続静注法などを用いた薬物療法が中心である．ほかに，一酸化窒素吸入療法，Sildenafil citrate（バイアグラ®），エンドセリンレセプター拮抗薬などの有効例の報告が増えてきている．しかしながら，薬物療法で改善がみられない例も多く存在し，心房中隔裂開術や肺移植術などの外科療法も考慮されるべきであるが，手術の危険性も高いうえ，肺移植例は本邦ではいまだほとんどなく，実際は膠原病合併PHに対する外科療法はきわめて困難であるのが現状である．

(b) 肺血栓塞栓症

① 病態

抗リン脂質抗体や血管炎，DICなどの凝固機能異常が要因となりうる．深部静脈血栓症からの血栓によることが多い．ほとんどが一次性抗リン脂質抗体症候群（APS），全身性エリテマトーデスなどに合併する二次性APSでみられる．そのほかRAの人工関節置換術後なども，肺血栓塞栓症を合併することがあるので注意が必要である．

② 症状

呼吸困難や胸部不快感がおもな症状であるが，肺梗塞に至ると胸痛や喀血，血痰などの症状が出現する．

③ 検査所見・診断

比較的軽症の肺血栓塞栓症では，心電図や胸部X線上は正常であることが多く，血液ガス分析による低酸素血症や低二酸化炭素血症，肺血流シンチの欠損像が早期診断に有用である．広範囲におよぶと，心電図や心エコーで右心負荷の所見を認める．肺梗塞に至ると病変部位に一致して胸部X線上Hampton's humpと呼ばれる浸潤影がみられることがある．

④ 治療

抗凝固療法が中心であるが，多くは原疾患の活動性を抑えるステロイド療法なども併用する．

表10 膠原病と肺病変のおもな特徴

	RA	SLE	SSc	PM/DM	MCTD	SS	ANCA関連血管炎症候群
気道病変	多彩な気道病変を呈するが、おもなものは閉塞性細気管支炎					気道過敏性の亢進、濾胞性細気管支炎	ウェゲナー肉芽腫症で乾鼻や鼻出血など
間質性肺炎(IP)	多彩な組織型を呈する 大部分はUIP 抗リウマチ薬による薬剤性IPにも注意が必要	慢性IPは5%以下 約1〜4%に急性ループス肺炎 BOOP型かDAD型でDAD型はきわめて予後不良	剖検上は80%以上、多くはUIPとNSIPで慢性に進行 高率に肺線維症をきたす	抗Jo-1抗体などの抗アミノアシルtRNA合成酵素抗体陽性例では慢性に経過するおもにNSIP型のIPが多い 抗Jo-1抗体陰性のamyopaticDMに合併するIPはDAD型が多くきわめて予後不良	他の膠原病より軽症の場合が多い	リンパ増殖性疾患であるLIPが多い 悪性リンパ腫への移行に注意が必要	MPO-ANCA関連血管炎で約30〜40%でみられる多彩な組織型を呈する
他の実質の肺病変			食道運動低下による誤嚥性肺炎に注意	咽頭筋の筋力低下による誤嚥性肺炎に注意			ウェゲナー肉芽腫症では肉芽腫による空洞を伴う結節性病変を認める
胸膜病変	無症候性も多い RF強陽性やリウマトイド結節を認める例に多い	胸水中の抗核抗体、LE細胞陽性、低補体が特徴的			SLE様所見としてみられる		
血管病変		約1%に肺胞出血としばしば致命的 疾患活動性の高い時期に多い APS合併例で肺血栓塞栓症 PHにも微小血栓が関与	PHには血管内膜肥厚や血管攣縮が関与 CREST症候群に合併した場合はとくに予後不良		PHが死因第1位 半数が突然死 抗U1 RNP抗体高値例で予後不良な場合が多い		約2割に肺胞出血 高速進行性糸球体腎炎を伴うことが多い

血管炎症候群の詳細は各論で記す

(c) 肺胞出血

膠原病の合併症として頻度はまれであるが，急性に進行し重篤で致命的となることも少なくなく，見逃してはならない肺病変である。

① 病態

膠原病に伴う肺胞出血はびまん性であることが多く，毛細血管レベルの障害によって生じるといわれている。原因として，免疫複合体沈着，抗糸球体基底膜（GBM）抗体，ANCA，播種性血管内凝固症候群（disseminated intravascular coagulation：DIC），血小板減少，薬剤性（フェニトイン，ペニシラミンなど）などがあげられる。膠原病では，顕微鏡的多発動脈炎やウェゲナー肉芽腫症などのANCA関連血管炎（12〜15％）やSLE（1％前後）でみられることが多い。まれに抗リン脂質抗体症候群で肺胞出血をきたすことがある。ほかに抗GBM抗体によるGoodpasture症候群でも肺胞出血を生じることがあるので，鑑別が必要である。

② 症状・検査所見

血痰，喀血，呼吸困難などであるが，初期には血痰や喀血がみられない症例もあるので注意が必要である。肺胞出血は胸部X線でびまん性の浸潤影，CTでは小葉中心性〜びまん性のスリガラス状影を呈する。加えて気管支肺胞洗浄（BAL）による末梢ほど強い血性の洗浄液の証明が診断に有用である。

③ 治療

肺胞出血の多くは急性に進行し致死的となるため，早急な診断と，ステロイド療法や免疫抑制薬投与，血漿交換療法等による治療を行うことが重要である。

以上のように，膠原病では多彩な肺病変が混在し，複雑な病態を呈することが多く（表10），いまだ治療法の確立されていない難治性の病態も存在するが，総合的に病態と病勢を把握し的確な治療を行うこと，とくに急性期を見逃さず早急な加療を行えるかどうかが，患者の生命予後に大きくかかわる重要なポイントである。

文献

1) American Thoracic Society/European Respiratory Society International Multidisciplinary Consensus：Classification of the idiopathic interstitial pneumonias. Am J Respir Crit Cara Med 165：277, 2002.
2) 吉尾 卓, 他：膠原病に伴う肺高血圧症の予後悪化因子の検討. 厚生労働省特定疾患混合性結合組織病に関する研究班平成13年度研究報告書, pp 71, 2002.
3) 沖永真理子, 他：持続低分子ヘパリンにより生児を得ることができた肺高血圧症の既往があるMCTD, 間質性肺炎合併妊娠の1例. 日産婦東京会誌 52：261, 2003.

（深沢　徹）

ミニコラム

肺血栓症　昔と今

肺血栓症は約20年前，リン脂質抗体の概念が定着しはじめた頃は，頻繁にみられ，緊急で肺動脈にカテーテル下で血栓溶解療法を行って救命しえたり，あるいは不幸な転帰をたどる症例が多かった。ところが，最近はなぜかこのような症例は少なくなってきている。理由は不明だが，リン脂質抗体に対する管理が進んで，血栓を起こしにくくなっているのかもしれない。これに代わって，RAの手術後の肺血栓症が増加の傾向にある。しかし，これも予防を進めていくうちに，最近では少なくなっている印象を受ける。肺血栓も危険因子の予防に努めれば回避できる病態かもしれない。

7. 精神・神経症状と病態

　膠原病は，表11に示すように多彩な精神・神経症状を呈する．とくに全身性エリテマトーデス(systemic lupus erythematosus, SLE)でもっとも頻度が高く，20～60％に認められるとされる．SLEのうち，精神症状・中枢神経症状に加えて末梢神経障害をきたすものを，一般的にCNS(central nervous system)ループスと呼ぶ．一方，末梢神経障害は，SLE以外にも血管炎症候群，シェーグレン症候群などでも認められ，さらに膠原病固有の病変のほかにステロイドなどの副作用による精神障害なども加わり，その鑑別が重要である．

　本項ではCNSループスを中心に，精神・神経症状の鑑別について解説する．

1) 精神・神経症状をみたら

　図5によるフローチャートにそって，まず身体所見をとり，どの疾患のどの病態に関連しているかを把握する．このうちもっとも頻度の多いSLEでは，表12に示すように原因のほとんどがCNSループスであることがわかる[1]．CNSループスの中には，後述のように重篤な病態もあり，とくに意識障害を伴う場合は緊急事態として対応すべきである．具体的には，眼底検査でうっ血乳頭のないことを確認した後に，髄液検査を行う．髄液の結果をみて，図5のフローチャートにそって診断を進める．その他，脳波・画像診断が診断の助けになるが，詳細は後述する．

2) 病態

　CNSループスの病態については，いまだに明瞭になっていない．病理解剖所見では，器質性脳症候群(organic brain syndrome：OBS)のタイプで脈絡叢の免疫複合体・補体・免疫グロブリン等の沈着およびそれに連続した静脈・細動脈の血管周囲の浮腫・細胞浸潤などの所見が認められた．これは，腎臓の糸球体同様に脈絡叢がフィルターの役割をしており，そこに入る血管のうっ滞

表11　膠原病および類縁疾患における精神・神経症状を呈する病態

疾患	精神神経病変
SLE	CNSループス
ベーチェット病	神経ベーチェット
RA	頸椎障害，手根管症候群，血管炎による多発性神経炎
MCTD	三叉神経痛，無菌性髄膜炎
PN	末梢神経障害
シェーグレン症候群	末梢神経障害，痙攣，無菌性髄膜炎，抑うつ状態，神経症，人格障害
リウマチ熱	小舞踏病

SLE：systemic lupus erythematosus，全身性エリテマトーデス
RA：rheumatoid arthritis，関節リウマチ　MCTD：mixed connective tissue disease，混合性結合組織病　PN：polyarteritis nodosa，結節性多発動脈炎
戸叶嘉明：中枢神経病変．日内会誌 90：1441, 2001 より一部改変

図5　精神・神経症状を伴う症例の鑑別診断のフローチャート

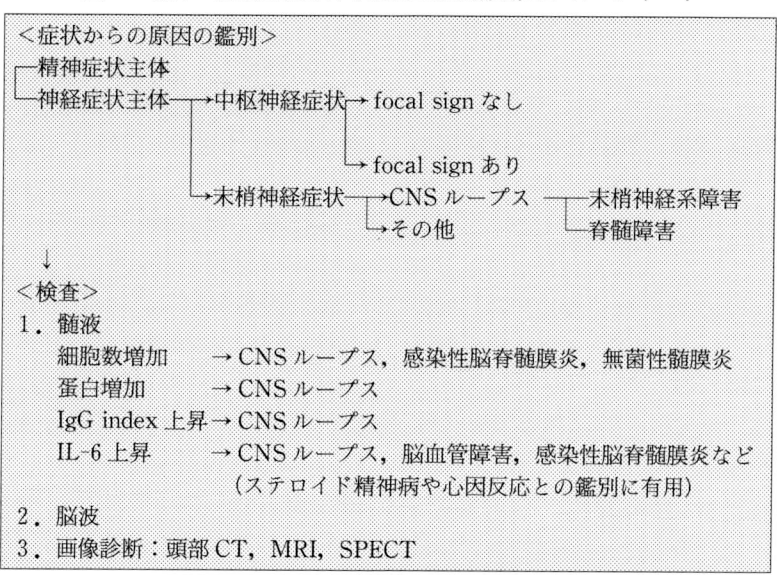

```
＜症状からの原因の鑑別＞
 ┌精神症状主体
 └神経症状主体──→中枢神経症状──→focal sign なし
                     │       └→focal sign あり
                     └→末梢神経症状─→CNS ループス　─末梢神経系障害
                              └→その他　　　　　 ─脊髄障害
 ↓
＜検査＞
 1．髄液
    細胞数増加　　→CNS ループス，感染性脳脊髄膜炎，無菌性髄膜炎
    蛋白増加　　　→CNS ループス
    IgG index 上昇→CNS ループス
    IL-6 上昇　　 →CNS ループス，脳血管障害，感染性脳脊髄膜炎など
                  （ステロイド精神病や心因反応との鑑別に有用）
 2．脳波
 3．画像診断：頭部 CT, MRI, SPECT
```

CNS：central nervous system, IL-6：interleukin-6, CT：computed tomography, MRI：magnetic resonance imaging, SPECT：single photon emission computed tomography

表12　精神・神経症状のある SLE 自験例 136 例の原因別頻度

	例数（％）
1．SLE による病態	
1）CNS lupus	106 (77.9%)
2）抗リン脂質抗体症候群	5 (3.7%)
3）壊死性血管炎	1 (0.8%)
2．合併症による病態	
1）感染症	5 (3.7%)
2）ステロイド精神病	5 (3.7%)
3）脳血管障害（脳梗塞，脳出血）	4 (2.9%)
4）尿毒症	4 (2.9%)
5）その他（DIC, TTP および心因反応等）	6 (4.4%)

TTP：血栓性血小板減少性紫斑病
戸叶嘉明：中枢神経病変．日内会誌 90：1441, 2001 より引用

が示唆されている．

　その他，抗リン脂質抗体症候群による脳血栓・脳梗塞や，血管炎症候群による脳血管障害，血栓性血小板減少性紫斑病による微小血管障害などが，原因となることもある．また，ウイルス性，結核性，真菌性（クリプトコッカスが最多）の感染性脳脊髄膜炎，さらには非ステロイド性抗炎症薬による無菌性髄膜炎などの可能性も念頭に置く必要がある．末梢神経障害では，血管炎症候群などによる虚血性ニューロパチーが主要な病態であり，多発性単神経炎を呈することが多い．その他，シェーグレン症候群が合併する膠原病症例では神経症傾向および抑うつ傾向の両方を認めるとの報告もあり[2]，興味深い．

3）診断

血液データ，髄液，画像診断の結果を総合的に判断する。

(a) 血液

血液データでは，血算，CRPによって感染性か否か判断する。抗DNA抗体の上昇や補体の低下はSLEの活動性の指標として重要であるが，CNSループスでは必ずしも認められないことに留意する。その他，血清中抗リボゾームP抗体が，精神症状をきたしたCNSループス患者群で上昇したという報告もある。

(b) 髄液

一般髄液検査では，CNSループスで初圧の上昇，細胞数の増加（$\geq 15/3\ mm^3$），蛋白の増加（$\geq 45\ mg/dl$）などが認められる。しかし，これらは感染性脳脊髄膜炎などでも認められる所見であり，鑑別する必要がある。

特殊検査としては，IgG indexがある。IgG indexは，髄液IgG（mg/dl）×血清アルブミン（g/dl）×1000/血清IgG（mg/dl）×髄液アルブミン（mg/dl）で算定する。CNSループスでは一般的にIgG indexが上昇するが（≥ 0.76），とくに発症初期では上昇しない症例も多々認められるため注意を要する。

髄液中サイトカインでは，IL-6（interleukin-6）がとくに精神症状をきたすCNSループスで上昇する。しかし，脳血管障害や感染性脳脊髄膜炎でも上昇するため，これらを除外する必要がある。その他，神経ベーチェットやほかの炎症性疾患でも上昇する。ただし，ステロイド精神病や心因反応では上昇しないため，鑑別に役立つと思われる。髄液IL-6のカットオフ値は，厚生労働省による免疫疾患の合併症とその治療法に関する研究班（班長；順天堂大学膠原病内科 橋本博史）で現在検討中であるが，IL-6 4.3 pg/ml以上を異常とするのが感度・特異度の点でもっともよいという結果が出ている。

(c) 脳波

CNSループスの診断においては，徐波が証明できればより確実である。その他，棘波，棘徐波複合，鋭波などが認められる。感度は優れるが特異性に乏しい。

(d) 頭部CT（computed tomography）

脳血管病変（脳梗塞，脳出血）などの診断に有用な検査であるが，CNSループスの精査においては感度に乏しく，明らかな中枢神経症状を呈したCNSループス症例の20％はCTが正常像を呈することが知られている。

(e) 頭部MRI（magnetic resonance imaging）

CNSループスで，大脳白質深部，基底核，小脳，延髄などに，とくにFLAIR（fluid attenuated inversion recovery）画像でhigh intensity areaが検出される。局在性病変の検出においてCTよりも優れるが，感度・特異性に乏しい。しかし，早期に異常が出ることがあり，一部の症例では緊急時に有用である。

(f) SPECT（single photon emission computed tomography）

CNSループスで，頭頂葉—前頭葉などの局所血流低下が認められる。MRIよりも病変検出感度が高いが，CNSループスを呈さないSLE症例でも異常が出ることから特異性に問題がある。よって，CNSループスを発症する前から異常があった可能性もあり，緊急時には必ずしも有用とはいえない。

4）CNSループスの分類の変化

CNSループスが，種々の病態を含んだヘテロの集団であることは以前より知られていたが，国際的に統一された基準がなかった。1999年にアメリカリウマチ学会（American College of Rheumatology：ACR）は，SLEの精神神経症状 neuropsyiatric SLE（NPSLE）の分類基準を提唱した（表13）[3]。これまでの分類とのもっとも大きな相違点は，精神症状をDiagnostic and Statistical Manual of Mental Disorders, Fourth Edition（DSM-IV）にもとづいて細分化している点である[4]。従来，器質性脳症候群（OBS）と定義され，見当識・記憶・計算などの知的機能の

表 13　ACR による NPSLE の分類（1999）

```
Central nervous system（中枢神経系）
    Neurologic syndromes（神経症状）
        ① Aseptic meningitis（無菌性髄膜炎）
        ② Cerebrovascular disease（脳血管障害）
        ③ Demyelinating syndrome（脱髄性症候群）
        ④ Headache (including migraine and benign intracranial hypertension)
            （頭痛；片頭痛および良性頭蓋内圧亢進症も含む）
        ⑤ Movement disorder (chorea)（異常運動；舞踏病）
        ⑥ Myelopathy（脊髄障害）
        ⑦ Seizures and seizure disorders（痙攣発作および痙攣性異常）
    Diffuse psychiatric /neuropsychological syndromes
    （びまん性精神医学的/神経心理学的症状）
        ⑧ Acute confusional state（急性昏迷状態）
        ⑨ Anxiety disorder（不安障害）
        ⑩ Cognitive dysfunction（認知障害）
        ⑪ Mood disorder（気分障害）
        ⑫ Psychosis（精神病性症状）

Peripheral nervous system（末梢神経系）
        ⑬ Acute inflammatory demyelinating polyradiculoneuropathy
            (Guillain-Barré syndrome)
            （急性炎症性脱髄性多発神経根神経炎；ギランバレー症候群）
        ⑭ Autonomic disorder（自律神経障害）
        ⑮ Mononeuropathy, single/multiplex（単神経炎，単発/多発）
        ⑯ Myasthenia gravis（重症筋無力症）
        ⑰ Neuropathy, cranial（脳神経障害）
        ⑱ Plexopathy（神経叢炎）
        ⑲ Polyneuropathy（多発性神経炎）
```

ACR：American College of Rheumatology, アメリカリウマチ学会
NPSLE：neuropsyiatric systemic lupus erythematosus
満尾晶子：Neuropsychiatric syndrome of SLE (NPSLE) の ACR 分類. リウマチ科 32：436, 2004 より引用

異常を主徴とし，数日で死に至ることもある重篤な病態は，Acute confusional state に組み込まれた．この分類もまだ再検討の余地があり，実際に日本でも独自の検討が行われている（参照；厚生労働省による免疫疾患の合併症とその治療法に関する研究班報告書）．要は，一言で CNS ループスといっても，重症・軽症例を含む種々の病態があることを熟知しておくべきである．

5）治療
(a) CNS ループス

大量のステロイド療法（経口プレドニゾロン 60〜100 mg/日）が原則であるが，重症例ではステロイドパルス療法（ソルメドロール® 0.5 or 1.0 g/日×3 日間点滴静注）が第一選択となる．難治例ではエンドキサンパルス療法（1.0〜1.5 g/m², 月1回点滴静注）も施行されるが，まだ明解なエビデンスはない．軽症例では中等量のステロイド（経口プレドニゾロン 30〜40 mg/日）で治療する．痙攣や精神症状の

ある場合には抗痙攣薬，向精神薬を併用する．

鑑別疾患としてもっとも重要なのがステロイド精神病だが，これは不眠で始まることが多い．とくにプレドニゾロン30 mg/日以上内服時では，不眠が出現したらすみやかに睡眠薬などで対処することが望ましい．ただし，どうしてもステロイド精神病と鑑別に迷った場合は，予後の悪いCNSループスとして治療する．

(b) その他の疾患

抗リン脂質抗体症候群による場合には，ワーファリン®などの抗凝固療法にて治療する．血栓性血小板減少性紫斑病による場合には，血漿交換療法を3ヵ月施行し，補助療法として大量のステロイド療法またはエンドキサンパルス療法を併用する．

その他，高齢者で片側の拍動性頭痛をみたら側頭動脈炎を忘れてはならず，浅側頭動脈生検で確定した後，経口プレドニゾロン40〜60 mg/日で治療する．その他，神経ベーチェットでは，基本治療薬に加えて経口プレドニゾロン30〜60 mg/日で治療し，難治性の場合はイムラン®やエンドキサン®などの免疫抑制薬を併用する．慢性進行性の神経ベーチェットにおいては以上の薬剤では無効のことがあり，最近，メトトレキサートの少量パルス療法（10〜15 mg/週）が有効であることが報告されている．その他の疾患についても，詳細については他項を参照されたい．

6）日常生活（ADL）と後遺症

CNSループスにおいて，横断性脊髄炎などの脊髄障害型は，頻度はまれだが上下肢の対麻痺や膀胱直腸障害を残すこともあり，生命予後は良好なもののADLの面で問題になってくる．その他，難治性の精神障害が残存する症例も散見する．

7）まとめ

精神神経症状は重篤な病変を含む場合があり，前述のように迅速に対応することが重要である．

文　献

1) 戸叶嘉明：中枢神経病変．日内会誌　90：1441,

ミニコラム

いったいどの検査があてになるの？

CNSループスの診断には本文にも記したように，髄液・画像を用いる．しかし，どの本や総説をみてもどの検査が決めてになるという記載はない．これはどの検査もけっしてCNSループスに特異的ではないからである．われわれはこの疑問に答えるべく，各検査の感度・特異性を検討してみた（リウマチ　40：511, 2000）．その結果，神経症状が中心のCNSループスにおいてはSLE診断とほぼ同時に発症の場合（初発型）は髄液中のIgG Indexの上昇が1例も認められないのに対して，SLE診断後，しばらく発症する場合（晩発型）では髄液中のIgG IndexおよびIL-6が非CNSループスとの鑑別に有用であった．一方，精神症状が中心のCNSループスにおいてはSPECTの異常が鑑別に有用で，また，初発型ではMRIも有用であった．このように，病態により検査のウエイトを考える必要があるかもしれないが，重要なことは症状・検査を組み合わせて総合的に判断することである．あと，重要なことは前述のようにCNSループスは発病時には起こらず，忘れた頃に起きるという点である（初発型の場合は治療してしばらくしてから起こり，今まで既往がなく長年安定した症例が突然起こすこともある）．実際，予期は難しく，症状が出たら即座に対応する姿勢を普段から培っておく必要がある．

2001.
2) Mitsuo A, et al : Psychiatric dysfunction in connective tissue diseases : association with Sjögren's syndrome. Mod Rheumatol 11 : 197, 2001.
3) ACR Ad Hoc Committee on Neuropsychiatric Lupus Nomenclature : The American College of Rheumatology nomenclature and classification and case definitions for neuropsychiatric lupus syndromes. Arthritis Rheum 42 : 599, 1999.
4) 広畑俊成：ACRより新たに提唱されたSLEの精神神経症状の分類. リウマチ科 30 : 171, 2003.
5) 満尾晶子：Neuropsychiatric syndrome of SLE (NPSLE) のACR分類. リウマチ科 32 : 436, 2004.

（満尾晶子）

8. 心血管症状と病態

　膠原病の心病変は，心エコーなどの診断法の進歩により早期発見が可能になり，治療成績の向上などできわめて改善しているが，難治性の病態も依然として多く存在している．とくに活動時に多臓器病変に伴って現れるため，膠原病の予後にとって重要な要因となる．しかも心病変が膠原病発症に先行してみられる場合があり，また剖検で発見されるなどで見逃されやすい症状でもあるため注意深い症状の早期把握が必要である．近年，膠原病患者の長期生存率が高まったことなどでの高齢化，ステロイド薬の長期連用における動脈硬化の進展，生活習慣病の合併など種々な要因が心病変の増加につながっている．

1) 全身性エリテマトーデス (SLE) の心病変

(a) 心外膜病変

　SLEのもっとも多くみられる心病変は，心外膜病変である．急性心外膜炎は心嚢液の貯溜や心外膜の肥厚を呈する．Dubois[1]の報告では約30％にみられ，剖検では約80％に見出される．ただし，多量の心嚢液貯溜や収縮性心外膜炎はまれであるが，SLEの急性の活動時には心タンポナーデを生じることがある．一般に無症状のことが多いが，心タンポナーデの場合は息切れ，胸部圧迫感などがみられる．胸膜炎では胸水や胸痛を伴うことが多く，漿膜炎は急性期に出現するため疾患活動性の評価になる．診断は心電図で低電位，エコーで echo-free-space，聴診上摩擦音が聴取される．心嚢液は滲出性で，血糖が低値で，LE細胞が検出されることが多い．抗核抗体陽性や低補体を呈し，心外膜にも補体成分や免疫グロブリンの沈着がみられ，心包炎の発症原因に免疫複合体の関与が示唆されている．SLE本来の血管炎を基盤として発症した心外膜炎，心包炎はステロイド薬が著効を示すが，大量の心タンポナーデの場合は，心嚢液穿刺の施行が必要となる．なお，尿毒症などによる場合ではステロイド薬に効果がなく予後が悪い．

(b) 心筋炎

　心筋炎は頻度的には心外膜炎より少ないが約10〜25％にみられ，剖検では，SLEの約40％にみられる．SLEにおける心筋炎の合併は，急性期に多く，とくに心外膜炎に伴って現れることが多い．臨床的には診断は困難であるが，急激な心不全や心拡大，不整脈がみられた時は心筋炎を考える必要がある．心エコーでの観察では，心筋の機能はSLEの活動性に一致して可逆的である．組織学的には，心筋内の小血管の内膜肥厚や血栓を伴っている．血管周囲に炎症細胞や局所の fibrosis を呈する．心筋組織に単核球や好中球，好酸球などの浸潤もみられる．また，形質細胞，リンパ球の間質への浸潤，線維化，筋萎縮，フィブリノイド変性などもみられる．誘因に，APS

(抗リン脂質抗体症候群)，ステロイド薬など，高血圧，高脂血症もリスク因子となる。

(c) 冠動脈疾患

冠動脈疾患は約2〜8%にみられる。SLEの死因として心筋梗塞の報告もある。SLEに不安定狭心症や心筋梗塞の合併が，血管炎や免疫複合体に起因しているものか，ステロイド薬の長期投与による冠動脈硬化が原因か鑑別が困難である。ただし，ステロイド治療例のほうが，ステロイド薬非服用患者に比して冠動脈の内膜肥厚が少ないとされる報告もある。

(d) 弁膜疾患，心内膜炎

SLEの心内膜炎は，Libmann-Sacks型心内膜炎がよく知られている。臨床的には診断が困難なことが多くおもに剖検によって診断される。ただし，ステロイドが使用されない時代には剖検で約50％にみられたが，治療が確立した現在ではまれとなっている。疣贅は，弁の壊死部にフィブリンや血小板血栓を呈するフィブリノイド変性と間質性細胞による肉芽形成によるもので，蛍光抗体法(IF)で血管壁にIgG，IgA，IgMおよび補体の沈着を証明でき，発症要因に免疫複合体(IC)

表14 リウマチ性疾患の心血管病変

	心外膜炎	心筋病変	伝導障害	冠状動脈病変	弁膜疾患
SLE	++ まれに心タンポナーデ	+	+ 母親抗SS-A抗体 →新生児心ブロック	+	+ Libmann-Sacks 心内膜炎
RA MRA(血管炎を伴ったRA)	+ +(心嚢炎)	+ ++(心筋炎)	+ −	+ +	++ −
SSc	+	++ 心筋線維症	++		+
PM/DM	+	++ 心筋炎	−		+
PN	+	+		+	
MCTD	+	+		+	
SS	−	−			
JRA	+	+			
AS (強直性脊椎炎)	+	+	+		++ 大動脈弁閉鎖不全
RF	++	++	++ 1度-AVブロック	−	+++ 僧帽弁狭窄
サルコイドーシス	−	+ 心サルコイドーシス	++	−	−
アミロイドーシス	−	++	++	−	−
側頭動脈炎	−	−	−	−	+
ウェゲナー肉芽腫症	+	+	−	−	−
AOSD	+ まれに心タンポナーデ	−	−	−	−
ベーチェット病	+	−	−	−	+
反復性多発軟骨炎	−	−	−	−	+ 大動脈閉鎖不全

が関係していることが示唆されている．疣贅は，ステロイド治療などにより瘢痕治癒を生じ，まれに僧帽弁閉鎖不全，大動脈閉塞不全などが合併し心不全に至ることがある．また，疣贅を生じた弁などへ血栓付着を生じ，大動脈弁狭窄や僧帽弁狭窄をきたすこともある．進展すると機能不全も呈し，弁膜置換術も行われることがしばしばある．このほか弁膜病変の発症には，APSとの関連がある場合もある．一般に心雑音は多くみられるが，おおむね慢性貧血による二次性の循環状態の低下や発熱によるものがほとんどである．

(e) 心電図異常，伝導障害

SLEの約30～70％に，おもに心外膜炎や心筋障害に伴って生じるST-T異常がみられる．ほかにT波異常，左室肥大が多い．1度のブロックはときにみられるが，高度のブロックや不整脈は日常的にはみられない．剖検では，局所に炎症細胞の浸潤がみられ，同結節にフィブリノイド壊死や血管炎がみられる．抗SS-A（Ro）抗体を持っている母親から出生した一部の児に皮疹，白血球減少，先天性心ブロックが起こる（新生児ループス）．心ブロックの確率は約2～7％であり，病態は不可逆性でペースメーカー植え込みが必要とされる．抗52 kD/SS-A抗体と関連して刺激伝導系線維の正常な発達を阻害することが推測されている．治療は，血漿交換治療やステロイド薬の母胎への投与が試みられている．

2）関節リウマチ（RA）の心病変

RAの心病変は血管炎や肉芽腫性増殖によってさまざまな病変を呈する．心外膜炎，心筋炎（リウマチ心炎），心内膜炎症（弁膜），伝導障害，肉芽腫性血管炎，冠状動脈炎などがある．一般に無症候性のことが多く，RAの活動性と関連がない．RAに壊死性血管炎を合併した悪性関節リウマチ（MRA）は多臓器病変を伴い，とくに心病変は生命予後を左右する重大な要因である．

(a) 心外膜炎

RAの心外膜炎は約30～50％にみられる（剖検では約50％に見出される）．心外膜の脂厚や心

表15 膠原病心病変の病理的特徴

	心膜炎	心筋病変	心内膜弁病変	伝導障害
SLE	慢性炎症細胞を含む線維性肥厚，フィブリノイド沈着やフィブリノイド変性．線維性心膜炎，線維素性心膜炎，心タンポナーデを呈することもある．	リンパ球，形質細胞大食細胞などの円形細胞浸潤．線維化，筋線維の萎縮がある．非特異的心筋炎．	Libmann-Sacks型．疣贅性心内膜炎，フィブリン，血小板血栓を呈するフィブリノイド変性と間質性細胞による肉芽形成．大動脈弁や僧帽弁に疣贅が生じ，血栓付着などにより弁狭窄を生じる．	肉芽組織による完全房室ブロック型を呈する．SLEの母親から先天性房室伝導障害がみられる．
SSc	線維性，線維素性心膜炎．	心筋線維症は両室，全層にみられるが，とくに中，内層に多い．	僧帽弁前尖の結節性肥厚と腱索の短縮．	洞結節の線維性の脚の病変により生じる．
PM/DM		間質性心筋炎．心筋の炎症，線維症がみられ，小円形細胞組織球，多核白血球浸潤がある．	僧帽弁逸脱	洞結節の線維化．Hiss束脚の線維化により生じる．
RA	線維性，線維素性心膜炎．	特異的心筋炎はリウマトイド性肉芽腫，小円形細胞，線維系細胞の集積がみられる．	弁膜肥厚が僧帽弁，大動脈弁，三尖弁，肺動脈弁に生じ弁膜栓も生じる．	リウマトイド結節による障害で生じる．

包液貯留も認めるがおおむね自然治癒する。心嚢液は糖や補体は低値であり，コレステロール値は高い。まれに収縮性心外膜炎を伴った心タンポナーデがあり心外膜切除が必要なこともある。心外膜炎がRAの進行とともにみられるが，ときに先行して発症することもある。

(b) 心筋炎

リウマトイド肉芽腫や間質性心筋炎の病態を呈する。心筋層にみられる肉芽腫病変の形成はRA特有の皮下結節に類似した炎症性変化である。頻度は低いが（2％），剖検では約20％に見出される。組織学的には，小円形細胞，線維芽細胞の集積，びまん性な単核球やリンパ球の浸潤を呈するがRAに特異的でない。

(c) 心内膜病変

心内膜炎と弁膜症（約40％）がある。一般に弁膜病変は左室系に多く，エコー診断で僧帽弁や大動脈弁にリウマチ結節病変が認められることがある。ときに弁置換術が必要な場合もある。

(d) 冠動脈硬化

重症RAや四管炎をはじめとする関節外症状を認めるMRA（5.7％）に心筋梗塞が起こる。剖検で20％に観察される。心筋の小冠状動脈における血管炎による。これは動脈硬化に類似した血管病変で，発生因子には，長期ステロイド療法と関連があるとされている。

(e) 伝導障害

AVブロックはRAでは頻度は少ないが，AV結節やHis束付近の伝導系への肉芽腫（リウマトイド結節）の浸潤が関与して発症する。肉芽腫炎治癒後の線維化による房室ブロックの場合もある。まれにアミロイドーシスが原因である場合がある。

3）全身性硬化症（SSc）

心臓病変は重要な病態であり予後不良である。とくに肺高血圧とともに心筋線維症は全身性硬化症の特徴である。血管攣縮が特徴で，心筋内冠状動脈の血管攣縮に起因する再還流障害で生じる（心筋レイノー現象）。臨床症状はさまざまで，疾患の特異性はなく，呼吸困難，起座呼吸，夜間の呼吸困難，動悸，非定型的な胸痛などがある。limited sclerosisは心筋病変のリスクは低いが，抗セントロメア抗体陽性（cutaneous limited sclerosis）の患者と血管炎との関連の報告がある。このほかに心筋線維症（30～50％），不整脈，伝導障害がある。ただし心筋炎はまれである。

(a) 心外膜炎

心外膜炎は約10～15％にみられ，約半数に心外膜炎や心タンポナーデがみられる（剖検例では53％）。心外膜炎，心嚢炎はSLEに比べて頻度が低い。ステロイドの効果が悪く慢性に続くことが多い。

(b) 心筋病変

scleroderma heartとしてよく知られている。diffuse型に心不全を生じやすい。心筋線維症は心臓収縮帯のnecrosisを伴う。刺激伝導系の線維症により房室ブロックがみられ（約50％）しばしばペースメーカーの適応となる。おもに微小血管障害や冠動脈のスパズムが原因である。

(c) 冠動脈炎

経過中に，心筋梗塞，狭心症例がみられるが，冠動脈造影や剖検では，冠動脈狭窄や，形態学的異常はみられず，レイノー現象と同様の機序によって生じると考えられている。

(d) 弁膜病変

弁膜症はまれである。僧帽弁前尖の結節状肥厚や腱索の短縮がみられることがある。

4）多発性筋炎／皮膚筋炎（PM/DM）

臨床的な心症状を呈する率は意外と低い。一般に間質性心筋炎，心房細動，心房性期外収縮，房室ブロック，脚ブロック，ST-T変化，伝導障害，不整脈，心筋炎などである。伝導障害の頻度は少ないがペースメーカーの必要な場合もある。伝導障害の病態は，洞結節，His束，脚など刺激伝導系の線維化や炎症と関連している。僧帽弁逸脱や心外膜炎（心嚢液）もみられる。心電図異常は約80％にみられるが，ST変化は非特異的である。心筋炎は，一般に頻度は少ないが心筋炎から

うっ血性心不全が生じる場合がある。組織学的には，心筋細胞の変性，壊死，線維化などや，間質に小円形細胞や組織球，多核白血球の浸潤がみられる。骨格筋の炎症所見と同一で，筋肉内にも同様のびまん性に血管周囲に単核球の浸潤がみられ一部線維化に置きかわっている。

5) 混合性結合組織病（MCTD）

心外膜炎はしばしばみられる心病変である（約10%）。ときに心タンポナーデのこともある。肺高血圧によって生じる場合もある。僧帽弁逸脱症や伝導障害もみられる。このほか心筋炎と心筋線維症もみられる。一般に無症状であるが，突然の頻脈，第4音，gallopなどがあれば心病変を疑う。心電図異常は，ST-T変化，右軸偏位，右室肥大，右房肥大，心室内伝導障害所見がよくみられる。右室肥大，右房拡張は，肺動脈高血圧による二次的な影響によるものと考えられる。心病変の原因は，心外膜や心筋内冠状動脈の炎症性細胞の浸潤や増殖性の血管炎である。病理学的には，冠状動脈に内膜および中膜の増殖性肥厚がみられる。

6) 結節性多発動脈炎（PN）

中小動脈の壊死性血管炎で，臨床的に心症状をみることは少ないが，冠状動脈の循環障害や高血圧などでうっ血性心不全を呈することもある。心外膜炎（33%），心筋炎も呈し心電図異常は57%にみられる。病理学的には小動脈炎を中心とする間質性心筋炎像を呈する。心筋梗塞（約4%）はときにみられ，通常silentであるがときにPN死因の重要な要因でもある。

7) シェーグレン症候群（SS）

抗SSA抗体を持った母親から胎児への胎盤移行によって生じる新生児心ブロック症候群は重要な病態である。

8) その他のリウマチ性疾患

ウェゲナー肉芽腫には心臓病変は少ないが，と

ミニコラム

胸痛できた人。どんな原因？

膠原病で胸痛を初発にして発症するケースは比較的少ないが，経過中に胸痛を訴えて，救急外来にくるケースはたびたび経験する。この場合は，まず，緊急性の高いものをまず鑑別する。このなかで重要なのは，原疾患との関連では肺血栓・塞栓症，合併症では虚血性心疾患であろう。前者は最近，減少の傾向にはあるが，後者は相変わらず散発的ながら存在する。両者とも，心電図が重要であり，まず施行すべき検査である。後者は心電図で鑑別可能であるが，前者は急激な低酸素血症を呈することがあり，呼吸困難等の症状と動脈血ガス分析が頼りになる。いずれにしろ，すぐにICU/CCUに収容して，循環器内科専門医とタイアップして，治療していくことが必要で，このタイミングが予後を左右することはいうまでもない。もし，施設・専門医がいない場合は治療可能な施設に早急に転送することが必要であるが，膠原病専門医と循環器専門医がいっしょにいる施設はそう多くはないため，転送先の主治医と密な連携が必要な場合もある。その他，緊急性のないものとして，胸膜炎・感染症等がある。まれなケースとしては解離性大動脈瘤や肺線維症に伴う気胸などがあり，いろいろな可能性を想定する必要はある。なお，前述の呼吸困難も重要な症候で，肺血栓塞栓症のほか，間質性肺炎の急性増悪・感染症（とくにニューモシスチス肺炎）などをまず考える必要がある。

きに無症候性の心嚢液貯溜や心外膜炎を生じる。ほかにも重症な肉芽腫性巨細胞心筋炎や心筋症が報告されている。一般に心筋炎や伝導障害および弁膜疾患はみられない。大動脈炎症候群は，大動脈閉鎖不全を生じ，冠状動脈の起始部に狭窄病変を起こすため狭心症や心筋梗塞をきたすことがある。また，大動脈弁閉鎖不全や高血圧によって，うっ血性心不全を生じることもある。強直性脊椎炎の約5％に大動脈弁閉鎖不全がみられる。心アミロイドーシス病変は，おもに心筋症や伝導障害，虚血性心疾患として現れるが，ときに重症例もある。成人スチル病に心タンポナーデがみられる。反復性多発軟骨炎の約10％に大動脈弁閉鎖不全がみられるため注意が必要である[2,3]。

文献

1) Dubios EL: The clinical picyure ofsystemic lupus erythematosus. Univ. South California Press, Los Angeles, pp 628, 1978.
2) 飯田　昇：リウマチ性疾患の心病変. リウマチ科 27：204, 2002.
3) 飯田　昇：膠原病の心症状. 目でみる膠原病の診療（廣瀬俊一，橋本博史，編）. 金原出版，東京，pp 57, 1989.

（飯田　昇）

9. 消化器症状と病態

膠原病は多臓器を障害する。消化管および肝臓，胆嚢，膵臓などの臓器もその標的となる。膠原病による消化管病変の病態の機序として，血管炎や結合組織の炎症による潰瘍，血管炎によって生じた循環不全の結果の虚血性変化あるいは結合組織の変性や繊維化などによる蠕動低下などの機能障害そして形態異常が考えられる。消化管を構成する血管・リンパ系，筋組織の障害によって二次的に障害されることもある。肝臓，胆嚢，膵臓などの臓器はそれ以外自己免疫が病態に関与していることがある。また，膠原病によるだけでなく合併，続発した疾患や治療薬［非ステロイド性抗炎症薬（NSAIDs），ステロイド薬，抗リウマチ薬（DMARDs）等］による場合もある。

以上，さまざまな状況で消化器症状を呈する。

1）病変部位からみた消化器症状

疾患の病態に関連の強い症状を病変部位からあげる。

（a）口腔

シェーグレン症候群（SS）がもっとも代表的で唾液分泌減少に伴う口腔内乾燥感，開口障害。その他，全身性エリテマトーデス（SLE）で無痛性，ベーチェット病（BD）で有痛性の口内潰瘍を認める。また，進行性全身性硬化症（SSc）では硬化性病変による舌小帯短縮をみる。

（b）食道

進行性全身性硬化症（SSc）（亜型であるCREST症候群も）で繊維化による病変が多く，嚥下障害を呈する。また，蠕動運動低下により逆流性食道炎を併発し胸やけ，悪心・嘔吐などの症状を呈する。多発性筋炎・皮膚筋炎（PM・DM）でも食道横紋筋の障害により同様の症状を起こす。その他，BDによる食道潰瘍がまれに認められる。

（c）胃・十二指腸

もっとも頻度の多いのはNSAIDsによる潰瘍などの粘膜障害である。一般の潰瘍では嘔気・嘔吐，食思不振，心窩部痛などを起こすが，この場合無症状のことが多い。進行性全身性硬化症（SSc）において胃は障害されにくいが，排出機能障害によって腹部膨満，食思不振をきたすことがある。

（d）小腸

全身性エリテマトーデス（SLE）では突然の腹痛で発症する虚血性腸炎がある。壊死，穿孔す

ることがある。鑑別を要するのは他の血管炎，抗リン脂質抗体症候群（APS）による血栓症など。BDでは回盲部に深い潰瘍を起こす。

（e）大腸

多くの膠原病でみられる。とくに小・中血管炎を特徴とする疾患では潰瘍が多発する。SLE，血管炎症候群（結節性多発動脈炎，Churg-Strauss症候群），BDなどがあげられる。腹痛，便秘，下痢，下血などを起こす。また，続発性アミロイドーシスでは便秘と下痢を繰り返す。

（f）肝臓，胆嚢，膵臓

肝臓においてSLE，関節リウマチ（RA），SSなどは自己免疫性肝炎をRA，SS，CREST症候群などでは原発性胆汁性肝硬変を合併することがある。胆嚢においてSLEでは無石性胆嚢炎を，膵臓はSLE，血管炎症候群，SSで膵炎を合併することがある。

2）疾患からみた消化管病変

次にそれぞれの疾患における特徴を述べる。

（a）全身性エリテマトーデス

全身性エリテマトーデスでは，消化管のいずれの部位にも病変が発生するが，病変特異的な症状はむしろ少なく，悪心・嘔吐，食思不振，腹痛，下痢，下血と多くの症状を呈する[1)2)]。しかし，病態によっては特徴を有する。下部消化管では，血管炎，漿膜炎によるループス腸炎と，まれではあるが蛋白漏出性腸症による。前者はさらに虚血性腸炎型と多発潰瘍型に分けられる。障害される血管の太さによると推測されるが，虚血性腸炎型はおもに小腸に起こり，突然の腹痛などで発症する。病変の特徴は，小腸が広範囲に障害されるが発赤，びらん，潰瘍などの粘膜の変化に乏しく，粘膜下の浮腫を主体としている。鑑別を要するのは合併する抗リン脂質抗体症候群（APS）による腸間膜動脈血栓症などである。多発潰瘍型はおもに遠位大腸に起こる。病変の特徴は，小さな円形ないし卵円形の境界明瞭な潰瘍が多発する。BDとの鑑別を要する。いずれも進行して壊死，穿孔を起こすことがある。蛋白漏出性腸症は，比較的緩徐に進行し腹部膨満，腹水および下肢浮腫などを呈する。ほかに腸平滑筋の機能障害による慢性偽性腸閉塞症（chronic intestinal pseudo obstruction：CIPO）で腹部膨満感や，潰瘍性大腸炎，クローン病が合併し下痢，粘血便などが出現する場合もある。自己免疫性肝炎，無石性胆嚢炎および急性膵炎を合併することもある。

ミニコラム

急性腹症。どんな原因？

膠原病で急性腹症を呈することはたまにある。この場合は消化管潰瘍・胆石・腹膜炎等の一般的な原因をまず考えればいい。ただし，膠原病独自の注意点がある。まず，ステロイド服用中の症例が多いため，疼痛が修飾されて，ひどい状態になって受診することがあり（虫垂炎などで多い），普通の人以上に慎重に対応する必要がある。また，ループス腸炎・消化管の血管炎・APSに伴う胆嚢壁の肥厚等，膠原病に伴う病変もまれながらあることを忘れてはならない。原因が特定できない場合，試験開腹せざるをえない場合もあるが，ステロイド服用による危険性とのジレンマで悩まされる。基本的には外科医の裁量に任さざるをえないが，いくつか結果的に悔いの残る症例もある。たとえば，開腹して何もなく，肺炎球菌の特発性腹膜炎だったSLEの症例や，穿孔を疑ったら腸管壁気腫だった全身性硬化症の症例を体験している。急性腹症は膠原病以外の症例でも診断に苦慮することが多いが，膠原病ではさらに難しいといわざるをえない。

(b) 全身性硬化症

　全身性硬化症は膠原病のなかで消化器病変が一番多く50〜80％に及ぶ。出現頻度は食道，小腸，大腸，胃の順である。固有筋層における膠原線維の増生と筋組織の萎縮・変性による。食道病変はおもに下部食道括約筋圧低下と蠕動低下による。コリン作動性神経機能異常も関与している。嚥下障害，胸やけ，げっぷなど逆流性食道炎の症状を呈する。小腸病変も腸管機能低下による。十二指腸から空腸にかけて腸管の拡張がみられレントゲン上loop signと呼ばれる十二指腸脚部の拡張とバリウムの停滞を認める。また，腸閉塞様症状が進行してCIPO，腸内細菌の異常増殖による吸収不良症候群，腸管内圧が上昇し小腸粘膜欠損部より空気が腸管壁に侵入し腸管嚢腫様気腫症を呈することもある。大腸病変は自覚症状に乏しいが，便秘，憩室，宿便性潰瘍を起こす。

(c) 多発性筋炎・皮膚筋炎

　多発性筋炎・皮膚筋炎では約半数に消化器病変を伴う。消化管の蠕動低下よりレントゲン上十二指腸下行脚が拡張しmega-duodenumと呼ばれる。食道横紋筋の障害による嚥下障害などは多い。小児では血管炎による腸管梗塞，潰瘍，穿孔を呈することもある。また，皮膚筋炎では悪性腫瘍の合併が多く，本邦では胃癌が多い。

(d) 関節リウマチ

　関節リウマチでは消化器病変の頻度として一番多いのは治療薬［とくに非ステロイド性抗炎症薬（NSAIDs）そしてステロイド薬］によるものである。胃・十二指腸粘膜障害が多く，急性胃粘膜病変（AGML）や潰瘍を起こす。潰瘍は幽門前庭部に好発し，比較的小さな不整形の浅い潰瘍が多発する。無症状であることが多く内視鏡検査で見つかったり突然の吐血・下血でわかったりする。回盲部では円形潰瘍，大腸ではアフタ様潰瘍を呈することもある。坐薬によるものは直腸に多発し全周性で狭窄を生じることもある。また，RA長期罹患例では続発性（AA）アミロイドーシスによることがある。アミロイド蛋白が粘膜固有層と粘膜下層血管壁に沈着することによる。十二指腸，小腸に好発する。腹痛，嘔気・嘔吐，便秘と下痢を繰り返すことが多い。腸管の循環障害や虚血を起こす。蛋白漏出性腸症や麻痺性腸管閉塞をきたすこともある。頻度は少ないが一番重要なのが，血管炎すなわち本来のRAによるものであり，悪性関節リウマチ（MRA）の病態である。いずれの部位にも病変はみられるが，小腸では空腸，大腸では盲腸とS状結腸に好発する。円形または卵円形の境界明瞭な潰瘍が単発あるいは多発する。縦走潰瘍のこともある。潰瘍以外の粘膜は正常である。

(e) 結節性多発動脈炎

　結節性多発動脈炎では，いずれの消化管にも病変がみられるが，小腸とくに空腸に好発する。小・中動脈の壊死性血管炎による。症状として腹痛が多く，急性腹症で発症することもある[3]。病変の特徴は，胃・十二指腸では比較的大きな円形または卵円形潰瘍が多く，小腸では腸管膜対側にみられ不整形の浅い潰瘍が多発し，大きなものは輪状になる。潰瘍間の粘膜はほぼ正常である。まれに粘膜下の血管炎や動脈瘤による粘膜下腫瘍様小結節がみられる。下部消化管の潰瘍は穿孔することもある。

(f) シェーグレン症候群

　シェーグレン症候群では，口腔や食道の乾燥による嚥下障害が認められる。外分泌障害によって萎縮性胃炎を認める。自己免疫性膵炎を合併することがあり，リンパ球浸潤と膵実質の繊維化を認める。腹痛などの症状は乏しく黄疸で発症することがある。原発性胆汁性肝硬変や自己免疫性肝炎の合併もみられる。

(g) ベーチェット病

　ベーチェット病も病変はいずれの消化管にもみられる。再発性有痛性口腔内潰瘍はほとんど必発である。多発性，再発性の円形潰瘍が典型であり潰瘍間の粘膜は正常である。回盲部付近に好発し，難治性の深い下掘れ傾向のいわゆる打ち抜き様潰瘍を呈する。穿孔することもある。単純性潰瘍は鑑別困難である。

以上，代表的な疾患の特徴をあげたが詳細は各論による。

文 献

1) Dubois EL, et al：Manifestations of systemic lupus erythematosus. JAMA 190：104, 1964.
2) Sultan SM, et al：A review of gastrointestinal manifestation of systemic erythematosus. Rheumatology 38：917, 1999.
3) 橋本博史, 他：全国疫学調査による抗好中球細胞質抗体（ANCA）の関連血管炎の臨床的検討. 厚生省特定疾患免疫疾患調査研究班難治性血管炎分科会平成10年度研究報告書. pp 213, 1998.

（山路千春）

V. 膠原病の検査とその読み方，意味するところ，限界

1．赤沈，急性期炎症反応物質（CRP，シアル酸など），血算，尿検査

　膠原病は病変が全身に及ぶため，検査も多種多様である．以下，項目別に検査の意義を解説していくが，重要なことは必要最低限に利用することを銘記しておいてほしい．

1）血算
（a）貧血
①炎症性貧血
　膠原病では慢性炎症の結果として生じる正色素性から低色素性の炎症性貧血（anemia of chronic disorder：ACD）が共通に認められる．RAでは通常 Hb 10〜11 g/dl 台の軽度の貧血が認められ，それ以下に低下するものは 20〜25％程度である．ACD でも，血清鉄は低下するが，単純な鉄欠乏性貧血と異なるのは，総鉄結合能も低下しており，さらに血清フェリチンは炎症による産生亢進のため増加していることが多い点である（表16）．このような貧血は鉄剤に対する反応も悪い．その機序として，(1)網内系細胞からの鉄放出障害（鉄の利用制限），(2)骨髄へのエリスロポイエチン供給障害，(3)網内系細胞活性に伴う赤血球寿命の短縮などと考えられている．また，実際の診療の場では，このような貧血に消化管出血（NSAIDs による胃・十二指腸潰瘍からの出血など）が加わっていることがあり注意が必要である．

②溶血性貧血
　貧血の型としては，正球性正色素性貧血を呈す．一般的に，溶血性貧血の診断は，赤沈亢進，高ビリルビン血症（間接優位），網赤血球数増加，LDH 上昇，ハプトグロブリン低下によりなされる．膠原病の診療において問題となるのは，SLE でしばしば認められる自己免疫性溶血性貧血であり，直接クームズ試験陽性が診断の条件となる．直接クームズ試験陽性とは赤血球膜上に IgG や補体（C3b，C3d など）が有意に存在することを意味する．ときに，寒冷凝集素血症を合併した場合にも認められる．また，溶血性貧血は薬剤（メフェナム酸，ペニシリン・セファロスポリンなど）の副作用による場合もあるので注意を要する．

③その他の貧血
　金製剤を使用する患者に，造血幹細胞減少による二次性再生不良性貧血を認めることがある．貧血の型は正球性正色素性である．この場合，通常汎血球減少症を呈する．

表16　炎症性貧血と鉄欠乏性貧血の鑑別

	炎症性貧血（ACD）	鉄欠乏性貧血（IDA）
血清鉄	低下	低下
総鉄結合能（TIBC）	低下	増加
MCV	一般に正常	低下
血清フェリチン	増加（産生亢進）	低下（貯蔵鉄低下）

(b) 白血球

①白血球増加

白血球数はRAや血管炎症候群などの炎症性疾患では正常か増加する。RAにて$10\times10^4/\mu l$を超えるものは20％程度であり，$15\times10^4/\mu l$を超えるものはまれである。MRAやRAの活動期には白血球数が増加する傾向にあるとされるが，ステロイド薬を内服している場合や，細菌性感染症を合併している場合にも白血球数は増加するので注意する。また，MRAなど血管炎を伴う症例では好酸球の増多が認められることもある。

②白血球減少

フェルティ症候群においては顆粒球優位の白血球減少をみる（持続的に顆粒球$2000/\mu l$以下）。ときに特異的抗顆粒球抗体が認められる。顆粒球が$1000/\mu l$以下の場合には感染症に注意が必要である。また3分の1の患者には末梢血中にLarge granular lymphocyle（LGL）を認める。SLEおよびSSにおいても白血球減少は比較的高率に認められるが，リンパ球優位のことが多く，抗リンパ球抗体を認めることがある。さらに，リンパ球減少はSLE活動性と相関を認める場合がある。これらの白血球減少疾患において特異抗体や腎症などの定型的病態が欠如している場合には鑑別診断を慎重に行うことが必要である。また，抗リウマチ薬や免疫抑制薬を投与している場合には骨髄抑制にもとづく顆粒球減少症に留意する。

③血小板

血小板は慢性に炎症が持続している場合や，血管炎の症状が顕著な例では先に述べた好酸球とともに増加することがある。反対に減少する場合は，治療が必要なこともあり，注意が必要である。血小板減少の機序としては，(1)骨髄での産生障害，(2)脾臓での貯蔵増加，(3)破壊の亢進と分類できる。(1)の例としては薬剤性の骨髄機能抑制をきたす場合に認められる。(2)の例としてはフェルティ症候群で脾腫を認める場合の血小板減少症がある。(3)の例としてはSLEやSSではしばしば認められる免疫学的機序による血小板減少症，膠原病に合併する血栓性血小板減少症（TTP），播種性血管内凝固症候群（DIC）がある。免疫学的機序による血小板減少症は血小板にIgG（あるいはIgM）が血小板に結合し，補体活性化による破壊や網内系細胞での貪食亢進により生じる。血小板上のIgGを定量するPA-IgGは血小板減少の程度とも相関し，その診断と経過観察に有用であるが保険適応はされていない。

2）尿検査

尿の検査は膠原病自体に関連する腎病変，アミロイドーシスの合併，さらに治療に用いられる非ステロイド系消炎薬（NSAIDs）や抗リウマチ薬による腎障害などの副作用のチェックのために行われる。

(a) 蛋白尿

尿蛋白は生理的にも150 mg/日以下は認められるが，それを超え持続的（6ヵ月以上）に認められる場合問題となる。病的蛋白尿は(1)近位尿細管での再吸収障害，(2)糸球体病変によるもの，(3)血中増加蛋白の尿中への漏出，(4)尿路系によるものに分類できる。それぞれの尿蛋白の種類と対応する病態を表17に示す。

膠原病で問題となるのは，糸球体病変によるループス腎炎，古典的PNやMPA，さらにWGなどの血管炎における腎炎，さらにRAに合併するアミロイド腎や強皮症腎などの末期などである。また，RAの治療に用いる金製剤，D-ペニシラミン，ロベンザリットなどの抗リウマチ薬およびNSAIDsなどの副作用によるものも日常診療の場でしばしば問題となる。SSでは間質性腎炎を認めることがあり，その結果，尿濃縮能低下さらに尿細管性アシドーシスを認める場合もある。膠原病に多発性骨髄腫や良性M蛋白血症を合併した場合はBence Jones蛋白を認め，重症の溶血性貧血時にはヘモグロビン尿，さらに筋炎や筋肉梗塞時にミオグロビン尿を認めることがある。

(b) 血尿

肉眼的血尿を認めた場合，Thompsonの二杯分尿方にて鑑別診断を行う。排泄初期の血尿は全

表17 蛋白尿の種類とその病態

	蛋白の種類	対応する病態
近位尿細管での再吸収障害	β_2-ミクログロブリン・NAG・低分子蛋白	間質性腎炎 中毒性腎障害 急性尿細管壊死
糸球体病変によるもの	おもにアルブミン	糸球体腎炎 アミロイド腎
血中増加蛋白の尿中	Bence Jones 蛋白 ヘモグロビン ミオグロビン	多発性骨髄腫 溶血 横紋筋融解
尿路系によるもの	Tamm-Horsfall 蛋白	尿路系結石・炎症・腫瘍

表18 EUA と CUA による病型分類

病型	EUA (mg/kg/h)		CUA (ml/min)
尿酸産生過剰型	>0.51	And	≧6.2
尿酸排泄低下型	<0.48	Or	<6.2
混合型	>0.51	And	<6.2

部尿道の出血,排泄後期の血尿は後部尿道から膀胱頸部までの出血と考えられる。全部尿道血尿を認める場合には必ず沈渣にて赤血球の変形の有無を確認する。糸球体病変では,変形率が80%以上であり,診断の参考となる。SLE に認められる間質性膀胱炎(lupus cystitis)では顕微鏡的血尿程度しか認めないことが多いが,エンドキサン投与で起こる場合は(出血性膀胱炎は)多量の血尿を認めることがある。また,溶血性貧血を認める場合には血色素が検出されるが,沈渣での赤血球の増加を認めない。

(c) 沈渣

糸球体や間質で高度の障害が起こると沈渣に各種円柱など多彩な異常が出現する。SLE 腎障害の診断には細胞性円柱(赤血球,ヘモグロビン性,顆粒性,尿細管性細胞性)の存在が重要である。一般に,顆粒円柱は慢性腎炎,ネフローゼ症候群で多くみられ,上皮円柱は尿細管病変を,赤血球円柱は糸球体病変を示唆する。

(d) 尿pH

痛風における高尿酸血症の治療において,尿pH<6.0の酸性尿を認めた場合は食事療法や尿アルカリ化薬を行う。

(e) 尿中尿酸

痛風における高尿酸血症は,尿酸産生過剰型,尿酸排泄低下型,混合型と分類される。その分類は尿酸クリアランス(CUA)と尿中尿酸排泄量(EUA)を算出して行われ(表18),高尿酸血症の治療薬の選択においても重要である。

3) 便検査

便の検査としては潜血反応が重要で,血管炎による消化管病変,炎症性腸疾患に加え,ステロイド薬やNSAIDsの副作用による潰瘍性病変により陽性となる。近年,免疫能低下に関連しアメーバ赤痢などの合併も報告されている。

4) 生化学

(a) GOT, GPT, ALP, γ-GTP, LDH など

SLE や RA では,25〜50%の症例で軽度から中等度(通常正常値の3倍以下)の肝トランスアミナーゼなどの肝実質細胞由来の酵素(GOT, GPT)の上昇が認められる。自己免疫性の慢性活動性肝炎はまれであり,むしろNSAIDsや,金剤,メトトレキサート(MTX)などの抗リウマチ薬の副作用が問題になる。一方,自己免疫性

の慢性活動性肝炎患者においても抗核抗体，LE細胞などは認めるが，SLEの診断基準を満たすのは10%程度とされている．また，SSにPBC（原発性胆汁うっ帯性肝硬変）を合併している場合にはALP，γ-GTP，LAPなどの胆道系酵素が上昇する．金製剤やMTXの副作用による肝障害も通常胆道系の酵素上昇をみることが多い．NSAIDsも同様にこれらの酵素をしばしば上昇させる．LDHは体内組織中に広く分布する酵素で，血清LDHの上昇は心・肝・腎などの障害や，溶血性貧血，悪性貧血，間質性肺炎などで上昇する．LDHには1〜5分画のアイソザイムが存在し，分画測定が鑑別に役立つ．また，溶血性貧血では血清間接ビリルビン値が増加し，ハプトグロビンが低下する．

(b) BUN，クレアチニン（Cr）など

ループス腎炎が進行するとBUN，Crなどの腎機能に関連する検査が異常を示す．クレアチニンクリアランス（Ccr）はGFR（糸球体濾過値）を反映し，腎機能の評価に有用なだけでなく，薬剤投与量の目安として重要である．NSAIDsや抗リウマチ薬などの比較的腎毒性の高い薬剤を使用する場合には副作用予防のためにBUN，Cr，可能であればCcrの値に注意する．SSに腎尿細管性アシドーシスを合併する症例では，β_2-ミクログロブリンとともに尿中のCa，P，K，排泄増加が認められ，血中のHCO_3^-，K，Pの減少，Clの増加，さらにアシドーシスが認められる．また，SScの症例にて高血圧症を認める場合には強皮症腎の可能性があり，Ccrの低下や血清アルドステロン値やレニン活性の上昇が認められる．通常慢性腎疾患においてBUN/Cr比は約10であるが，BUN/Crが10以上となるのは過剰蛋白摂取，消化管からの出血，蛋白異化の亢進時，脱水症時などである．

(c) CPK，アルドラーゼ，クレアチン

筋炎ではCKに加え，アルドラーゼやクレアチン，GOT，LDHなどが上昇する．CPKアイソザイムの分画ではおもにMM型優位に上昇をみる．筋炎以外では，激しい運動後，筋肉注射，甲状腺機能低下症，痙攣後，動脈塞栓症でCPK上昇を認めることに留意する．また，ステロイド誘発筋症ではCPKは上がらず，LDH上昇を認めることが多い．

(d) アミラーゼ

アミラーゼはおもに唾液腺，膵臓に強い活性を認め膵炎や唾液腺炎で上昇を認めるが，そのアイソザイムの分画は膵型（P型），唾液型（S型）に分けられる．また，膵型，唾液型の分類不能の増加にはマクロアミラーゼ血症がある．その鑑別にはアミラーゼ・クレアチニンクリアランス比（ACCR）＝（尿アミラーゼ/尿クレアチニン）/（血清アミラーゼ/血清クレアチニン）が有用である．マクロアミラーゼ血症では著明に低下する（正常

ミニコラム

血算：原疾患も重要だが…

膠原病では血液異常を呈する疾患は多いため，どうしても異常を原疾患に結びつけがちである．しかしながら，けっこう，ほかの合併症のサインがあることがある．たとえば，関節リウマチでは慢性的な貧血を合併することは多々あるが，原疾患の慢性消耗性貧血と思っていたら，消化管出血・悪性腫瘍が隠れていた症例をよく経験する．また，白血球・血小板減少でも，薬剤の中止により，回復する場合は多々ある．さらに，まれながら血液疾患の合併もあり，実際，臨床の現場では原疾患よりも合併症による血算の異常の方が多い印象を受ける．血算の異常をみたら，原疾患ももちろん重要であるが，ぜひ，原点に立ち戻って，幅広く鑑別していくことが重要である．

値：0.01〜0.04）。SS の約 25％にアミラーゼ高値を認める。その機序として，P 型の上昇では，明らかな急性・慢性膵炎はまれで，むしろ潜在的な膵臓障害によることが多く，また，S 型の上昇は，病初期の唾液腺炎が活動性のある時期にみられ，高度の病変を認める場合はむしろ低下する。SLE 患者においても SS と同様に膵炎のための P 型アミラーゼ上昇をみるが，ステロイド薬を投与している場合，SLE による膵炎なのか，ステロイドによる膵炎なのか判断に苦しむことがある。一般に，SLE に合併した膵炎はステロイドによる治療に反応する。

(e) 血糖 (Glu)，HbA1c

長期にわたるコルチコステロイド薬使用時には，インスリン抵抗性促進のため糖尿病を誘発する。その特徴として，昼食後がとくに高値のことが多い。よって，FBS（空腹時血糖）や早朝尿だけでは見落とす可能性もあり，HbA1c チェックや，ときに昼食後血糖のチェックも必要である。糖尿病の既往や家族歴を有する患者では注意を要する。

文 献

1) William NK, et al：Textbook of Rheumatology. 5 th Edition, Saunders,Philadelphia, 1997.
2) 金井正光, 編著, 金井 泉, 原著：臨床検査法提要. 第 30 版, 金原出版, 東京, 1993.
3) 高崎芳成：血液検査の種類と診断的意味. 全身病としての膠原病—鑑別診断と治療の要点—. モダンフィジシャン 22：1381, 2002.
4) 三森明夫：膠原病診療ノート. 第 2 版, 日本醫事新報社, 東京, 2003.
5) 市川幸延：リウマチ性・炎症性・感染性貧血. 貧血. 日内会誌 88：1035, 2003.

（山中健次郎）

2．生化学検査

1）炎症マーカー

炎症の定義は，古典的には発赤，腫脹，熱感，疼痛というような症候でなされ，その後光学顕微鏡の発達に伴い，組織学的に炎症細胞の浸潤となった。さらに近年では，その生化学歴特徴や組織の微細構造の特徴からなされている。この炎症の機序は単一のものではなく，異なる刺激（細菌感染，寄生虫感染，ウイルス感染，アレルギー反応，尿酸塩結晶，心筋梗塞）が異なるタイプの炎症性応答を誘発する。また，それぞれのタイプの炎症反応は，細胞，可溶性のメディエーター，基質の複雑な相互作用によって形成される。それゆえ，単一のテストですべてのプロセスを反映する炎症の度合いを完全に定量化するのは難しい。実際に，急性痛風性関節炎は活動の高い関節リウマチでも赤血球沈降速度（ESR）は上昇するが，痛風性関節炎で白血球増加の頻度が高く，関節リウマチでは貧血の頻度が高いという違いがある。しかしながら，日常の臨床の場においては，炎症の程度を測るために CRP や ESR の検査が行われている。さらに近年新たな炎症マーカーが開発され，利用可能になっている。

(a) 急性期反応

炎症を引き起こす刺激が加わると数時間のうちに全身的な反応が起こる。それら急性期反応の多くは，体を守ったり，適応したりするための免疫反応より構成されている。おもな全身的応答は肝細胞による血漿蛋白質の合成の変化である。この血漿急性期蛋白質（plasma acute-phase protein）の変化を経時的に表した図 6 を示す。

急性反応物質の血清中濃度はセルロプラスミンや補体成分のように 50％程度上昇するものから CRP や SSA のように数百，ときに 1000 倍以上に増加するものまである。また，なかにはアルブミンのように減少するものもある。これらの急性反応物質は，活性化された単球，マクロファー

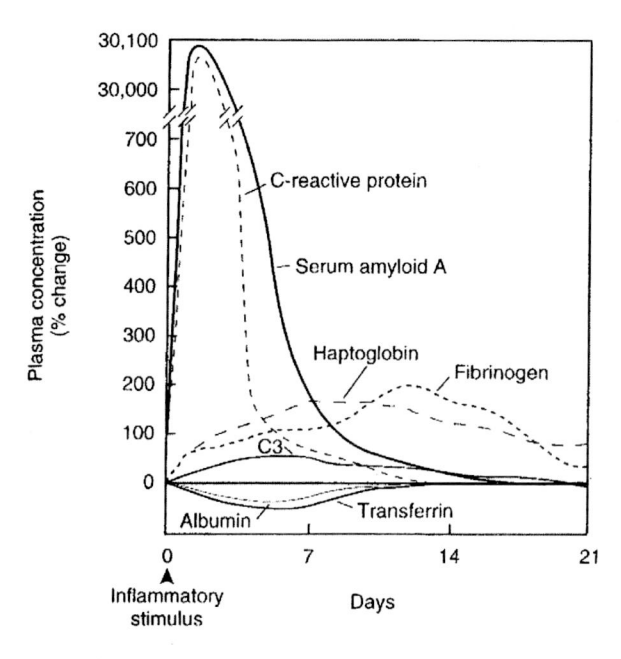

図6 中等度炎症刺激後の典型的な血漿急性期蛋白（APP）の変動

1000倍まで著増するもの（たとえばCRPとSAA），2〜4倍の中程度の上昇をみるもの（たとえばフィブリノーゲン，ハプトグロビン），50〜100%の微増するもの（C3），逆に減少するもの（たとえばアルブミン，トランスフェリン）。

Gitlin JD, et al.：Molecular biology of the acute phase plasma proteins. In：Lymphokines. Vol.14（Ed., Pick E, et al.）, Academic Press, San Diego, 1987 より引用

ジ，血管内皮細胞，および他の細胞により産生されるinterleukin-6（IL-6），interleukin-1（IL-1）およびTNF-αなどの炎症性サイトカインに誘導されおもに肝細胞から産生される。急性反応においてこれらの炎症性サイトカインは独立して変化することが知られており，さまざまな組み合わせで働いていることを示唆する。

(b) C反応性蛋白（CRP）

CRPの構造は分子量23 kDの5個の球状分子が共有結合で正五角形状に結合した5量体の蛋白質で，健常人血清中にもわずかに認められる。その正確な機能は知られていないが，phosphocholineおよび他のリン脂質，ヒストンプロテインに対し生物的結合能を持っている。CRPは炎症による組織障害の局所において，晒されたこれらの細胞膜や核成分と結合し，古典的補体経路を活性化したり，マクロファージの活動に影響を与えたりすると考えられている。これらの結果は，生体に有益な場合，有害な場合どちらもありうる。CRPは急性炎症性刺激後，炎症性サイトカインに誘導され，おもに肝臓にて産生される。血中の濃度は急速上昇し2〜3日後ピークに達する。また，その濃度は組織損傷の広さを反映するとされる。炎症性の刺激が持続的でない場合，CRPレベルは比較的急速に落ち，その半減期は約18時間とされている。しかし，RAのように持続的な炎症が続く場合には血清CRP濃度はつねに高値を示す。一般的にCRPと赤沈はよく相関するが，CRPは炎症の変化とともにすみやかに変動し，赤沈はそれに数日遅れて変化する。また，赤

表19 血中CRP濃度と病態

正常・軽度上昇(<1 mg/dl)	中等度上昇(1〜10 mg/dl)	高度上昇(>10 mg/dl)
過度な運動 風邪 妊娠 歯肉炎 脳血管障害 てんかん 狭心症	心筋梗塞 悪性腫瘍 膵臓炎 粘膜感染(気管支炎・膀胱炎) リウマチ性疾患	急性細菌感染症(80〜85%) 重度の外傷 全身性血管炎

表20 赤沈に影響する因子

	促進因子	遅延因子
血漿	フィブリノーゲン増加 グロブリン増加	アルブミン増加,フィブリノーゲン減少 水分増加(血漿蛋白希釈) 胆汁酸増加,炭酸ガス増加
血球	赤血球の高度減少	赤血球の増加

金井正光,編著,金井　泉,原著:臨床検査法提要.改訂第30版,金原出版,東京,1993より引用

沈は貧血,高γグロブリン血症,フィブリノーゲンの増減などに影響されるが,CRPはそれらの影響を受けず,より炎症への特異性が高い。しかし,IL-6産生性の腫瘍性病変では炎症とは無関係に増加することもある。膠原病でCRPが著明に増加している場合には感染症を合併している可能性もあり,その鑑別を十分に行った後にステロイド薬などによる治療を開始することが必要である。

CRPの計測法はこれまでさまざまなものが用いられてきたが,近年レーザーネフェロメトリーによる測定が一般的に用いられる。通常CRP<1 mg/dlを軽度上昇,1〜10 mg/dlを中程度上昇,>10 mg/dlを高度上昇とする。おのおのの上昇の程度と代表的病態につき表19に示した。

(c) 赤血球沈降速度(赤沈または血沈)
(erythrocyte sedimentation rate:ESR)

古くから用いられてきた炎症のマーカーである。赤沈は赤血球の凝集(連銭形成),凝集が早くて大きいほど促進する。この凝集は血漿蛋白の荷電状態と関係し,陽性荷電のγグロブリンやフィブリノーゲンが血中に増量すると,赤血球の陰性荷電を放電させて血球の凝集が早まり赤沈は促進する。一方,アルブミンは陰性に荷電し,凝集阻止的に作用する。また,本反応は赤血球の状態にも関係し,高度の赤血球減少(貧血,Hb 7.0 g/dl以下)によって促進する。赤沈に影響する因子を表20に示す。

測定はWestergren法の国際標準法(Am. J. Clin. Path, 68:505, 1977)にのっとり行うが,近年自動測定器も実用されている。Westergren原法では1時間値のほかに2時間値と24時間値を読むようになっているが,通常1時間値を用いる。正常値は1時間値:男2〜10 mm,女3〜15 mmであり,男10 mm以上,女15 mm以上を促進とする。生理的変動では,女は男よりわずかに早く,15歳以下および50歳以上では,約10 mm以内の範囲で高いとされる。日内変動は午前に比べ午後のほうが早いとされる(3 mm以内)。また,食後・運動後も多少促進するとされる。赤沈は炎症の広さおよび炎症性産物の吸収に関連し促進するが,漿腹に近い炎症(心筋梗塞・胆嚢炎など)または漿膜の滲出性炎症(胸膜炎,腹膜炎など)では著明に促進する。本検査は膠原病の関節炎や漿膜炎などの存在とその程度を知るうえで重要であり,その診断と活動性の評価には

表21 赤沈の程度と疾患

正常/遅延	軽度促進	促進	高度促進
男<2・女<3 mm/h を遅延とする	<25 mm/h	25〜50 mm/h	>50 mm/h
健常人 無γグロブリン血症 無フィブリノーゲン血症 DIC 真性多血症 重症肝障害	妊娠 高齢者 膠原病の非活動期	軽症感染症 急性炎症回復期 貧血症 マクログロブリン血症 多発性骨髄腫 悪性腫瘍 クリオグロブリン血症 ネフローゼ症候群	重症感染症 全身性血管炎 ベーチェット病 活動性の高い関節リウマチ リウマチ性多発筋痛症

表22 SSA高値を示す疾患

軽度上昇（<100 μg/ml）	中〜高度上昇（>100 μg/ml）
尿路感染症などの軽症の感染症	細菌・真菌感染症
脳梗塞などの限局性組織傷害	リウマチ性疾患活動期
炎症の初期・回復期	急性心筋梗塞などの主要臓器の組織傷害
ウイルス感染症	移植拒絶反応
SLE	悪性腫瘍有症状期
悪性腫瘍	
シクロスポリン・副腎皮質ホルモン投与時	

不可欠な検査となっている。しかし，膠原病では高γグロブリン血症を認める症例が多く，赤沈が必ずしも炎症の程度を的確に反映しないことがあり，CRPなど他の検査所見を参照しながら評価する必要がある。このようなCRPと赤沈の解離は，単クローン性γグロブリン血症（赤沈の著明な促進），無フィブリノーゲン血症，DIC，真性多血症，重症肝障害（赤沈の遅延）などでも認められる。赤沈の程度と疾患につき表21に示す。

(d) 血清アミロイドA（serum amyloid A：SSA）

二次性アミロイドーシスで組織に沈着するアミロイドA蛋白の前駆体を血清アミロイドA（SSA）と呼ぶ。SSAは分子量12 kDaの蛋白質で，健常人の血液中にも認められ，加齢とともにわずかに増加するとされる。その生理的作用はHDL（Heavy density lipoprotein）3と結合しアポリポ蛋白A-1を放出し，脂質を可溶化し組織へ運ぶことである。この蛋白はCRPと同様に炎症刺激後産生された炎症性サイトカインに誘導され，おもに肝臓でつくられる急性期蛋白質である。その変動はCRPと非常に似ているが，ときにCRPとは異なる動態を示すことがある。SLE，全身性硬化症，間質性肺炎を含むリウマチ性疾患では，病態が活動期と推定されてもCRPが陰性であることが少なくないが，このような場合にもSAAは，上昇を示すことがある。SSA高値を示す疾患を表22に示した。

(e) その他の急性反応物質

シアル酸は糖蛋白や糖脂質の構成成分として種々の細胞膜表面に分布し，細胞の識別機構に関与していると考えられているが，炎症や，組織の障害・破壊性疾患で血中濃度が上昇する。急性・慢性炎症性疾患，心筋梗塞や悪性腫瘍などで測定され，炎症性刺激に対する反応性はCRPと似て

いる。その他，α1-アンチトリプシン，α1-アンチキモトリプシン，α1-酸性糖蛋白，ハプトグロビン，セルロプラスミンなどの急性期反応性物質が知られている。また，フェリチンも成人スチル病などで活動性の指標として用いられているが，フェリチン著明高値は網内系の活性亢進も意味する。

文献

1) William NK, et al : Textbook of Rheumatology. 5 th Edition, Saunders, Philadelphia, 1997.
2) 金井正光, 編著, 金井 泉, 原著：臨症検査法提要. 改訂第30版, 金原出版, 東京, 1993.
3) 堤 明人, 他：膠原病検査の進歩と診断・治療への応用（赤沈, CRP）. 日内会誌 92：1911, 2003.
4) 高崎芳成：膠原病または自己免疫疾患における検査の考え方. チャートによる内科診断学. 中外医学社, 東京, pp 348, 1996.
5) 高崎芳成：血液検査の種類と診断的意味. 全身病としての膠原病―鑑別診断と治療の要点―. モダンフィジシャン 22：1381, 2002.

（山中健次郎）

3．凝固異常

膠原病においては播種性血管内凝固症候群（disseminated intravascular coagulation：DIC）や血栓性血小板減少性紫斑病（thrombotic thrombocytopenic purpura：TTP）などの特殊病態を除けば，一般に凝固異常をきたす病態はまれではあるが，抗リン脂質抗体症候群や近年注目されている関節リウマチ（RA）患者の術後肺塞栓症をはじめとする血栓症において凝固機能検査の重要性が認識されている。

止血には血管，血小板，凝固・線溶の各要素が正常に機能していることが重要であり，通常下記の段階を経て行われる。

(1) 一次止血：血管損傷部位での血小板の粘着，凝集（血小板血栓の形成）

(2) 二次止血：血小板血栓をさらに強固にするフィブリン網の形成（血液凝固）

以上で止血が完了し，その後

(3) 線維素溶解（線溶）：血液凝固で生じたフィブリンを溶解する。

上記のいずれかが異常をきたした場合，出血傾向や凝固亢進による血栓症をきたす。

出血傾向や血栓症のスクリーニングとしては，

> **ミニコラム**
>
> ### 尿検査：意外と難しい蛋白尿の鑑別
>
> 膠原病で蛋白尿を呈するのはループス腎炎など限られた疾患・病態である。しかしながら，実際に蛋白尿等の尿検査異常をみるケースは多い。多くは膠原病以外の原因であるが，なかには原因の判定に苦慮する場合もある。たとえば，SLEの症例が妊娠した場合，経過中に蛋白尿が出現することはある。この場合，血清学検査が安定していれば，妊娠の影響と判断できるが，中途半端にこれらの検査の異常があると迷う場合もある。同様に，SLEに糖尿病を併発した症例で蛋白尿が出現した場合も，ループス腎炎か糖尿病性腎症か惑わされる。腎生検ができれば簡単だが，こういう場合に限って種々の事情でできないことが多い。最終的には病歴にもとづく，経験と勘がものをいうケースも少なくない。

表23 凝固検査異常

	出血時間	血小板数	PT	APTT	考えられる病態
1.	↑	↓	→	→	血小板減少
2.	↑	↓	↑	↑	DIC，肝障害
3.	↑	→	→	→	von Willebrand病，血小板機能異常症
4.	→	→	→	↑	内因性凝固異常，抗リン脂質抗体
5.	→	→	↑	→または↑	外因系凝固異常，共通系凝固異常
6.	→	→または↓	→または↑	→または↑	血栓症

出血時間，血小板数，プロトロンビン時間（PT），活性化部分トロンボプラスチン時間（APTT），フィブリノーゲン，FDP（フィブリン／フィブリノーゲン分解産物）があげられる。凝固異常を語るとき，血小板を抜きには語れないが，血小板については前項にて述べられているので，本項ではその他の凝固検査について述べたい。

1）プロトロンビン時間（PT），活性化部分トロンボプラスチン時間（APTT）

血液凝固には血液外（外因系）と血液内（内因系）のトロンボプラスチンによって活性化される2通りの機序がある。プロトロンビン時間（partial thromboplastin time：PT）は，患者血漿に組織トロンボプラスチンとカルシウムを添加して凝固時間を測定するが，このトロンボプラスチンは脳，胎盤などの組織由来の血管外（外因系）トロンボプラスチンであるため，外因系凝固の指標といわれる。一方，活性化部分トロンボプラスチン時間（activated partial thromboplastin time：APTT）の測定では，組織トロンボプラスチンから部分的に抽出した部分トロンボプラスチン（その主体はリン脂質）を用い，血管内（内因系）のトロンボプラスチンを産生する物質は血小板膜上のリン脂質存在下で活性化するため，APTTは内因系の凝固指標と考えられている。出血時間，血小板数，PT，APTTの検査結果から大まかな疾患分類がなされる（表23）。膠原病で問題となるのは，PTは正常であるのに，APTTが延長する病態であり，このパターンの場合には抗リン脂質抗体症候群の存在を疑う。

APTTは前述のごとくリン脂質依存性の in vitro の検査であるがゆえに，同検査の時間が延長する。抗リン脂質抗体は，古くは梅毒血清反応（Wassermann反応，serologic test for syphilis：STS）において，梅毒患者以外の感染症やSLE患者において陽性と検出される，すなわち生物学的偽陽性（biological false positive：BFP）としてその存在が注目されていた。STSの1つであるRPRテスト（Rapid Plasma Reagin Test）では試薬中にカルジオリピンを含むため，これに反応する抗体があればBFPとなる。臨床的にはAPTTの延長によって偶然に発見されることが多い。

2）フィブリノーゲン

フィブリノーゲンは炎症性サイトカイン（IL-1，IL-6，TNF-α 等）の刺激によって急性期反応蛋白として肝細胞から産生される。したがって炎症性サイトカインの産生が亢進する病態によってはフィブリノーゲンが増加することが予想される。RA患者では関節局所で炎症性サイトカイン産生が高まり，それが病態形成に重要な役割を果たしている。このように膠原病では炎症性サイトカインにより血小板やフィブリノーゲンが増加し，結果として血栓症の頻度が高くなることが予想されるが，実際には血管炎の関与，先の抗リン脂質抗体の関与，プロテインC欠損によるもの，さらに非ステロイド性消炎鎮痛薬による血小板凝集抑制作用，ステロイドによる凝固促進作用が複雑に関与し，膠原病における血栓症形成にかかわっている。

3）フィブリン／フィブリノーゲン分解産物（fibrin/fibrinogen degradation products：FDP，D-ダイマー，D-dimer）

線溶のマーカーとしてFDP，D-ダイマーが用いられる。凝固が活性化されず，線溶のみが活性化した時（一次線溶）には，FDPは高値となるがD-ダイマーは高値を示さない。血管内フィブリン沈着（微小血栓）における線溶の場合，プラスミンでフィブリンが分解され，D-D分画を含むフィブリン分解産物（D-ダイマー）が生じる。RA患者においては他の膠原病患者と比較してFDP，D-ダイマーの高値を示し，RAの疾患活動性と相関することが知られている[1]。活動性の高いRAにおいては，関節局所のみならず血清中にも炎症性サイトカインであるTNF-αが存在し，組織因子の発現を刺激することによりFDP，D-ダイマーの高値をきたすと考えられている。近年抗TNF-α抗体がRA治療に登場したが，これら凝固能亢進の改善も期待される。

DICは，悪性腫瘍，感染症などの基礎疾患により，血液凝固機序が活性化され，細小血管内に血栓が多発し，引き続き線溶機序も活性化される状態であるが，膠原病でもまれ（約2％）に認められ，とくに骨髄血球貪食症候群や劇症型抗リン脂質抗体症候群において注目されている。DICの診断には厚生省DIC研究班の診断基準（1988年改訂版）が用いられ，基礎疾患の有無，臨床症状としての出血症状，臓器症状の有無，血清FDP高値，血小板減少，血漿フィブリノーゲン低値，プロトロンビン時間延長などで点数化（DICスコア）され行われる。

文　献

1）中島宗敏，他：慢性関節リウマチにおける血中FDP，FDP-EおよびD-dimer値の検討．リウマチ 38：793，1998．

（金子礼志）

4．免疫学的検査

1）免疫グロブリンと血清補体

免疫グロブリン（immunoglobuline）は，通常生体内ではウイルスや細菌感染に対する中和抗体あるいはこれらを細胞内に取り込むオプソニン抗体として作用し，感染から生体を防御するよう働く。また血清補体は，こうした免疫グロブリンの作用を活性化させる作用を有する[1,2]。膠原病では，免疫グロブリンが各種の自己抗体活性を持ち，その血清中の値は上昇していることが多く，とくに全身性エリテマトーデス（systemic lupus erythematosus：SLE）やシェーグレン症候群の患者血清でこれらは高値となる。一方，補体の膠原病での典型的な作用は，自己抗体と自己抗原との間で形成される免疫複合体（immune complex）の活性化を促し，その各種臓器への沈着を促進することである。したがって，補体の量的・質的な変化が膠原病の病態の変動をよく反映することがあり，とくに免疫複合体形成が病因的に重要なSLEなどの疾患では，これらはその活動性をよく反映する。以下に，免疫グロブリンと血清補体の関係につき，膠原病とくにSLEを中心に述べる。

（a）免疫グロブリン

免疫グロブリンは，抗原と反応しうる構造を持つ血清蛋白で，IgG，A，M，D，Eの5種類のクラスがあり，さらにIgGには4つの，IgAには2つのサブクラスがある。いずれもB細胞より分化した形質細胞より産生される。基本的な構造はH鎖（Heavy chain）とL鎖（Light chain）よりなり，各クラスはH鎖の抗原性の違いによって決定される。L鎖は，各免疫グロブリン間で共通の構造を持ち，抗原性の差異によってκ鎖とλ鎖がある。図7には免疫グロブリンIgG1の基本構造を示した。パパイン処理をする

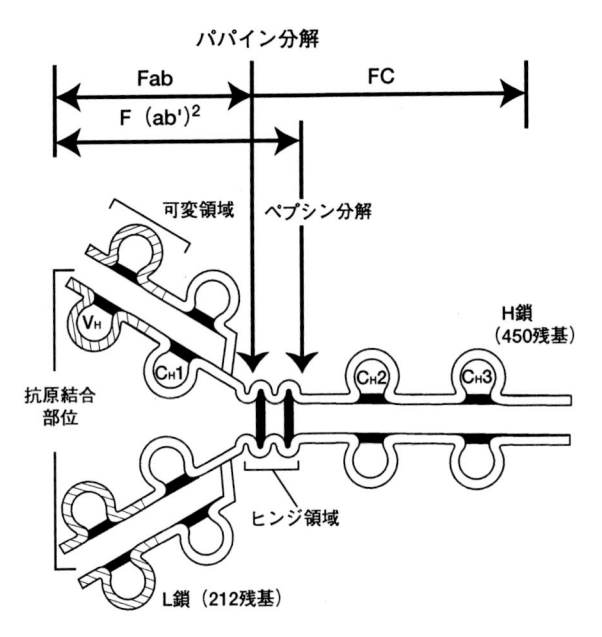

図7 IgG 1 の基本構造
Turner M, et al：Antigen receptor molecules. Immunology. 3 rd Edition (Ed., Roitt I, et al), Mosby, London, pp 4.1, 1993 より一部改変

ことにより，FabとFc部分に，ペプシン処理によってF (ab')^{2}分画に分解される。Fabは抗原結合部位として，またFcは補体結合やFcレセプター結合部位としての役割を果たす。それぞれのクラスの免疫グロブリンの特性は**表24**にまとめた。一般的に免疫グロブリン量の測定は，ゲル内沈降反応を用いた単純免疫拡散法（single radial immuno diffusion：SRID），分子光散乱分析によるネフェロメトリーあるいは抗免疫グロブリン抗体を用いたラテックス凝集反応法などで行われ，血清中濃度はIgG＞IgA＞IgM＞IgD＞IgEの順に高い[1]。

IgGは量的にもっとも多いのみならず（全免疫グロブリンの75％程度），抗原との結合力（Affinity）や，補体結合性が高いことなどから各種の自己抗体のクラスとしてもっとも病原性が高い。IgGのなかでも補体結合性の強いIgG 1 やIgG 3 が抗DNA抗体など抗核抗体の主成分であるときは，SLEでの腎炎発症の頻度や重症度も高い。IgGのサブクラスは，SLEでは，IgG 1，IgG 2，IgG 3 が，関節リウマチではIgG 2，IgG 3 が，またアレルギー性疾患ではIgG 4 が増加することが多い。一方，IgMクラスの抗DNA抗体は抗原結合力が弱く病因的意義は少ない。抗リン脂質抗体や抗血小板抗体（platelet associated IgG：PAIgG）など，その他の多くの病因的意義の高い自己抗体の免疫グロブリンクラスも，寒冷型自己免疫性溶血性貧血での赤血球自己抗体（IgMクラス寒冷凝集素）など一部を除いてIgGクラスに属することが多い。IgEは，アレルギー性疾患で高値を示すが，健常者に比べSLE患者でも高値となる場合が多く，この際のIgE値はアレルギーとの関係よりは，IgEクラス抗DNA抗体の存在など病態の活動性に関連している可能性が指摘されている[3]。その他，ベーチェット病では血清IgD値が上昇する場合がある。一般的に行われている臨床検査では，クラス特異的な自己抗体測定ではなく全クラスの免疫グロブリンを含むことが多い。

SLEやシェーグレン症候群での免疫グロブリ

表24 各クラスの免疫グロブリンの特性

免疫グロブリン	IgG1	IgG2	IgG3	IgG4	IgM	IgA1	IgA2	sIgA	IgD	IgE
H鎖	$\gamma 1$	$\gamma 2$	$\gamma 3$	$\gamma 4$	μ	$\alpha 1$	$\alpha 2$	α 1 or 2	δ	ε
血清中濃度 (mg/ml)	9	3	1	0.5	1.5	3.0	0.5	5×10^{-2}	3×10^{-2}	5×10^{-5}
沈降定数	7S	7S	7S	7S	19S	7S	7S	11S	7S	8S
分子量 ($\times 10^3$)	146	146	170	146	970	160	160	385	184	188
半減期 (日)	21	20	7	21	10	6	6	?	3	2
補体結合性	++	+	+++	−	+++	−	−	−	−	−
胎盤通過性	+	±	+	+	−	± (*)	± (*)	−	−	± (**)
Fcを介したマクロファージと好中球への結合	+++	+	+++	+	−	± (*)	± (*)	−	−	−

*：好中球のみ，**：単球，マクロファージのみ
Turner M, et al：Antigen receptor molecules. Immunology. 3rd Edition (Ed., Roitt I, et al), Mosby, London, pp 4.1, 1993 より一部改変

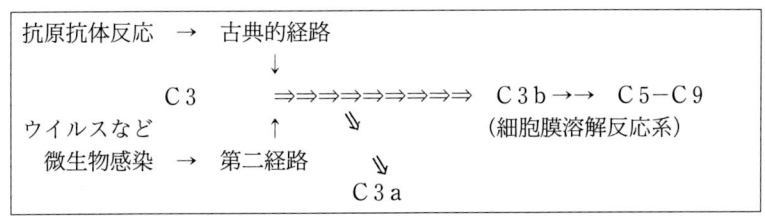

```
抗原抗体反応  →  古典的経路
                      ↓
            Ｃ３   ⇒⇒⇒⇒⇒⇒⇒⇒   Ｃ３ｂ →→  Ｃ５－Ｃ９
ウイルスなど    ↑   ⇓              （細胞膜溶解反応系）
微生物感染   →  第二経路 ⇓
                     Ｃ３ａ
```

図８　補体の活性経路

古典的，第二いずれの経路でもＣ３が中心的な役割を果たし，前者では免疫複合体が，後者では感染がその経路活性化の引き金となる。免疫複合体にＣ３成分が沈着する自己免疫病では，古典的経路が重要となる。Ｃ３転換酵素の働きによって，Ｃ３からＣ３ａフラグメントが切除され形成されたＣ３ｂは，Ｃ５－Ｃ９成分による膜溶解反応系を始動させる。

ン値の上昇は，多クローン性Ｂ細胞活性化（polyclonal B cell activation：PBA），つまりサイトカインの影響や遺伝子転写系の異常など，何らかの理由によりＢ細胞での免疫グロブリン産生システムそのものが亢進しているためと考えられる。自己抗体産生系の詳細は他項に譲るが，免疫グロブリンが何らかの自己抗体活性を持つためには自己反応性Ｔ細胞などの関与が必要である[4]。

（ｂ）血清補体

補体（Complement）には，Ｃ１（Ｃ１ｑ，Ｃ１ｒ，Ｃ１ｓ）からＣ９までの９つの成分があり，おもに(1)マクロファージや好中球の貪食反応促進，(2)細胞溶解，(3)オプソニン効果促進（補体レセプターを有する細胞や免疫複合体に補体が結合して微生物などの吸着貪食を促す）などを担う血清蛋白である。これら補体には古典経路と第二経路の２つの活性化経路があり，前者は免疫複合体が後者では微生物がその活性化の引き金となる[2]（図８）。臨床での補体成分の量的測定は，一般的にはＣ３，Ｃ４をSRIDやネフェロメトリーにより調べることが多い。古典経路の働きを質的に測定する検査として血清補体価（CH50）があり，これは補体成分Ｃ１ｑの結合した溶血素付着ヒツジ赤血球は，補体成分の活性化により最終的に溶血を生じるという現象を利用している。免疫複合体病では，免疫複合体による補体系の活性化とその消費により血清補体価は低下し，一方感染などをはじめとした急性炎症性変化では補体産生の亢進により血清補体価は上昇する。

（ｃ）免疫グロブリンと血清補体の関連性

SLEなどの膠原病では，抗DNA抗体などの自己抗体よりなる免疫複合体が補体を介して腎などに沈着し病変を引き起こす。この際，補体の古典的経路の活性化が進行し結果として，Ｃ３，Ｃ４などの補体成分の低下と補体価の低下がみられる。こうした免疫グロブリンや免疫複合体値の上昇および補体や補体価の低下は，SLEのほか混合性結合組織病，血管炎あるいは血管炎を伴ったリウマチ（悪性関節リウマチ）など免疫複合体の関与した疾患でその病態の増悪に伴い認められる。慢性関節リウマチでは，病変部の炎症性変化の反映として補体成分や補体価の上昇をみる場合が多く，SLEなど上記にあげた以外の膠原病では，その程度に差があるものの慢性関節リウマチと同様に上昇する場合が多い[5]。

以上に述べたようにSLEなどの膠原病では，免疫グロブリンと補体の動向は疾患活動性の把握にとってよい指標となる。同時に，いずれも本来生体防御にとっても重要な因子でもあり，ステロイド薬など加療による免疫グロブリン値の低下が易感染性の原因となる場合もあり，こうした点からもその血中濃度の変動に注意が必要である。

文　献

1) Turner M, et al：Antigen receptor molecules.

Immunology. 3rd Edition (Ed., Roitt I, et al), Mosby, London, pp 4.1, 1993.
2) Walport M : Compliment. Immunology. 3rd Edition (Ed. Roitt I, et al), Mosby, London, pp 12.1, 1993.
3) Sekigawa I, et al : Allergic diseases in systemic lupus erythematosus : Prevalence and immunological considerations. Clin Exp Rheumatol 21 : 117, 2003.
4) Peeva E, et al : The structure and derivation of antibodies and autoantibodies. Dubois, Lupus Erythematosus. 6th Editions (Ed. Wallace DJ, et al), Williams and Wilkins, Philadelphia, pp 391, 2001.
5) 上床 周：補体と免疫複合体．臨床アレルギー学（宮本昭正，監）．南江堂，東京，pp 58, 1998.

〔関川 巖〕

2) 自己抗体
(a) 抗核抗体

　抗核抗体とは有核細胞の核成分に対する自己抗体を総称したもので，膠原病や他の多くの自己免疫疾患で高率に検出される．近年，対応抗原の同定法の進歩は，この特異性の異なる多数の抗核抗体の発見に寄与してきた．これらの中には特定の疾患で特異的に検出される抗体（疾患標識抗体）や，病像や疾患活動性と相関する抗体が含まれ，自己免疫疾患の診断や病態の把握に有用な情報を提供する[1]．

　本項では膠原病で出現する抗核抗体を中心に，その分類，検出法および臨床的意義について概説する．

①抗核抗体の種類

　核内には，DNAなどの核酸および蛋白などによって構成される生命維持に必須の多数の構造物が存在する．抗核抗体はこれらの複合体の構成成分と標的とする自己抗体で，現在までに数多くの対応抗原が同定されている．抗核抗体の名称は，すでに生物学的に明らかになっている対応抗原の名称（抗DNA抗体，抗U1 RNP抗体など），関連する疾患（抗Scl-70抗体，抗SS-A/B抗体，抗PM-Scl抗体など）あるいは抗体を有する患者名（抗Sm抗体，抗Jo-1抗体など）等に由来する．これらの対応抗原は主としてDNAや

> **ミニコラム**
>
> **CH 50低下，C 3/C 4正常の場合どうする**
>
> 　補体価はスクリーニングではCH 50で判断し，C 3/C 4で確認するのが一般的である．ところが，C 3/C 4という蛋白成分は正常ながら，補体活性を示すCH 50だけが低下する場合がしばしばみられる．この場合は，"補体の成分は存在するが，試験管内で異常に活性化する"という現象を反映している．この場合は2つの可能性をまず考える．ひとつはクリオグロブリンの存在で，これはクリオグロブリンを測定すればわかる．もうひとつは，Cold Activationで，これは膠原病・肝疾患に合併し，とくに低温化で試験管の中で活性化する現象である．おそらく，採血後，検査室に行くまでの間に活性化するのであろうが，この場合はEDTA採血（血算のスピッツ）して測定すると，正常化することで証明できる．突然の予期しない，CH 50の低下をみた場合は，C 3/C 4を測定し，もし解離がみられたら，これらの可能性を考えて対処してみる必要がある．

表25. 抗核抗体の疾患特異性および臨床的意義

1. SLEで検出される抗体	関連する病像	出現頻度（%）
抗dsDNA抗体*	ループス腎炎	60〜80
抗ヒストン抗体	薬剤性ループス	60〜70
抗Sm抗体*	中枢神経ループス，腎症	20〜30
抗RNP抗体	レイノー現象，肺高血圧症	30〜50
抗リボゾームP抗体*	中枢神経ループス	10
抗SS-A抗体	新生児ループス・完全房室ブロック ループス皮膚炎，乾燥症状	30〜40
抗SS-B抗体	乾燥症状，再発性環状紅斑	5〜15
抗Ki抗体*	肺線維症，乾燥症状	10
抗PCNA抗体*	血小板減少，腎症	3〜5
2. 強皮症で検出される抗体		
抗Scl-70抗体*	肺線維症，全身性硬化症	20〜40
抗セントロメア抗体*	CREST症候群（不全型を含む）	15〜25
抗Fibrillarin抗体	全身性硬化症	8
抗RNA pol I抗体	間質性肺炎	4
抗PM-Scl抗体	筋炎とのoverlap	10
抗To抗体		まれ
抗NOR-90抗体		まれ
3. 多発性筋炎／皮膚筋炎で検出される抗体		
抗Jo-1抗体*	多発性筋炎＋間質性肺炎	30
抗Ku抗体*	全身性硬化症とのoverlap	10
抗PM-Scl抗体*	全身性硬化症とのoverlap	10〜15
抗PL-7抗体	間質性肺炎	4
抗PL-12抗体	間質性肺炎	3
4. MCTDに主として検出される抗体		
抗U1 RNP抗体	レイノー現象，肺高血圧症	〜100
5. SSに主として検出される抗体		
抗SS-A抗体	新生児ループス・完全房室ブロック ループス皮膚炎	70
抗SS-B抗体	乾燥症状	40
抗poly（ADP ribose）polymerase抗体	神経障害	まれ

＊：疾患特異的

Tan EM：Antinuclear antibodies：Diagnostic markers for autoimmune disease and probes for cell biology. Adv Immunol 44：93, 1989, 高崎芳成：抗核抗体. 最新内科学大系第24巻（狩野庄吾，他，編）. 中山書店, 東京, pp 34, 1993 より一部改変

RNAなどの核酸と蛋白に大別され，蛋白はさらにヒストンおよび非ヒストン核蛋白に分類されるが，その大部分が核内で核酸を含む高分子複合体として存在し，遺伝子の複製や修復，転写やスプライシングなどに重要な役割を有していることが明らかにされている。表25に代表的な抗核抗体の特徴を示す[1,2]。

②抗核抗体の検出方法

抗核抗体の検出には，種々の方法が開発され臨床応用されている。抗核抗体の同定には，二重免疫拡散法や精製抗原を用いた抗原の同定が行われていたが，最近ではcDNAから合成した融合蛋

白を抗原とした抗体検出法など，分子生物学的手法を用いた抗核抗体の検出も行われている[3]）。

抗核抗体の一次スクリーニング検査には間接蛍光抗体法（IF）がもっとも広く用いられている。IFの基質は，かつてはマウスの腎や肝などの組織切片なども使用されたが，現在ではヒト腫瘍由来の培養細胞であるHEp-2を用いるのが一般的である。HEp-2細胞を基質として用いたIFは，従来の方法に比し検出感度が向上し，染色パターンの詳細な観察が可能となった。

抗核抗体の染色型は，homogeneous（均質）型（**巻頭写真14**），peripheralまたはshaggy（辺縁）型，speckled（斑紋）型，nucleolar（核小体）型，discrete-speckled（散在斑点）型，granular（顆粒）型，PCNA型などに分類される（**図9**）。これらは対応抗原の細胞内での局在部位を反映しており，染色像から特定の自己抗体の推定が可能な場合もあるが，多くは同定検査による確認が必要である。また同一患者血清における複数の自己抗体の出現を反映して，上記の染色パターンが混在する場合もある。**表26**に代表的な抗核抗体のIFによる染色型および関連する病態を示す[4]）。

IFで抗核抗体陽性であった場合，染色パターンや病態から対応抗原を推定し，同定検査を行うことが必要である。対応抗原の同定検査には二重免疫拡散法（DID法）やRIA法，ELISA法が一般に用いられる。DID法はSm，RNPなどの可溶性核抗原に対する抗体の検出に広く用いられる検査で，血清希釈倍率により抗体価も半定量的に測定可能である。ELISA法は精製あるいはリコンビナント抗原を固相化したプレート上で，被検血清の反応性をみる検査方法で，上述の核抗原以外に抗DNA抗体，抗ヒストン抗体など多くの自己抗体の測定が可能である。かつてELISA法は検出感度および特異度に問題があったが，現在では抗原調整法の進歩によりこれらの問題点もほぼ克服されている。またELISA法は，標準血清を用いることで抗体価の定量が可能で，抗DNA抗体など疾患活動性と抗体価が相関する抗体の測定に有用である。

抗SS-A抗体や抗Jo-1抗体などの一部の自己抗体陽性血清では，しばしばIFで陰性と判定されるので注意を要する。したがって，これらの抗体の存在が疑われる症例に対してはIF陰性でも同定検査が必要である。一方，研究室レベルでのみ同定可能な抗体や，臨床的な有用性が確立されていない抗体も少なからず存在し，この場合は一般に行われている抗核抗体の同定検査ではいずれの特異抗体も陰性で，IFのみ陽性となる。また近年のIFの基質の改良などによる検出感度の上昇に伴い，健常者での陽性率の上昇が問題となっている。

③抗核抗体の臨床的意義

抗核抗体には，疾患特異性を有し自己免疫疾患の診断に有用であるもの（疾患標識抗体），特定の病態と強い相関を有するもの，抗体価が疾患活動性と相関し，治療効果や寛解・再燃の指標となるものなどがある。以下，代表的な抗核抗体の臨床的意義について概説する。

㋑抗DNA抗体および抗ヒストン抗体

本抗体は対応抗原との反応性によって抗一本鎖DNA抗体と抗二本鎖DNA抗体に分類される。このうち後者は全身性エリテマトーデス（SLE）の50～70％で検出され，特異性も高いことから診断マーカーとして広く知られている。本抗体はループス腎炎の病態形成に重要な役割を有し，さらに抗体価が疾患活動性と相関して変動するために，治療効果の指標としても有用である。

ヒストンはDNAとともにクロマチンのヌクレオゾームの基本構成をなす塩基性蛋白である。抗ヒストン抗体はプロカインアミド，ヒドララジンなどによる薬剤誘発性ループスで高率に出現する。また本抗体はSLEの30～50％，慢性関節リウマチの10～20％にも検出される。抗ヒストン抗体は保険未収載である。

㋺抗Sm抗体および抗U1 RNP抗体

抗Sm抗体および抗U1 RNP抗体はいずれもUsnRNAを含む複合体に対する自己抗体で，抗Sm抗体陽性例ではほぼつねに抗U1 RNP抗体

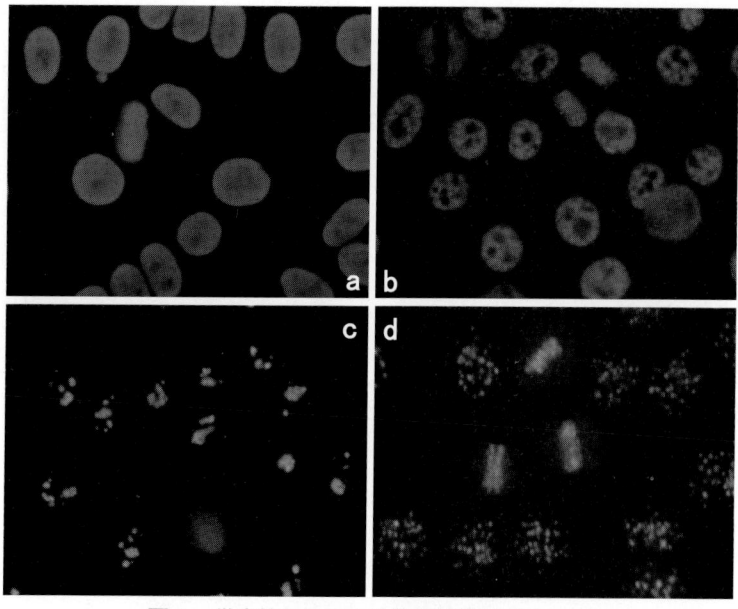

図9 蛍光抗体法による代表的染色パターン
a. homogeneous 型（**巻頭写真 14**），b. speckled 型，
c. 核小体型，d. discrete-speckled 型

表26 おもな抗核抗体の蛍光抗体法での染色パターンと疾患特異性

対応抗原	染色パターン	疾患
ssDNA	homogeneous	SLE 等
dsDNA	homogeneous	SLE
ヒストン	homogeneous	薬剤誘発性ループス SLE, RA など
Sm	speckled	SLE
RNP	speckled	SLE, MCTD, 全身性硬化症
SS-A/Ro	speckled	SS, SLE
SS-B/La	speckled	SS (SLE)
Scl-70	speckled/homogeneous	全身性硬化症
セントロメア	discrete-speckled	全身性硬化症（CREST 症候群）SS, PBC
fibrillarin	nucleolar	全身性硬化症
PM-Scl	nucleolar/speckled	全身性硬化症・筋炎重複症候群
Ku	speckled	全身性硬化症・筋炎重複症候群
ミトコンドリア	cytoplasmic	原発性胆汁性肝硬変
Jo-1	cytoplasmic	多発性筋炎

も陽性となる。

　抗 U1 RNP 抗体は混合性結合組織病の診断に必須の検査項目であるが，SLE や全身性硬化症をはじめ他の膠原病でも検出される。しかし本抗体陽性例はいずれの疾患であっても，レイノー現象，手指腫脹，白血球減少症などの病態が高率に出現することが知られている。また本抗体陽性例と肺高血圧症との関連性も注目されている。

　抗 Sm 抗体は SLE の 10〜20％ に検出され，疾患特異性が高いことより，抗二本鎖 DNA 抗体とともに SLE の診断基準にも採用されている。本抗体陽性例の臨床像は，上記の抗 U1 RNP 抗体に関連する病像に加え，中枢神経障害，腎障害および漿膜炎などとの相関が報告されている。

ⓒ 抗SS-A抗体および抗SS-B抗体

抗SS-A抗体および抗SS-B抗体はシェーグレン症候群（SS）で高率に検出される自己抗体として報告された。これらの対応抗原は，SLEの患者血清より同定されたRoおよびLa抗原とそれぞれ同一であることが明らかにされ，抗SS-A/Ro抗体，抗SS-B/La抗体とも称される。

抗SS-A抗体は一次性SSの50〜70％と高率に検出されるが，SLEや関節リウマチなどの他の膠原病にも多く出現する。一方，抗SS-B抗体は一次性SSの20〜30％に検出され，疾患特異性が高く診断マーカーとしても有用である。また本抗体陽性患者血清中ではほぼつねに抗SS-A抗体が検出され，抗SS-B抗体単独陽性例はきわめてまれである。

抗SS-A抗体に関連する病態は，SSにみられる乾燥症状以外に，高γグロブリン血症，赤沈亢進，リウマトイド因子陽性，リンパ球および血小板減少などが知られている。また抗SS-A抗体陽性のSLEでは陰性の症例に比べ，光線過敏，間質性肺炎，subacute cutaneous lupus，C2およびC4欠損症などが高率に出現すると報告されている。

抗SS-B抗体もSLEで検出されることがあるが，このような症例では乾燥症状を高率に合併する。またSSでみられる再発性環状紅斑は抗SS-B抗体と相関することが知られている。

新生児ループス（neonatal lupus erythematosus：NLE）は，新生児にみられる先天性心ブロックまたは亜急性皮膚ループス様皮疹を主症状とする症候群である。そのほとんどの症例で母体血清の抗SS-A抗体が陽性であることから，抗SS-A抗体が本症候群の発症に深くかかわっているものと考えられている。本症発症の危険因子としてSS-A抗原のうちとくに52kD抗原に対する免疫応答が本症発症の危険因子として注目されている[5]。

ⓓ 抗Scl-70抗体

抗Scl-70抗体は，分子量70kDの塩基性非ヒストンクロマチン蛋白に対する自己抗体として報告された。対応抗原はDNAトポイソメラーゼIと同一であることが明らかとなり，抗TopoI抗体の名称も広く用いられている。抗Scl-70抗体は全身性硬化症の約30〜40％で検出され，診断マーカーとして臨床的有用性の高い自己抗体である。本抗体は全身性硬化症のなかでも硬化性病変の範囲が広いびまん性全身性硬化症に相関が認められ，その陽性率は60〜70％とされている。また本抗体陽性全身性硬化症患者は，皮膚硬化病変が近位四肢，体幹および顔面におよび，石灰沈着，皮膚潰瘍，毛細血管拡張などの皮膚病変も高率に合併する。また肺線維症，食道病変および消化管障害の合併などの内臓線維化病変を高率に合併する。

ⓔ 抗セントロメア抗体

抗セントロメア抗体は，染色体のセントロメア領域と反応する自己抗体で，末梢限局型の全身性硬化症で高率に検出され，とくにCREST症候群での陽性率は70〜80％といわれている。本抗体は，当初CREST症候群に特異的な自己抗体と考えられていたが，レイノー症候群で約30％，SSで7〜8％に検出されるほか，原発性胆汁肝硬変症でも30〜40％に出現する。

抗セントロメア抗体陽性の全身性硬化症の臨床経過は一般に緩徐で，皮膚硬化も四肢末梢にとどまることが多く，予後良好とされている。しかし経過中に原発性胆汁性肝硬変や，肺高血圧症を併発した症例の報告もあるので注意を要する。

ⓕ 抗核小体抗体

抗核小体抗体（ANoA）は，対応抗原が核小体に局在する自己抗体の総称で，蛍光抗体法での核小体に一致した強い染色像により特徴づけられる。ANoAにはfibrillarin（U3 RNP），RNAポリメラーゼI，Th/To，NOR-90などに対する自己抗体が同定されており，頻度は低いがいずれの自己抗体も全身性硬化症に特異性が高い。抗核小体抗体に分類されるいずれの自己抗体も保険未収載で，対応抗原の同定は一部の研究室で行われているのみである。

ⓑ抗PM-Scl抗体および抗Ku抗体

抗PM-Scl抗体の対応抗原は，少なくとも11種類の蛋白よりなる複合体を形成して核小体および核質に存在する．本抗体は多発性筋炎と全身性硬化症の重複症例に特異性が高く，欧米では50%に出現すると報告されているが，わが国での陽性率は低い．また多発性筋炎あるいは全身性硬化症単独の患者血清中でも出現する．

抗Ku抗体は，多発性筋炎および全身性硬化症の重複症候群の30～50%に検出されるが，全身性エリテマトーデス，多発性筋炎，全身性硬化症およびシェーグレン症候群でもまれに陽性となる．本抗体陽性例ではレイノー現象をほぼ全例にみるが，皮膚硬化や筋炎症状は比較的軽度で，関節炎などの筋外症状も少なく一般に予後良好である．これらの抗体の同定検査は保険未収載である．

ⓒ抗Jo-1抗体およびその他のアミノアシルtRNA合成酵素（ARS）に対する抗体

抗Jo-1抗体は多発性筋炎の20～30%に出現する自己抗体で，対応抗原はヒスチジルtRNA合成酵素である．抗Jo-1抗体陽性例は，発症時より間質性肺炎を合併することが多い．抗PL-7，抗PL-12，抗EJ，抗OJ抗体などの他のアミノアシルtRNA合成酵素に対する自己抗体が最近同定されたが，これら一連の自己抗体はいずれも抗Jo-1抗体と類似した病像を呈することから，共通の病態を形成する抗ARS抗体症候群として理解されている[6]．

ⓓその他の抗核抗体

抗Ki抗体はプロテアゾーム活性因子であるPA28γに対する自己抗体で，SLEの8～21%で検出される．抗Ki抗体陽性SLEでは陰性例に比し，乾燥症状，漿膜炎，中枢神経症状などが高率に出現する．

抗PCNA抗体は増殖細胞核抗原に特異的に反応する自己抗体で，SLEの5%前後と出現頻度は低いもののSLEに特異的に出現する．本抗体のIFでの染色パターンは特徴的で，間期の細胞がさまざまな染色パターンを示す．本抗体はSLEの腎症および血小板減少症などとの関連が報告されている．抗Ki抗体，抗PCNA抗体いずれも同定検査は保険未収載である．

抗核抗体は疾患標識抗体として，補助診断や特異的な病態の推定などに有用な情報を提供する．近年，分子生物学的手法の導入により，抗核抗体の対応抗原の機能および構造の解析は飛躍的に発展した．しかし抗核抗体の有する病因的な意義やこれらの抗体の産生機序については今なお不明な点も多く残されており，今後のさらなる解析が望まれる．

文献

1) Tan EM：Antinuclear antibodies：Diagnostic markers for autoimmune disease and probes for cell biology. Adv Immunol 44：93, 1989.
2) 高崎芳成：抗核抗体．最新内科学大系第24巻（狩野庄吾，他，編）．中山書店，東京，p 34, 1993.
3) 高崎芳成：抗核抗体の最近の知見—検出法と問題点—．最新医学 53：582, 1998.
4) 竹内 健：抗核抗体と臨床的意義．東京都臨床衛生検査技師会血清検査研修会記録 27：318, 2002.
5) 竹内 健：抗SS-A抗体，抗SS-B抗体．KEY WORD膠原病2000-2001（竹原和彦，他，編）．先端医学社，東京，p 76, 1999.
6) 三森経世：自己抗体の分類と種類．リウマチ科 27：294, 2002.

〔竹内　健〕

(b) リウマトイド因子

リウマトイド因子はRAの診断上重要な検査である．以下，リウマトイド因子の臨床的意義を解説しながらリウマトイド因子陰性関節炎（seronegative arthritis）の診断のアプローチについて解説する．

①リウマトイド因子[1]

ⓐ意義

リウマトイド因子（RF）は関節リウマチ

(RA)の診断と活動性の評価の目的に測定される。ただし，診察による臨床所見の把握が第一で，RF値は臨床症状に付随した検査値と考えられる。

㋺診断に関して

ARA（現ACR）の分類基準の1項目である。ただし，加齢，肺線維症，肝硬変などを有する症例では陽性になることが多い。

㋩活動性の評価について

関節所見などの臨床所見とともに，CRPや赤沈などの血液検査所見が重要である。経時的なRF値の増減は参考にはなるが，定量法で2桁，3桁などの間での変化が臨床所見と相関した有意義なものと考えられる。しばしば，臨床症状の程度とRF値やCRP値の程度が相関しない症例も存在する。発症早期のRAの症例はRF値やCRP値が低い症例が多い。

㋥測定法の種類とその意義[2]

基本的には，RFの定量法または半定量法のRAPA法を使用する。いずれもIgMに属するRFである。従来，RFの半定量法または定量法はヒトIgGを抗原とし，感度に優れ，RAPA法はウサギIgGを抗原として使用しているため特異性に優れる。偽陽性を生じる原因として，前者では輸血や妊娠などで生じるRF以外の抗ヒトIgG抗体が存在する場合，後者では抗コラーゲン抗体が存在する場合，担体のゼラチンと結合する可能性がある。IgGRFは血管炎を合併したRA患者で陽性になることが多い。IgGRFが自己凝集し，好中球を活性化し[3]，内皮細胞の障害を起こす。IgMRF値およびIgGRF値は血漿中の可溶性CD 154（sCD 154, sCD 40 L）と相関し，免疫グロブリン値とは相関しないことが報告され，RF産生に関与する[4]。抗ガラクトース欠損IgG抗体（CARF）はガラクトース欠損IgGがRAの患者血中に多いという報告から開発された。ガラクトース欠損IgGに対する抗体を検出する[5]。

多くのRF測定試薬が存在するが，試薬や測定施設間の誤差が大きいことが知られているので注意する必要がある。

> **ミニコラム**
>
> **抗核抗体のみ陽性　どうするか？**
>
> 　近年，抗核抗体の検査の普及により，抗核抗体が陽性であるが，症状・疾患のまったくない症例や膠原病らしい症状は散見するが，診断基準を満たさない症例がけっこう出てきている。実際，このような症例がどのような経過をたどるかというエビデンスや対応法の基準などはない。われわれの施設では，だいたい1年に数回，検査だけしながら経過観察しているが，膠原病に移行する症例はまれである。患者さん自身は"不気味な物が体に流れている"と不安に思う場合が多いが，この事実を説明してよけいな不安を除く方がいいと思われる。近年，UCTDと呼ばれる群の長期予後やSLE症例の血清をRetrospectiveに解析した報告（N Eng J Med 349：1526, 2003）をみると，抗核抗体だけでなく，抗二本鎖DNA抗体等疾患特異性自己抗体が出現する場合は発病の確率が高くなる傾向を示している。この結果から考えても，抗核抗体だけ陽性の場合はそれほど問題ないのかもしれない。おそらく，抗核抗体が出現しても，そこから進展しないような防御機構が働いているのかもしれない。また，症例によっては早期に消失したり（ウイルス感染後等で出現した場合），数年後に消失する場合もあり，こういう防御機構が働く可能性は十分ありうるかもしれない。

表27 関節炎の分類と鑑別

1. 関節炎の種類，関節の種類，体軸・末梢関節，大・小関節
   A. 滑膜炎（synovitis）
      1）可動関節（synarthrosis）
      2）末梢関節（peripheral joint）
         ・大関節……肩・肘・股・膝・足
         ・小関節……手指・足趾

   B. 付着部炎（enthesitis）
      1）半関節（amphiarthrosis）……脊椎・仙腸関節・恥骨結合など
      2）体軸関節（axial joint）
      関節以外：アキレス腱，足底，坐骨，上前腸骨棘，胸鎖関節周囲，膝蓋骨周囲の痛みを診察すること。

2. 関節炎の数，対称性
   1）多関節炎（polyarthritis），少数の関節炎（oligoarthritis），単関節炎（monoarthritis）
   2）対称性，非対称性

3. その他の性状
   発症形式からは急性，亜急性，潜行性に，臨床経過からは一過性，反復性，慢性などに分類される。

② seronegative arthritis の診断のアプローチ

㋑関節炎の鑑別

RAの関節炎は滑膜炎（synovitis）である。これに比して，RF陰性の脊椎関節症（seronegative spondyloarthropathy：SNSA）の主病変は付着部炎（enthesitis）である。また，線維筋痛症（fibromyalgia）では，関節以外の部位に特有な疼痛点が存在する。筋炎では近位筋の把握痛・疼痛があり，CPK値の上昇があり，筋力低下がみられるが，リウマチ性多発筋痛症では，肩・上腕・骨盤周囲の重苦しさ・痛みがあるが，CPK値の上昇や筋力低下はみられない。ときに手指の関節炎が起こる。

Synovitisは可動関節（diarthrosis）に起こり，enthesitisはおもに脊椎・仙腸関節・恥骨結合などの半関節（amphiarthrosis）に生じる。また，脊椎-仙腸関節は体軸関節（axial joint）といわれ，それ以外は末梢関節（peripheral joint）と呼ばれる。手指・足趾は「小関節」であり，肩-肘・股-膝は「大関節」に分類される。末梢関節の罹患部位の数によって，多関節炎（polyarthritis），少数（5個）の関節炎（oligoarthritis），単関節炎（monoarthritis）と呼ばれる（表27）。

㋺こわばりについて

「こわばり」は「ゲル（gel）化現象」といわれ，よく理解しやすいのは高齢者の動作を始める際のスムースさに欠ける現象である。変形性関節症にも認められ，持続時間はRAと比べ30分以下とACRの文献に記載されている。RAでは小関節である手指に認められ，未治療患者では持続時間は1時間以上と長い。ヒアルロン酸が関与するといわれている。SNSAの「こわばり」は脊椎に起こり，体動・運動・温かいシャワーを浴びることによって緩和する。夜間に腰痛・背部痛で眼が覚め，長時間の座位によって腰痛が生じる。これは運動や体操によって改善する。以上の点について，強直性脊椎炎（AS）を疑う患者には必ず聞かなくてはならない。

㋩RAとSNSAの鑑別

RAは，滑膜炎（synovitis）が可動関節（diarthrosis）に起こり，部位は末梢関節（ただし頸椎病変はaxial joint）に，小関節炎が左右対称性に起こる。ただし，大関節にも多くは対称的に生じる。RAのこわばりは手指に生じる。

これに対して，SNSAは付着部炎（enthesitis) が脊椎・仙腸関節・恥骨結合などの半関節 (amphiarthrosis) に生じる．ただし，肩・肘・股・膝などの大関節の関節炎が非対称に，少数の関節炎 (oligoarthritis)，単関節炎 (monoarthritis) として生じる．enthesitis は関節以外にアキレス腱，足底，坐骨，上前腸骨棘，胸鎖関節などの痛みを生じる．膝の関節痛であっても，関節腫脹がなく，膝蓋骨周囲の痛みを訴える．SNSA のこわばりは腰・背部・頸部の重苦しさが生じる．診察には脊椎の叩打痛，仙腸関節の圧痛，アキレス腱の痛みを必ず診る．強直性脊椎炎の bamboo spine は進行例にしか認められない．

以上が RA と SNSA の臨床上の鑑別点の原則である．RF 陰性であっても，上記の RA の臨床的特徴や X 線上の特徴があれば，seronegative RA が考えられる．ただし，多くに疾患を除外しなければならない．RA 以外の多くの膠原病では病初期や経過中に RA と同様な関節炎 (synovitis)，X 線所見を呈してくることがあるので注意する．

診察には enthesitis を注意して診ることが重要である．たとえば，「扁桃炎に伴う反応性関節炎」は RF 陰性であることが多いが，少数の関節炎 (oligoarthritis)，単関節炎 (monoarthritis) が起こるが RA にみられる滑膜の増生はなく，上述の部位に enthesitis が認められる．

㊁ OA の関節炎

手指の関節炎で誤りやすいのは OA である．遠位指節間関節 (DIP) のヘバーデン結節と近位指節間関節 (PIP) のブシャール結節である．OA の場合，手首 (wrist) の関節腫脹はない．患者には「加齢現象の結果」というよりは，「働き者の指」と話した方が理解される．OA の手指の関節炎で，発赤・腫脹し，炎症所見をみることがある．

㊄ その他の関節炎

乾癬性関節炎，掌蹠膿疱症に伴う関節炎，RS 3 PE，パルボウイルスによる関節炎，炎症性腸疾患に伴う関節炎，回帰性リウマチなどが経験される．RS 3 PE は男性に多い，「レイノー現象をきたさない swollen hands」としてとらえることができる．高齢者の関節炎では paraneoplastic syndrome を考えなければならない．

以上，RF 陰性の関節炎の診断は**表 28** に示した多くの疾患の特徴をよく理解して，アナムネーゼの聴取，正しい診察が重要である．

文 献

1) 田嶋美智子, 他：リウマトイド因子. RF 臨床検査診断マニュアル（古澤新平, 他, 編）. 永井書店, 東京, pp 324, 2001.
2) 田伏洋子, 他：リウマトイド因子－どの検査法を選ぶか－. Medical Practice 19：1135, 2002.
3) Haruta K, et al：Effect of immune complexes in serum from partients with rheumatoid vasculitis on the expression of cell adhesion molecules on polymorphonuclear cells. Clin Exp Rheumatol 19：59, 2001.
4) Tamura N, et al：Soluble CD 154 in rheumatoid arthritis：Elevated plasma levels in cases with vasculitis. J Rheumatol 28：2583, 2001.
5) 田伏洋子, 他：抗ガラクトース欠損 IgG 抗体. リウマチ科 26：393, 2001.
6) 小林茂人：多発関節炎をきたす疾患. 日医新報 4103：92, 2002.

〈小林茂人〉

(c) 抗リン脂質抗体

抗リン脂質抗体とは，抗カルジオリピン (CL) 抗体，ループスアンチコアグラント (LA) などの総称であり，抗リン脂質抗体症候群 (APS) の病因あるいは診断指標となる抗体と考えられている．

抗 CL 抗体と LA は，主として全身性エリテマトーデス (SLE) において別々の現象として発見されたが，いずれもリン脂質を標的とする抗原抗体反応であることが示され，血栓症との相関がみられることから，同じ抗リン脂質抗体として取

表28 seronegative arthritis の鑑別

思春期・青年期
- HLA-B 27 関連脊椎関節炎（強直性脊椎炎，反応性関節炎/ライター症候群，乾癬性関節炎，慢性炎症性疾患に伴う関節炎）
- 連鎖球菌感染後の反応性関節炎（PSRA）
- 膠原病（SLE, scleroderma, PM/DM, SS など）
- 高安動脈炎
- 成人スチル病
- アクネ関節炎
- 回帰性リウマチ
- ウイルス感染症に伴う関節炎（EBV, HBV, HCV, Parvo virus, Rubella virus, HTLV-1, HIV）
- 原因不明の良性・一過性関節炎

壮年期
- RF 陰性の関節リウマチ
- サルコイドーシスに伴う関節炎
- ベーチェット病
- 掌蹠膿疱症に伴う関節炎
- 結節性紅斑
- クリオグロブリン血症（HCV）
- Fibromyalgia/chronic fatigue syndrome
- 痛風

老年期
- RF 陰性の関節リウマチ
- リウマチ性多発筋痛症
- 血管炎（顕微鏡的多発血管炎，ウェゲナー肉芽腫症）
- 変形性関節症，偽痛風
- 癌関連関節炎
- アミロイドーシス

Masi AT：Intern Med 143：2167, 1983 より一部改変
好発年齢は厳格には上述の分類には規定されず，幅広く存在する。

り扱われるようになった。

①ループスアンチコアグラント（LA）

LA はリン脂質依存性の凝固反応の阻害として検出され，一般には APTT（activated partial thromboplastin time），PT（prothrombin time），ラッセル蛇毒時間，カオリン凝固時間などの手法が用いられる。

㋐スクリーニング試験

スクリーニング試験として，これらの試薬を希釈してリン脂質濃度を薄くすることによって感度を高めた方法が用いられる。おのおの，希釈 APTT（diluted APTT：dAPTT），希釈 PT（diluted PT：dPT），希釈ラッセル蛇毒試験（diluted Russell viper venom time：dRVVT）と呼ばれている。より感度を高めるためには複数の検査法を採用し，組み合わせて行うとよいとされている。

㋑確認試験

スクリーニング試験は凝固因子欠乏や各種の循環抗凝固因子，薬物などの影響を被って疑陽性となるので，リン脂質添加によって吸収しその作用が失われることで抗リン脂質抗体を証明する確認試験が必要となる。

本邦において健保収載され，一般に使用されているキットは確認試験まで行う dRVVT の系である，LA テスト「グラディポア」（Gradipore）のみとなる。

ⓒ混合試験 (mixing study)

正常血漿を被検血漿に混合することで凝固時間延長の原因が凝固因子の欠損によるものか，抗リン脂質抗体をはじめとするインヒビターによるものかを鑑別する検査である．確認試験のひとつとしてあげられるが，正常血漿を入手しつねにストックすることは困難なことから実際の医療現場で活用されることは少ない．

②抗カルジオリピン抗体

リン脂質の一種であるカルジオリピン（CL）を対応抗原とする抗体である．梅毒定性反応（STS法）は梅毒患者のCLに対する抗体を検出するため，抗CL抗体（aCLAb）を有する抗リン脂質抗体症候群の症例ではBFP-STS (biological false-postive serological test for syphilis) という現象として観察される．

免疫グロブリンクラスではIgGクラスがとくに血栓症との相関が高く，IgMクラスは血栓症との相関は高くないことが知られている．小池らはaCLAbが糖蛋白の一種であるβ_2GP1とリン脂質との複合体を認識していることを示し，β_2GP1を加えたaCLAbの測定系を確立した．この系によって検出される抗体は抗CL-β_2GP1複合体抗体（aCL-β_2GP1 Ab）と呼ばれている．現在健保収載されているキットとしてaCLAb IgG抗体は，MESA CUP カルジオリピンテスト（MBL），ならびにaCL-β_2GP1 Abは，抗CL-β_2GP1キット「ヤマサ」EIA（ヤマサ醬油）があげられる．

感染症等の二次的な原因によってみられるaCLAbはβ_2GP1に対する反応性がなく，aCL-β_2GP1 Abは陰性であるといわれている．aCLAbを測定する際にはaCL-β_2GP1 Abの同時測定や，感染症の場合は数週間で陰性化するので異なった時期での再測定が重要である．

文 献

1) 秋元智博，他：抗リン脂質抗体症候群．日本臨床 別冊 領域別症候群免疫症候群（上） 31：392, 2000.

ミニコラム

血栓症を生じていない抗リン脂質抗体陽性者にはどう対応するか

まず注意しなければいけないのは抗体反応が疑陽性であるか否かである．抗リン脂質抗体は感染症などで疑陽性となるため，約1ヵ月ほどの間をおいて数回再検査し，持続陽性であるかどうかを確認する必要がある．

また，潜在性の血栓症を見落としていないだろうか？ラクナ梗塞，肺動脈血栓症や下肢静脈血栓症などはしばしば症状に乏しく，注意深い検討が必要である．

他の抗リン脂質抗体の測定をすることも参考となる．抗CLβ_2GP1抗体の確認により抗CL抗体疑陽性例を除外でき，さらに複数の抗リン脂質抗体が陽性となる場合，血栓症の危険が高まると考えられている．

血栓症既往歴のない抗リン脂質抗体単独陽性者が，将来，血栓症を生じる危険性が高いという報告はない．したがって，一次予防についてのエビデンスはいまだ明確なものはないが，複数の抗リン脂質抗体が陽性となる high risk 群に対しては一次予防の必要性はあると思われる．自験例では比較的副作用の少ない低容量アスピリン投与を行っている．

最後に抗リン脂質抗体は動脈硬化との関連も示唆されている．他の危険因子，すなわち喫煙，肥満，糖尿病，高血圧症あるいは高脂血症などを合併する場合は十分な生活指導と治療を行い，動脈硬化の進行のリスクを低める努力も必要であろう．

2) Khamashta MA, et al : Hughes Syndrome anti-phospholipid syndrome (Ed., Khamashta MA). Springer-Verlag, London, 2000.

(秋元智博)

(d) 抗好中球細胞質抗体

抗好中球細胞質抗体(anti-neutrophil cytoplasmic antibody：ANCA)は，1982年Daviesらにより好中球の細胞質成分と特異的に反応する自己抗体として報告された。本抗体はウェゲナー肉芽腫症(WG)および顕微鏡的多発血管炎(MPA)などの血管炎症候群や，壊死性半月体形成性糸球体腎炎(necrotizingcrescentic glomerulonephritis：NCGN)の診断マーカーおよび疾患活動性の指標として有用性が確立されている。

現在では複数のANCA対応抗原が同定され，個々のANCAの有する疾患特異性や病像との関連性も明らかにされつつある。

① ANCAの検出方法

ANCAの検出には，蛍光抗体法(IF)および酵素抗体法(ELISA)が一般的である。IFはANCAのスクリーニング検査に用いられる。エタノール固定したヒト好中球を基質とした染色パターンから好中球の細胞質全体が顆粒状に染色されるcytoplasmic ANCA(C-ANCA)と，核の辺縁が強く染色されるperinuclear ANCA(P-ANCA)に大別される(図10)。

ELISAは特定の抗原に対する反応性を検討する目的で行われる。IFが定性検査であるのに対し，ELISAは抗原特異的なANCAの抗体価の測定が可能である。

② ANCAの分類と臨床的意義

ANCAは，これまで自己抗体の証明など免疫学的関与が証明されず，確定診断には病理学的検討による診断が不可欠であった血管炎症候群において，早期診断や疾患活動性の血清学的マーカーとしてその有用性が確立された。さらにANCAの臨床応用は，従来の病理学的あるいは臨床的分類に加え，ANCA関連血管炎という新しい血清学的な分類をもたらした[1]。

ANCAが高率に検出され，診断，治療の指標に有用であると考えられている疾患は，主として病理学的に壊死性血管炎を呈する疾患群である。ANCAの対応抗原は現在では10種類以上が同定されており，C-ANCAはProteinase-3(PR-3)を，P-ANCAはmyeloperoxidase(MPO)，lactoferrin, cathepsin G, HMG 1/2など複数の抗原を標的とする自己抗体であることが知られている。表29に代表的なANCAの対応抗原と疾患特異性について示す[2]。

PR-3 ANCAは，WGで特異的に検出される診断マーカーで，検出感度も高率である。さらに抗体価が病態，活動性と強く相関することより，疾患活動性や再燃の指標としても有用である。さらにPR-3 ANCAはWGにおいて，抗体価と診断時の病変波及度がよく相関することが知られている[3]。

P-ANCAのうちMPO-ANCAは，MPA，NCGNで高率に検出され有用な診断マーカーと考えられているほか，アレルギー性肉芽腫性血管炎においても約半数の症例で陽性である。このためMPO-ANCAはPR-3 ANCAに比し疾患特異性に乏しく，診断マーカーとしての有用性は劣るが，腎および肺細小血管レベルでの壊死性血管炎の存在のよい指標と考えられている。MPO-ANCAもPR-3 ANCA同様，その抗体価が疾患活動性と強い相関を示すことより，肺腎症候群，急速進行性腎炎，肺出血，膠原病などに伴う二次性血管炎などの症例における血管炎の早期診断および病態の把握に有用と考えられる。

上述のMPO-ANCAやPR-3 ANCAとは異なる対応抗原を認識するANCAも複数同定されており，その多くはIFでP-ANCAパターンを示す。これらのうち，HMG 1/2に対する抗体と自己免疫性肝炎など，一部で臨床像との関連性が報告されている。非特異的ANCAが検出される疾患として，ほかに潰瘍性大腸炎などの炎症性腸疾患，関節リウマチ，感染症，ぶどう膜炎などが

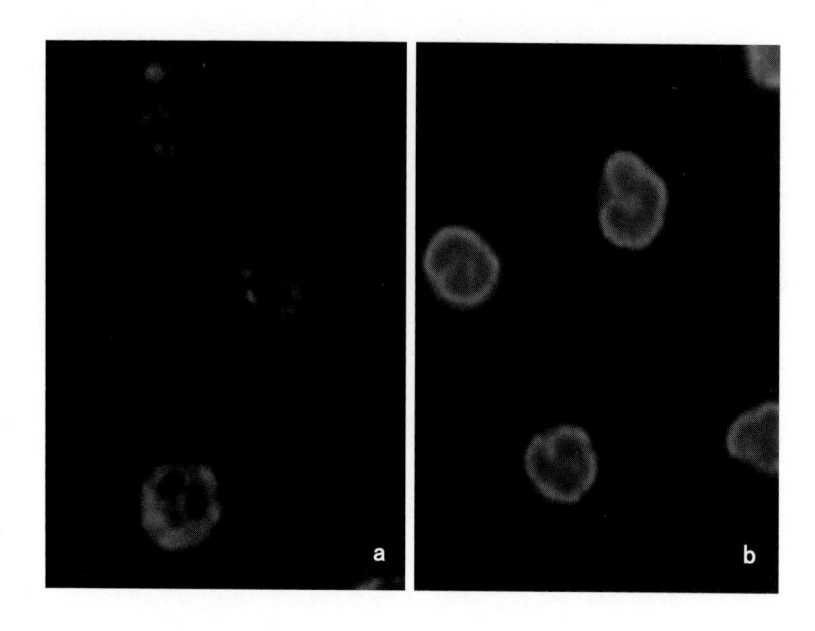

図10 蛍光抗体法による抗好中球細胞質抗体の染色パターン
a：C-ANCA，b：P-ANCA

表29 ANCAの対応抗原と疾患特異性

蛍光抗体法での染色パターン	対応抗原	ANCA関連疾患
C-ANCA	PR-3	ウェゲナー肉芽腫症
P-ANCA	MPO	顕微鏡的PAN
		NCGN
		AGA
		全身性硬化症（正常血圧腎クリーゼ）
	HMG 1/2	自己免疫性肝炎
	lactoferrin	RA（MRA）
	elastase	炎症性腸疾患
		ブドウ膜炎など
	cathepsinG	炎症性腸疾患，原発性硬化性胆管炎
	その他	

知られているが，これらの臨床的意義は十分には明らかにされていない[4]。

血管炎症候群以外の膠原病でもANCAが陽性となる例がある。これらの多くはMPO，PR-3 ANCAいずれも陰性のいわゆる非特異的ANCAであるが，ときにSLEなどでMPO-ANCA陽性の血管炎を併発する場合があり，注意を要する。また正常血圧腎クリーゼをきたす全身性硬化症とMPO-ANCAの関連性も報告されていることから，MPO-ANCA陽性の場合はMPA類似の病態の出現に留意し，原疾患にかかわらず血管炎症候の存在を詳細に検索する必要がある。関節リウマチにおいてもANCAはしばしば陽性となり，Lactoferrinに対する抗体が悪性関節リウマチにおける血管炎の活動性と相関する症例も報告されている[5]。そのほか，甲状腺機能亢進症の経過中あるいは抗菌薬投与後にMPO-ANCA陽性の血管炎症候群を発症した症例も報告てお

り，薬剤による ANCA 産生の誘導の可能性も注目されている。

文献

1) 橋本博史，他：全国疫学調査による抗好中球細胞質抗体（ANCA）関連血管炎の臨床的検討．厚生省特定疾患免疫疾患調査研究班難治性血管炎分科会平成 10 年度研究報告書．pp 213, 1999.
2) 竹内　健：ANCA 関連疾患．リウマチ科　16：596, 1996.
3) 吉田雅治：抗好中球細胞質抗体（ANCA）．日内会誌　92：1941, 2003.
4) 尾崎承一：High mobility group タンパク質 HMG 1/2-その自己抗体の臨床的意義．日臨免会誌　21：95, 1998.
5) 木田一成，他：悪性関節リウマチにおける抗好中球細胞質抗体に関する検討．厚生省特定疾患免疫疾患調査研究班難治性血管炎分科会平成 9 年度研究報告書．pp 103, 1998.

（竹内　健）

(e) 臓器特異的自己抗体

自己抗体は，対応抗原の体内での局在部位により，臓器特異的自己抗体と臓器非特異的自己抗体に大別される。これらの多くは特定の疾患や病像と強く関連することから，自己免疫疾患における診断や病型分類に有用な血清学的マーカーである（表30）。臓器特異的自己抗体は，特定の臓器や組織に限局して存在する対応抗原を認識する自己抗体で，抗核抗体に代表される臓器非特異的自己抗体とは異なり，抗体の有する病原性が病態形成に直接関与すると考えられている。これらの抗体は，臓器特異的自己免疫疾患における疾患標識抗体として有用性が確立されているが，膠原病などの全身性自己免疫疾患においても，特異病像の出現や疾患活動性の把握のために広く用いられている[1]。

①膠原病における臓器特異的自己抗体の臨床的意義

これまでに多くの臓器特異的自己抗体が同定され，それぞれの臨床的意義も明らかにされている。これらの自己抗体と関連する病態は，抗体の有する病原性によって対応抗原の生物学的機能に影響を与えることで出現すると考えられている。臓器特異的自己抗体は，対応抗原の生物学的活性部位と結合することで，多くは抗原の有する機能に対して障害的に働くが，バセドウ病で出現するTSH レセプター抗体のように，受容体に結合して刺激的に作用して甲状腺ホルモンの産生亢進を引き起こす場合もある。

膠原病でみられる症状は多彩で，経過中に，血球減少症や甲状腺機能低下症などの臓器特異的な自己免疫異常を併発することもまれではない。全身性エリテマトーデスに合併する溶血性貧血や血小板減少症は重症度を左右する重要な病態であるが，これらの病態の早期診断には抗赤血球抗体（クームス抗体）および抗血小板抗体の測定が有用である。またフェルティ（Felty）症候群でみられる顆粒球減少症は抗顆粒球抗体の関連性が強く示唆されている。以上のように患者血清中に出現する自己抗体を検索することは病態の把握に有用であり，病像に応じた血清学的な検査計画が重要と考えられる。

文献

1) 橋本博史：全身性エリテマトーデスの病態と治療．日内会誌　92：1638, 2003.
2) 竹内　健，他：全身性エリテマトーデス．医学検査　51：1256, 2002.

（竹内　健）

3) T 細胞と B 細胞解析

SLE やシェーグレン症候群などの膠原病では，血清中の免疫グロブリン値の増加が認められ，これらの免疫グロブリンはさまざまな自己抗体活性を示す。T 細胞と B 細胞は，こうした膠原病で

表 30　臓器特異的自己抗体の分類

抗受容体抗体	
抗 TSH 受容体抗体	Basedow 病
抗アセチルコリン受容体抗体	重症筋無力症
抗インスリン受容体抗体	インスリン受容体異常症
抗血球抗体	
抗赤血球抗体	自己免疫性溶血性貧血
抗血小板抗体	特発性血小板減少性紫斑病
抗顆粒球抗体	特発性顆粒球減少症
抗内分泌腺抗体	
抗甲状腺抗体	
抗サイログロブリン抗体	慢性甲状腺炎
抗マイクロゾーム抗体	慢性甲状腺炎
抗甲状腺ペルオキシダーゼ抗体	慢性甲状腺炎
抗膵島抗体	
抗膵島細胞抗体	1 型糖尿病
抗膵島細胞膜抗体	1 型糖尿病
抗インスリン抗体	1 型糖尿病，インスリン自己免疫症候群
抗 GAD 抗体	1 型糖尿病
抗胃抗体	
抗壁細胞抗体	悪性貧血，萎縮性胃炎
抗内因子抗体	悪性貧血
抗副腎皮質抗体	Addison 病
抗糸球体基底膜抗体	グッドパスチャー症候群
抗ガングリオシド抗体	ギラン・バレー症候群など
抗デスモゾーム抗体	
抗デスモグレイン 1 抗体	落葉状天疱瘡
抗デスモグレイン 3 抗体	尋常性天疱瘡
抗 LKM 1 抗体	自己免疫性肝炎

の自己抗体産生系において重要な役割を果たしている．

(a) T 細胞，B 細胞と自己抗体産生

SLE 患者などでの B 細胞の免疫グロブリン産生能は，元来亢進していると考えられているが（多クローン性 B 細胞活性化，polyclonal B cell activation：PBA），こうした免疫グロブリンが自己抗体活性を持つためには PBA に加えて T 細胞の関与が必要である．T 細胞は，本来ウイルスや細菌などの異物認識に関与し，マクロファージなどの主要組織適合抗原（major histocompatibility complex：MHC)-I あるいは MHC-II とともに提示された異種抗原を，T 細胞上の CD 4 あるいは CD 8 分子さらに CD 3 分子によって支えられた T 細胞レセプター（T cell receptor：TCR）により認識する．これに続いて起こる T 細胞からの各種のサイトカイン産生などを介した B 細胞由来の中和抗体産生やキラー細胞の活性化などが，生体防御機能を発揮する[1]．SLE などの疾患では，何らかの理由によって異物ではなく自己成分にも反応する T 細胞（自己反応性 T 細胞）が存在し，自己寛容（トレランス）の破綻をきたし PBA とともに自己抗体産生に関与する．この自己反応性 T 細胞の残存は，胸腺でのアポトーシスによるこうした T 細胞の排除機構の障害による．同様に骨髄での排除機構の欠落により自己成分に反応する B 細胞（自己反応性 B 細胞）の存在も知られている．これら中枢性トレランスの破綻のほか，末梢血中の自己反応性細胞が，自己抗原との反応に対し何ら

表31 SLEでのおもなT細胞，B細胞の細胞機能異常

(T細胞)	
増殖反応	マイトジェンや抗CD2，3抗体刺激反応の低下
	同種，異種混合性リンパ球反応の低下
抗原特異的，非特異的細胞機能	補助的あるいは抑制的T細胞機能の低下
細胞障害性機能	異種抗原，抗CD3抗体刺激による細胞障害機能の低下
	IL-2反応性の細胞障害機能の低下
細胞内シグナル伝達	細胞内Ca濃度の異常
	CD3/T細胞レセプター，プロテインカイネースC表出能の低下
(B細胞)	
機能	自発性免疫グロブリン産生能の亢進
	マイトジェンや抗原刺激反応の低下
	CD5陽性B細胞からの自己抗体産生
細胞表現型	CD40リガンド，CD86表出の増加，
	CD21 (CR2) 表出の低下
細胞内シグナル伝達	細胞質内Ca反応系やプロテインチロシンリン酸化反応の亢進
サイトカイン	IL-6, 10 産生の亢進

Horwitz DA, et al : T lymphocytes, natural killer cells, and immune regulation. Dubois, Lupus Erythematosus, 6 th Editions (Ed., Wallace DJ, et al). Williams and Wilkins, Philadelphia, pp 157, 2001, Liossis SNC, et al : B-cell abnormalities in systemic lupus erythematosus. Dubois, Lupus erythematosus, 6 th Editions (Ed., Wallace DJ, et al). Williams and Wilkins, Philadelphia, pp 205, 2001 より改変

かの理由によって不応答性（アネルギー）となり自己認識の破綻をきたすことも指摘されている（末梢性トレランスの破綻）。さらに，自己成分に類似したウイルスなど異物に対する抗体産生を含めた反応が自己トレランスの破綻にも関連している場合もある（分子相同性）[2]。最近の研究は，SLE患者のリンパ球，とくにT細胞のDNAメチル化など，DNA転写統御機構の異常が自己反応性T細胞の活性化と自己抗体の過剰産生に関連していることを明らかにしている[3]。CD4陽性T細胞は，その産生するサイトカインの種類によりTh1とTh2という亜集団に分類される。前者からは，Interferon (INF)-γ, Tumor necrosis factor (TNF)-α や Interleukin (IL)-2 が，また後者からは，IL-4, 5, 6, 10などが産生される。一般的に，SLEではTh2細胞が，慢性関節リウマチなどではTh1細胞の作用が優位であるとされており，こうしたサイトカインの動向も膠原病の自己抗体産生を含めた病態形成に重要な役割を果たしている。

(b) SLEでのT細胞，B細胞機能異常

膠原病のなかでもSLE患者では，T細胞やB細胞の異常が顕著であり臨床的にも意義深く[4][5]，そのT細胞およびB細胞はさまざまな機能異常を示す（表31）。こうした細胞機能異常の多くは，生体内での細胞活性化に関連した現象であると考えられる[6]。このほかSLE患者末梢リンパ球では，CD4陽性T細胞とCD8陽性T細胞の比率（CD4/CD8T細胞比）が，健常者に比べ一般に低下している。これはCD4陽性T細胞の量的な減少によるもので，CD4陽性T細胞のなかでも未感作T細胞（CD45RA陽性）が記憶T細胞（CD45RO陽性）に比べ減少している。このCD4/CD8T細胞比の減少は，SLEの活動性を反映し，加療とそれによる病態の改善によってその比率は増加する。さらにSLE患者のCD4およびCD8陽性T細胞では，健常者に比べ細胞表面上のHLA抗原の表出率が高く，これは生体内でのT細胞活性化の状態を反映している。自己抗原認識によるCD8陽性細胞の活性化

およびサイトカイン（IL-16など）産生と，それによるCD 4陽性T細胞の活性化および細胞死（アポトーシス）がこうした末梢T細胞所見の発現に関連している可能性が示唆されている[6]。

以上述べたようにSLEなどの膠原病ではT細胞，B細胞の多彩な異常が指摘されているが，その病因的な意味の詳細は不明であるものも多く，今後の研究のさらなる進展が期待される。

文献

1) 矢田純一：免疫担当細胞. 臨床アレルギー学（宮本昭正, 監）. 南江堂, 東京, pp 6, 1998.
2) Miller J：Immunological tolerance. Immunology, 3 rd Edition (Ed., Roitt I, et al). Mosby, London, pp 10.1, 1993.
3) Sekigawa I, et al：DNA methylation in systemic lupus erythematosus. Lupus 12：79, 2003.
4) Horwitz DA, et al：T lymphocytes, natural killer cells, and immune regulation. Dubois's Lupus Erythematosus. 6 th Editions (Ed., Wallace DJ, et al), Williams and Wilkins, Philadelphia, pp 157, 2001.
5) Liossis SNC, et al：B-cell abnormalities in systemic lupus erythematosus. Dubois's Lupus Erythematosus. 6 th Editions (Ed., Wallace DJ, et al), Williams and Wilkins, Philadelphia, pp 205, 2001.
6) Sekigawa I, et al：A possible pathogenic role of CD 8+ T cells and their derived cytokine, IL-16, in SLE. Autoimmunity 33：37, 2001.

（関川　巖）

4）サイトカイン

サイトカインは免疫担当細胞間に介在する液性因子で，インターロイキン（IL）と命名されて国際的に名前を統一され，2005年2月現在までにIL-1からIL-32まで発見されてきている。このインターロイキンの仲間に入らず，独自路線を歩んだ因子もあり，代表的なのがインターフェロン（IFN）と腫瘍壊死因子（TNF）である。最近では，細胞の移動に関与する因子として，ケモカインも登場して話はますます混沌としてきている。下手にサイトカインを学ぼうとして，免疫関係の本を読み，かえって頭がパニックになってしまった読者は多いかもしれない。本項では，基礎的な細かい話は抜きにして，臨床といかに関連しているかに徹して話を進めていく。

（a）サイトカインとは

基礎的な話は抜きにするとはいったが，まったくふれないと臨床的な意義もわからないので，簡潔にふれる。サイトカインの分類は専門家の間でも統一されてないのが実情であるが，個人的に臨床医が平易に解釈するには**表32**のようにまとめるのが賢明と思われる。ここで，Th 1・Th 2細胞という概念が出てきたが，この概念はサイトカイ

> **ミニコラム**
>
> **サイトカイン治療は膠原病に影響するか？**
>
> 　近年，IFNαのほか，G-CSFが使用される機会が増えてきた。そこで発生する素朴な疑問は，膠原病患者にそういう治療をしていいのかという点である。われわれは膠原病でサイトカイン治療をした症例を集積している。もっとも使用頻度が多いのがG-CSFであるが，1例間質性肺炎を起こした以外は病気の悪化はなかった。IFNαはとくにRA患者がウイルス性肝炎の治療を受けるときに使用される。この場合は関節痛の悪化などがけっこうな頻度でみられた。今後もこれらの製剤は使用頻度が増えることもあると思われるので，多数の症例の集積が必要になってくるであろう。

表32 サイトカインの分類

```
1．おもにMφ系の細胞が産生する
 (1) 炎症に関与：IL-1, TNF
 (2) Th1細胞を介した細胞性免疫に関与
       IL-12, IL-18, IL-23, IL-27
2．おもにT細胞が産生
 (1) Th1細胞が産生して細胞性免疫に関与
       IL-2, IFNγ
 (2) Th2細胞が産生して液性免疫に関与
       IL-4, IL-5, IL-6, IL-13
 (3) 造血・分化に関与
       IL-3, IL-7
 (4) 抑制性の作用をする
       IL-16, TGFβ
3．好中球が産生
       IL-8
```

ンを考えるうえで重要である。免疫機構はMφや細胞障害性T細胞が活躍する細胞性免疫と抗体が活躍する液性免疫に分かれ，このTh1・Th2細胞は産生するサイトカインにより細胞性免疫（Th1細胞）か液性免疫（Th2細胞）かの方向づけをしているのである。こういうサイトカインが膠原病にどのようにかかわるかは参考文献を読んでいただければわかるが，このうち，一部が臨床にかかわってくる。次項で，それを中心に説明していく。

(b) サイトカインの測定が役に立つ疾患・病態

サイトカインの測定法は最近はおのおののサイトカインに対するモノクロナール抗体が開発され，酵素抗体法を用いた簡便な方法が定着し，検査室レベルでも測定が可能になった。しかしながら，どれも保険適応はなく，そう簡単にオーダーできるものではない。患者さんの経済的な負担も考え，必要性のある疾患・病態で最小限に測定することが望ましい。以下，その代表的なものについて述べる。

① CNSループス

病態については他項でふれるので割愛するが，ここでは髄液中に出現したサイトカインが診断に寄与する。たとえば液性免疫に関与するIL-6の増加や，ウイルス性肝炎の治療にも使うIFNαの増加が診断の手がかりになることがある。ただし，けっして特異的でなく，全例で増加するわけでないので，注意は必要である。

② 高サイトカイン血症症候群

これはサイトカインの研究が進むにつれて登場してきた概念で，T細胞の異常な活性化に伴い，種々のサイトカインが増加し，それがMφの異常な活性化を引き起こして弊害を起こす病態の総称である。これに含まれる疾患として，成人スチル病と血球貪食症候群（HPS）があげられる。前者は発熱・関節・皮疹等が出現してLDH・フェリチンが高値になる疾患として昔から知られていたが，病態の本質は不明であった。ところが，近年，サイトカインの研究の進歩でこれに高サイトカイン血症の病態が関与することが，判明してきた。一方，HPSは最近定着した概念で，高サイトカイン血症の結果起きたMφの活性化により，骨髄の血球が貪食されて造血障害を起こすやっかいな疾患である。いずれの疾患もT細胞が産生するサイトカイン（IL-2, IFNγ, IL-6等）やMφが産生するサイトカイン（IL-1, TNFα）を測定することにより，診断される。ただ，実際は決め手になるサイトカインが乏しく，複数のサイトカインを測定せざるをえない。

(c) サイトカインに対する治療

詳細は生物製剤のところを参考にしてほしいが，病態にかかわるサイトカインを阻害する治療が近年，登場してきている。たとえばRAでは抗TNF抗体や抗IL-6受容体抗体が使用されるが，これらの治療では標的のサイトカインのモニターは必要だが，保健適応の関連もあり，測定は通常行われない。

以上，サイトカインの臨床的な位置づけを簡単に述べた。サイトカイン自体，発見されて間もないため，まだまだ基礎の研究が主流で，前述の病態に限定した測定しか臨床に貢献できないのが実情である。

文献

1) Mosmann TR, et al：Th 1 and Th 2 cells： different pattern of lymphokine secretion lead to different function properties. Ann Rev Immunol 7：145, 1989.

（戸叶嘉明）

5．Xp，CT，MRI を含む画像検査

膠原病・リウマチ性疾患における画像診断は診断を目的とする悪性腫瘍や虚血性心疾患ほどウエイトは大きくない。しかしながら，病態，病状，重症度の評価には欠かせない。以下，検査別に各疾患における意義を述べていく。

1）単純X線検査

画像診断のうちもっとも一般的かつ重要なのが単純X線検査である。骨や関節のみならず関節周囲の軟部組織に至るまで情報を得ることができるので，関節X線撮影はRAでは重要な検査である。RAでは病初期から関節の腱付着部などを中心としてみられるびらん性変化は疾患特異的ではないが，RAに特徴的な所見であり見逃してはならない。腫脹関節のX線では関節周辺の軟部組織の腫脹の広がり，関節水腫の有無などにも注意する。RAでは多発性かつ対称性の関節病変をきたすことが多いので，左右両側の撮影を行う。表層性のびらん性変化を見逃さないためには正面一方向ではなく斜位の撮影も併せて行う。一般に骨関節に病的所見が認められるようになるまでにはある程度の時間的経過を要するため，早期の段階ではX線撮影で得られる情報は比較的限られるが，病状の進行に伴い，関節裂隙の狭小化（関節軟骨の破壊によって起こる），びらん（最初は滑膜の付着する周囲から起こる），骨関節の破壊，変形，骨性強直，石灰化，骨新生（骨硬化，骨棘形成など）や軟骨下囊胞などの所見を認めるようになる（図11）。RAではこれらの関節病変の進行度の判定に Steinbrocher の4段階 Stage 分類（表32），Larsen の6段階 Grade 分類（表33，図12）などが用いられる。定期的にX線撮影を行い，経時的に変化の有無を比較検討していく。

RA の進行例では四肢関節のみならず脊椎病変を合併し，とくに頸椎での環軸椎亜脱臼の評価は重要である。そのほか強直性脊椎炎における仙骨関節の強直性変化や間質性肺炎における胸部X線はスクリーニングのうえで重要である。

2）超音波検査

骨関節疾患の評価にあたってはX線検査と比較した場合得られる情報量は少なく適応も限定されるが，滑液（Baker）囊胞例，軟部腫瘤の診断などには有用で，腫脹関節の軟部組織の経時的変化の観察など治療効果判定にも応用可能である。その他 Catastrophic APS での胆囊壁の肥厚の有無を確認するには適した検査法である。

3）CT 検査

CT は矢状，冠状，軸性の画像の断面像をX線により撮影し，コンピューターにより2次元に再構成し再現させたものである。通常のX線検査で視覚的に把握しにくい関節構造の評価にすぐれていることから，椎間関節，仙腸関節，胸鎖関節，股関節病変などの診断に有用である。単純X線撮影と比較しX線被曝量は多くなるが，MRI とくらべより安価かつ短時間で撮影が可能である。また最近では2次元のみならず3次元画像の描出も可能であり，解剖学的に複雑な構造を立体的にとらえるのに有用である。CT は骨関節病変のみならず，とくに膠原病で重篤な（関節外）臓器病変となりやすい間質性肺炎の早期の検出と確認に力を発揮し，単純胸部X線撮影より優れている。病変の程度と分布の評価にも優れており，とくに胸部X線所見がほぼ正常な場合などには有用である。初期像としては下肺野を中心

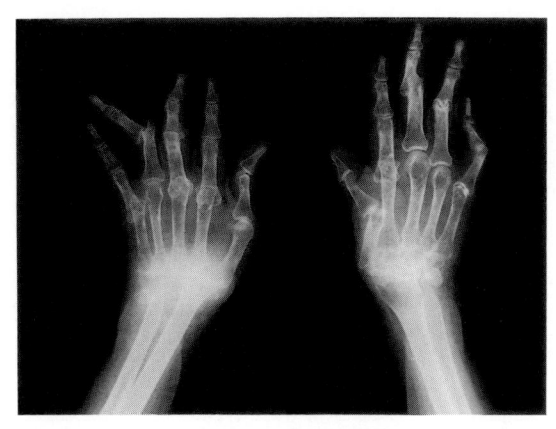

図11 RA患者の手指X線撮影正面像（病歴35年，69歳，女性）
　いわゆるムチランス型の患者のX線撮影正面像である。stage IV相当で手根骨には破壊強直像を認める。

表32　RAのstage（病期，進行度）分類

stage	関節X線像	筋萎縮	関節外の病変 結節・腱鞘炎	関節変形	関節強直
I early	やや骨粗鬆症（骨破壊なし）	なし	なし	なし	なし
II moderate	骨粗鬆症像（軟骨，軟骨下に軽度破壊あり）	近接筋	ときにあり	なし	なし
III severe	骨粗鬆症像（軟骨，骨破壊）	広い範囲	ときにあり	亜脱臼 その他の変形	なし
IV terminal	III＋関節強直像	広い範囲	ときにあり	III同様	線維性または骨性強直

Steinbrocker, et al：Therapeutic critera in rheumatoid arthritis. J Amer Med Ass 140：659, 1949 より引用

として胸膜直下の網状影としてとらえられることが多い。

4）核磁気共鳴映像法（magnetic resonance imaging：MRI）

　MRIは，プロトンによる核磁気共鳴現象を応用しコンピューターにより画像処理する検査法であり，従来法のX線撮影では描出できない軟部組織構造を撮影できるため，筋骨格系の画像診断に長足の進歩をもたらした。無侵襲かつ画期的な画像診断法であるが，装置，running costとも高価であり検査施行にやや時間がかかる。強力な磁場により外科的に埋め込まれた血管クリップや金属異物を移動させる危険があるため，ペースメーカーが挿入されている患者には検査することができない。また，金属性義肢や金属を使用した生体材料を体内に挿入されている患者では，アーチファクトが生ずる。装置の稼働に際して生ずる騒音が大きく，閉鎖空間に長時間こもることになるため閉所恐怖症の患者の場合，検査に耐えられないことがある。MRIは一般に水分，脂肪成分からなる組織の画像描出に優れ石灰化の描出には適

表33 Larsen の grade 分類（1977）

grade	病変
0 （正常像）	辺縁部骨化などの関節炎と関係のない変化はあってもよい。
I （軽度変化）	次の病変のうち，1つ以上みられるもの。 1．関節周囲軟部組織腫脹 2．関節周囲骨粗鬆 3．軽度の関節裂隙狭小化
II （明らかな初期変化）	侵食像と関節裂隙狭小化。 荷重関節の侵食像は除外する。
III （中等度破壊性変化）	侵食像と関節裂隙狭小化があり，侵食像はいずれの関節にもみられるもの。
IV （高度破壊性変化）	侵食像と関節裂隙狭小化のあるもので，荷重関節に骨変形がみられるもの。
V （ムチランス様変化）	本来の関節構造が消失し，荷重関節にはいちじるしい変化がみられる。 脱臼や骨性強直は二次的なものであり，grade 分類とは無関係である。

Larsen A, et al：Radiographic evaluation of rtheumatoid arthritis and related conditions by standard reference films. Acta Radiologica Diagnosis 18：481, 1977 より引用

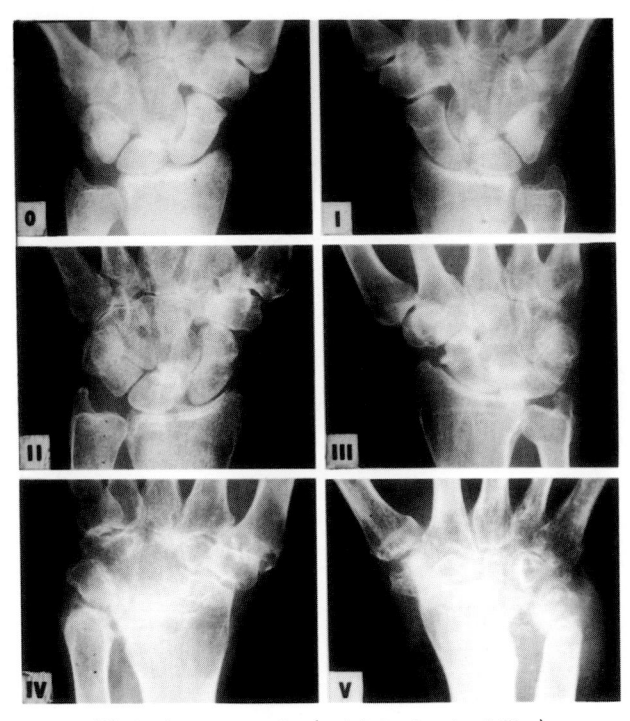

図12　Larsen grade（wrist の standard film）

さない。このため軟部組織のコントラストの解像度はほかのいかなる方法より優れている。膝の半月板および十字靱帯などの関節構造，関節液，膝窩嚢胞，ガングリオン，滑液包炎の描出，外傷あるいは圧迫による微小骨折の有無，脊椎病変（図13），骨壊死および軟部組織あるいは骨新生物の評価などに威力を発揮する。骨感染症の評価には特異性は高くないが感受性が高い。ガドリニウム

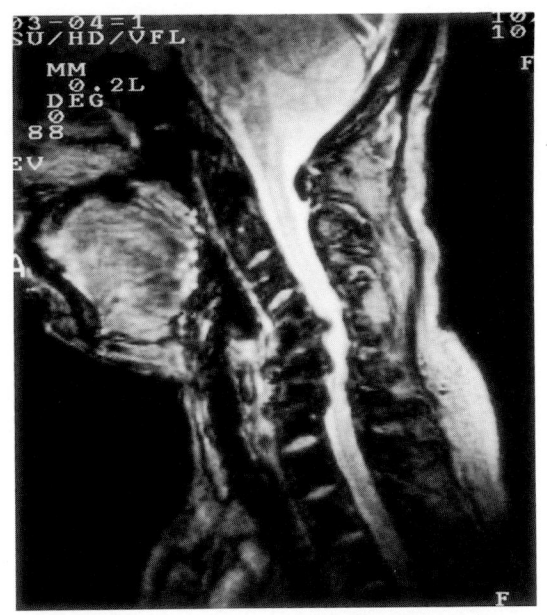

図13 RA患者の頸椎MRI側面像（病歴9年，65歳，女性）
下部頸椎C5-7の圧迫骨折と脊髄腔の狭小化を認める。

などの常磁性静脈造影剤を用いることにより滑膜の撮影も可能である。SLEの難治性病態の1つであるCNSループスの補助診断としても有用な情報を提供することが多く，CNSループスの画像診断法としては現在のところ造影MRIが異常所見の検出にもっとも感受性が高い。症状が多彩であるだけにMRIで認められる所見も多様であるが，典型例ではCT上明らかな所見を欠くがMRIのT_2強調画像で高信号域が血管の走行と関連なく認められ，治療に反応して消失する。

5）核医学検査（radionuclide scintigraphy）

骨親和性標識物質は全身の骨に一様に集積するものではなく骨形成部により強い集積を示すため，骨・関節の血流，代謝に関する情報を非侵襲的にとらえることができる。^{99m}Tcリン酸化合物である99mジホスホン酸メチレンテクネシウム（^{99m}TcMDP）による骨シンチグラフィが一般的である。全身の骨を一度に検索できるため悪性腫瘍の骨転移の検索にはとくに有用である。リウマチ性疾患としては無腐性骨壊死，骨髄炎，代謝性骨疾患，関節炎の評価と経過観察，治療効果の判定などに利用可能だが，比較的高価であり適応は限られる。^{99m}TcO$_4^-$（^{99m}Tc-pertechnetate）による滑膜シンチグラフィもある。骨シンチグラフィの場合^{99m}Tc-MDPを静注後3，4時間後に撮影する。バックグラウンドを少なくするため静注後飲水させ，撮影直前には排尿させる。炎症部位では強い集積亢進をみるが破壊後長期経過すると逆に集積の減少を呈することもあるので，読影に際してはその点にも留意する。その他シンチグラフィを用いた画像診断として，間質性肺炎の活動性の有無に関する評価として67クエン酸GaによるGaシンチグラフィ，CNSループスの際の補助診断としてテクネシウム標識薬剤を用いた単一光子放出型コンピュータ断層撮影（single-photon emission computed tomography：SPECT）などが用いられることもある。また消化管出血のスクリーニングとしての99mTcを用いた出血シンチグラフィが出血部位の確定に有用なこともあるが，0.1ml/min以上の出血がないとhot spotとして描出されない。

6）骨密度測定（bone densitometry）

関節リウマチではさまざまな原因から骨粗鬆症をきたし，QOLの点からも臨床上問題となることが多い。この骨粗鬆症の評価方法として画像診断を応用して種々の骨密度測定法が考案され臨床的に利用されている。簡便法としてのMD（micro densitometry）法と，デュアルエネルギーX線吸収法（dual energy X-ray absorptiometry：DEXA法），定量的コンピュータ断層撮影法（quantitative CT：QCT法）などに代表される骨塩定量法などがある。MD法はアルミ階段（ペネトロメーター），densitometer，computerを用いて簡便に骨萎縮度を判定する。DEXA法は組織によるX線の吸収量の差を用いて測定部位の単位面積あたりの骨塩量を求める方法である。比較的安価でありX線被曝量が少な

いこと，測定時間が短いことなどの利点があり，反復検査に適しているがあくまで測定部位の単位面積あたりの骨塩量を計測するものであり，真の骨密度をみている検査ではないこと，測定部位により特性が異なることなど留意を要する。薬剤の効果判定などに汎用されつつある。QCTはいくつかの腰椎を同時にスキャンし，標準曲線との比較から骨密度を求める。骨塩減少の影響を受けやすい椎骨中央部の海綿骨の骨塩量を評価できる点で優れているが，検査のコスト，放射線被曝量ともDEXA法と比較すると高くなる。膠原病疾患の臨床ではとくにステロイドによる骨粗鬆症の程度の評価，経過観察に有用である。

7) サーモグラフィ（thermography）

サーモグラフィは体表から放射する赤外線を非侵襲的に赤外線センサーで検出し，温度分布像として画像化したものである。活動性関節炎の診断，レイノー現象の評価，バージャー病の重症度判定，薬剤の効果判定などに有用である。レイノー現象の評価では10℃1分間，4℃10秒間などの冷水負荷試験で誘発され，負荷後の皮膚温の回復過程など経時的変化の観察も可能である。レイノー現象をきたす疾患として主として強皮症，MCTDで汎用される。

文献

1) 松井宣夫：リウマチ性疾患の画像診断（骨・関節）．リウマチ教育研修会テキスト．第3版（松井宣夫，他，監），日本リウマチ財団，東京，pp 83，1996．
2) 森本忠信：核磁気共鳴映像法（MRI）．リウマチナビゲーター（中村耕三，他，編），メディカルレビュー社，東京，pp 104，2001．

（浅川順一）

6．心電図・呼吸機能を含む生理学的検査

1) 心電図

リウマチ・膠原病疾患では，心，肺病変がしばしばみられるため，スクリーニング検査として重要である[1]。以下，おもな心電図異常を解説しながら，膠原病における意義を説明していく。

(a) おもな心電図異常と病態

①P波異常

左房負荷は僧帽弁疾患，左室肥大（高血圧，肥大型あるいは拡張型心筋症），大動脈弁疾患，急性左心不全などでみられる。

右房負荷は先天性心疾患，肺疾患，弁膜症などでみられる。

②QRS波異常

右脚ブロックは明らかな心疾患のないものは臨床的意義があまりない。

完全左脚ブロックは広範な左室心筋の障害を示唆する。

低電位差は広範な心筋障害（心筋症，広範な心筋梗塞，心筋炎，中毒），全身性浮腫，心嚢液貯留，肺気腫，甲状腺機能低下症などでみられる。

右室肥大は右室に負荷を生じる先天性心奇形，肺動脈弁疾患，僧帽弁狭窄症，肺疾患などでみられる。

左室肥大は左室に対する圧負荷（高血圧，大動脈弁狭窄症，大動脈縮窄症など）と容量負荷（大動脈弁閉鎖不全症，僧帽弁閉鎖不全症など）でみられる。

異常Q波は心筋障害，肺気腫，肺塞栓などでみられる。

③ST-T変化の異常

心筋障害，電解質異常，薬剤によるものなどがある。

④U波異常

低K血症，QT延長症候群ではU波の増大がST-T変化を伴って出現する。

陰性U波は心室肥大，虚血，高血圧でみられ

る。
⑤不整脈
㋑ RR 間隔が整
洞徐脈，洞頻脈，房室ブロック，発作性上室性頻拍，心室頻拍，心房粗動などがある。
㋺ RR 間隔が不整
心房・心室性期外収縮，房室ブロック，洞房ブロック，洞停止，洞不整脈，心房細動，心室細動などがある。

(b) 膠原病疾患の心病変

以上述べた心電図異常と心病変との関連を次に述べる。

①心筋病変

全身性硬化症（SSc）では心筋の線維化がみられることがあり，心電図異常として ST-T 変化，伝導障害（完全房室ブロック），脚ブロックがみられ，さらに線維化がすすむと異常 Q 波の出現もみられる。また心房・心室性期外収縮，心房細動，心室頻拍などの不整脈を認める。

多発性筋炎／皮膚筋炎（PM/DM），関節リウマチ（RA），全身性エリテマトーデス（SLE）では心筋炎がみられることがあり，心電図異常として ST-T 変化，伝導障害（完全房室ブロック），脚ブロック，ときに異常 Q 波がみられることもある。

結節性多発動脈炎（PN）では心筋梗塞としてみられ，心電図異常として，異常 Q 波，ST-T 変化，伝導障害（完全房室ブロック），脚ブロック，心室性期外収縮，心室頻拍などがみられる。

②心外膜炎

心電図異常として，ST-T 変化を認めるが，異常 Q 波の出現は通常みられない。心嚢液が貯留すると，QRS 波は低電位となる。

③冠動脈病変

ステロイド長期投与による二次的変化，抗リン脂質抗体症候群，血管炎症候群（大動脈炎症候群，PN，アレルギー性肉芽腫性血管炎など）でみられる。心電図異常として，ST-T 変化，異常 Q 波を認める。

(c) 膠原病疾患の肺病変

肺病変でもしばしば心電図異常を認める。

①肺高血圧症

混合性結合組織病（MCTD），SLE，SSc などでみられる。心電図異常として右室肥大がみられる。

②急性肺塞栓

臨床症状（胸痛，ショックなど）は急性心筋梗塞に類似し，I 誘導で S 波，III 誘導で Q 波が出現するが，異常 Q 波の基準を満たすことはまれである。

2）呼吸機能検査

リウマチ・膠原病疾患には肺病変が多く合併し，また関節リウマチでは抗リウマチ薬などによる肺障害の合併もみられ，これらを早期に評価するために，胸部 X 線および CT 検査とともに，呼吸機能検査も重要である[2]。

(a) 呼吸機能検査

①スパイログラム

換気障害，拘束性障害の指標である一秒率（%$FEV_{1.0}$），肺活量（%VC）で評価する。

㋑拘束性換気障害

肺活量が減少する障害であるが，肺実質の減少，肺弾性の増加（肺線維症など），残気量の増加（肺気腫など），呼吸筋力の低下（PM/DM）などが原因となる。

㋺閉塞性換気障害

気道閉塞によるもので，1 秒間に呼出する呼気量，1 秒量（$FEV_{1.0}$）の努力性肺活量（FVC）に対する比率，すなわち 1 秒率（%$FEV_{1.0}$）として評価する。リウマチ・膠原病疾患では細気管支まで波及すると閉塞性障害も発症し，混合性パターンとなる。

②肺拡散能（D_{LCO}）

肺胞内のガスが拡散により肺胞膜から肺毛細管までを移動する単位時間あたりのガス量を表す指標である。肺毛細管膜の障害としての間質性肺炎，肺線維症やガス交換の表面積の減少をみる肺気腫などで低下を示す。

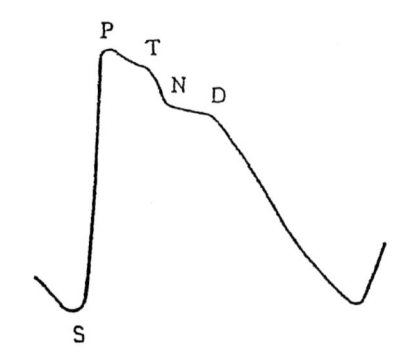

図14 正常波　normal wave
脈波の立ち上がりが急で，P，T，N，Dが明瞭に認められる。切痕高が波高の2/3以上である。
　S：立ち上がり点　S point
　P：縮期峰　systolic peak
　T：後隆（潮浪波）ctacrotic hump
　N：切痕　dicrotic notch
　D：弛期峰　diasolic peak

(b) 各病態における異常

①間質性肺炎，肺線維症

初期には運動負荷により動脈血酸素分圧（PaO_2）の低下を認め，$\%D_{Lco}$の低下が画像診断上病変が明らかでない発症早期からも認めることがある。さらに病変の進行に伴い，肺活量，全肺気量，残気量の低下を伴い拘束性換気障害を呈する。また換気血流比不均衡などにより$A-aDO_2$の開大を伴いPaO_2が低下する。

②肺高血圧症

肺血管を主病変とする病態であり，右心系負荷の評価が重要で，早期にD_{Lco}の低下がみられることがあり，進行すれば著明なPaO_2の低下を認める。

③肺胞出血

血管炎症候群でみられることがあり，重篤なことが多く，致死率も高い。D_{Lco}の低下を認め，PaO_2が低下する。

④薬剤性肺障害

RAに対する抗リウマチ薬（金製剤，メトトレキサート，ブシラミンなど）で間質性肺炎がみられることがあり，拘束性換気障害や拡散能低下がみられる。

3）脈波

指尖容積脈波（以下，脈波）はその波形（図14）が単純であること，記録が簡単であることなどから利用されてきた。末梢循環の状態をみることが可能であるが，測定時の室温や被検者の精神状態などにより測定誤差がみられ，測定条件を一定にする必要がある[1]。

(a) 脈波検査の臨床的意義

末梢血管疾患における脈波検査の意義は，以下の病態について把握することが可能である。

(1)心拍出力と末梢循環との関係
(2)高血圧の影響
(3)動脈硬化度の判定
(4)血液凝固能，血液粘性と末梢循環との関係
(5)動脈狭窄，閉塞の程度
(6)側副血行路の有無
(7)閉塞末梢の血圧
(8)血管拡張剤の反応

動脈閉塞では側副血行が良好な場合には波項の出現が遅れ，波形は全体としてまるみをおびる。閉塞が軽度な場合には波項は尖鋭であるが，切痕（dicrotic noch）は消失し，下降脚はやや膨らみ

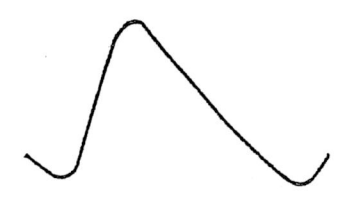

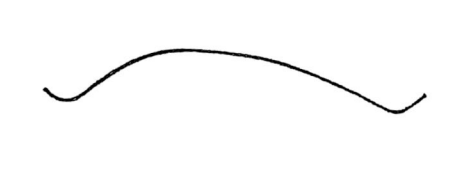

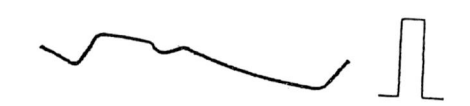

図15 指尖脈波の異常
　a：単相波　monophasic wave，三角形の波形で，T，N，Dが認められない。
　b：アーチ波　arched wave，アーチ状を呈する。
　c：平坦波　flattened wave，波高がきわめて低く，ほとんど直線に近い。
　d：プラトー波　plateau wave，波高が低く，1 mv/v以下である。

をもって基線に近づく（図15a）[3]。中枢側に限局的な閉塞がある場合には波項が不明瞭となり，波形は全体としてまるみをおび，上昇脚と下降脚が対照的となり，dicrotic nochは消失する（図15b）。閉塞がかなり広汎か，末梢型の閉塞のある場合には，波形は平坦となる（図15c）。

　血管収縮の場合には波項の出現はやや遅れるが，dicrotic nochは早期に出現する傾向がみられる。静脈環流障害のある場合には波項は尖鋭となり，dicrotic nochに続いて第2の隆起がみられる。

(b) レイノー現象の波形

　寒冷や精神変動によって小動脈が発作的に収縮し，指趾の皮膚色調が白色，紫色，赤色と変化するレイノー現象（表34）はこれらの動脈枝群の収縮が病態の中心となり，SScやMCTDの診断上重要な所見である。その程度を調べるために脈波検査は有用で，一般に指に蒼白，チアノーゼを生じている時期には脈波の波高は減少し，波形もプラトー波（図15d）や平坦波（図15c）を示

す。この時指を加温すると脈波の波高は増加し，波形も正常近くなる。軽症例では脈波の波高は正常と変わらないこともある。健常指を冷却しても脈波の波高の減少は少ないが，レイノー現象では波高の減少はいちじるしく，回復までの時間も遅延する。

　レイノー現象ではまれに器質的な変化，すなわち閉塞へと発展していくこともあり，また季節的変動もあることから，1回の脈波の測定のみでは症状の程度や予後を判断することは難しく，繰り返し検査することが必要である。

文　献

1）金井美紀：リウマチ科診療マニュアル．リウマチ性疾患における生理学的検査　心電図・脈波．リウマチ科 27：415, 2002.
2）笠間　毅, 他：リウマチ科診療マニュアル．リウマチ性疾患における生理学的検査　呼吸機能．リウマチ科 27：422, 2002.
3）三島好雄：第6回脈波研究会シンポジウム　指

表34 レイノー現象を示す疾患および病態

(1) 膠原病
　1) SSc (CREST症候群を含む)
　2) MCTD
　3) SLE
　4) RA
　5) PM/DM
　6) SS
　7) 血管炎症候群
(2) 血液疾患
　1) クリオグロブリン血症
　2) クリオフィブリノーゲン血症
　3) 多発性骨髄腫
　4) マクログロブリン血症
　5) モノクローナルγグロブリン血症
　6) 多血症
　7) 寒冷凝集素血症
(3) 職業関連病態
　1) 電動機械を扱う者
　　　電動鋸 (チェーンソー)
　　　コンクリート粉砕機
　　　その他の振動工具
　2) 塩化ビニールを扱う者
　3) 外傷性動脈閉塞
　4) 重金属中毒
(4) 神経・血管の圧迫
　1) 胸郭出口症候群
　2) 手根管症候群
(5) 閉塞性動脈疾患
　1) 閉塞性血栓血管炎
　　　(バージャー病)
　2) 閉塞性動脈硬化症 (ASO)
　3) 動脈血栓・塞栓
(6) 薬剤
　1) 麦角アルカロイド
　　　(エルゴタミンなど)
　2) 交感神経抑制薬
　3) 化学療法 (ビンブラスチン,
　　　ブレオマイシンなど)
　4) β遮断薬
(7) その他
　1) 原発性肺高血圧症
　2) 交感神経異栄養症
　3) 褐色細胞腫
　4) 甲状腺機能低下症
　5) 異型狭心症
　6) 悪性腫瘍

尖脈波の臨床的評価 I．基礎的問題 1．指尖血管の形態と機能．脈波 3：1, 1973.

(金井美紀)

7．生検による病理学的検査

膠原病の診断・治療指針において，病理組織所見は重要である．しかしながら，臨床の場において生検を行うかどうかは，疾患や病態によって適応が異なる．生検の有用性は，**表35**で示すように，特徴的・特異的な組織所見により診断に有用な場合や，組織型から治療反応性や予後を推測できる場合がある．

1) 生検のアプローチ，注意点
(a) 皮膚・筋・神経生検

皮膚・筋・神経生検などは基本的には臨床所見や検査・画像所見のある部位より実施する．ただし，潰瘍部位からの皮膚生検は，所見が得られないことが多いので避ける．

筋生検は，筋萎縮が高度な部位や筋電図刺入部位からの生検は避ける．多発性筋炎／皮膚筋炎では約10〜20％で筋生検正常であるとの報告もあり，所見がないからといって疾患を否定できな

表35 膠原病での生検の有用性

```
診断に有用な組織所見
    関節リウマチ（RA）：関節滑膜
    全身性エリテマトーデス（SLE）：皮膚・腎・心・脾など
    シェーグレン症候群（SS）：口唇・唾液腺など
    多発性筋炎／皮膚筋炎（PM/DM）：筋など
    全身性硬化症（SSc）：皮膚など
    血管炎症候群
        顕微鏡的多発動脈炎：腎・皮膚など
        ウェゲナー肉芽腫症：上気道・肺・腎など
        アレルギー性肉芽腫性血管炎：肺・皮膚など
治療反応性や予後の判定に有用な組織所見
    全身性エリテマトーデス：ループス腎炎
    間質性肺炎
```

い。

（b）肺生検

肺生検は間質性肺炎，肉芽腫・結節性病変などの診断・評価のために行う。方法としては経気管支鏡的肺生検（TBLB）や胸腔鏡下肺生検（VATS）がある。前者は比較的侵襲が少ないが，検体量に限界がある。後者は広範に採取可能だが，侵襲が大きいのが欠点である。気管支肺胞洗浄液（BALF）の細胞分析が有用でサルコイドーシスやニューモシスチス肺炎，間質性肺炎（TBLBやVATSが困難な場合）等で使用される。しかし，重症な低酸素血症が進行している場合には，検査のリスクが高いため，治療を先行することが多い。

（c）腎生検

腎生検は，ループス腎炎，急速進行性腎炎の重症度評価にもとづく治療方針の決定に有用である。しかし，出血などのリスクがあるため適応は慎重に考慮する。絶対・相対的禁忌を表36に示す[1]。

（d）滑膜生検

滑膜生検は関節リウマチ（RA）の活動性の評価に有用である。増殖性滑膜炎などはRAに比較的特徴的な所見である。ただし，RAに特異的な所見はないため，診断にあたっては臨床像や画像所見等より総合的に判断する必要がある[2]。

（e）口唇生検

口唇生検はシェーグレン症候群（SS）の診断に有用である。口唇裏の正中部を少し避けた部位から小唾液腺を採取する。外来で行える検査であるが侵襲的なので，schirmerテスト，rose-bengalテスト，ガムテスト等でSSが疑われた場合に実施したほうがよい。

2）特徴的病理所見

以下に疾患別に，検査に関連した特徴的病理所見を抜粋し解説する[3]。

（a）多発性筋炎／皮膚筋炎（PM/DM）

筋生検の基本的病理像は炎症細胞浸潤と筋線維の変性と大小不同である。皮膚の病理組織は非特異的炎症所見を示すことが多いが，液状変性や真皮浅層の血管周囲リンパ球浸潤などの全身性エリテマトーデス（SLE）と類似した所見を示すこともある。

（b）血管炎症候群

①顕微鏡的多発動脈炎

細動脈・毛細血管・後毛細血管細静脈の壊死，血管周囲の炎症性細胞浸潤。

②アレルギー性肉芽腫性血管炎

周囲組織に著明な好酸球浸潤を伴う細小血管肉芽腫性あるいはフィブリノイド壊死性血管炎の存在。

表36　腎生検の禁忌

1. 片腎
2. 出血傾向（抗凝固薬服用中も含む）
3. 高度の高血圧（薬物でもコントロール不可能な場合）
4. 急性腎盂腎炎
5. 嚢胞腎，水腎症
6. 腎奇形（血管系も含む）
7. 萎縮腎
8. 高度の心不全
9. 呼吸停止のできない場合，非協力者

川村哲也：腎生検の適応・注意点. 専門医のための腎臓病学（下条文武, 他, 編）. 医学書院, 東京, p 13, 2002 より転載

③ウェゲナー肉芽腫症

巨細胞を伴う壊死性肉芽腫性炎や壊死性半月体形成腎炎。

④結節性多発動脈炎

中・小動脈フィブリノイド壊死性血管炎の存在。

⑤側頭動脈炎

中・大動脈の巨細胞性動脈炎。

(c) 全身性エリテマトーデス

腎生検は，ループス腎炎の組織学的所見は治療の反応性や予後が密接に関係するため病態診断に重要である。ISN/RPS分類（⇒付録「診断基準一覧」）のⅣ型（びまん性糸球体腎炎型）は腎不全をきたしやすく予後不良であるのに対して，Ⅴ型（膜性ループス腎炎型）はネフローゼ症候群をきたしやすいものの慢性に経過し比較的予後は良好である。

皮膚生検の所見として，基底膜の液状変性，硝子滴変性，リンパ球細胞浸潤や蛍光抗体法により認められる表皮真皮接合部への免疫グロブリンや補体の沈着（ループスバンド）などがみられる。

ループス膀胱炎では間質性膀胱炎像を呈し粘膜下への炎症細胞浸潤が主体である。

(d) 全身性硬化症

皮膚生検では，硬化期にみられる膠原線維の膨

ミニコラム

こわい臓器レイノー

生理学的検査で，膠原病以外ではめったに使わない検査としてあげられるのが指尖脈波である。この検査はレイノー現象を客観的に証明するが，このレイノー現象は四肢だけの現象と思って甘く見がちであるが，思わぬことを起こすこともあるのである。レイノー現象は寒冷刺激による血管の攣縮によって起こるもので，外界の温度に接しやすい四肢の血管で起こる。ところが，まれに温度差が比較的少ない，内臓の血管でも起こることがあるので油断はできない。この現象は"臓器レイノー"とも呼ばれるが，実態はまだわかっていない。肺動脈に起こると突然死を起こすこともあり，また，多臓器に及ぶと多臓器不全（MOF）で死の転帰をたどることもある。この臓器レイノーはレイノー現象の強い症例で起こしやすいことから，こういう兆候がある場合は早めに血管拡張薬等を用いて対処することは必要かもしれない。

化と均質化は特有な所見である。

（e）シェーグレン症候群
口唇生検の所見としては，小葉内導管周囲に50個以上の単核細胞の浸潤が同一小葉内に少なくとも1ヵ所以上に認められる。

（f）関節リウマチ
滑膜生検ではパンヌス（関節辺縁の滑膜付着部から関節軟骨表面を覆うように這い伸びた炎症性滑膜組織）を認める。

生検の機会は少ないが，リウマチ結節は機械的刺激・圧迫を受けやすい肘，膝の伸展部や後頭部に好発し，フィブリノイド壊死と炎症性細胞の肉芽組織が特徴である。活動性の高い関節リウマチの20～30％に認められる。

腎生検あるいは直腸生検では，続発性アミロイドーシス（アミロイド蛋白Aの消化管や腎臓への沈着による）の所見を認めることがある。10～15年以上経過したRAに多い。

（g）間質性肺炎
膠原病に合併する間質性肺炎は，特発性間質性肺炎の組織学的診断に準じて分類されており，usual interstitial pneumonia (UIP), nonspecific interstitial pneumonia (NSIP), diffuse alveolar damage (DAD), lymphoid interstitial pneumonia (LIP), bronchiolitis obliterans organizing pneumonia (BOOP)に大別される。組織型別の特徴を**表8**（⇒p30）に示す。

3）生検のポイント
診断基準の確立に伴い早期診断・治療が行われることや合併症などの影響により，臨床の場で典型的な病理像を認めるとは限らないので注意する。また，疾患に特徴的であるが特異的ではない所見も多いので，確定診断する際には臨床像や他の検査所見をもとに総合的に判断することが重要である。

原則として，組織像を修飾してしまうので生検は治療前に行うべきである。しかし病理検査は結果がでるまでに時間がかかるため，早急な治療が必要な場合には治療を優先する場合もある。また生検は身体的侵襲が大きい場合もあるため，全身状態が不良な場合（呼吸・腎不全，発熱など）や，出血傾向などを認める場合には行わず，臨床所見や他の検査所見をもとに治療開始を考慮する。

文　献
1) 川村哲也：腎生検の適応・注意点．専門医のための腎臓病学（下条文武，他，編）．医学書院，東京，pp 11, 2002.
2) 石田　剛, 他：慢性関節リウマチとその関連疾患．病理と臨床 18：7, 2000.
3) 佐々木信人, 他：膠原病の病理．総合臨床 51：7, 2002.

（深沢　徹）

8．各種穿刺液検査

穿刺液から得られる情報は，膠原病の診断・病態の活動性の評価・他の疾患との鑑別などにおいて有用である。しかし，穿刺液の検査結果のみで膠原病の確定診断に至ることはなく，臨床症状や他の検査所見などを総合的に判断することが重要である。また，身体的侵襲のある検査なので適応は慎重に判断し，検査による合併症に注意を払わなければならない。

本項では代表的な膠原病の穿刺液所見を中心に解説する。

1）腰椎穿刺
髄液検査は膠原病に伴った神経症状の鑑別，とくにCNSループスや神経ベーチェットの場合に有用である。施行にあたっては下記の禁忌事項を念頭におき，慎重に適応を検討することが重要で

ある。
(1)頭蓋内圧亢進症状のあるとき
(2)穿刺部に感染巣のあるとき
(3)出血傾向の強いとき
(4)患者家族の協力の得られないとき

髄液一般検査の正常所見を表37にまとめた。神経ベーチェット病では、圧・細胞数・蛋白・免疫グロブリン（総蛋白量正常）・MBP（myelin Basic protein）・IL-6の上昇と糖の低下を認める。神経サルコイドーシスに特異的な髄液所見はないが、髄液中CD4/CD8比は病勢を反映し上昇する。CNS（central nervous system）ループスでは、一般にIgG index・IL-6の上昇が病勢を反映する。混合性結合組織病では、ibuprofenによる無菌性髄膜炎の報告がある。近年、薬剤の服用後数時間で頭痛・発熱など髄膜炎症状が出現する薬剤誘発性髄膜炎が注目され、髄液中の多核球優位の細胞数増加を特徴とする。原因薬剤として、非ステロイド抗炎症薬（イブプロフェン、ナプロキセン、トリメトプリム、スリンダク）、アザチオプリン、ペニシリンなどがあり[1]、しばしば鑑別上問題になってくる。

2）関節穿刺

膠原病の多くは関節病変を伴うことが多く、関節液の所見は診断が得にくい場合に有用である（表38）。関節液が炎症を伴うと糖は減少し、蛋白質濃度は増加する。白血球増加、ムチンの減少を示す場合は、炎症性・化膿性関節炎が疑われ、脂肪滴の存在は骨折などの骨髄損傷を疑う。関節液が血性である場合には外傷、色素沈着性絨毛結節性滑膜炎、血友病、血管腫などを疑う。補体の減少を認めた場合には、関節リウマチ（RA）・全身性エリテマトーデス（SLE）を疑う。痛風では尿酸塩結晶、偽痛風ではピロリン酸カルシウム結晶を認める。関節穿刺時には穿刺部位からの感染症を防ぐために、穿刺時の十分な消毒と慎重な清潔手技を行わなければならない。また、穿刺した当日は入浴を控えるように必ず指示する。

3）胸水・腹水穿刺

SLEでは胸膜炎や心膜炎、まれにループス腹膜炎などの漿膜炎症状を認める。漿膜炎に伴う胸水（通常両側性）、心嚢液、腹水の性状は一般に炎症性・滲出性であり、穿刺液中の補体低下、抗核抗体・抗DNA抗体の増加が知られている。またSLEに伴った吸収不良症候群やネフローゼ症

表37 髄液の性状と鑑別疾患

検査項目		正常	異常	鑑別診断
外観		無色・透明・水様	血性	クモ膜下出血、穿刺による出血
			黄色	出血、単純ヘルペス脳炎、蛋白著増、クモ膜下腔のブロック
			混濁	髄膜炎
初圧		$60 \sim 180$ mmH$_2$O	200 mmH$_2$O 以上	頭蓋内圧亢進をきたす各種疾患
			50 mmH$_2$O 以下	髄液漏、くも膜下腔のブロック、脱水
細胞数		5/mm^3 以下	増加	感染・炎症性疾患、癌性髄膜炎、白血病
総蛋白量		$15 \sim 45$ mg/dl	増加	髄膜炎、脳炎、神経梅毒、脳腫瘍、Guillain-Barré症候群
				糖尿病性ニューロパチー、脊髄腫瘍、頸椎症など
			低下	甲状腺機能亢進症、メニンギスムス
糖		$50 \sim 80$ mg/dl	低下	髄膜炎、神経膠腫、悪性リンパ腫、癌性髄膜炎、サルコイドーシス、神経ベーチェット病など
クロール		$118 \sim 130$ mEq/l	低下	結核性髄膜炎、蛋白増加時

表38 関節液の性状と鑑別疾患

鑑別指標＼分類	正常	非炎症性	炎症性	化膿性	出血性
色調	無色〜淡黄色	淡黄色調	淡黄色調〜白色	黄色〜白色膿性	淡赤色〜血性
透明度	透明	透明	半透明〜混濁	混濁	半透明〜混濁
粘稠度	非常に高い	高い	低い	非常に低い	高い〜低い
ムチンクロット	good	good〜fair	fair〜poor	poor	
白血球数	<150	<3000	3000〜50000	50000〜300000	
多核球	<25	<25	>70	>90	
自然凝塊形成	(−)	(+)	(+)	(+)	
おもな疾患		変形性関節症 結晶性関節炎 (痛風, 偽痛風)	関節リウマチ ライター症候群 結晶性関節炎 (痛風, 偽痛風) 乾癬性関節炎	細菌感染 結核	外傷 血液異常 (血友病など) 腫瘍 (とくに色素沈着性絨毛結節性滑膜炎)

ムチンクロット：関節液を試験管にとり，氷酢酸を1〜2滴加えると，ヒアルロン酸と蛋白の沈殿を生じる。沈殿した凝塊を震盪し，凝塊が崩壊しない場合はgood，崩壊すればpoor，その中間をfairとして判定する。

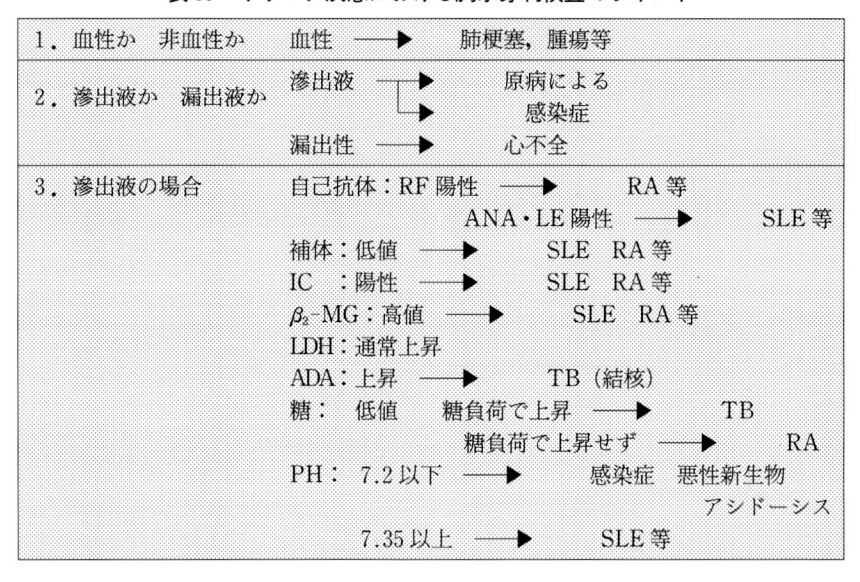

表39 リウマチ疾患における胸水穿刺検査のポイント

1. 血性か 非血性か	血性 ──▶ 肺梗塞，腫瘍等
2. 滲出液か 漏出液か	滲出液 ┬──▶ 原病による 　　　　 └──▶ 感染症 漏出性 ──▶ 心不全
3. 滲出液の場合	自己抗体：RF 陽性 ──▶ RA 等 　　　　　　ANA・LE 陽性 ──▶ SLE 等 補体：低値 ──▶ SLE　RA 等 IC：陽性 ──▶ SLE　RA 等 β_2-MG：高値 ──▶ SLE　RA 等 LDH：通常上昇 ADA：上昇 ──▶ TB（結核） 糖：　低値　糖負荷で上昇 ──▶ TB 　　　　　　　糖負荷で上昇せず ──▶ RA PH：7.2 以下 ──▶ 感染症　悪性新生物　アシドーシス 　　7.35 以上 ──▶ SLE 等

候群による腹水は漏出性である。

SLEとともにRAで胸膜炎の合併頻度が高い。RAの胸膜炎はしばしば疼痛を欠き，中年男性で末梢血のリウマトイド因子（RF）高値例に多くみられる。通常片側性，胸水中のRFは陽性で，補体は低下し，β_2-ミクログロブリン高値，LDH高値，糖低値を認めることが多い。

膠原病で胸・腹水を認めた場合，原疾患によるもののほかに，心・腎・肝疾患などによる二次性のものや感染症（とくに結核）などの鑑別（**表39**）が必要であり，穿刺を行う場合には必ず治療前に行うべきである。

4）骨髄穿刺

　膠原病患者の末梢血において2系統以上の血球減少を認めた場合に，原疾患（SLEなど）によるもの，薬剤性，膠原病に合併した血球貪食症候群（autoimmune-associated hemophagocytic syndrome：AAHS）などを鑑別するには骨髄検査が有用である。血球貪食症候群（HPS）とは，リンパ網内系組織での血球貪食細胞の存在を特徴とする症候群で，骨髄では低形成と成熟組織球による血球貪食像を認めるが，骨髄検査の時期が遅れると骨髄低形成が進行し，血球貪食像が消失してしまうことが知られており，注意が必要である[4]。また，まれながらSLEで再生不良性貧血を合併することがあり[5]，膠原病に合併する血球減少の鑑別疾患の1つとして念頭に置いておく必要がある。

文　献

1) 篠原幸人, 他：脳神経疾患のみかたABC. 日本医師会, 東京, pp 79, 1993.
2) McCarty DJ, et al：Arthritis and Allied condition. 12th Edition, Lea & Febiger, Philadelphia, pp 63, 1985.
3) 山本　真, 他：ベッドサイドリウマチ学. 南江堂, 東京, pp 219, 1994.
4) 針谷正祥, 他：自己免疫疾患関連血球貪食症候群. リウマチ科 29：434, 2003.
5) Tabushi Y, et al：A case of aplitic anemia in patients with systemic lupus erythematosus. Mod Rheumatol 13：177, 2003.

　　　　　　　　　　　　　　　（深沢　徹）

総論

VI. 膠原病に用いられる治療法

1. 非ステロイド性抗炎症薬
(non-steroid anti-inflammatory drugs：NSAIDs)

非ステロイド性抗炎症薬（以下 NSAIDs）は鎮痛，抗炎症作用を目的としており膠原病および類縁疾患すべてに適応とされるが，疾患や病態，使用目的，投与年齢（とくに高齢者）などによって使用用途は異なってくる。リウマチ性疾患は長期投与の場合が多いため副作用が重要な問題であり，とくにRAはきわめて多彩な病態を持ち，しかも長期にわたって緩解と再燃を繰り返し経過するため，NSAIDs効果の背景に長期安全性が一層重視される。安全で効力の高い薬剤を選択するのがリウマチ治療の課題である。留意点は，(1)目的は何か，(2)薬剤の分類と特徴を把握する，(3)有用性の薬物を選択し病状や年齢に応じて用量をかえる，(4)副作用を定期的にチェックする，(5)胃潰瘍の防止に主眼を置き投与方法の工夫を考慮する（DDS），(6)薬物の相互作用を知っておく等である。

1) 非ステロイド性抗炎症薬の分類と特徴

NSAIDsには科学的特徴から酸性と非酸性に分けられる。細胞膜リン脂質からホスホリパーゼを介し，アラキドン酸からシクロオキシゲナーゼ（COX）の働きで炎症のもとであるプロスタグランディンが生成されるが，酸性 NSAIDs は，このCOX作用を抑制し抗炎症，鎮痛作用を示す。なお，一部の酸性 NSAIDs にはホスホリパーゼA2やリポキシゲナーゼの両方を抑制するものもある（図16）。非酸性は，酸性に比べ抗炎症，鎮痛作用は弱いためRAにはほとんど用いられない。サリチル酸系の代表的なアスピリンは鎮痛効果が強いが胃腸障害が多くあるため，リウマチ性疾患ではわが国では使用が少ない。アントラニル酸系のメフェナム酸（ポンタール®など）は鎮痛作用が強い。フェニール酢酸（ボルタレン®など）やインドール酢酸系（インダシン®など）は，抗炎症，鎮痛作用もともに強いのでRAや

```
                        細胞膜リン脂質
                             │
                    ┌─ ホスホリパーゼ A 2 ─┐ 作用
              作用 │              │ ←──── NSAIDs
                   │           作用│
                   ↓              ↓
         ┌─────────────┐      ┌─────────────┐
         │ 5-リポキシゲナーゼ │ ← アラキドン酸 → │ シクロオキシゲナーゼ │
         └─────────────┘      └─────────────┘
                ↓                    ↓ (COX-1、COX-2)
         5 ヒドロペルオキシダーゼ      11 ヒドロペルオキシダーゼ
                ↓                    ↓
           ロイコトリコン           プロスタグランディン
                                   トロンボキサン
```

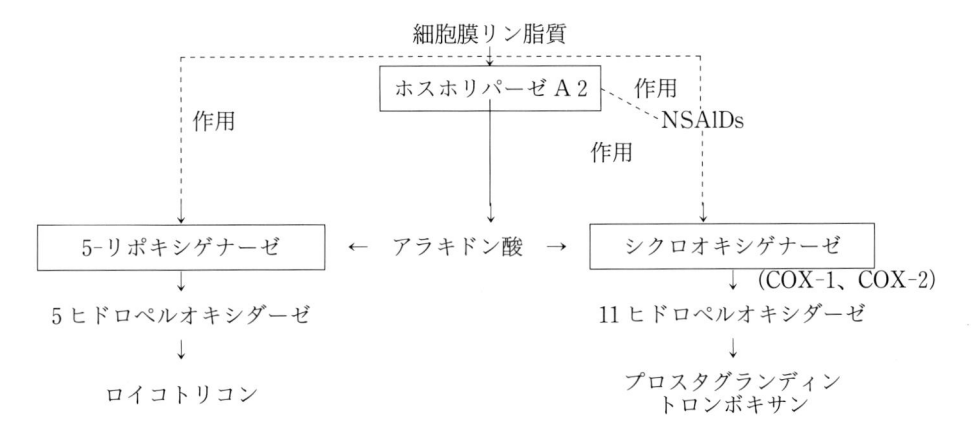

図16　酸性 NSAIDs の作用機序

表40 非ステロイド性抗炎症剤の分類と特徴

大分類	小分類	基本構造分類	一般名	商品名	おもな特徴と副作用
酸性	カルボン酸	サリチル酸系	アスピリン	アスピリン, バッファリン, ニニマックス, E.A., ドロビット	鎮痛効果強いが胃腸障害多い, 血小板凝集抑制, 胃腸障害, 耳鳴り, アスピリン喘息型, 持続性
			ジフルサール	ボンタール, オパオリン	鎮痛作用強い
		アントラニル酸系	メフェナム酸, フルフェナム酸		
		フェニール酢酸系	ジクロフェナックNa, フェンブフェン	ボルタレン, ナポール, ナパノール	効果強い, 抗炎症, 鎮痛あり RAなど慢性疾患に適応
		インドール酢酸系	インドメタシン, スリンダク○, アセメタシン, マレイン酸プログルメタシン, インドメタシンファル, ネシル○	インダシン, インテバン, クリノリル, ランツジール, ミリダシン, インフリー	効果強い, ショック 胃腸障害少ない, ときに髄膜症状 インドメタシンに抗潰瘍薬配合 炎症部位で活性体になる
		ヘテロアリール酢酸系	トルメチンNa	トクチジン	COX 2 選択性が高い
		ナフタレン系	ナプメトン	レリフェン	COX 2 選択性が高い
		ピラノ酢酸系	エトドラク	ハイペン, オステラック	
		フェニール系	イブプロフェン, ケトプロフェン, ロキソプロフェンNa○, アルミノプロフェン	ブルフェン, オルジス, ロキソニン, ミナルフェン	消炎, 鎮痛, 解熱などバランスとともに髄膜症状 第一選択薬, 高齢者にも適正
		チオフェン系	チオプロフェン	スルガム	胃腸障害少ない
		ナフタレン系	ナプロキセン	ナイキサン	
	プロピオン酸	三環系	プラノプロフェン, ザルトプロフェン	ニフラン, ペオン	選択的 PG 作用 炎症部位での PG 産生抑制あり
		ジフェニール オキサゾール系	オキサプロジン	アルボ, アクタチン	プロピオン系の中で血中半減期長い
		ピラシカム系	ピロキシカム, アンピロキシカム○, テノキシカム	バキシン, フェルデン, フルカム, テルコチル	消炎, 鎮痛強いが半減期長い 半減期長く1日1回で済む 関節液への移行が良い フェニールブタゾンと同等
		ピリジンジニール系, ベンゾチアアジリン系, ピリダジン系	オキシカム系, 塩酸チアミドド, エモルハン	バラミジン, ソランタール, ペントイル	鎮痛消炎効果弱い, 痛風薬 炎症部位でヒスタミン抑制
非酸性					

○プロドラッグ

慢性のリウマチ性疾患に用いられる．胃腸障害が強いためプロドラッグ（フェンブフェン）や徐放製剤が活用される．マイレン酸プログルメタシン（ミリダシン®）はインドメタシンに抗潰瘍薬を配合したプロドラッグである．エトドラク（オステラック®）やナブメトン（レリフェン®）はCOX-2選択阻害作用を持った薬剤（COX-2選択薬）である．プロピオン系は抗炎症，鎮痛作用はやや弱いが，副作用が少なく第一選択薬と位置づけられている．そのなかでロキソプロフェン（ロキソニン®）はプロドラッグで抗PG産生抑制があるものの胃腸障害が弱いとされている．ピラゾロン系は，強力な抗炎症，鎮痛作用，解熱作用があり，半減期も長いが，肝臓，腎臓，造血障害が強いため急性期に比較的限定される薬剤である．オキシカム系は血中半減期が長いのが特徴で1日1回の投与で済む．フルカムはそのプロドラッグであり関節移行への作用があるとされている．このほかDDS（drug delivery system）などの点で坐薬，軟膏，パップ薬など剤型の工夫が施されている（表40, 41, 42）．

2）病態に応じ，薬剤の特徴を生かした投与戦略

RAの病態は種々多彩であり，年齢，活動性，重症度，合併症の有無によって適応が異なってくる．しかも慢性に経過するため，NSAIDsに対しては，まず安全性を重視し，ついで有効性を考慮するのが鉄則である．エビデンスに応じた安全で，かつ効力が最大限生かされる薬剤の選択が理想である．しかし有効性にも個人差があり一定の基準はない．おおむね，投与して1〜2週間で見当をつけ効果なき場合は変更する．発病初期は比較的鎮痛作用の弱い，安全なプロピオン系薬剤をfirst choiceするが，大関節痛やコントロール不良のある場合は，ジクロフェナクNaやインドメタシンを使用する．合併症などで薬剤が多く患者コンプライアンスを考えた場合は，long-actingのピロキシカムを用いる．夜間や朝方に悪い場合には坐薬の併用も有効である．その他の膠原病疾患は，おおむね関節痛は一過性であり長期投与の必要性はない．局所性や表在性の場合は，貼付薬や軟膏など外用薬を用いる．なお，RAの場合のDMARDs成功例は，ステロイド減量中止の後にNSAIDsの離脱を図る（表43）．

3）高齢者RAの薬剤投与の工夫

サリチル酸系の薬剤はとくに胃腸障害が強く長期投与は控えたほうがよい．プロピオン系薬剤のイブプロフェンは消炎，鎮痛，解熱作用は弱いが胃腸障害以外は重篤な副作用はなく高齢者の長期投与には適正と考えられる．オキシカムは1日1回のlong-activeでコンプライアンスにはよいが半減期が長く高齢では使いにくい．胃腸障害（胃潰瘍など）を認めても病状が重度な場合でQOLの低下等を考慮すると，投与継続が必要な場合がある．このような場合は，NSAIDsの投与を継続しながら病状の改善をはかるサイトテックが奨められる．胃酸分泌抑制作用に加えて，粘膜を保護するサイトプロテクション作用をあわせもつ新しいタイプの抗潰瘍薬であり，NSAIDsの長期投与中にみられる胃潰瘍に対し高い治療効果が認められている．一方，腎障害も重要な副作用で，高齢者では腎硬化症に陥っており，このようなNSAIDsのプロスタグランディン産生抑制によって腎血流量や腎糸球体濾過量を低下させるため腎不全に陥ることがあるので注意を払う必要がある．以上より一般に高齢者に対するNSAIDsの投与は，次の点に留意が必要である．

(1) 胃腸障害や腎障害の少ないプロピオン系でしかもプロドラッグの薬剤を選択する．
(2) その他の薬剤では量を必要最小限度にする．
(3) 食直後でもかなりの効果が期待される．
(4) 半減期の長いピロキシカムやフェニールブタゾンなどの薬剤は控え，血中半減期の短い薬剤を用いる．
(5) 坐薬（半分量），腸溶薬，徐放薬，経皮吸収薬（パップ薬，軟膏，外用薬）などをうまく使い分ける．

表41 剤型による非ステロイド性抗炎症薬の分類

分類	薬剤名	一般名	商品名
経口薬	プロドラッグ	スリンダク	クリノリル
		ロキソプロフェン	ロキソニン
	徐放薬	インドメタシン	インダシンR
		ジクロフェナク	ボルタレンR
	腸溶錠	アスピリン	ミニマックス
	COX-2選択薬	ナブメトン	レリフェン
		エトドラク	オステラック
坐薬		インドメタシン	インダシン坐薬
		ジクロフェナク	ボルタレン坐薬
外用薬	軟膏	インドメタシン	インテバン軟膏
		ピロキシカム	フェルデン軟膏
	（ステロイド）	ファルネシル酸プレドニゾロンゲル	ファルネゾンゲル
	外用液	インドメタシン	インテバン外用液
	貼付薬	インドメタシン	セラスター

表42 血中半減期による非ステロイド性抗炎症薬の分類

	分類	一般名	商品名	半減期
短い群	サリチル酸	アスピリン	バッファリン	20分
	フェナム酸	フルフェナム酸	オパイリン	85分
	プロピオン酸	イブプロフェン	ブルフェン	120分
		ロキソプロフェン	ロキソニン	75分
		プロノプロフェン	ニフラン	90分
		テアプロヘン	スルガム	120分
	フェニール酢酸	ジクロフェナク	ボルタレン	110分
	インドール酢酸	インドメタシン	インダシン	120分
中間群	サルチル酸	ジフルニサル	トロビット	10時間
	プロピオン酸	ナプロキセン	ナイキサン	14時間
	フェニール酢酸	フェンブフェン	ナパノール	17時間
	インドール酢酸	スリンダク	クリノリル	18時間
		インドメタシン	インフリー	6時間
長い群	プロピオン酸	オキサプロヘン	アルボ	49時間
	フェニール酢酸	ナブメトン	レリフェン	21時間
	ピラゾロン	フェニールブタゾン	ブタゾリジン	72時間
	オキシカム	ピロキシカム	フェルデン	38時間
		テノキシカム	チルコチル	57時間

表43 病態に応じ，薬剤の特徴を生かした投与戦略のコツ

病態からみた場合の選択
① 発病初期：鎮痛作用の弱いスリンダクやプロピオン系薬剤 　　　　　　コントロール不良で大関節に関節痛ある場合：ジクロフェナクNaやインドメタシンファルシネル
② 発病中期：プロピオン系薬剤かCOX-2選択性薬剤で患者管理にする。
③ DMARDs成功例はステロイド減量中止の後にNSAIDsの離脱を図る。
④ 合併症などで薬剤が多く患者コンプライアンスを考えた場合：作用の持続を期待する薬剤（半減期の長いピロキシカム，オキサプロジン）
⑤ 夜間から朝方に疼痛が強い場合：坐薬（ジクロフェナクNa）
⑥ 局在性，表在性の場合は，貼付薬や軟膏などの外用薬
⑦ 高齢者の場合：血中半減期の短い薬剤，必要最少量，経皮吸収剤がよい。
副作用軽減からみた場合の選択
① 胃腸障害に対しては，プロピオン系薬剤，プロドラッグ，腸溶製剤，COX-2選択性薬剤
② 心，腎の合併症に対して，スリンダク，半減期の短いプロピオン系薬剤
③ 肝臓障害に対して，プロドラッグは避ける。

4）副作用対策

NSAIDs特有のPGを産生することによる胃腸障害がもっとも多い。その他腎障害，喘息，肝障害，皮疹，血液障害などの対策が必要である。薬剤特異的にみられるものにアスピリンの耳鳴りや難聴，インドメタシンのフラフラ感，イブプロフェン，スリンダクの髄膜刺激症状，メフェナム酸の溶血性貧血，フェニールブタゾンの無顆粒球症がある。

(a) 胃腸障害への対策

① 投与法

食直後に服用させるなど，また腸溶錠，徐放製剤，プロドラッグなど剤型に変更し投与方法を工夫する。

② 投与経路

胃粘膜の直接作用を避けるため，坐薬や軟膏，経皮吸収薬（貼付薬）に変える。

③ COX-2選択薬の選択

AGMLを含め胃粘膜病変や胃潰瘍の発生頻度が多い。RAの死亡率は低下しているが，死因の第一に消化管出血があげられRA治療上重要な問題である。各種薬物のなかで，ステロイド薬とともに非ステロイド抗炎症薬による上部消化管粘膜障害（NSAIDs潰瘍）はもっとも頻度の高い副作用とされている。近年，シクロオキシダーゼ（COX）に少なくとも2つのアイソザイム（COX-1，COX-2）が存在していることが報告され，このうちCOX-2は炎症時のみ発現されることが明らかになっている。NSAIDs潰瘍発症の原因がPG産生抑制にあるため，炎症時に発現するCOX-2を選択的に抑制する薬剤（COX-2選択薬）は理にかなった治療戦略である。現在の薬剤の中では，エトドラクやナブメトンがその作用を有している。このほか，PGE1製剤のミソプロストールの併用が胃腸障害軽減に有効である。

(b) 腎臓障害への対策

NSAIDsは，PGを抑制するため腎血流量が減少し腎機能低下を生ずる。高齢者や基礎疾患（糖尿病，高血圧，心不全，肝硬変など）のある場合は慎重に投与する。まれに間質性腎炎が数ヵ月後に生ずることがある。蛋白尿がみられないため，βMGやNAG測定の方が有用である。半減期の長いNSAIDsは控える。スリンダクやインドメタシンファルシネル（インフリー®）は比較的腎臓障害が少ない。

(c) 気管支喘息への対策

ロイコトリエンが増加することで気管支収縮作用が生ずるとされる。喘息患者や既往のある場合

は発作誘因となるためアスピリンだけでなくインドメタシンも原則的に禁忌となる。

5）相互作用により注意が必要な点

（a）NSAIDs とシクロスポリン

PG は腎血管拡張作用を有しており，腎血流量を調節している。NSAIDs によって腎の PG 産生が抑制されることによって GFR が低下する。シクロスポリンの腎血管収縮作用と相乗して腎障害が生じやすい。やむを得ない場合は，スリンダク，エトドラク，ナブメトンなど腎障害の弱い薬物を用いる。

（b）NSAIDs と MTX

MTX は糸球体濾過と尿細管分泌によって排泄される。したがって NSAIDs との併用は MTX の腎からの排泄を遅延させる。とくに高齢者では注意が必要。

（c）NSAIDs とニューキノロン

ニューキノロンはγアミノ酪酸（GABA）と受容体の結合を阻害して痙攣誘発作用がある。フェニール酢酸系（ボルタレン®）やインドメタシン，ナプロキセン等は阻害作用を増強し痙攣の危険性が高い。

（d）NSAIDs で作用が増強される併用薬剤

プロベネシドとの併用で鎮痛解熱作用が増強する。インドメタシンやピロキシカムは抗凝固薬に作用増強，ジクロフェナクやナプロキセンはヒダントインに作用増強があるので注意が必要。

文　献

1）飯田　昇：関節リウマチ患者のナブメトン長期投与における胃粘膜障害の影響性. 診療と医薬 39：1055, 2002.
2）斉藤輝信：薬物療法. リウマチのリハビリテーション. pp 35, 1994.
3）安部　達：非ステロイド性抗炎症薬の剤型とその特徴. 治療薬 37, 1999.
4）松本孝夫：薬物療法──選択と使い方. リウマチ病. pp 131, 1995.

（飯田　昇）

2．抗リウマチ薬（disease-modifying anti-rheumatic drugs：DMARDs）

1）抗リウマチ薬

抗リウマチ薬（DMARDs）は，RA の免疫異常を是正して，活動性を抑制し，RA を寛解に導くことができる薬剤である。RA の基本的治療薬である。最近では RA 発症後早期に関節の破壊が進行することから，診断後 3 ヵ月以内に積極的に抗リウマチ薬を使用することが勧められている[1,2]。とくに，メトトレキサート（MTX）の有効性が広く認められ，MTX が標準的・中心的な RA 治療薬として位置づけられるようになった[1]。

2）抗リウマチ薬の特徴

DMARDs は一般の薬剤と異なる特徴を有している。十分に理解して，注意して使用しなければならない。(1) 多くの DMARDs の作用機序の詳細は明らかではない。(2) 治療効果の発現が遅い（効果に 1 ヵ月以上かかる）MTX，サラゾスルファピリジンは早い。(3) Responder と Non-responder（効く患者と効かない患者）が存在する。また，副作用が起こる人，起こらない人がいる。(4) 治療効果が持続しない。2〜3 年で効果が減弱する。「エスケープ現象」とよばれている。(5) 臨床症状を寛解状態にするが，骨破壊の進行は完全には抑制できない。(6) ときに重篤な副作用が起こる。(7) DMRADs に抗炎症作用はないか，または非常に弱い[3]。

3）抗リウマチ薬投与に際して

RA 自体で生命を脅かすことは，悪性関節リウ

マチの病態以外にはまれである。抗リウマチ薬の副作用に関する報道（アラバ®）などから，患者は抗リウマチ薬に対しては「強い薬」と考え，拒否することが多い。抗リウマチ薬の利点と副作用を，できれば家族にも話し，informed consentのもとに投与を開始する。また，拒否した場合には，その他の治療法を説明し，本人かつ家族が納得いく治療法を行うことが必要である。また，副作用のモニターの目的を含め，通院および検査の必要性を説明することが重要である。

(a) **金製剤**（sodium aurothiomalate, gold sodium thiomalate：GST：シオゾール®, auranofin：AF：リドーラ®）

金製剤は中世時代では結核や感染症の治療に使用されていた。強い抗リウマチ作用を有するが，(1)効果発現までに時間がかかる（総量200 mg以上），(2)頻回に通院しなければならないなどの欠点がある。経口薬は効果は弱く，軽症例に勧められる。注射薬（筋注10〜25mg/週：シオゾール®）と経口薬（3〜6 mg/日：リドーラ®）。副作用は，注射薬：腎障害（蛋白尿/膜性腎炎），血球減少，間質性肺炎，皮疹などで，経口薬の副作用には下痢がある。シオゾール治療の際には毎回来院時に尿蛋白定性検査が必要である。

(b) **D-ペニシラミン**（penicillamine：D-Pc：メタルカプターゼ®）

D-ペニシラミン（D-Pc）はWilson病やシスチン尿症に使用されていた。金属のキレート薬である。D-，L-の光学異性体が存在し，L-型は毒性が強い。ペニシリンの誘導体であるため，ペニシリンアレルギーの患者には控える。100〜200 mg/日投与する。ビタミンB6がキレートされるため，補充投与を行う。副作用は血球減少/再生不良性貧血，腎症/ネフローゼ症候群，重症筋無力症[4]，Goodpasture症候群，筋炎など重篤なものが多い。皮疹，味覚障害，ビタミンB6欠乏症，SLE様検査所見などもある。金製剤と同様に発現が遅効性であるため，副作用の改善にも時間を要する。このため，以前は副作用にてしばしば不幸な転機をとることがあった。D-Pc投与中にSLEやその他の疾患を併発した場合，(1) D-Pcに起因するか？ (2)原疾患の診断がRAで正しかったのか？ (3)疾患が移行・併発したのか？ 十分に検討することが重要である。

(c) **ブシラミン**（bucillamine：BU：リマチル®）

わが国で開発された薬剤でD-Pc作用に似たSH化合薬である。ビタミンB6キレート作用はない。効果発現まで1〜2ヵ月要する。効果発現時には蛋白尿などの副作用も出現しやすいので注意する。100〜200 mg/日にて治療する。副作用：ネフローゼ症候群，間質性肺炎が一般的な重篤な副作用である[3]。

(d) **スルファサラジン**（salazosulfapyridine：SASP：アザルフィジンEN®）

潰瘍性大腸炎や乾癬性関節炎の薬剤であり，強直性脊椎炎などseronegative spondyloarthropathy（SNSA）の治療に使用されていた。効果が早いこと，一般的に問題となる副作用は多くは2週以内に出現すること，その後重篤な副作用が少ないこと（血球減少症に注意する。関節炎を有する全身性硬化症患者で蛋白尿が生じたことがあった）。著効するresponderが存在することなどが本剤の利点と考えられる。腸内でサルファピリジンと5-アミノサリチル酸に分解される。核内転写因子抑制と組織からのアデノシンの放出を行い好中球接着抑制，コラゲナーゼ・MMP・PGE2などの産生を抑制する。500〜1000 mg/日投与する。患者さんには「カキの種のような大きいやつ」と錠剤を表現すると理解されやすい。

副作用は肝障害，皮疹，発熱があり，投与10日以内に出現する過敏性反応と考えられる。サルファ薬過敏症の症例には禁忌である。副作用は伝染性単核球症様の症状に似ているため覚えやすい。投与開始1〜2週間後には来院してもらい，検査を行う。経過中血球減少症に注意する[1,2]。

(e) **メトトレキサート**（methotrexate：MTX）

メトトレキサートは治療効果発現が早く，エス

ケープ現象が少ないという利点が特徴である。「メトトレキサート」が本邦の一般名であり，2 mgのカプセルのリウマトレックス®が1999年にRAに対する保険適用になった商品名であり，メソトレキセート®は2.5 mg錠の商品名である。葉酸拮抗薬であり，DNAの合成を阻害する。従来は抗腫瘍薬，免疫抑制薬として使用されてきた。組織からアデノシンを放出し，好中球接着阻害などの作用を引き起こす。腎から排泄されるため，腎不全患者に投与すると血中濃度が増加して，容易に血球減少症になるので禁忌である。週に2～8 mgを経口で投与する。内服法は開始日朝の1または2 cap，夕1 cap，次の日の朝1 cap，夕1 capのように週のうち1，2日にわけて，朝・夕で内服する。「強い薬」「咳が気になる」などMTXが心配な患者さんが多い。週1 capから開始し，安心・信頼関係を得てから増量することも，軽微な自覚症状によってMTX投与が中止に至るよりも良いと考えられる。海外の通常用量は15 mg/週である。リウマトレックス®は本邦では週8 mgまでしか認可されていないため，informed consentを得て，メソトレキセート®は2.5 mg錠を追加する。

他のDMARDsに比べ，MTXの副作用の頻度は比較的少ない[1]。また，迅速な対応により有害事象の消失も早い。重篤な副作用は肝障害，間質性肺炎，血球減少などが知られている[1,2]。肝障害は投与量が増すと出現するが，軽度の場合には経過観察するか，MTXを1週間おきに2 mg減量する。間質性肺炎は過敏性反応であると報告されている。頻度は少ないが，乾性咳嗽の際には聴診をし，胸部X-pを撮る必要がある。冬季には風邪の症状とまぎらわしい。血球減少症は腎機能不全や高齢者にはとくに注意を要する。下痢・脱水の際や，また，風邪にて近医からNSAIDsを処方されて，これまで安全域であったにもかかわらず，突然血球減少をきたすことがある。このため，風邪・下痢などの際には自分で1週間休薬することを事前に話しておくことも必要である。同様に外科手術などの際には手術前の休薬が安全である。肺障害の存在する高齢者ではニューモシスチス肺炎を併発することがあるので，必要時バクタ®の予防的投与（2錠/日を週3回）する。ただし，バクタによる葉酸欠乏作用があるので注意する（MTXの作用を増強することが報告され，注意すること）。口内炎や肝障害の際には，葉酸（フォリアミン®）1錠（5 mg）をMTX最終内服日から1～2日おいて投与する。また，MTX・ロイコボリン®（calcium folinate：還元葉酸）救援療法は，MTX投与終了3時間目より，1回15 mg，3時間間隔で9回静注，以後6時間間隔で8回静注または筋注を行う。なお，MTXは妊婦，妊娠希望者，授乳中の患者には禁忌である。堕胎薬として使用されたこともある。

(f) ミゾリビン（mizoribine：MZ：ブレディニン®）

腎移植の際の拒絶反応を抑制する免疫抑制薬として開発された[3]。RAに対する効果は弱いが，他の免疫抑制薬と比べ，重篤な副作用が少ない。ループス腎炎にも保険適用があり，腎障害のある症例によいと考えられるが，シクロスポリンとともに高価な薬剤なので，患者に説明することが重要である。

(g) レフルノミド（leflonomide：LFM：アラバ®）

ピリミジン代謝阻害を示す免疫抑制薬である。RAに対する効果はMTXに同等な有効性を示すと報告されている。用法は，100 mgを1日1回3日間内服し，その後，1日10～20 mg内服する。薬剤の半減期は15～18日と長い。肝障害が5％に認められ，肝不全，血球減少症，下痢，血圧上昇などが報告されている。間質性肺炎は欧米では0.02％でまれと報告されたが，本邦では間質性肺炎の増悪が認められ，間質性肺炎や呼吸器疾患のある症例には投与を慎重に検討する。催奇性があり，妊婦や妊娠の可能性のあるものや慢性肝疾患患者には禁忌である[3]。重篤な副作用発症の際には，コレスチラミン1回8 gを1日3回，11日ぐらいを目安に反復投与する。

(h) ロベンザリットとアクタリット
(lobenzarit disodium, actarit)

ロベンザリット（カルフェニール®）やアクタリット（モーバー®，オークル®）は本邦においてRAの保険適用が認められているものの，効果は弱く，一般的には活動期のRAに対して積極的に使用すべき薬剤とは思えない。ロベンザリットは免疫調節薬として注目されたが，腎障害に注意する[3]。アクタリットはMTXの効果増強作用が報告されている[5]。

(i) テトラサイクリン（tetracycline）

ミノマイシンのRAに対する効果がACRのガイドラインなどにて報告されている[1]。ミノマイシンのMMP阻害作用が報告されている。軽症例に適応されると考えられる。

4）DMARDsの選択法
(a) 速効性と確実な効果

確実な治療効果を得ることが多い薬剤は，MTX，SASP，BU，GTS，D-Pcと思われる。GTS治療は毎週注射に通院し，responderであれば3ヵ月ごろで効果が現れてくるが，蛋白尿の副作用が出現し，治療の変更を強いられる。また，数ヵ月治療しても効果が得られないこともある。BUも効果発現にやや時間がかかり，蛋白尿の副作用が出現することもある。この点，MTXでは治療効果を得る期間が短く，治療効果を得る確率が多く（responderが多い），かつ，副作用の頻度が少ないという利点がある。SASPも比較的早期（1～2ヵ月以内）に効果が現れ，副作用も2週以内に起こることが多い。発症後早期に抗リウマチ薬治療を開始することが骨破壊，変形抑制，活動性の抑制になる。このため，MTX，SASP，BUが速効性かつ確実な効果を期待できる薬剤と考えられる。

(b) 臓器障害のある症例に対しての抗リウマチ薬の選択

肺や腎などの臓器障害が既存する患者に対して，その臓器障害をきたす副作用のある抗リウマチ薬の第一選択・投与はできれば控える。または，慎重に投与する。その理由は，(1)既存の臓器障害を悪化させる可能性があること，(2)臓器障害が悪化したとき，薬剤に起因した障害であるのか，RAまたは他の疾患に起因した障害であるか，診断や治療が難しくなることが理由である。

① 間質性肺炎のある症例

MTX，BU，GSTは控える。SASP，D-Pc，MZ，アクタリット，保険適用ではないが，イムラン，シクロスポリンなどの投与が考えられる。効果のない場合，MTXを少量，注意して使用する。高齢者ではニューモシスチス肺炎を起こすことがあるので，注意を要する。

② 蛋白尿のある症例

GST，D-Pc，BUなど蛋白尿の副作用をきたす薬剤は控える。MTX，SASP，MZ，アクタリットの投与が考えられる。腎障害のある症例，高齢者ではMTXによる血球減少症が起こりやすい。また，NSAIDsと併用も避けることが重要である。

③ 肝障害のある症例

アルコール性肝障害，ウイルス性肝障害のある症例にMTXは控える。SASPも注意する。

④ 肺や腎の障害のある高齢者

効果の弱い抗リウマチ薬が選択されるが，関節症状は改善しないことが多い。重篤な臓器障害をきたす可能性のある抗リウマチ薬の投与より，少量のステロイド薬投与のほうが安全である。NSAIDsも少量投与または投与しない。生物学的製剤も選択になるが，肺に陳旧性結核病変や感染症の合併が問題になることが多い。関節所見の活動性と患者の日常生活の活動性が参考になるが，MTXの少量投与，または，経済的に問題がなければ顆粒球除去術が選択肢になる。

(c) 抗リウマチ薬の併用療法

個々の抗リウマチ薬の作用機序が相違するなどの観点から，抗リウマチ薬の併用効果が期待され，報告されてきた。しかし，著明な相乗効果・相加効果を示す組み合わせの報告は少なく[6]，また，副作用の頻度・程度などの増加も顕著ではない[7]。抗リウマチ薬どうしの併用効果はあまりな

いと思われる。金製剤とD-Pcの併用は禁忌と記載されている。アクタリットはMTXの効果を増強させるという報告がある[5]。シクロスポリンはMTXとの併用効果が報告され，FDAで認可されている。生物学的製剤のインフリキシマブ（レミケード®）とMTXでは，骨破壊が修復されることが認められる。このように生物製剤とMTXとの併用による治療効果が期待される。

(d) 抗リウマチ薬の注意点

すべての抗リウマチ薬・免疫抑制薬は妊娠予定者，妊婦，授乳者には禁忌である。このため，挙児希望者には3ヵ月以上（1月経周期以上）の休薬を必要とする。男性も同様に対応する。この間，NSAIDsも禁忌であるため，ステロイド薬治療が基本になる。抗リウマチ薬以外に禁忌薬はワルファリン，コルヒチン，チガソンなどである。

(e) 抗リウマチ薬の使用例

抗リウマチ薬の具体的な投与例を参考までに記載する。患者さんの多くはまだMTXについて不安感を持つものが多いこと，1，2回の診察で信頼関係はすぐに築くことは難しいため，SASP（500 mg/日）をはじめに処方することが多い。副作用についてはよく説明し，1～2週間後に再診・検査をする（発熱，広範な皮疹，肝障害，血算，尿をみる）。この間，NSAIDsと胃薬を処方し，多くの場合，ステロイド薬（プレドニン換算で5 mg/日）を開始する。ステロイド薬併用の目安は，多くの関節の腫脹がはなはだしい場合，家での日常生活・移動がきわめて障害される場合など考えられる。1～2ヵ月経過を観察し，その間SASPを1 g/日に増量する。SASPが著効する症例も多い。効果のない症例には，MTXの効果と副作用を説明し，MTX 2 mg/週から開始する。多くの場合，MTX 2 mg/週では効果も副作用もないが，副作用がないことで，患者は安心感を得る。この点が重要であると思われる。その後MTXを漸増する。モニターは，乾性咳嗽の有無，肺の聴診，GOT・GPT・LDH，creatinine，血算，KL-6またはSP-D，β-Dグルカン，胸部X-pなどを行う。効果を得たら，ステロイド薬をプレドニン換算で1 mgずつゆっくり減量，NSAIDsの減量も行う。SASPはMTXの効果が出るまでは継続し，明らかに無効の場合中止する。RA治療の目安は，「多少の疼痛は伴うが，仕事を続けることができること」と考える。

文献

1) American College of Rheumatology Subcommittee on Rheumatoid Arthritis Guidelines：Guidelines for the Management of Rheumatoid Arthritis, 2002 Update. Arthritis Rheum 46：328, 2002.

2) American College of Rheumatology AD Hoc Committee on Clinical Guidelines. Guidelines for Monitoring Drug Therapy in Rheumatoid Arthritis. Arthritis Rheum 39：723, 1996.

3) 三森経世：抗リウマチ薬，診断のマニュアルとEBMに基づく治療ガイドライン（越智隆弘，他，編）．メジカルビュー社，東京，pp 84, 2004.

4) 小林茂人，他：D-ペニシラミンによる重症筋無力症を合併した慢性関節リウマチの1例．日臨免会誌 10：426, 1987.

5) 中山田真吾，他：アクタリットの追加併用療法．リウマチ科 27：33, 2002.

6) 市川陽一：DMARD併用療法―オーバービュー．リウマチ科 27：1, 2002.

7) 金井美紀，他：DMARD併用における副作用．リウマチ科 27：47, 2002.

（小林茂人）

3．生物学的製剤（biological response modifiers）

1）適応と特徴

ACRガイドライン（2002）によると，生物学的製剤の現時点の適応は，少なくとも1つ以上の抗リウマチ薬（MTXを含む）が無効であった後に使用すると記載されている。ただし，欧米では，早期RAの治験も行われている。また，現時点での特徴をまとめると，(1)臨床症状の改善はMTXと比べ優れている（臨床症状の改善はACR 20, ACR 50で評価されている）。(2)骨破壊の進行の抑制がMTX単独治療よりも優れている。MTXとの併用で，骨びらんの改善・骨びらんの治癒（erosion healing）が認められる。(3)MTXとの併用効果が認められる。生物学的製剤とMTXとの併用は，生物学的製剤単独治療よりも優れている。(4)まったく無効の症例も約20％，効果の不十分な症例も約20％存在する。(5)非特異的免疫抑制治療法であるため，感染などの重篤な副作用も認められる。日本では結核に注意する。高齢者には気をつけること。(6)高価である。以上のような特徴を持つ。

2004年5月現在，インフリキシマブのみ本邦では使用可能であるが，今後，早期治療も行われ，RAの予後が改善されることが期待される。また，今後，多くの生物学的薬剤の登場により，それぞれの詳細な特徴を理解して，さまざまな症例に対して生物学的製剤を使い分ける工夫が必要になると考える。

2）それぞれの生物学製剤の特徴

(a) インフリキシマブ [infliximab, レミケード® (田辺製薬), Remicade® (Centocor)]

マウス・ヒトキメラ型IgG1抗TNF-α抗体である。可溶性のTNF-αと細胞表面のTNF-αに結合する。このため，細胞表面のTNF-αを介して補体依存的に細胞障害を起こす。TNF-βには反応しない。可溶性のTNF-αは単量体（monomer）と3量体（trimer）で存在するが両者に結合する。米国では1998年10月にクローン病の治療薬としてFDA（Food and Drug Administration）で承認され，1999年11月にRA治療が承認された。本邦では2003年7月に厚労省RA治療薬として承認された。海外では，ベーチェット病，ウェゲナー肉芽腫性症，顕微鏡的多発血管炎，側頭動脈炎，成人スチル病などの治療報告がある。2004年現在，世界中で40万人以上に使用されている。本邦ではリウマトレックス® 6 mg/週以上併用し，投与法は3 mg/kgを2時間以上かけて点滴静注する。0，2，6週，以後8週ごとに治療を行う。効果不十分例に対しては用量を増加せず，6週間隔で投与するとよい結果を得るという。半減期は8〜9.5日で，骨破壊の進行を抑制する。MTX単独治療より優れている。TNF-α結合部位がマウスの抗体である。このため，マウス蛋白を反復して投与するため，ヒト抗キメラ抗体（human anti-chemeric antibody：HACA）（中和抗体）が約17〜50％出現し，クリアランスが増加して，効果が減弱する。この作用はMTXの併用によって，HACA産生が抑制され，治療効果が維持される。ACR 20は50〜58％（対照20％）で（**表44**）[1]，100 mgバイアルが11万3190円で，3 mg/kg 1回2〜3バイアルとして，1回：23〜34万円，3割負担で8〜11万円の負担となる。有害事象で重要なものは，(1)重篤な感染症（日和見感染），とくに結核，肺外結核，播種性結核に注意する。(2)マウス由来蛋白に対する過敏症。(3)脱髄性疾患。(4)うっ血性心不全などである。本剤は治療効果も優れているが，副作用も多い側面がある。肺病変を伴う高齢者には避けたほうがよいと思われる。

(b) エタネルセプト [etanarcept, エンブレル® (ワイス-武田薬品), Enbrel® (Immunex)]

ヒト型リコンビナント可溶性TNF受容体（p 75）とIgG 1のFc部位との融合蛋白である。TNF-α，TNF-βにも結合する。TNF-α 3量体のみ結合する。1998年11月にRA，1999年5

表44 生物学的製剤の治療効果

治療法	患者数	ACR 20	ACR 50	ACR 70	報告者
Infliximab+MTX	83	50	27	8	Moreland et al
Placebo+MTX	84	20	5	0	
Etanercept+MTX	59	71	39	15	Weinnblatt et al
Placebo+MTX	30	27	3	0	
Adalimumab	113	46	22	12	Abbot Lab.
Placebo	110	19	8	2	
Adalimumab+MTX	67	67	55	27	Weinnblatt et al
Placebo+MTX	62	15	8	5	
Anakinra+MTX 1 mg/kg/day	ND	42	24	10	Cohen et al
Placebo+MTX	ND	23	4	0	
Rituximab+MTX	40	65	35	30	Emery et al
Rituximab	40	30	13	8	
Leflunomide (20 mg/day) 12 Mo	ND	52	34	20	Stand et al
MTX (7.5-15 mg/wk) 12 Mo	ND	46	23	9	
Doxycycline 100 mg+MTX	24	62.5	41.6	ND	Elliot et al
Placebo+MTX	24	33.0	12.5	ND	

数値は患者の%を示す。
Olsen NJ, et al：N Engl J Med 50：2167-2179, 2004 より一部改変

月に，若年性関節リウマチ，2002年1月に乾癬性関節炎の治療に対してFDAにて認可された。海外では，ベーチェット病，ウェゲナー肉芽腫性症，成人スチル病の治療に関する報告がある。0.4 mg/kg（成人25 mg），週2回の皮下注射が行われ，注射の間隔は2～3日以上あける。50 mg週1回の皮下注射も同等の効果があるという。皮下から吸収し，50時間でピークとなる。半減期は4.24±1.25日でインフリキシマブより短い。副作用は注射部位の発赤など1/3の症例に認められ，投与開始1ヵ月後に出現し，3～5日間持続する。インフリキシマブと比較して結核の発症は少ない。6ヵ月以上の長期投与が行われた症例で1100例中，50例に腎盂腎炎，気管支炎，細菌性関節炎，膿瘍形成を認めた。約2割はまったくの不応性を示し，約2割は効果不十分である[2]。日本では自己注射は認められないため，週1～2回通院しなければならない欠点がある。米国の年間薬剤費は150万円かかる。

(c) アダリムマブ [adalimumab (D 2 E 7)，ヒューミラ®（エーザイ），Humira® (Abbott)]

ヒト化IgG 1抗TNF-αモノクローナル抗体。2002年12月米国で承認された。MTXなどの併用も報告されている。完全ヒト化抗体なので，中和抗体ができづらいという利点がある。インフリキシマブと同様に，細胞表面に結合した抗TNF-αにも結合して，細胞障害性を示す。皮下注のピークは約130時間である。本剤のクリアランスは男女，年齢，体重などによって大差なく，MTX併用によって，20～44%クリアランスが抑制される。骨破壊抑制効果があり，治療開始から1年間は骨破壊が停止するという。投与約6ヵ月でMMP-1,3の値が50%まで低下する。副作用は鼻炎，気管支炎，刺入部の発赤などで，重篤な感染症はない。FDA認可された投与量は40 mg

の隔週の皮下注射である。

(d) アトリズマブ［myeloma receptor antibody：MRA（中外製薬，本邦では治験中）］

ヒト化IgG1モノクローナル抗ヒトIL-6受容体に対する抗体である。2001～2002年の後期第Ⅱ相試験では，MRA 4 mg/kgまたは8 mg/kgを4週ごとに点滴静注した結果，8 mg/kgのACR 20は約78％（プラセボ11％）で，抗核抗体や抗DNA抗体の新たな出現は認めなかったと報告されている。MTXの併用は行われていない。重篤な有害事象はないという[3]。

(e) アナキンラ［anakinra, Kinaret® (Amgen)］

リコンビナント・ヒト・インターロイキン-1（IL-1）受容体拮抗剤（IL-1 Ra）（IL-1受容体に結合する生体に存在する蛋白質）でIL-1の作用を阻害する。2001年11月米国FDAで認可された。100 mg/日を毎日皮下注射する。半減期が4～6時間と短く，IL-1抑制には100～1000倍量のIL-1 Raが必要なため，治療効果を得るには，高用量で，かつ，連日投与が必要である。MTX 15～25 mg/週の併用で，インフリキシマブやエタネルセプトと同程度の効果を得られるという（表44）。投与開始1年で骨びらんの治癒（erosion healing）が認められた。注射部位の局所反応は68％に認め（プラセボは25％），感染の副作用は2.1％に認め（プラセボ0.4％），蜂窩織炎，肺炎，骨髄炎などが報告されているが，2003年5月の時点で死亡症例はない。日和見感染は認められなかったという。腎で約80％排出されるため，腎障害の症例には減量投与必要がある。

(f) リツキシマブ［rituximab, リツキサン®（全薬工業・ロシュ），Mabthera® (Genentech)］

Bリンパ球のひとつのマーカーであるCD 20に対するモノクローナル抗体である。B細胞非ホジキンリンパ腫（低悪性度）の治療薬として開発された。形質細胞にCD 20はないので，治療によって血清中の免疫グロブリンの量は変化しない。第1相試験では4週ごとに静注投与が行われ，高いACR 50, 70を示す効果が得られ，効果発現は1～2ヵ月，効果の継続は2～10ヵ月に及ぶという。多くの疾患に対する治療が試みられている[4]。

(g) CTLA-4-Ig融合蛋白（Bristol-Myers Squibb，治験中）

CTLA-4-IgはCTLA-4（cytotoxic T lymphocyte-associated antigen-4：CD 154）とIgG1の可溶性融合蛋白である。抗原提示細胞上の共刺激分子B 7は，Tリンパ球上でCD 28に結合して刺激性シグナルを伝達するか（B 7-1：CD 80），または，CTLA-4（CD 154）に結合して抑制性シグナルを伝達する（B 7-2：CD 86）。CTLA-4はCD 28よりもB 7に対する結合のアフィニティーが強く，このため，CTLA-4-IgはCD 28とB 7の結合を抑制し，T細胞の活性化を抑制する。臨床試験の結果はCTLA-4 Igを10 mg/kg，2週間おきに点滴静注。副作用は頭痛，上気道炎，筋肉痛，嘔吐など重篤な副作用の報告はない。RAのほか，乾癬，SLE，アルツハイマー病などに治験中である[4]。

3）生物学製剤の副作用・有害事象[1～5]

(a) 感染[1,5]

2003年8月の時点で，インフリキシマブ1100名，エタネルセプト2782名の報告があるが，併用されたDMARDsの影響も否定できない。重篤な感染症の種類は，結核（*Mycobacterium tuberculosis*），ヒストプラズマ（*Histoplasmosis calsuatum*），リステリア（*Listeria monocytogenes*），アスペルギウス（*Aspergillus fumagatus*）などの日和見感染症が多い。抗TNF薬で臨床症状がマスクされてしまうこと，CRP等の急性炎症蛋白の産生が抑制され早期発見が遅れてしまうことなどの問題点があるので注意する。

① 結核[1]

結核の報告は2002年12月において，インフリキシマブで295名（約7.4％），死亡例12名であ

る。エタネルセプトは36名（約2.4%），1名死亡し，アダリムマブでは13名（約0.53%）である。米国の結核発症率は6.2/10万人といわれ，インフリキシマブ使用症例では，24.4/10万人と約4倍高い。投与開始から結核発症の期間（中央値）はインフリキシマブで12週である。併用されたMTXの影響も否定できないが，28週以内に90%発症した。これに対して，エタネルセプトは発症の期間は46週，アダリムマブは30週で，薬学動態・免疫抑制の活性の違いが考えられる。肺内と肺外結核症の比率は，インフリキシマブでそれぞれ22%，57%で，17/40例が播種性結核で，患者は中高年（平均57歳）に多い。これに対して，エタネルセプトの肺内と肺外結核症の比率は80%，20%であった。TNF-αは肉芽腫形成に重要であることに起因すると考えられている。

早期発見には，ツ反：PPD (purified protein derivative) > 5 mm（本邦では10 mm以上）があるが，米国でも，治療前に10～31%が陽性で，本邦ではBCG接種のため，あてにならない。このため，胸部X線が重要である。また，MTX治療によって偽陰性を示すことも考えられる。

治療・予防的治療は，1) INH (isoniazid) 300 mg/d 9ヵ月間，2) RIF (rifampisin) 450 mg/d+/−INH 4ヵ月間，3) RIF and PZA (pyrazinamide) 1.5 g/d 2ヵ月間（肝障害をきたしやすい）が，米国では推奨されている[5]。わが国の結核罹患率は人口10万人あたり約30人で，米国の5倍と高率であるため，結核には十分に注意を払う必要があり，結核症の既往や肺に陳旧性結核病変を有する症例には投与を避ける。

② その他の感染症

感染症はDMARDsは0.008件/年であるが，抗TNF-α治療では0.181件/年と23倍多い。ヒストプラズマ，カンジダ，コクシオイデス，カリニ，クリプトコッカス，アスペルギルス，リステリア，ノカルジアなどが報告されている。このうち，リステリア感染症は9症例報告され，4例が敗血症や髄膜炎で死亡している。このうち，8例はインフリキシマブ使用例であった。多くは高齢者（平均71歳）であった。注意点としては，(1)生菌ワクチン接種を避ける。(2)非殺菌乳製品ソフトチーズを避ける（リステリア感染が生じやすい）。(3)患者の感染徴候に注意するよう医療従事者を教育する[5]。

(b) リンパ腫

RA自体に多いといわれているが，TNF-α antagonist発売以前ではRAは一般人口の2～25倍（米国）とばらつきがあり，長期間の成績を待つ必要がある。これまで，26症例が報告され（インフリキシマブ1999年5月/エタネルセプト2000年12月の時点），インフリキシマブ投与例は6.6名/10万，エタネルセプト19名/10万であった。一般人口では男性が24.8/10万，女性17.7/10万であるので，現時点で抗TNF-α治療で有意に多いとはいえない。また，FDA（2003年5月）のエタネルセプトでstandardized incidence ratio (SIR) は2.3～3.5であり，一般集団の予測値と有意差は認めなかった[2]。

(c) 薬剤起因性ループス (SLE-like syndrome)[1)5)]

インフリキシマブまたはエタネルセプト使用例で頻度は0.6%とまれであるが，皮疹，抗DNA抗体などが出現する。可逆性であり，投与を中止すると症状は消失する。エタネルセプトでは12/13症例が1～4ヵ月以内に治癒した。インフリキシマブ治療では抗DNA抗体は，治療前には29%陽性で，治療後には53%陽性で，多くはIgM型anti-DNA抗体であった。抗核抗体はインフリキシマブ投与後8.5%（25/295）陽性で，抗体価はtiter 1/10から1/10,240であった。臨床効果は抗核抗体の有無で差異は認められない。このほかの報告では，治療開始時23.7～51.6%が抗核抗体陽性で，治療後には53～82.2%陽性であった（中央値14週：2～54週）。抗カルジオリピン抗体は，インフリキシマブで治療前13.5%，治療後28%陽性，エタネルセプトは治療前17%，治療後25%陽性であった。

(d) 心不全

TNF-αが心不全発症に関与していると考えられ，抗TNF-α薬が試験された。ところが，インフリキシマブやエタネルセプトで心不全発症が明らかになった経緯がある[2]。2003年の時点で47例の報告があり，1名は死亡した。新規の心不全は投与後，3.5ヵ月で発症し，50%は心不全のrisk factorはなく，10名は50歳以下であった。抗TNF-α治療による心不全発症機序は不明であるが，TNF-α欠損マウスでは，脳炎・心筋炎誘発ウイルス感染させると死亡し，TNF-α投与で生存率は改善する。このため，TNF-αはウイルスのクリアランスに重要であり，心筋のウイルス感染が，もともとまたは新たにあった場合，抗TNF-α治療によって，心不全が発症すると推定されている。

(e) 脱髄性疾患

26症例がMRIにて証明され脱髄性疾患，多発性硬化症（MS）様症状を呈した。知覚異常，視神経炎，意識障害などを生じる。抗TNF製剤である lenercept 投与によってMSの症状悪化が報告されたため，抗TNF製剤に起因する副作用と考えられる[1]。

文献

1) Olsen NJ, et al : New drugs for rheumatoid arthritis. N Engl J Med 350 : 2167, 2004.
2) 宮坂信之：可溶性TNFレセプターエタネルセプトの有用性と問題点. 分子リウマチ 1 : 8, 2004.
3) 西本憲弘：抗IL-6レセプター抗体による関節リウマチ治療の可能性. 分子リウマチ 1 : 25, 2004.
4) Shanahan JC, et al : Upcoming biologic agents for the treatment of rheumatic diseases. Curr Opin Rheumatol 15 : 226, 2003.
5) Imperato AK, et al : Long-term risks associated with biological response modifiers used in rheumatic diseases. Curr Opin Rheumatol 16 : 199, 2004.

（小林茂人）

4．ステロイド薬

ステロイドは膠原病の治療のもっとも中心的な存在である。かつては80%以上の死亡率だった各種膠原病の予後を，生存率80%以上に改善させたのはこのステロイドにほかならない。ステロイドは膠原病のほかに，種々の疾患・病態を劇的に改善させる魔法の薬であるがために，"内科のメス"ともいわれる。しかしながら，"メス"であるがために，使い方を間違えれば命も落としかねない危険性を持っているのである。本項ではステロイドを正しく使うことを目標に，以下に述べていく。

1）種類

治療に使われる副腎皮質ステロイドには表45に示すような種類があり，半減期・副作用が微妙に異なることが知られている。この中でも，臨床の現場で最初に使われるのがプレドニゾロンであることは周知の事実であるが，それは本剤が生理的な副腎ステロイドにもっとも近いからだといわれている。本剤の効果が今ひとつであったり，副作用が出現した場合はベタメサゾン等の他剤に切り替える。ショック・喘息重積発作など速効性が求められる場合にはヒドロコーチゾンなどの速効性かつ代謝の速い薬剤が使用される。なお，パルス療法には速効性かつ大量であるがために，代謝が速いことが必要とされてメチルプレドニゾロンが重用されるが，他剤でも理論上は可能である。ちなみにベタメサゾンで試みられた時期があったが，バイアルが多すぎて不便で，日の目を見ずに終わっている。

表 45　ステロイドの種類

	抗炎症作用*	ナトリウム貯留作用*	作用持続時間†	等力価量 (mg)
コルチゾール	1	1	S	20
プレドニゾン	4	0.8	I	5
プレドニゾロン	4	0.8	I	5
メチルプレドニゾロン	5	0.5	I	4
フルドロコルチゾン	10	125	S	―
コルチゾン	0.8	0.8	S	25
トリアムシノロン	5	0	I	4
パラメタゾン	10	0	L	2
ベタメタゾン	25	0	L	0.75
デキサメタゾン	25	0	L	0.75

*コルチゾールを1とした場合。
†生物学的半減期が S：8～12 時間，I：12～36 時間，L：36～72 時間。
湯原孝典, 他：ステロイドの種類と適応. 臨床医のためのステロイド薬―効果的な選び方・使い方（橋本博史, 他, 編）. 改訂版, 総合医学社, 東京, pp 11, 2002 より引用

2）作用機序

作用機序は成書には多種多様に記載があるが，臨床的重要なのが以下に示す作用である。
(1) 抗炎症作用
(2) 免疫抑制作用
(3) 副腎皮質ホルモンとしての作用

まず抗炎症作用はプレドニゾロン換算で 30 mg/日以下で働くといわれる。免疫抑制作用はこの量以上で働くといわれ，当然この作用が働けば感染症の副作用も出やすくなる。一般に，30 mg/日以上では入院治療で行うのもこれが大きな理由といわれる。ちなみに，退院の目安もわれわれの施設ではこの 30 mg/日を目標としてきた。しかしながら，とくに大量投与の症例は入院期間が 3～4 ヵ月に及び，長期入院は在院日数という社会的問題のほか，患者さんの精神的ストレスとの関連でもおおいに問題となった。そこで，退院時のステロイドの量をプレドニゾロン 30 mg/日

ミニコラム

自己中止は危険か？

膠原病でステロイド治療を受けた多くの症例は維持量という名目でほとんど一生，ステロイドの投与を強いられる。これは患者さん自身に多大な不安とストレスを与える。たまに，これに耐えられない人が服用を自己中止してしまうことがある。これは医師が気づかぬときに長期間行われることが多い。興味あるのはこういった症例の予後がどうなるかである。当科ではこのような症例を 10 例ほど経験しており，その予後を調べてみた。その結果，なんと半数の症例が何らかの原因で死に至っていたのである。死因は種々であったが，いずれの症例も自己中止による病状の悪化が何らかのかかわりを持っていた。この結果から見ると，維持量のステロイドが必要であることを示している。

患者さんにはステロイドの副作用の危険性だけでなく，安易な中止の危険性も説明することが必要である。

から32.5 mg/日，35 mg/日と徐々に上げてきているが，今のところ，大きな問題はない。ただし，シクロフォスファミド大量静注療法を施行した1例が，35 mg/日で退院後，ニューモシスチス肺炎を併発して再入院するという苦い経験もしている。そのため，免疫抑制薬を併用する症例は30 mg/日という線は守ったほうがいいという認識を持っている。なお，50 mg/日で自主退院した症例も経験したが，この場合は数週間後に肺炎を起こした。やはり，30 mg/日では入院加療が必要という点に関しては，エビデンスはないが，経験上は正しいといえるかもしれない。副腎皮質ホルモンとしての作用は膠原病の治療には直接関係ないが，副作用との関連や減量・中止後に起こる離脱症候群との関連で重要である。正式にはACTH負荷試験で，減量・中止可能か評価するが，われわれの施設では，中止直前にACTH・コルチゾールを検査するという簡便な方法に留めている。

3) 適用・投与量

　適用・投与量の詳細は疾患の各論で触れると思うので，ここでは総論的な内容に留める。ステロイドは前述のように"内科医のメス"といわれるが，重要なのはメスがどこをどのように切るかを決めるように，ステロイドもどこでどのように使うかを考える必要があるということである。当科を回る学生や研修医は直前によく他科から"治療を聞かれたらステロイドと答えれば大丈夫だ"と吹き込まれてくるのをよく耳にする。これはある意味では的を射ているが，根本的には外れている。まず，知っておくことは膠原病の中でステロイドが治療の主役になる場合と脇役である場合がある点である。たとえばSLE・PM/DM・血管炎等はステロイドの治療が主役であるのに対して，全身性硬化症・関節リウマチには補助的に使用される。一方，主役である場合もSLEやMCTDのように病態によりきめ細かい投与量を決める必要がある疾患もあれば，PM/DMのように疾患名が決まれば，投与量も決まる場合もある。要は

ステロイド治療を開始するにあたっては，目的を明確にして頭で考えながら治療していくということである。

　さて，急性期を脱した場合の減量の目安は悩む場合が多いが，基本路線は"病期が完治せずとも沈静化していれば減量を開始する"と考えたい。その目安となる指標は各疾患で異なるが，つねに何を指標にしながら減量するかを念頭に置いておくことは重要である。減量のペースは前投与量の10%減がおおすじの目安といわれ，具体的には50 mg/日以上では5～10 mg/2週ずつ，30～50 mg/日では2.5～5 mg/2週，30 mg/日以下では2～4週で2.5 mg/日とだんだん減量の間隔を長くして，維持量に持っていく。維持量は教科書的なルールはないが，一般に臓器病変がある場合はプレドニン換算で10 mg/日前後，臓器病変がないか軽い場合は5 mg/日前後といわれる。ただし，これも個人差があり，経過と病状をよく把握してから決めるべきである。最終的に中止可能かどうかであるが，これは施設により若干の考え方の違いがある。一般的にはステロイドで急性期の炎症は乗り切っても自己免疫現象は消えないため，継続する必要があり，これが維持量の理論となっている。ちなみに，最近は種々の理由でステロイドを自己中止する方が増えているようだが，当教室の統計ではこういうケースは半数以上が不幸な転帰をとっている。一方，減量中に悪化する場合はまず減量を待って経過観察し，必要とあればパルス療法や免疫抑制薬で乗り切った後，減量する。

4) 副作用

　副作用に関しては，表46にまとめるが，ここで重要なのは治療直後に起こるものと，かなり後になって出現するものがあることである。この表はまとまっているので参考にされたい。

5) モニタリング

　本剤のモニタリングの主体は前項の副作用の管理が中心になる。前項で述べた副作用の起こる時

表46 ステロイドの副作用

1．投与初期より出現する症状 　不　眠 　精神不穏 　食欲亢進，体重増加 2．投与前より内在していた疾患の発症ないしは 　増悪 　高血圧 　糖尿病 　尋常性痤瘡 　消化性潰瘍 3．主として漸減中に認められる副作用 　Cushing様症状 　視床下部-下垂体-副腎皮質機能不全 　易感染性 　無腐性骨頭壊死 　ステロイド筋症 　創傷治癒遅延 4．維持療法中の副作用 　骨粗鬆症 　皮膚萎縮 　白内障 　粥状硬化症 　成長阻害 　脂肪肝 5．予測不可能な症状 　精神病 　頭蓋内圧亢進 　緑内障

湯原孝典, 他：ステロイドの種類と適応. 臨床医のためのステロイド薬—効果的な選び方・使い方（橋本博史, 他, 編）. 改訂版, 総合医学社, 東京, pp 11, 2002 より引用

期は臨床の現場でおおいに参考になる。かつては胃潰瘍の予防に粘膜保護作用のある薬剤が使用されたが，最近は大腿骨頭壊死と高脂血症の関連や骨粗鬆症に対する薬剤の予防投与にエビデンスが出てきてからは，定期的な高脂血症のモニターおよびMRI, 骨密度のチェックをしつつ，副作用を把握するようになってきている。

以上，ステロイド治療の核心の部分を述べた。しかしながら，この"内科医のメス"は手術同様，個人個人で状況が異なる。臨床の現場では核心のハードの部分と個人というソフトの部分をうまく融合させて，治療していくことが重要である。

文　献
1）湯原孝典, 他：ステロイドの種類と適応. 臨床医のためのステロイド薬（橋本博史, 他, 編）. 総合医学社, 東京, pp 11, 2002.

（戸叶嘉明）

5．免疫抑制薬

　膠原病の治療の主流はステロイドで，種々の疾患で予後の改善におおいに貢献してきた。しかしながら，ステロイドだけでは治療できない難治性の症例があり，こういう症例の予後の改善が課題であった。その後の免疫抑制薬はこの課題の克服におおいに貢献することになる。ただ，免疫抑制薬はステロイド以上に副作用が強く，使用するにあたっては細心の注意が必要である。本項では，免疫抑制薬がどのような種類の薬剤か，どのような疾患・病態に使用されるかを言及しながら，使用上の注意点についても述べていく。

1）種類
　免疫抑制薬には表47に示すような薬剤が使用される。ただ，これには，古くからある薬剤と比較的新しい薬剤があるので，臨床の場ではその歴史的な流れを考慮することも重要である。このなかで，アザチオプリン（AZ）とシクロフォスファミド（CY）は最初に膠原病の治療に導入された。当初は，ステロイド抵抗性の症例や，抗リ

表47 おもな免疫抑制薬の作用機序

薬剤	作用機序
アザチオプリン	アデニン・グアニンの生合成阻害
メトトレキサート	葉酸産生阻害
シクロフォスファミド	DNA架橋→複製阻害
シクロスポリン	Ca介したシグナル伝達阻害
ミゾリビン	プリン合成阻害

ウマチ薬抵抗性のRAの症例に経口の持続投与として使用されたが，副作用が問題になる場合も多かった．その後，RAに関してはメトトレキサート（MTX）の少量投与の有効性が証明され，RAで使われる免疫抑制薬はMTXが主流になっていく．一方，SLEに関しては1990年代になり，CYの経口投与より間欠静注投与（IVCY）のほうが効果が優れ，副作用が少ないことが実証され，腎症を中心にステロイド抵抗性の治療の中心になって現在に至っている．ただし，CYも無効な例やステロイドの減量が困難な症例ではAZが使用されることが現在でも認められる．PM/DMに関しては，当初はMTXの少量投与が普及したが，間質性肺炎（IP）の例では使用ができず，AZが使用された．その後，1990年代の後半になり，IP合併例でのシクロスポリン（CyA）の有効性を示す報告が続出し，IPの治療として定着してくる．このように，免疫抑制薬はある意味で，進化をとげてきたといえるが，まだまだエビデンスのはっきりしない薬剤もあり，今後も時代とともに，使用される免疫抑制薬の種類は変わっていくことを知っておく必要がある．

2）作用機序

表47におもな免疫抑制薬の作用機序を示す．CY・AZ・MTXなどの古典的な免疫抑制薬は抗悪性腫瘍薬としても使われるだけにDNA合成・mRNAの転写の阻害にかかわっているのに対して，比較的新しいCyAは細胞質内のシグナル伝達に関与する．ここで，重要なのはいずれの薬剤のステロイドほど速効性がない点である．MTX・CyAは1ヵ月前後で効果が出てくるが，AZやCYに至っては数ヵ月を要する場合がある．したがって，免疫抑制薬の効果判定はステロイドほど早くはできないことを認識しておく必要がある．また，効果発現が遅いだけに，一度副作用が出るとかなり持続することがあり，注意を要する．

ミニコラム

免疫抑制薬 いつまで投与する？

　免疫抑制薬の適応については，近年，種々の疾患・病態で定着し，エビデンスも出てきている．しかしながら，いつまで投与するかという点に関しては明解な見解は得られていないのが実情である．ステロイドのように維持量を一生投与するという考え方もあるが，副作用が強いことから，ステロイドの維持量で病態が安定すれば中止する方向に持っていくのが，一般的な考え方であろう．投与期間をある程度明確に示されているのは，PN・WGの経口シクロフォスファミドである．その他に関しては，まだ，有効性が報告されただけで，投与期間まで言及はされていない．このなかでとくに問題になるのは間質性肺炎におけるシクロスポリンA（CyA）である．当科では，副作用でCyA中止後，再燃して死亡したamyopathic dermatomyositisの症例を経験していることから，難治性かつ致死的な病態では中止は難しいのかもしれない．

表48 膠原病における免疫抑制薬の適用

```
1. ステロイド抵抗性に用いる
  (1) SLE
    1) 腎症：IVCY（500～750 mg/月），AZ
       （50～100 mg/日），CyA，ミゾリビン（75～150
       mg/日）
    2) CNSループス：IVCY
    3) 血小板減少：IVCY
  (2) PM/DM
    1) 筋病変：MTX（5～7.5 mg/週）
    2) 間質性肺炎：CyA，IVCY
    3) 成人スチル病：CyA，MTX
2. ステロイドとともに初期治療として用いる
  (1) PN：経口CY（50～100 mg/日）・IVCY
  (2) WG：経口CY・IVCY
  (3) MPA：経口CY
3. 治療の一選択肢として用いる
  RA：MTX，CyA，ミゾリビン
```

CyAは，血中濃度を50～200 mg/mlになるように投与する。

表49 免疫抑制薬の副作用

```
1. 共通の副作用
    感染症・造血障害
    肝障害・腎障害
2. 薬剤に特有の副作用
   AZ：発癌
   MTX：間質性肺炎・口内炎・催奇形
   CY：出血性膀胱炎・生殖障害
   CyA：歯肉肥厚・多毛
```

3）適用

　膠原病における免疫抑制薬の適用は**表48**にまとめた。ここでまず認識しなくてはならないのはステロイド抵抗性の症例に限られる二次選択の場合と，ステロイドとともに最初から使用される第一選択の場合がある点である。前者に該当するのがSLE・PM/DM等で，後者に該当するのがPN・WGである。詳細は各疾患の項目を参考にされたい。PN・WGの場合は免疫抑制薬の併用のほうが予後が良好であるとのエビデンスが出たため，大量ステロイドとCYを中心とする免疫抑制薬を診断時から併用するのが原則である。

　使用される免疫抑制薬の種類は前述の歴史的な流れもあり，複雑である。SLEではIVCYが主流で，ステロイド減量目的でAZが，IVCYも無効の症例でCyAが試みられる。今のところ，エビデンスがはっきりしているのはループス腎炎でのIVCYだけで，他の病態でのIVCYやCY以外に関してはまだエビデンスが得られていない。PM/DMでは筋病変はMTX間欠投与が，IPに対してはCyAが主流になってきている。しかしながら，いずれもはっきりとした対照試験がないのが実情である。血管炎では前述のPN・WGを中心にCYがよく使用される。

4）投与量

　投与量は各薬剤でまちまちで**表48**に示すような量で用いられる。一部の薬剤は抗悪性腫瘍薬としても使用されるが，標的が自己免疫であるせいか，悪性腫瘍に比べれば投与量ははるかに少ない。臨床の場で問題になるのは腎障害があった場合で，実際はクレアチニンクリアランスを参考にして投与量を1/3～1/5に落としながら，試行錯誤で投与量を決める。CyAの場合は血中濃度の測定が可能なため，この点では便利である。一番の問題はいつまで継続するかであるが，今のところ，いずれの疾患でもはっきりしたエビデンスはない。ただ，基本的にはステロイドが維持量になったら，漸減して中止の方向に持っていく形でいいようである。ちなみに，WG・PNの治療指針では2年間の投与を推奨している。また，IVCYについては約6ヵ月の毎月投与の後，隔月あるいは3ヵ月の追加投与を推奨する報告もあるが，当科では4回程度で寛解に持っていける症例もあり，日本人に合わせた投与量の検討は今後，必要であろう。

5）副作用

　副作用は**表49**に示すように各種薬剤に共通するものと，特異的なものがある。共通する副作用の一番重要なのが感染症である。これは，造血障害に伴う白血球減少に併発することもあるが，データ上問題がなくても突然くることがあるので

注意を要する．ほとんどの副作用は投薬の中止によりすみやかに改善するが，前述のように体内への影響が長期にわたる関係で遷延することもある．また，悪性腫瘍・催奇形性などは因果関係が明解でないだけに，発生した場合に薬剤との関連の有無の判断に迷う場合は多々ある．

6）モニタリング

血中濃度はMTX・CyAで可能であるが，MTXは元来，抗悪性腫瘍薬として多量投与の場合に測定する設定になっているため，膠原病で用いられる，少量間欠投与では検出されない．CyAは一般に早朝投与前の濃度（トラフ濃度）でモニターする．したがって，とくに外来で測定する場合は当日の服薬の指導を徹底させて採血することが重要である．CyAは本来，移植後の拒絶反応予防の目的で開発されたため，高濃度の血中濃度が至適濃度に設定された．しかしながら，膠原病等の自己免疫疾患で用いる場合はそれほど高濃度である必要がないことが判明し，一般には50〜200 mg/ml程度で十分効果が得られる．基本的にはできる限り，低濃度から使用し，効果が得られない場合は漸増していく．

以上，免疫抑制薬の概略について述べた．最後にあらためて強調したいのは本剤は効果も強力であるが，副作用も強力であり，使用法を誤ると場合によっては致死的になることもありうることを肝に銘じておく点である．

文　献

1) 戸叶嘉明：薬物療法―選択と使い方：免疫抑制剤．ここが知りたいリウマチ病（柏崎禎夫，他，編）．南山堂，東京，pp 146, 1995.

（戸叶嘉明）

6．γグロブリン大量療法

1981年，Imbachらは特発性血小板減少性紫斑病（idiopathic thrombocytopenic purpura：ITP）患者に対して静注用免疫グロブリン（intravenous immunoglobulin：IVIG）を大量投与した結果，劇的に血小板数が増加する事実を初めて報告した[1]．その後，ITP患者におけるIVIG大量療法の有効性や作用機序などが精力的に研究された．一方，川崎病や自己免疫性疾患を中心として，他の疾患に対してもIVIG大量療法が試みられ，その有効性が報告されてきた．しかし，その作用機序に関しては不明な点が多く，また臨床効果が一過性であることや，血液製剤の大量使用に伴う安全性の点など，問題点も少なからず存在する．このような点をふまえ，おもに膠原病疾患に対するIVIG大量療法について概説する．

1）γグロブリンの投与方法

国内で販売されている静注用のγグロブリン製剤のなかで，Fc活性をもつ製剤がIVIGに有用とされている．

投与方法はγグロブリン400 mg/kgを5日間連続点滴静注する方法と，1 g/kgを2日間あるいは2 g/kgを1日点滴する方法が報告されている．わが国では，おもに400 mg/kgを5日間連続点滴静注する方法が用いられている．

2）作用機序

IVIGの効果には次のような作用機序が考えられている．

（a）可変領域に依存する作用

抗イディオタイプ抗体活性により，自己抗原への結合をブロックする．

（b）Fcリセプターを介する作用

いろいろな細胞のFcリセプターをブロックし

表50　アフェレシス療法の方法

```
1) 血漿交換　plasmapheresis(plasma exchange)
2) 二重膜濾過法　double filtration plasmapheresis(DFPP)
3) 冷却濾過法　cryofiltration plasmapheresis
4) 免疫吸着　immuno adsorption plasmapheresis
5) 塩析法　salt-amino acid coprecipitation plasmapheresis
6) 顆粒球除去療法　granulocytapheresis
7) リンパ球除去療法　lymphocytapheresis
8) リンパ球除去・血漿交換療法　lymphocyte plasmapheresis
9) photopheresis
```

㋑ 血漿分離

患者より取り出された血液から血漿を分離する方法には，遠心分離法と膜分離法がある。

(1) 遠心分離法

遠心分離法は成分輸血のために開発された方法で，回転する遠心分離槽内で血液成分の比重の差により，血球成分と血漿をそれぞれに分離する。

(2) 膜分離法

膜分離法は高分子でできた中空糸膜にあいた孔径を利用して，血球と血漿を分ける方法である。

㋺ 血漿処理

分離された血漿は，いろいろな方法で処理され患者自身に返される。

(1) plasmapheresis（血漿交換，plasma exchange）

血漿交換は分離された血漿を廃棄し，アルブミン液や新鮮凍結血漿（fresh frozen plasma）などの血漿製剤と置換して，患者へ戻す。

(2) double filtration plasmapheresis（二重膜濾過法：DFPP）

二重膜濾過法は，膜分離法で用いる膜の孔径をより小さくした中空糸膜で，血漿を濾過する。病因関連物質や自己抗体などが含まれる中分子量以上の物質を中心に廃棄し，アルブミン，電解質といった小分子領域の物質は患者自身へ戻る。この方法では少量の血漿が廃棄されるため，アルブミン液などが補充液として必要となる。二次膜には，除去目的物質の分子量によって孔径の大きさが異なる膜がある。

(3) cyofiltration plasmapheresis（冷却濾過法）

冷却濾過法は，二重膜濾過法のなかで分離された血漿が通る回路と二次膜の部分を4℃に冷却し，二次膜で病因関連物質等を除去する。病因関連物質は，4℃ではCryogelという状態になり大分子になるため二次膜での除去性能が向上する。

(4) adsorption plasmapheresis（吸着療法）

吸着療法は，物理化学的反応，免疫学的反応を利用して，血漿中より選択的に病因関連物質，自己抗体などを除去しようとする方法である。この方法では補充液を必要としない。

＜吸着材の種類と特性＞

(i) イムソーバPH-350（旭メディカル社製）[1]

ポリビニールアルコール樹脂に，リガンドとしてフェニールアラニンを固定化したものである。リガンドの疎水性にもとづいた物理化学的作用を利用している。リウマトイド因子・免疫複合体・抗dsDNA抗体を除去できるため悪性関節リウマチや全身性エリテマトーデスに健康保険で適応が認められている。

(ii) セレソーブ（鐘淵化学社製）[2]

多孔質セルローズゲルにデキストラン硫酸をリガンドとして固定化したものである。抗dsDNA抗体，免疫複合体，抗カルジオリピン抗体を吸着除去するため，全身性エリテマトーデスに適応がある。

(iii) プロソーバ（フレゼニウス社製）

シリカ基質に高度に純化されたプロテインAをリガンドとしている。現在,アメリカでは関節リウマチに適応が認められている[3]が,本邦では認可されていない。

② 臨床効果・適応

血漿交換療法は健康保険では悪性関節リウマチと全身性エリテマトーデスに適用されている。

㋑ 関節リウマチ（RA）

明確な適応基準はないが,以下のような病態に有効と思われる。(1)薬物療法に抵抗し活動性のある進行期の症例。(2)薬物アレルギーや副作用により十分な薬物療法を行えない症例。(3)免疫複合体の高値例。(4)高γグロブリン血症を伴う例が考えられる。臨床効果としては,皮膚潰瘍,壊死,多発神経炎,皮下経節などの関節外症状の改善や,ステロイド薬,免疫抑制薬の減量が可能となる。

㋺ 全身性エリテマトーデス（SLE）

有用と考えられる症例は,(1)疾患活動性が高く,薬物療法のみでは早急に病態を抑えることが難しい症例。(2)従来の薬物療法に抵抗する症例。(3)抗リン脂質抗体症候群などがあげられる。

(b) 顆粒球・リンパ球除去療法

白血球除去療法の考え方は胸管ドレナージとしてRAに行われるようになった治療法である[4]。作用機序としては,(1)炎症細胞除去,(2)サイトカイン産生抑制,(3)組織障害性T細胞や抗体産生細胞を除去することでの免疫抑制効果が考えられる。

① 方法

㋑ 遠心法

成分輸血のために開発された遠心分離器を用い,比重の差で白血球を除去する。

㋺ アダカラム（日本抗体研究所）[5]

従来,G-1カラムとして治験が行われてきたカラムで,酢酸セルロースビーズが充填されている,全血をカラムに通し,顆粒球と単球を除去する。現在,潰瘍性大腸炎に保険適用されている。

㋩ セルソーバ（旭メディカル社製）[6]

ポリエステル繊維で織られており,顆粒球を含め,リンパ球を除去する。関節リウマチに保険適用が認められている。

② 適応および臨床効果

セルソーバを用いた白血球除去療法ではRAに対し,二重膜濾過血漿交換と臨床効果では差がないという報告がある[6]。また,顆粒球除去療法では,RAに有用性を認めている[5]。どちらもその効果の発現は遅いながら,効果の持続は治療後も続いていると報告されている。

2) 透析療法

膠原病には腎病変をきたす症例が多く,この病態は急速進行性糸球体腎炎の形をとるか慢性腎不全の形をとる。

(a) 急速進行性糸球体腎炎

腎障害の原因となった原疾患の治療経過に依存する。とくに早期治療が重要で高窒素血症の程度が軽度のうちに腎生検を行う。

薬物治療を開始後であってもBUN,Cr値の上昇が持続するようであれば血液透析を開始する。透析の開始時期はBUNで80 mg/dl,血清Cr値で6 mg/dl程度が目安と考えている。

(b) 慢性腎不全

慢性腎不全,尿毒症の治療のため透析療法に導入されることになる。通常の透析療法は大きく腹膜透析法と血液透析法に区別される。

血液透析を選択する場合には,導入の最初は頻回・短時間・小型のダイアライザーを使用して,体外循環血液量を最小限とし,不均衡症候群の発生を防止するのが原則である。当初から血液濾過法（hemofiltration：HF）,血液透析濾過法（hemodiafiltration：HDF）を選択するというのは特殊である。

体外循環を実施するには問題となるほどの心血管系の合併症を有していれば,腹膜透析法で導入する場合もある。患者の積極的な希望があれば,CAPDを第1選択とすることもあるが,まず血液透析により尿毒症状態を改善させてから移行させることが好ましい。

文 献

1) 平田憲子, 他：血漿吸着材イムソーバDHTR, プラソーバBRの原理と性能. 日本アフェレシス学会誌 19：75, 2000.
2) 谷 紋孝：デキストラン硫酸を使った吸着材の原理と性能, 日本アフェレシス学会誌 19：86, 2000.
3) Felson DT, et al：The prosorba polumn for treatment of refractory rheumatoicl asthritis. Avthridis Rheum 12：2153, 1999.
4) Pearson Cm, et al：The role of the lymphocyte and its products in the prapagation of joint disease. Ann NYA cad Sci 256：150, 1975.
5) 粕川禮司, 他：顆粒球除去器（G-1）の慢性関節リウマチに対する臨床的検討. 炎症 17：57, 1997.
6) 津田裕士, 他：慢性関節リウマチに対するリンパ球除去療法. 日本アフェレシス学会誌 14：244, 1995.

（津田裕士）

8. リハビリテーション（理学療法・作業療法）

1950年にクレンペラーは膠原病の概念のなかで, (1) 関節リウマチ（RA）, (2) リウマチ熱（RF）, (3) 多発性動脈炎（PN）, (4) エリテマトーデス（SLE）, (5) 全身性硬化症（SSc）, (6) 皮膚筋炎（DM）の6つの疾患をあげている.

リハビリテーション（以下, リハと略）の立場からみれば, これらの膠原病に起こる症状に対して, リハが必要であることはいうまでもない. しかし, たとえば関節炎（痛）をみてみると, RA以外の膠原病はRAと違って通常は移動性, 一過性, 非破壊性の関節炎（痛）であり, すべての滑膜関節をおかし関節が破壊されるRAとは異なっている. RAは関節の変形, 拘縮, 筋力低下をきたし放置しておくと肢体不自由になるため, RAはリハ医学の代表的疾患となっている. ここでは膠原病・リウマチ性疾患のリハを理解するために, RAのリハをとりあげて述べることにする.

1) RAのリハビリテーション

RAは慢性進行性の疾患で, 寛解と再燃を繰り返す疾患である. 急性期では, 全身性に炎症が活発な時期は安静, 臥床が必要であり, 局所の関節炎が強い時期にはスプリント（splint）を使用しての局所的安静も必要である. 慢性期に入れば, 炎症症状をみながら積極的にリハを行う必要がある.

(a) 理学療法（physical therapy：PT）

RAは痛みを抜きにしては語れない疾患である. それゆえに主治医は, まずRA患者の痛みについて十分に対処しながらリハを行う必要がある.

痛みを軽減させる方法としては, (1)物理療法, (2)適切な薬物療法, (3)装具・自助具などの活用, (4)手術療法などがあり, 積極的に対策を考える必要がある.

① 運動療法

運動療法の目的はいくつかあるが, そのなかでもっとも重要なのは関節可動域の維持拡大と筋力増強の2つである.

㋐ 関節可動域訓練（range of motion：ROM）

RAではどの関節も, おかされないという保証はなく, ROM訓練も全身の関節について行う必要がある. 訓練は疼痛に耐えられる範囲内で行うことが原則である. 訓練にあたっては, 患者によってどの関節がどのようなRA活動性を有しているかを見きわめ, 保護的にするか, 積極的にすべきであるかを定める.

訓練にはマンツーマンで行われるものとグループで行われるものがあるが, 両者を上手に組み合わせて患者の動機づけを高めながら行うことが最

良である。

㋺ 筋力強化訓練

RAの筋力低下はほとんどのケースに出現する。その原因は廃用性のものか，反射的に起こるおもに伸筋の弛緩と萎縮である。炎症が強いときには安静を心がける必要があるが，関節を動かさないで行える等尺性運動（isometric exercise）はいつ行ってもよい訓練であるので積極的に行う必要がある。RAでの下肢筋力は大腿四頭筋，大臀筋および中臀筋が膝関節，股関節の炎症により障害されるので，この点に注意して行う。膝関節の下にタオルを入れ，これを5秒間強く押し付けるようにする。上肢では肘関節炎により上腕三頭筋萎縮が起こってくるので，両手指を合わせて押し付けるようにしたり，立位が可能ならば壁や床に両手を押し付けるようにしたりする。回数は20回よりはじめ，100回位を目安として1日に何回か繰り返すようにする。炎症状態をみながら積極的に筋力強化が可能と判断したら，等尺性運動以外に，関節運動を伴った等張性運動（isotonic exercise）を積極的に行う。ROM訓練および筋力強化訓練は相互作用をもち，どちらか一方が欠けても理学療法の成功は望めない。

(b) 作業療法（occupational therapy：OT）

OTはRA患者のリハには不可欠な重要な部分である。RAのOTでは関節保護の教育，日常生活動作（ADL）訓練，装具・自助具および家事動作が大切である。

① 関節変形と装具・自助具

OTはRA患者の能力障害（disability）に対して装具・自助具の作成により，患者の機能保持と向上に努める必要がある（図17）。図18はRA患者にもっとも多くみられる関節変形・姿勢の異常で，手指や手関節をはじめ足指の特徴的な変形がみられるが，RAのリハに従事するスタッフはこれらの特徴的な変形を熟知しておく必要がある。

② 日常生活動作（activities of daily living：ADL）

RAの障害面に対してはリハ，とくにADL指導が大切である。しかしこれまで，われわれが最終目標としていたADL指導も身体面のほかに社会面，精神面を加えた評価，いわゆるQOLに移ってきている。RA患者のQOLレベルは病年とともに低下するのが自然経過であるが，その間に適切なリハ医療を行うことができればQOLレベルは有意に上昇する。RA患者のQOLの改善のためには，リハ医療がいかに重要であるかを認識すべきである。

2）その他の膠原病疾患のリハビリテーション

全身性硬化症（SSc）は関節のこわばりや関節痛が高頻度にみられ，多関節炎もみられ，ときには骨破壊を生じることがある。関節の屈曲拘縮の予防に対してはリハが必要で，ROM訓練や手指や手関節の運動療法，ホットパックやパラフィン浴等の物理療法も大切である。

多発性筋炎（PM）・皮膚筋炎（DM）は，筋症状として筋力低下が起こる。自覚的には「階段が昇りにくい」「髪をとかすとき腕が疲れる」等のADL障害をきたす。筋症状が長く持続すると筋萎縮が起こる。血清酵素値を参考にしながら，筋力低下や筋萎縮の予防のために理学療法，ADL訓練を行う必要がある。

全身性エリテマトーデス（SLE）では，関節の痛みや腫脹は80％に及ぶ多くの例で出現する。ときにRAと間違えられることもあるが，RAのように変形や骨の破壊はみられない。SLEはステロイドを長期に服用するため骨粗鬆症や筋力低下が起こりやすくなるので，安定期には無理をしない程度の理学療法が必要である。

一般的に膠原病では安定期には個々に合った理学療法や作業療法を行い，QOLを落とさないようにするには日常生活指導が大切である。たとえば，レイノー現象のある患者には寒冷を避け保温を心がける。仕事量は翌日に疲れが残らない程度にし，睡眠時間も8時間はとるようにする。衣服も吸湿性のよいもので，冬は暖かく，夏は風通しのよいものを心がける。皮膚は化膿を避けるため傷つけないように気をつける。また，ストレスを

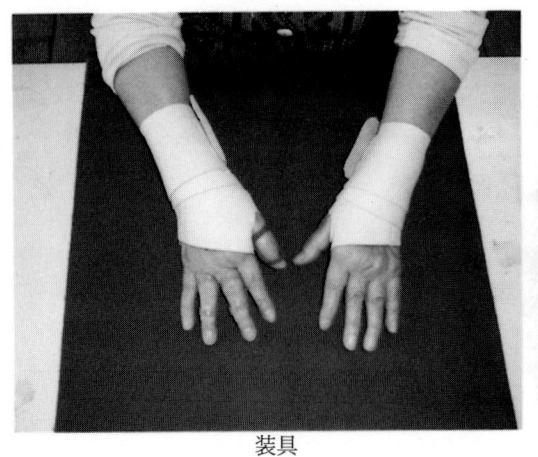

装具
セフティーピンおよびリストサポーター

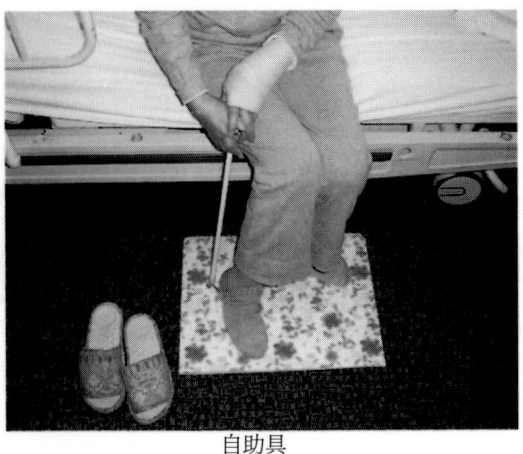

自助具
リーチャー（ドレッシングエイド）

図17

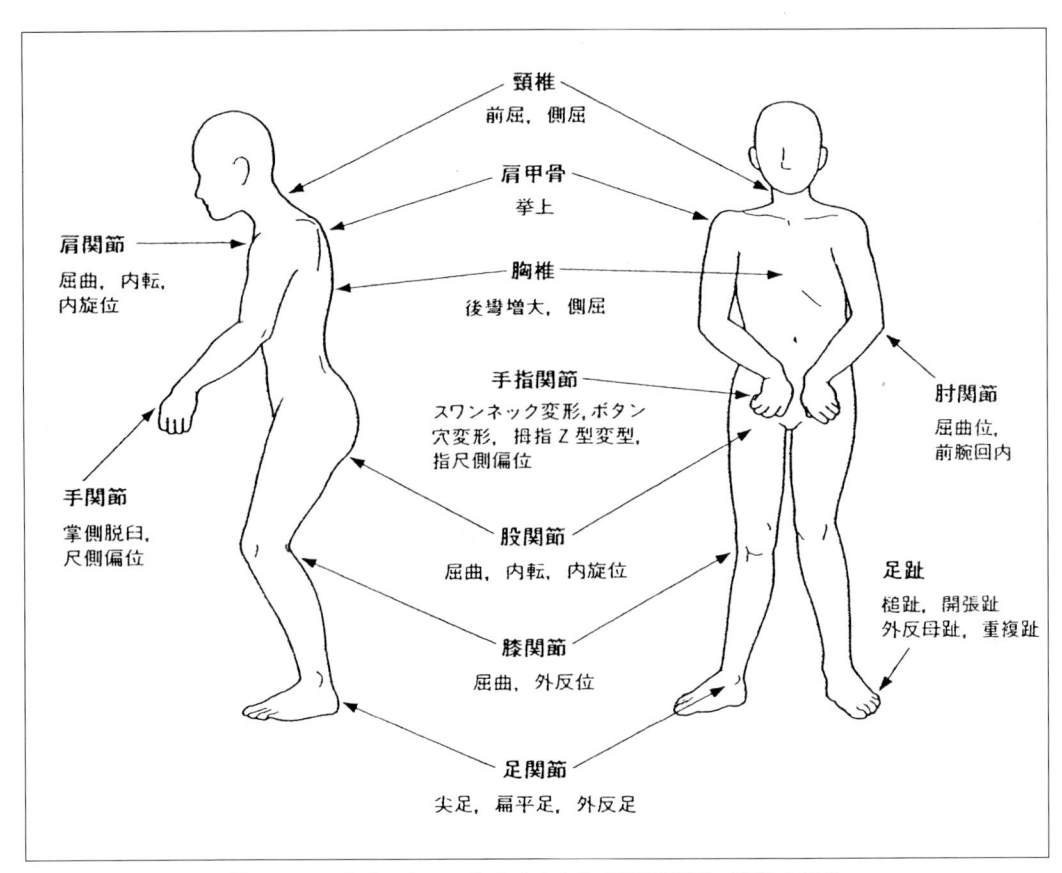

頸椎
前屈，側屈

肩甲骨
挙上

胸椎
後彎増大，側屈

手指関節
スワンネック変形，ボタン穴変形，拇指Z型変型，指尺側偏位

股関節
屈曲，内転，内旋位

膝関節
屈曲，外反位

足関節
尖足，扁平足，外反足

肩関節
屈曲，内転，内旋位

手関節
掌側脱臼，尺側偏位

肘関節
屈曲位，前腕回内

足趾
槌趾，開張趾，外反母趾，重複趾

図18　RA患者にもっとも多くみられる関節変形・姿勢の異常

避けるなどの注意が病気の再燃予防に役立ちQOLの維持改善にも役立ってくる。

　以上，膠原病・リウマチ性疾患を代表してRAのリハについて述べた。いずれにしろ，RAに限らずどの病期でもリハは大切であり，基本的には患者の機能障害（impairment）に対しては治療的アプローチを，能力障害（disability）に対してはADL訓練，補助具の活用などのアプローチを，社会的不利（handicap）に対しては家屋の改造，職業的自立の援助，経済的自立の保障，生活環境の整備などの環境改善的アプローチを，その他，心理的アプローチも加え膠原病・リウマチ性疾患患者のQOLを高めるための積極的姿勢が必要である。

文　献

1) Klemperer P : The concept of collagen disease. Amer J Path 26 : 505, 1950.
2) 橋本博史：膠原病患者の日常生活指導. 膠原病教室, 新興医学出版社, 東京, pp 226, 1995.
3) 松田宣昭, 他：理学療法. リウマチテキスト（勝部定信, 石原義恕, 編). 第4版, 南江堂, 東京, pp 91, 2001.

　　　　　　　　　　　　（安田勝彦，石原義恕）

臨床所見と臨床評価法

　回診の際のプレゼンテーションや学会の際の経過表など，検査結果だけを述べて，臨床所見の報告が欠けていることがある。診察に自信がない。どうせ，検査結果を聞かれるので，検査をして出して，報告すれば済む。回診の際に治療方針を決めてもらえばよい。診察所見を記載していない。このような理由が考えられるが，まったくの間違いである。「面倒な健康診断を受けずして，便利な外資系の生命保険に入って安心する」ようなもので，物事の順番を勘違いしている。安易に対応しているとしか考えざるをえない。CRP値は関節の臨床所見と合致しないことも多い。大関節の病変では上昇するが，小関節では低値にとどまる。個人差もある。RFが高値だけでRAの活動性が高いとはいえない。われわれの分野は血液などの検査所見が重要なことも多いが，臨床経過と診察による臨床所見によって，どの範疇の疾患に分類されるか・診断されるかを，まず，与えられた少ない情報から，"working diagnosis"を決定することが重要であり，専門医としての訓練につながる。実際にはよく間違える。米国ではよく診察する。診察技術と理論がある。保険会社の支配にもよるが，無駄な検査をしない。ACRのRAの分類基準に足のX線の項目はない。

　Fuzzyな臨床所見に客観性をもたせること，数量化することなどが臨床所見の評価法である。RAではACR 50％など，SLEではSLEDAI，血管炎ではBVAS・VDI，ASではBASDAIなどがあり，欧米ではこのような評価法がよく考案・提唱されている。日本ではこのような下地があまりない。臨床の現場ではむしろ一番遠いところに存在する。このような違いは何に起因するのか？　忙しい外来で臨床評価に時間を割くのが難しいことに起因するのだろうか？

　日本の外来患者数が1日40名だとすると，米国では患者1日10名程度で，看護師や技師など数名を雇ってクリニックを経営していくことができる。13年前Idahoのクリニックでびっくりした。看護師は2年の教育期間を経て「nurse practician」の資格を取れば，医師の立会い・指示のもとに，注射や関節穿刺，なんと消化管の内視鏡検査までも行うことが可能であるという。このため生意気な新入医局員よりも素直なnurse practicianがいた方が便利とのことである。先日お会いした在米が長い病理の偉い先生は，「日本ではこの歳（70歳以上）でも数多くのプレパラートを見なければ食っていけないので大変である。米国では自分たちの権利を守るために，政界への積極的な活動を行っている」と。先日，政治家-歯科医師の問題が報道された。

All or noneの壁

　多くの患者さんは疑問や不安のため，以下のような質問をする。「RFが陽性だからリウマチではないのか？」，「抗核抗体が陽性だから将来SLEになるのか？」，「子供に遺伝するのか？」，「MTXは強い薬か？」，「一度この薬を飲むと将来，必ず子供に影響が出るのか？」，「一生この薬を飲み続けなければならないのか？」，「抗SS-A抗体が陽性だから子供は必ず心ブロックになるのか？」，「ステロイドは悪い薬か？」，「免疫力を上げるにはどうすればよいか？」，「よく効く薬は強

い薬なので私には合わないので，飲みたくない」。

疑問点の根底は「all or none」の考えに構築されていること，答えには「Yes」か「No」で答えてくることを期待している（当然，期待される答えは「No」であるが）。はじめから「将来，何％がそうなるのですか？」というような質問はまったくない。そのように聞くと，若い医師や知ったかぶりした医者では知らないために怒ってしまうことが予想されるので，皆さん，わざと単純な聞き方を心がけているのか？　そんなに気を使っているとも思えない。また，たとえば，「健常者5％に陽性です」と答えても，「何％」の数字の威力はないほうが多い。「まれです」，「めったにありません」，「比較的少ないです」などの否定的な表現のほうが受け入れられやすい。

世の中，all or noneのような単純で，わかりやすい法則で動いているわけではない。「免疫を高めれば病気がよくなる」わけではないし，「薬を止めれば病気が治る」（本屋で売られているが，注意しないと非常に危険な題名である）わけではない。よくなるのは，安心感と健康感で，不安が取り除けるだけである。当然，全員がすっかりよくなるわけではない。しかし，患者さんは，占いの内容のように，自分に合致するように思い込む方が多い。本題のように安易に（自分が適応に合致する。自分は必ず治る：「all」）考える傾向がある。翻ってみると，それだけ不満があり，信頼感がないのかもしれない。だから，面倒な健康診断・検査をしないで，便利・簡単な外資系の生命・医療保険に入って安心するのだろう（すでに，どこかに記載しましたが）。

われわれの分野は他の内科に比べ，非常にfuzzyである。1つの検査所見だけで，診断はできないまどろっこしさが存在する。しかし，患者はもっとわからない。「メンデルの法則は知っていますか？」，「あなたの兄弟，両親，祖父は膠原病でしたか？」，「逆は必ずしも真ではないということを知っていますか？　つまり，日本は島国ですが，島国は日本だけではありません」，「ステロイドはあなたの体で作られ，体になくてはならない物質なのに，悪い薬ですか？」，「免疫力とは幸福の定義みたいに複雑なものですよ。良い免疫もあれば，悪い免疫もありますよ」，「"老人力"のほうがまだ安全なので，まず，"老人力"をつけてください」（といったら，怒られた。「まだ，そんなに歳ではない」と）。

よく考えてみると，この分野の商売は「できるだけかかわりあいになりたくない職業」かもしれない。半日〜1日を費やして，病院にきて，待たされ，緊張して，事務的に，高圧的に扱われ，いらいらと不安が増し，検査結果に一喜一憂して，脅され，多くの薬を飲まされ，高い出費がかさむ。また会社を休んで，子供を預けて病院に行かなければならない。「Patients must be patient」か？　私どもが裁判所や警察や税務署に行くようなものかもしれない（患者に聞いてみたら，否定された。「今はどこも親切ですよ！」）。たぶん，できれば面倒なことになりたくない。このために「all or none」の発想になるのかもしれない。どうしたら，病院に楽しく通院できるか？　満足度調査も行われているが，この満足度も免疫力のようなもので，実際には非常に難しい。"Hospitality"の語源にはどういう意味が込められているのだろうか？　Hospitalの「hospitality」とは何か？「接遇」が病院機能評価の際から課題になっていた。こんななか「all or noneの壁」に対応する解りやすい説明（ムンテラ）が必要かもしれない。

EBM：Experience-Based Medicine

 "Evidence-based medicine：EBM" は重要な道具である．しかし，誤った解釈・誤解のもとに，発言者が自分の意見を正当化して，相手を黙らせる切り札として使用されることも多い．たとえば，症例報告の際に「その疾患に，その薬剤が有効であるというエビデンスは現在ありません．よって，あなたの症例で，その薬剤の効果は否定的です」．よく考えてみると，われわれの分野の疾患は "rare diseases" である．高血圧，糖尿病，高脂血症などの "common diseases" ではない．このため，非常に高いエビデンスと判定される臨床試験は，実際には行われていないことのほうが多い．「エビデンスがない」というよりは，「高いレベルのエビデンスの証明が行われていない」の誤りである．

 最大の誤りは，エビデンスレベルの高い random control study (RCT) や大規模試験の成績のみ「エビデンス」と考えていることに起因する．「EBM＝大規模試験・ランダム化試験として誤って使われている．いかにそのような誤った使われ方が多いか，調べてみるといいかもしれない」(名郷直樹：日外会誌 104：482, 2003).「実はエビデンスがないといういい方もやめたほうがいいと思っています．エキスパート・オピニオンもレベルは低いけれどもエビデンスなんですから，エビデンスがないといったら当該分野の専門の先生方の貴重な経験がすべて否定されてしまう危険性があります」(福井次矢：Nikkei Medical 12：58, 2000)．1番低いエビデンスレベルのⅣは「専門家による報告や意見，権威者の経験による」，レベルⅢは「非実験研究（観察研究）による」である．われわれが扱う疾患は rare disease で，また，同一の疾患であっても多くの heterogeneity が存在する．このため，臨床医の長い経験 (experience) のなかに "evidence" が存在し，臨床の現場では，"experience-based medicine" に根ざした医療が行われている．つまり，この "experience" をもとに，患者個々の特殊性に根ざし「テーラーメード医療」が日常的に行われているわけである．

 臨床の現場での治療選択は，リコメンダーション（推奨度）から判断される．(1)エビデンスレベル，(2)コストや害，(3)臨床医の経験の度合い，(4)地域性，(5)医療設備の整備の進行具合，(6)保険適用の有無，(7)患者の好み，などから決定されるという（名郷直樹：日外会誌 104：482, 2003)．エビデンスはこのなかの1つである．「EBMは臨床上の問題解決のための1つの道具にすぎない．聴診器と似ている．あらゆる患者の診断に聴診器が役立つわけでないように，EBMもけっして万能ではない」（名郷直樹：日外会誌 104：482, 2003)．実際の治療の選択はエビデンスレベルだけに根拠をおくものではない．

 現在では informed consent にて，患者および家族が治療法について，選択・同意する．約20年前，治療の選択に困った際に，「その患者が自分の家族であったとして，どっちにするか考えなさい」とご指導された先生がいた．この原則は明快である．"Ethics-based medicine" である．

各　　論

各論

I. 膠原病

1. 関節リウマチ (rheumatoid arthritis：RA)

1) 概念

末梢関節のなかで，おもに手関節 (wrist)，近位指節間関節 (PIP)，中手指節間関節 (MCP)，足趾など小関節を中心に対称性に起こる滑膜炎 (synovitis) を主徴とする慢性炎症性疾患である。病変の主座は関節滑膜 (synovium) で，滑膜の腫瘍様自立増殖が特徴である。有病率は約1% (0.3〜1.5%) で，人種差，地域差はない。好発年齢は30〜50歳代である。男女比は約1：3〜5である。ただし，高齢者では男性が増加する。膠原病のなかではRAが圧倒的に多く，SLEの約15倍。わが国では約50〜60万人が罹患[1]。

2) 病因と病態

病因は不明であるが，多くの因子の関与が推測されている。

(a) 遺伝

(1) RAの多発家系が存在する。(2) 一卵性双生児におけるRAの一致率 (25〜35%前後) は，二卵性双生児 (7%) より高い。(3) HLA-DR4との相関がみられる。日本人RA患者の60〜70%にHLA-DR4が陽性である (対照約30%)。HLA-DRB*0405，0401などが患者に高率に認められ，患者HLA-DR4には共通なアミノ酸配列構造 (shared epitope) が知られている。

(b) 免疫異常

リウマトイド因子 (RF) は，IgG・Fcに対する自己抗体である。関節液中には活性化された好中球が，関節滑膜には活性化されたマクロファージ，CD4+T細胞が浸潤し，さまざまなサイトカイン，酵素，増殖因子を産生することにより，組織破壊や滑膜の腫瘍様増殖が起こる。

(c) 性ホルモン

(1) 女性に好発する。出産を契機にRAが発症する症例がある。

(d) 環境要因

ウイルス感染 (EB virus，パルボウイルス B19，HTLV-1ウイルスなど) が推定されている。

3) 病理

病理組織像は，(1) 滑膜線維芽細胞の腫瘍様自律増生，(2) 血管の増生，(3) リンパ球浸潤 (CD4陽性T細胞)。好中球は関節液中に存在する。パンヌスとは滑膜組織であり，軟骨・骨に進入し，関節組織の破壊を起こす。侵蝕された骨はX線上骨びらん (bone erosion) といわれる。リウマトイド結節は肘伸側，後頭部，仙骨部などに生じ，約20%の患者にみられる。組織学的には免疫グロブリンの沈着を伴ったフィブリノイド壊死層の中心帯，類上皮細胞と呼ばれる組織球性細胞が放射状ないし上皮配列 (palisades zone) をとる中間帯，リンパ球を含む肉芽組織が取り巻く外層の3層構造を示す所見が特徴である[2]。

4) 臨床症状[3)4)]

(a) 関節症状

(1) RAの関節炎は，多発性，対称性であり，ときに移動性である。とくに，手指 (手首)，足趾 (足) などの小関節の関節炎はRAに特徴的

である（肩関節はACRの分類基準の関節領域には含まれていない）。遠位指節間関節（DIP）はまれである（変形性関節症：OAや乾癬性関節炎は多い）。OAではDIPのヘバーデン結節，PIPのブシャール結節が存在するが手関節（wrist）の関節炎は原則的にはない。

触診の基本は痛み「場所」と「程度」である。「肩の痛み」の訴えであっても，首，肩，上腕などの痛みであって関節痛でないことも多い。疼痛および腫脹関節の数をみて，記載する。診察所見はCRP値やRF値よりも重要である。PIP関節では紡錘状腫脹（spindle-form swelling）をきたし，「ブドウの房をつまむようなやわらかさ」と表現されている。手指の変形には尺側偏位（ulnar deviation），スワンネック変形（swan-neck deformity）などがある。ムチランス型とは多くの手指で関節の支持性がなくなった状態をいう。

(2)頸椎の病変は，環椎（C1）・軸椎（C2）の亜脱臼（atlantoaxial subluxation，5mm以下）が生じ，脊髄を圧迫することにより，運動麻痺や知覚障害が生じるため重要である。

(3)朝のこわばり（morning stiffness）とは，両手指のこわばり感，はばったさ，ぎこちなさの症状である。持続時間はRAの疾患活動性の指標の1つとなる。手指，体のこわばりは変形性関節症，他の膠原病にも認められる。

(b) 関節外症状

(1)眼の乾燥症状はシェーグレン症候群（SS）の合併の際に認められる。(2)上強膜炎は悪性関節リウマチ（MRA）を合併した際に認められる。(3)多発性単神経炎（mononeuritis multiplex）が認められ，栄養血管の血管炎にて生じる。(4)手根管症候群（carpal tunnel syndrome）は正中神経領域の知覚障害でTinel's signをみる。(5)RAでは骨粗鬆症が生じやすい。(6)冠状動脈の血管炎やステロイドなどによる動脈硬化のために狭心症や心筋梗塞が生じる。(7)肺線維症・間質性肺はRAに合併し，薬物（金製剤，ブシラミン，メトトレキサートなど）によっても生じる。(8)胸水は，滲出性で，糖の含有量がいちじるしく低いことが特徴的である。(9)塵肺症などに結節状病変が肺に生じ，カプラン症候群といわれる。(10)腎障害は非ステロイド系抗炎症薬（NSAIDs）や抗リウマチ薬（DMARDs）の副作用に起因することが多い。金製剤，ペニシラミン，ブシラミンによって蛋白尿が起こる。高齢者の糸球体濾過率の低下，間質性腎炎には注意する必要がある。(11)続発性アミロイドーシスはRAに起因することが多い。(12)消化性潰瘍はNSAIDsやステロイドの副作用で生じることが多い。(13)慢性甲状腺炎の合併にも留意する（**表51**）[5]。

5）検査所見

(a) 炎症反応

CRPはRAの活動性に一致して増加する。赤沈は貧血や高γグロブリン血症などで影響を受けるため，CRPの方が炎症所見を反映する。CRPは大関節の関節炎の際に高いことが多い。また，個人差があることに注意する。高い場合には感染症や血管炎を否定する。早期のRAや小関節罹患の際には低いことも多いが，臨床症状を基本に考え，CRP値は参考値と考える。

(b) 血液検査

小〜正色素性貧血を呈し，活動性と相関する。WBC（白血球数）は正常または軽度上昇する。フェルティ症候群では白血球は減少する。ステロイド薬投与例では見かけ上WBCは増加する。血小板は活動期に増加する。

(c) リウマトイド因子（rheumatoid factor：RF）

IgG Fcに対する自己抗体である。一般の検査法はIgM-RFを測定。RAの約80％に陽性である。RF陰性のRA患者は「seronegative RA」とも呼ばれる。RFは他の膠原病，慢性肝炎，肺線維症・間質性肺炎，健常者（加齢）などでも出現する。一般に「RAならば，RF陽性である」は約70〜80％正しいが，「RF陽性ならばRAである」は正しくない。「日本は島国である」「島国

表 51
a：RA の関節外症状・合併症一覧

皮膚病変	肺病変	網内系／造血器
皮下結節	胸膜炎	脾腫（フェルティ症候群）
皮膚潰瘍	間質性肺炎・肺線維症	リンパ節腫脹
指趾壊疽	結節性肺病変（Caplan 症候群）	貧血
爪襞・爪床梗塞	閉塞性細気管支炎／BOOP	血小板増加
眼病変	消化管病変	神経病変
上強膜炎	虚血性腸炎	多発性単神経炎
虹彩炎	蛋白漏出性胃腸症	環軸関節亜脱臼による根症状
シェーグレン症候群	吸収不良症候群	圧迫性神経障害
	（アミロイドーシスなど）	（手根管症候群など）
心病変		
心膜炎	腎病変	
冠動脈炎	半月体形成性糸球体腎炎	
不整脈／伝導障害	膜性増殖性糸球体腎炎	
心筋障害／心不全	ネフローゼ症候群／腎不全	
（アミロイドーシスなど）	（アミロイド腎など）	
	膜性腎症（おもに薬剤性）	

b：病態からみた RA の関節外病変

(1) RA に関連した病態
1：血管炎によるもの
- リウマトイド血管炎
  悪性関節リウマチ（別項参照）
- 顕微鏡的多発血管炎（MPA）
  急速進行性腎炎
  多発性単神経炎

2：慢性炎症によるもの
- 2 次性アミロイドーシス
  腎アミロイドーシス
  （ネフローゼ症候群，腎不全）
  消化管アミロイドーシス
  （吸収不良症候群）
  心アミロイドーシス
  （心筋症，心不全，伝導障害）
- 血液異常
  慢性炎症に伴う貧血
  血小板増加

3：骨破壊・腫脹関節などによる圧迫性神経障害
- 環軸椎亜脱臼による脊髄障害
- 末梢神経障害
  手根管症候群（正中神経麻痺）
- 腱断裂

(2) 合併症
1：シェーグレン症候群
（別項参照）

2：呼吸器疾患
間質性肺炎
（DAD, UIP, NSIP）
閉塞性細気管支炎（BO）
BOOP

(3) 使用薬剤の副作用
NSAIDs　胃潰瘍（NSAIDs 潰瘍）
　　　　　間質性腎炎
DMARDs
MTX　　間質性肺炎
　　　　　骨髄障害／汎血球減少
金製剤　間質性肺炎
　　　　　膜性腎症／ネフローゼ
D-ペニシラミン
　　　　　膜性腎症／ネフローゼ
　　　　　骨髄障害／血球減少症
ブシラミン
　　　　　膜性腎症／ネフローゼ
ロベンザリット
　　　　　間質性腎炎／腎不全
スルファサラジン
　　　　　骨髄障害／血球減少症

天野宏一：RA の関節外症状, 合併症と病態把握. リウマチ科 27（suppl 1）：562, 2002 より引用

ならば日本である」の例と同様である。IgG-RFは自己凝集（self-association）を起こし，免疫複合体を形成し血管炎を起こす。血清補体値（CH 50）は活動期に一致して上昇する。MRAでは低下する。

(d) 関節液

液の外観は淡黄色，軽度混濁し，混濁は細胞成分の増加による。細胞数は5000〜5万/mm^{3}で好中球が多数を占める。粘稠度はRA活動性に一致して低下。ムチン（ヒアルロン酸）含量が少なくなることによる（ムチンクロット試験）。関節液内のCH 50は低下しており，免疫複合体による補体の活性化・消費による。

(e) X線検査

(1)軟部組織の腫脹，(2)関節周囲の骨塩・骨密度低下（osteopenia），(3)骨びらん，(4)骨硬直が認められる。手とともに足趾も必ず撮る。Steinboker の分類は「RA の病期分類」であって，純粋なX線所見だけの分類ではない。

(f) MRI

早期の滑膜増殖やパンヌスをガドリウム製剤の造影によって検出する。骨びらんはT_1強調画像で低信号，T_2強調画像で高信号と描出される。

6）診断・鑑別診断

「診断基準」と「分類基準」の意味について理解する必要がある。「診断基準」は個々の患者の診断の際に使用する（たとえば，旧ARAの1958年のRA基準，厚労省のMRAの基準）。一方，「分類基準」は疫学，臨床研究など多くの症例の検討の際に使用される（1987年のACRによるRA基準）。RAをheterogeneousな症例の集合体と考えれば，このうち典型的な症例の集合をもってRAの研究がなされなければならない。「分類基準」はこの目的のための規定であり，他疾患から区別・分類されるための基準である。ACRの分類基準は個々の症例の診断に際しては参考にすぎない。このため，ACRの分類基準を満たさない症例であってもRAと診断されることがある。1987年のACRの分類基準が提唱された際，感度が低いことが指摘され，リウマチ学会[6]および厚生省から「早期リウマチ」の診断基準が提唱された。実際には「RAの早期診断基準」の方が正しい。また，リウマチ学会および厚生省の基準では目的が多少異なり，前者ではDMARDs使用開始，後者では診断を目的としている。分類基準には除外診断項目はない。臨床の現場では除外診断が重要である。

ACRの分類基準の項目を参照すれば，(1)手の関節炎，(2)対称性関節炎，(3)stage II以上のX線所見，(4)RF陽性，の順にRA特異度が高いと思われる。皮下結節は多くの初診時に存在しないことが多いが，特異度は非常に高い。

(a) 鑑別疾患

他の膠原病，変形性関節症（OA），その他の多くの疾患で関節炎が起こる。悪性腫瘍，感染，内分泌疾患，抑うつ状態など必ず念頭に置く必要がある[7]。

7）亜型

(a) 悪性関節リウマチ（malignant RA：MRA）[8]

① 概念

皮膚潰瘍，壊疽，漿膜炎，心筋炎，末梢神経炎や肺臓炎などの関節外症状（おもに臓器病変）を示す難治性もしくは重篤な臨床病態を呈するRAをさす。変形の強いRAではない。一般にRAよりも予後不良で，RA全体の0.5〜1%を占める。通常のRAと比べ男性にやや多く，40〜60歳代に多い。長期経過中のRA患者が発症することが多い。欧米ではrheumatoid vasculitisと呼ばれている。本邦では特定疾患（難病）として医療費が給付される。

② 病因

血管炎の成因には自己凝集IgG-RFや免疫複合体による補体の活性化，好中球・血管内皮細胞の活性化が考えられている。

③ 病理

血管炎の病理は以下のように分類される。(1)PN型血管炎：PN様のフィブリノイド壊死を伴

う広範な壊死性血管炎。(2) RA型血管炎：血管壁にリウマトイド結節様病変を認める壊死性血管炎。(3)閉塞性動脈内膜炎：血管内膜の閉塞性増殖を伴う。

④ 病型

(1)全身性（Bevans型）（頻度少ない），(2)末梢型（Bywaters型）（頻度多い）に大別される。

⑤ 臨床症状

(1)罹患年数が高いRAに発症する。(2)発熱，体重減少，臓器病変：胸膜炎，心外膜炎，心筋梗塞，肺線維症，多発性単神経炎，上強膜炎，指壊疽，皮膚潰瘍，皮下結節などの臨床症状を伴う。

⑥ 検査

炎症反応高値，RF高値（IgG-RF陽性），CH 50の低下，RAPA 1：1280以上，RF 960 IU/ml以上が認められる。

⑦ 診断

RAで関節外症状（臓器病変）が顕著な場合にはMRAを疑う。厚生省研究班による診断基準参照のこと。

⑧ 治療

重篤な障害が生じるため，臓器病変抗リウマチ薬による治療に，ステロイド薬30 mg/日以上や免疫抑制薬による治療を行う。

⑨ 予後

一般にRAに比して不良である。死因は心不全，心筋梗塞，間質性肺炎，感染症などである。

(b) フェルティ症候群（Felty's syndrome）

脾腫と白血球減少（2000/mm^3）を伴うRA。RAの1％以下と少ない（有名であるがきわめてまれである）。長期RA罹患の関節変形の強い女性に多い。リウマトイド結節，下腿潰瘍，肝腫，肺線維症などの関節外症状を特徴とする。白血球減少は脾臓での破壊と抗白血球抗体の存在によるとされる。補体価が低下し，抗核抗体が陽性である。皮膚や呼吸器の感染症感染を繰り返すことが多い。

(c) 若年性関節リウマチ（juvenile rheumatoid arthritis：JRA, 小児時発症慢性関節炎 juvenile idiopathic arthritis：JIA）

(⇒ p 176)

15歳以下の小児の関節炎。発症6ヵ月の症状にて，3型に分類される。(1)全身型（スチル病）：乳児に多く，発熱（間欠熱），サーモンピンク疹（発熱時），リンパ節腫大・脾腫を特徴とする。RFは陰性である。(2)多発性関節炎型：年長女児に多い，RAに近い，RF陽性である。(3)少数関節炎型：大関節の関節炎，虹彩網様体炎を伴う。ANFが陽性である。治療上の注意点はステロイド剤の中・大量治療による成長障害が問題になる。メトトレキサート（MTX）や生物学的製剤による治療が考慮される。

(d) 成人スチル病（Adult onset Still's disease：AOSD）

スパイク状の高熱（間欠熱），サーモンピンク疹（発熱時，解熱時は消退），関節痛，リンパ節腫大，脾腫，肝障害，白血球増多，RF陰性，ANF陰性の特徴を有する。診断は発熱について感染症，悪性リンパ腫，血管炎などを鑑別した除外診断となる。

8）病型分類

臨床経過には(1)単周期型（20％），(2)多周期型（70％），(3)進行型（10％）が知られている。抗リウマチ薬使用によって，多周期型や進行型を単周期型にする治療目的があることを図示して患者に話すことが治療開始の際に理解されやすい。

9）治療

(a) 治療方針

ADL, QOL（quality of life）の低下の防止，筋力増強，関節の破壊・拘縮を防ぐ。薬物療法，理学療法，手術療法を適宜，組み合わせるだけでなく，看護師，ソーシャルワーカーなどのスタッフによる総合的医療を行うことが必要である。内科では薬物療法が重要である。

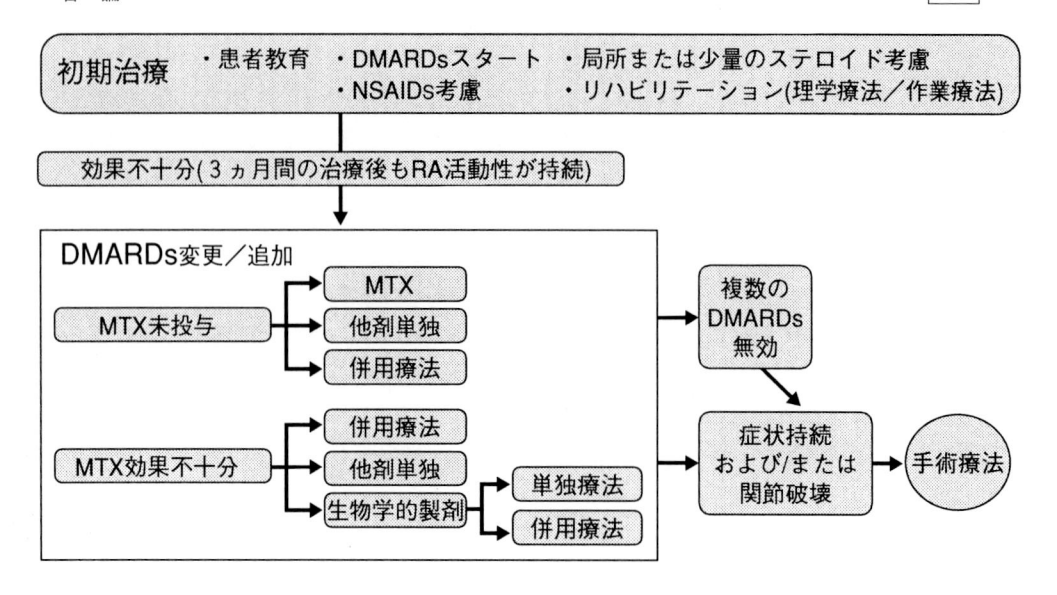

```
初期治療 ・患者教育  ・DMARDsスタート  ・局所または少量のステロイド考慮
         ・NSAIDs考慮  ・リハビリテーション(理学療法／作業療法)
```

効果不十分(3ヵ月間の治療後もRA活動性が持続)

```
DMARDs変更／追加
  MTX未投与 ─→ MTX
             ─→ 他剤単独
             ─→ 併用療法
  MTX効果不十分 ─→ 併用療法
               ─→ 他剤単独
               ─→ 生物学的製剤 ─→ 単独療法
                              ─→ 併用療法
```

→ 複数のDMARDs無効 → 症状持続および/または関節破壊 → 手術療法

図19 RA患者の管理

ACR Subcommittee on RA Guidelines：Guidelines for the management of rheumatoid arthritis 2002 update. Arthritis Rheum 46：328, 2002 より改変

(b) 薬物療法(⇒総論 VI.「膠原病に用いられる治療法」)

ACRによる治療法のガイドラインを記載する(図19)[9]。最近の傾向としては，(1)発症2年以内に骨破壊が急速に進行するので，早期より抗リウマチ薬で治療する。(2)ステロイド薬が再評価され，早期には5〜7.5 mg/dまで使用。(3) MTXが主流。MTXを経口投与（2〜8 mg/週）で投与する。血球減少症，間質性肺炎などの副作用に注意する。(4)生物学的製剤（抗TNF-α抗体，TNF-α受容体拮抗薬）の登場が重要である。

(c) リハビリテーション

筋萎縮や関節拘縮を防止し，関節可動域保持を目的とする。関節屈伸，等尺運動を中心としたリウマチ体操が行われる。物理療法には温泉療法，温熱療法（赤外線，パラフィン浴など），マッサージなどがある。

(d) 手術療法

滑膜切除術（手，肘，膝），人工関節置換術，靱帯の再建術や，頸椎の関節固定術が行われる。

10) 合併症

「関節外症状」の項に記載したが，(1) RA自体で起こる合併症，(2)他の膠原病・自己免疫疾患の合併，(3)薬剤に起因する合併症などを鑑別することが治療上重要である。間質性肺炎・肺線維症はRA自体に起因するのか，抗リウマチ薬の副作用か鑑別する。また，経過中に全身性エリテマトーデス（SLE）に合致する検査所見が出現した場合，抗リウマチ薬に起因するか，RAにSLEを合併したのか，もともとSLEであったのかなどを慎重に鑑別し，疑わしい場合・不明な場合には薬剤を中止にすべきである。

11) 経過と予後

臨床経過には単周期型，多周期型，進行型などが知られているが，疾患自体はhetrogeneousであることのほかに，DMARDsの反応性の相違，臓器合併症や副作用のため強力なDMARDsを使用できない場合，薬剤に対するインフォームド・コンセントが得られない場合など実際の臨床の現場では多くの因子が臨床経過や予後に影響する。

(a) 予後

機能的予後 ADL (activity of daily living) は，発症後 10 年では 5％が臥床患者，80％が何らかの障害を有する。約 15％が健常人同様の生活を送る。生命予後は悪くはないが，一般人口よりは死亡率は高く，死亡年齢も若いとされる。

(b) 死因

感染症（20％），間質性肺炎・肺線維症（14％），悪性腫瘍（13％），消化器疾患，脳血管障害，循環器障害などである。MRAによる血管障害（心筋梗塞，腸梗塞など），頸椎亜脱臼による頸髄損傷，続発性アミロイドーシス，治療薬物の副作用などにとくに留意する。

文献

1) 日本リウマチ学会，編：関節リウマチ．リウマチ入門．第 12 版，日本リウマチ学会，東京，pp 242, 2003.
2) Lipsky PE : Rheumatoid arthritis. Priciples of Internal Medicine. 14 th Edition, McFraw-Hill, Tokyo, pp 1880, 1998.
3) 尾崎承一：関節リウマチ．リウマチ基本テキスト．日本リウマチ財団, pp 219, 2002.
4) 小林茂人：慢性関節リウマチ，全身性エリテマトーデス．内科学エッセンス 3 呼吸器系・感染症・膠原病・リウマチ・アレルギー疾患（鈴木 一, 他, 編）．朝倉書店，東京，pp 190, 1999.
5) 天野宏一：RA の関節外症状，合併症と病態把握．リウマチ科 27（suppl 1）: 562, 2002.
6) 近藤啓文, 他：日本リウマチ学会による早期慢性関節リウマチの診断基準─3. 診断基準の検証, リウマチ 40 : 54-59, 2000.
7) 李 鍾碩, 他：慢性関節リウマチの診断と鑑別診断, リウマチ科診療マニュアル．リウマチ科 27 : 556, 2002.
8) 松岡康夫：悪性関節リウマチ，難病の診断と治療指針（疾病対策研究会，編）．六法出版社，東京，pp 187, 2001.
9) ACR Subcommittee on RA Guidelines : Guidelines for the management of rheumatoid arthritis 2002 update. Arthritis Rheum 46 : 328, 2002.

（小林茂人）

2．全身性エリテマトーデス（systemic lupus erythematosus : SLE）

1）概念

全身性エリテマトーデス（SLE）は膠原病のなかでは 2 番目に頻度が高いといわれ，文字どおり，病変は全身に及ぶ。膠原病は他項でも述べるように，全身性の自己免疫疾患ともいわれるが，関節リウマチ（RA）・多発性筋炎（PM）・シェーグレン症候群（SS）のように，病変が比較的限局する疾患もある。その点，この SLE は"もっとも膠原病らしい膠原病"といえるかもしれない。代表的な病変は皮膚・腎臓であるが，その他，中枢神経・肺等の臓器のほか，赤血球・白血球・血小板といった血球成分も標的になることもある。それゆえ，臨床症状も多彩で，内科の極意を味わえる疾患でもある。

2）分類

SLE は単一の疾患としてとらえられており，疾患そのものの分類はないが，後述のように病態が多彩で，臨床の現場では種々の病型・重症度を持った症例が実際には混在する。病型分類は後述するが，分類で公式に用いられているのは**表 52**の重症度分類である。この分類は後述の治療の項でも述べるように，治療方針の決定に 1 つの目安となるが，これはあくまで多数の病型の重症度の平均値をまとめたにすぎず，実際は現時点および過去の病型および経過を多角的に検討して治療方針を決める。

表52　SLEの重症度による分類

```
1．軽　症
  1）皮膚粘膜病変のみ：ディスコイド疹，皮疹，口腔内潰瘍等
  2）関節・筋肉病変
  3）レイノー現象
  4）漿膜炎：少量の貯留液
  5）腎　症：間欠的蛋白尿
2．中等症
  1）腎　症：持続的蛋白尿
  2）血液病変：溶血性貧血・血小板減少
  3）神経病変：機能的精神症状・髄膜炎等
  4）漿膜炎：多量の貯留液
3．重　症
  1）腎　症：ネフローゼ，腎不全
  2）神経病変：痙攣・意識消失等
  3）肺病変：間質性肺炎・肺出血等
  4）血管病変：血管炎・血栓症
```

3）病因・病態

SLEは膠原病の免疫異常を語るうえで，模範的な疾患で，もっとも頻度が多いRAとともに，その病因・病態の研究がこれまで精力的に進められてきた。しかしながら，自己免疫疾患全体にいえることであるが，いまだに核心には至っていない。ただ，断片的に以下の注目すべき事実が判明してきた。

ミニコラム

SLE　昔と今

SLEはかつては不治の病といわれ，90％近くの死亡率であった。死因の多くは腎症から起こる尿毒症で，当科でも1960年代まで，主要な死因は尿毒症であった。1970年代に入り，ステロイド治療および透析療法の確立により，尿毒症は激減し，かわって，感染症・消化管出血等のステロイドの副作用やCNSループス等の腎症以外の病変による死因が増えてくる。しかしながら，これらも，1980年代に入り，治療の進歩でだんだん減ってくる。最近10年間の症例では死亡率は10％を切っており，ステロイド治療の確立が予後に大きく貢献していることを示しているが，軽症例の増加も無視できない。ステロイド治療が確立されてくると，軽症例も含めて，ステロイドが有効な症例と抵抗性の症例に二極化してくる。後者はなかには死亡例もあるが，生存しても透析導入などADLを大きく制限する後遺症を残す難治性の症例を含んでいる。そのため，予後評価も生命予後から，"腎不全に移行しない率"など機能予後にかわってくる。

この機能予後の改善にはシクロフォスファミド大量静注療法等の免疫抑制薬が貢献することになる。このように，SLEの治療と予後は膠原病のなかでももっとも進化したといっても過言ではない。しかしながら，患者さんの服薬拒否も含む治療のつまずきは，一歩間違えば30年前の悪夢と同じ結果を招きかねないことを肝に銘じておくべきである。

(1) T細胞・B細胞を中心に免疫担当細胞の異常な機能亢進があり、それに種々の細胞表面分子やサイトカインが関与している。
(2) (1)の結果として、多彩な自己抗体が出現し、免疫複合体を介したIII型のアレルギーを介した病変が発病につながっている。ただし、最近はこれだけでないという報告も出てきている。
(3) 近年の遺伝子の解析により、多彩な遺伝子の異常がみつかっている。相対危険度が低く、病態と結びつくエビデンスが希薄で、本質的な原因とはいえないが、無視はできない。また、散発的ながら、家族内での発症も報告がある。さらに、発症がなくても家族に抗核抗体等の陽性者が多数存在する。また、モデルマウスで遺伝子が病因に関連する報告が出てきている。
(4) ウイルスが抗体産生や免疫担当細胞の活性化に関与する報告がある。
(5) モデルマウスでは免疫異常から発病するまで時間はある。ごく最近、ヒトでも似たデータが出てきている。

以上を総合すると遺伝等の内因的要因あるいはウイルス等の外因的要因により免疫異常が起き、元来は抑制されていた自己反応性のリンパ球が活動を始める。しかしながら、異常な状態がこれ以上進まぬように抑制機構が働いて、沈静化されるが、不幸にして、異常な免疫反応の勢いが強く、抑制が追いつかなくなると病変を形成して、発病につながると考えるのが妥当であろう。

一方、多彩な病態を形成することについても謎が多い。これは膠原病がなぜ疾患により起こる病変部位が違うかという疑問にもつながる。そもそも、SLEで出現する自己抗体はどこで産生されるかも謎で、今後の研究を待たなくてはならない。多彩な病態を左右する因子として、古くから自己抗体の関与が知られていたが、最近では免疫担当細胞の分画の関与もいわれている。すなわち、前述のようにSLEではCD8陽性細胞を中心とする、細胞性免疫の異常も指摘されている

表53 SLEの病理所見

1. SLE独自の所見
 1) ヘマトキシリン体
   核が抗核抗体と反応してできる
   好塩基性物質
 2) オニオンスキン病変
   動脈の同心円状の線維化像
   治癒した血管炎?
2. 局所の病変
 1) 皮膚：基底細胞；液状変性
   基底膜；肥厚・断裂
   表皮・真皮接合部；
     免疫グロブリン・補体の沈着
   真皮：上層の細胞浸潤
 2) 腎臓：免疫複合体の免疫グロブリン・
     補体成分の沈着
   メサンギウムに限局：WHO I・II型
     ↓
   血管係蹄壁に伸展・細胞増殖：
     WHO III・IV型
   内皮下沈着免疫複合体
     →ワイヤーループ病変
 3) 心臓：Libman-Sacks心内膜炎
   免疫複合体・ヘマトキシリン体

が、この存在の有無が病変を左右する可能性も出てきている。

4) 病理

病理所見は**表53**に示すように、SLE独自の所見と局所病変に分かれる。これらは、剖検所見にもとづいた断片的なデータを集めた結果で、病気の実態をすべて語っているわけではないが、SLEという病気を知るうえでは重要な情報である。このなかで、臨床の現場でもっとも重要なのは腎症のWHO分類で、これまでも賛否両論はあったが、予後・治療方針におおいに影響している。このWHO分類は何度か改訂されており、付録「診断基準一覧」に現在の最新のISN/RPS分類（2003）を示しておく。

5) 臨床症状

臨床症状は**表54**に示すように全身の免疫反応を反映する症状と局所の病変による症状とに大別

表54　SLEの臨床症状

1. 全身の免疫反応を反映する症状
   発熱・倦怠・リンパ節腫脹
2. 局所の病変を反映する症状
   (1) 皮膚病変：蝶形紅斑・円盤状皮疹…
   (2) 関節病変：関節痛
   (3) 腎臓病変：浮腫
   (4) 精神・神経病変：痙攣・意識障害・麻痺・頭痛・うつ状態…
   (5) 心・肺病変：呼吸困難・胸痛

される。このうち，初発症状としては発熱・関節痛が多く，この症候を呈する場合は鑑別疾患として本疾患を念頭におく必要がある。また，皮膚症状で皮膚科で発見されたり，腎病変で腎臓内科でみつかるなど，膠原病専門外の科でみつかることも多い。

6) 検査所見

抗核抗体はほぼ全例で陽性である。かつては陰性の症例も存在したが，検査法の進歩でそのような症例はなくなったため，抗核抗体陰性の場合は本疾患の可能性は少ないと考えてよい。抗二本鎖DNA抗体も90％以上の症例に認められる。本抗体はSLE以外で検出される確率も低く，感度・特異性が高い検査としてSLEの診断上もっとも重要な検査といえる。その他，抗Sm抗体もSLE特異的であるが，約1/3の症例にしか検出されない。その他の自己抗体の検査としては赤血球抗体を検出するクームス試験や血小板抗体を検出するPAIgG等があり，診断上重要である。あと，これはSLE特異的ではないが，抗リン脂質抗体も高頻度に検出される。

以上は，診断のための検査であるが，これとは別に病気の活動性をみる検査がある。補体はその代表的なもので，急性期には免疫複合体の形成にともなって消費される。また，γグロブリンは急性期に上昇し，治療で低下する。

さらに，病変局所の診断に必要な検査もある。たとえばCNSループスでは髄液中の蛋白・細胞の増加とともに，IgGやIL-6の増加が認められる。また，画像診断も局所病変の検出には重要で，神経病変でのMRI・SPECTや心病変での心臓超音波は重要である。

7) 診断・鑑別診断

SLEの診断は症状・検査所見を参考にしながら総合的に診断する。基本的には他項でまとめて示すACRの診断基準に照らし合わせ，4項目以上あればSLEと診断する。ただし，基本的には抗核抗体陽性が原則で，症状だけで4項目そろっても，抗核抗体が陰性か低力価の場合は他の疾患を考えた方がいい。また，逆に3項目以下でもSLEとしたほうがいい場合がある。たとえば抗血小板抗体による血小板減少やクームス抗体による溶血性貧血が主病変である場合は診断基準を満たさず，ITPやAIHAとまぎらわしいことがたびたびあるが，この場合はとくに抗核抗体が高力価で陽性の場合はSLEとして扱ったほうがよさそうである。実際，当初，ITPやAIHAと診断された症例が後にSLEになることがしばしばあるからである。あと，関節炎や口腔内潰瘍は自覚症状での判断が中心で惑わされる場合が多い。たとえば関節炎に伴う関節痛はSLE以外の膠原病でも頻繁にみられる。とくにまぎらわしいのはSubclinical SiccaあるいはMCTDで，関節痛・抗核抗体・白血球減少・口腔内潰瘍があると診断基準を満たしてしまう。関節以外の症状をよく吟味して，全身の病状から判断することが重要である。一方，口腔内潰瘍もベーチェット病やウイルス感染症で認められるため，それらとの鑑別も重要で，本疾患の場合は無痛性という特色があるが，実際は鑑別が難しい。また，日光過敏も問診が頼りで，客観的な証明は難しいが，紫外線照射で客観的にみる方法もある。ちなみに他の疾患同様，診断基準は感度・特異性がより優れるように時代の状況に応じて改訂が行われてきた。現在の基準は骨格は1982年に制定されたが，その後，抗リン脂質抗体の概念が出現すると同時に，LE細胞や梅毒反応の疑陽性が時代にそぐわなくなり，最近，改訂された。今後はこの改訂基準が検

証されるが，原発性の抗リン脂質抗体症候群が含まれてしまわないかという新たな懸念も生まれてきている。

8）病型分類・亜型

SLEは種々の症状・検査所見を持った症例のヘテロな集団であるため，病型分類はいろいろなパターンが考えられるが，**表52**に示す重症度による分類が治療とも直結することから汎用される。一方，SLEの亜型で代表的なのがsubcutaneous lupus erythematosus（SCLE）で，これは抗SS-A抗体が陽性で，環状紅斑という独特の皮疹を呈する症候群である。SLEやシェーグレン症候群から独立した疾患かどうかは議論の的であるが，鑑別上，重要である。また，抗核抗体陽性でSLEの症状があるが，診断基準を満たさない症例がある。われわれの施設ではこういう症例をPreSLEと呼んで，経過観察しているが，本当のSLEになるのは比較的まれである。

9）治療

SLEの治療の中心はステロイドであることはまちがいないが，病型・重症度により投与量はさまざまである。これを**表55，表56，表57**にまとめる。ポイントとしては，腎症・CNSループス以外は主病変の部位により病型・重症度を判断し，ステロイドを軽症では少量，重症では大量を投与するのが原則である。一方，腎症は腎生検を施行している場合はISN/RPS分類に応じて，施行できない場合は尿所見を参考にする。また，CNSループスは症状により分類し，投与量を決める。効果判定は症状の改善や補体価・抗DNA抗体等

表55　SLEの病態別ステロイド投与量

	外用	<30	30~40	40~60	>60	パルス
軽症						
皮疹	○	△	△			
脱毛	○	△				
口腔内潰瘍	○	△				
脂肪織炎		○	△			
皮膚潰瘍	○	△	○			
血栓性静脈炎		○	△			
関節痛		△				
漿膜炎						
：少量貯留		△	○			
中等症・重症						
漿膜炎						
：多量貯留				△	○	
溶血性貧血					○	△
血小板減少					○	△
間質性肺炎				△	○	△
肺高血圧症			△	○	△	
心筋炎				△	○	
血管炎					○	△

○：よく使う，△：ときに使う

戸叶嘉明：全身性エリテマトーデス．臨床医のためのステロイド薬—効果的な選び方・使い方（橋本博史，他，編）．改訂版，総合医学社，東京，pp 23, 2002 より引用

表56 ループス腎炎のステロイド投与量

	プレドニゾロン (mg/日)		
	<40	>40	パルス
尿所見による			
尿所見正常	腎臓以外の病態で決める		
間欠的蛋白尿	○		
沈渣正常	○		
持続的蛋白尿		○	△
（3.5 g/日以下）			
ネフローゼ		○	△
腎生検所見による			
WHO I型	腎臓以外の病態で決める		
II型	○	△	
III型	○	△	
IV型		○	△
V型	△	○	
VI型	○		

○：よく使う，△：ときに使う

戸叶嘉明：全身性エリテマトーデス．臨床医のためのステロイド薬―効果的な選び方・使い方（橋本博史，他，編）．改訂版，総合医学社，東京，pp 23, 2002 より引用

表57 CNSループスのステロイド投与量

	プレドニゾロン (mg/日)			
	<40	40〜60	>60	パルス
痙攣・意識消失			○	○
脳血管障害			○	○
機能的精神障害	○	△		
器質的精神障害		△	○	
脳神経障害			○	
脊髄障害			○	○
髄膜炎			○	
末梢神経障害	○	△		

○：よく使う，△：ときに使う

戸叶嘉明：全身性エリテマトーデス．臨床医のためのステロイド薬―効果的な選び方・使い方（橋本博史，他，編）．改訂版，総合医学社，東京，pp 23, 2002 より引用

の血清学的検査を目安にして判断する．ステロイドの効果判定は投与して2週間前後で判定できるが，効果が認められない場合は過去の治療歴や病状から判断して，ステロイドの種類の変更や免疫抑制薬の投与を検討する．免疫抑制薬は歴史的には種々の薬剤が試みられたが，現在はシクロフォスファミド大量静注療法（IVCY）が，主流になってきている．また，腎機能の保たれている症例ではシクロスポリンA（CyA）が試みられてはいるが有効性は未知数である．

10）経過・合併症・予後・死因

ステロイドに反応すれば順調に減量できる症例が多いが，たまに減量中の再燃やデータの悪化がみられる．その場合は減量を一時中断するか，免疫抑制薬を併用することにより切り抜けられるが，たまにステロイドの再度の増量を余儀なくされる症例もある．一方，ステロイドに反応しない場合は免疫抑制薬が必要になる．このステロイド抵抗性の症例は経過が長い再発例に多いが，前述のIVCYの導入で多くの症例で寛解に持っていけるようになった．ただし，一部の症例ではIVCYも無効で，この場合は他剤にも無効で治療に難渋する．ステロイドの病態別治療の確立で，予後は格段に進歩し，現在では90％以上の10年生存率が得られ，さらにIVCYの導入は生命予後だけでなく，腎症の症例の透析導入等のADLの制限に対しても貢献してきている．現在では，SLE自身の死亡が激減し，一時問題になった感染症等の合併症による死亡も予防の普及で減少しつつある．現在では前述の多剤に抵抗性のほかに，通常の人でもみられる悪性腫瘍・動脈硬化等の成人病が生命予後を脅かす唯一の因子として残っている．

文　献

1）戸叶嘉明：全身性エリテマトーデス．臨床医のためのステロイド薬―効果的な選び方・使い方（橋本博史，他，編）．改訂版，総合医学社，東京，pp 23, 2002.
2）Weening JJ, et al：The classification of glomerulonephritis insystemic lupus eryhthematosus. Kidney Int 65：521, 2004.

（橋本博史，戸叶嘉明）

3．全身性硬化症 (systemic sclerosis : SSc)

1) 概念
全身臓器の線維化を主徴とする自己免疫疾患で，皮膚の硬化を主症状とする。

2) 病型分類（表58）
広くLeRoyらの分類（1988）[1]が用いられているが，単純に分類するのが困難な症例も存在する。経過・予後にもかかわってくるため，十分な経過観察が必要である。

3) 病因・病態
病因は不明であるが，1つには環境因子が関与

ミニコラム

ヒトアジュバント病

ヒトアジュバント病は，体内に異物を注入することで起こる自己免疫疾患で，三好[1]が1964年に，2例の女性に認められた乳房形成術後障害（リウマチ症状）に対して，それが注入異物のアジュバント効果によるものとして名づけたことに始まる。その後，当教室の熊谷らも全身性硬化症症状を呈したヒトアジュバント病の4症例を報告している[2]。このなかで熊谷らは全身性硬化症の期待値が3倍多いと報告している。その後の当教室での追加調査の結果も含めると，表に示すように種々の膠原病疾患に類似した症例が認められている。このように本疾患は現在もまだ散発的ながら発生している。現在，ヒトアジュバント病と発がんに関する報告もあり，また，アメリカでは本疾患に関連した形成術に関して訴訟問題も過去に起きている。しかしながら，異物注入と膠原病や癌の発症に因果関係があるかはいまだに決着はついていない。

1) 三好和夫, 他：人体におけるAdjuvant加遷延感作を思わせる高γグロブリン血症—乳房形成術の後にみられた障害. 日本医事新報 2122：9, 1964.
2) Kumagai Y, et al：Scleroderma after cosmetic surgery：Four cases of human adjuvant disease. Arthritis Rheum 22：532, 1979.

表　当科におけるヒトアジュバント病症例の集計

	当科熊谷発表 1951〜1980	当科 1981〜2002
全身性硬化症	4 (1)	1 (5)
混合性結合組織病	1 (3)	
CREST症候群	1	0 (1)
全身性エリテマトーデス	2	1 (3)
シェーグレン症候群	0 (3)	1 (3)
関節リウマチ	3	3
橋本病	0 (1)	0 (3)

（ ）：オーバーラップ症候群

表58 病型分類 (LeRoy らの分類)

(a) びまん型全身性硬化症 (diffuse cutaneous SSc)
- レイノー現象の出現から1年以内に皮膚症状が出現する。
- 全身の皮膚硬化を認める。
- 発症早期より間質性肺病変，びまん性消化管病変，心筋病変を高率に認める。
- 腱摩擦音，強皮症腎クリーゼは出現しうるが，比較的まれである。
- 爪上皮の毛細血管拡張と破壊。
- 抗セントロメア抗体陽性は少ない (10%)。
- 抗トポイソメラーゼⅠ抗体陽性 (60%)。
- 予後不良。

(b) 限局型全身性硬化症 (limited cutaneous SSc)
- レイノー現象が数年（しばしば数十年）先行する。
- 皮膚症状を欠くか，肘関節より末梢にのみ皮膚硬化を認める。
- 肺高血圧，皮膚石灰化，毛細血管拡張が数年〜数十年の経過で出現しうる。
- 毛細血管の破壊を伴わない爪上皮の拡張。
- 抗セントロメア抗体が高率に陽性 (90%)。
- 予後良好。
- CREST症候群（石灰化，レイノー現象，食道運動機能低下，手指硬化および毛細血管拡張症）は限局型に属する。

佐藤伸一：全身性硬化症（強皮症）の診療．リウマチ科診療マニュアル．リウマチ科 27：672, 2002 より引用

している可能性のあることが明らかである。吸入または摂取した化学物質，シリカダストや有機溶媒，尿素ホルムアルデヒドなどの曝露による症例が報告されている。またシリコン挿入による豊胸術や鼻形成術によって発症するものはヒトアジュバント病として知られている。ウイルスと自己抗原との相同性から，本疾患の罹病性においてウイルスが役割を果たす可能性も示唆されている。

本症における免疫系の活性化はリンパ球，血管内皮細胞および線維芽細胞上の接着分子およびインテグリンの発現亢進によって促進されると考えられる。活性化T細胞は血管周囲組織領域における優勢な浸潤細胞であり，本症の発症機序において重要である。また皮膚においては肥満細胞の脱顆粒が起こり，肺においては好中球の浸潤により，間質性肺障害を引き起こす。

4）病理

広汎性の小血管における障害および線維化が皮膚および各臓器に現れ，さまざまな臨床症状を引き起こす。血管障害はおもに小動脈，細動脈および毛細血管の内皮細胞の障害としてみられる。

平滑筋様筋内膜細胞は小血管の内膜内，すなわち細胞間質の床内で増殖し，原線維を放出する。血管内腔の狭窄が起こり，障害された内皮が血小板の活性化および血栓症を引き起こし，さらに狭窄の増悪をみる。血小板の活性化は，血小板由来増殖因子やトロンボキサンA2といったメディエータの放出の原因となり，これが血管収縮を引き起こし，内皮細胞や線維芽細胞の増殖を刺激する。基底膜は肥厚し，蛋白様物質が血管を通して滲出し，血管浮腫が現れる。線維増生は活性化線維芽細胞によるコラーゲン，フィブロネクチンなどの沈着増加により引き起こされる。

血中または組織中のT細胞，B細胞，マクロファージ，血小板などの増加あるいは活性化がみられ，血管周囲のT細胞主体とする細胞浸潤がみられる。一般的には血管壁の細胞浸潤はまれで，血管炎であるとは考えられないが，一部に抗好中球細胞質抗体（ANCA）による血管炎を認

めるものがある。

5）臨床症状

（a）皮膚症状

皮膚硬化は四肢末梢，顔面より始まり，次第に体の近位部に進行する。硬化の初期では手指のソーセージ様の腫脹がみられる（浮腫期）。腫脹した皮膚は数週から数ヵ月後に肥厚した硬い皮膚となりしわが消失し，光沢をもち，色素沈着や色素脱失を伴うようになる（硬化期）。その後に皮膚は萎縮し，近位指節間関節や肘関節の屈曲拘縮を呈するようになる（萎縮期）。爪上皮内の点状ないし線状の，黒色の出血点，ないしそのすぐ中枢側の後爪郭にループ状血管拡張をしばしば伴う。レイノー現象は高率に出現し，かつしばしば初発症状となる。指尖部に潰瘍や虫喰い状瘢痕がみられ，とくに寒冷時に潰瘍が悪化し，難治性となることがしばしばみられる。毛細血管拡張，とくに5mm程度までの境界明瞭で，円形から楕円形で，やや紫がかった紅色調を呈する斑状のものは抗セントロメア抗体陽性患者の手や顔面にしばしばみられる。皮下の石灰沈着は手指，前腕などにみられる。

（b）肺病変

肺線維症は生命予後を規定する臓器病変であり，抗トポイソメラーゼⅠ抗体陽性患者の約90％に合併する。

また，肺線維症を有する患者では二次性肺高血圧症を認める。肺高血圧症は抗セントロメア抗体陽性患者では高率に認め，予後不良である。

（c）腎病変

本症の経過中に急激に発症し，高血圧の悪化および，または急速に進行する腎不全を強皮症腎クリーゼという。これは葉間～小葉間動脈に多発する内膜肥厚による内腔狭窄によって生じ，予後を規定する合併症である。近年，ミエロペルオキシダーゼに対するANCA（MPO-ANCA）陽性例で，高血圧を伴わない急速進行性糸球体腎炎がみられている。

（d）消化管病変

本症の初期に神経筋機能障害によると考えられる食道平滑筋の機能異常，さらに平滑筋の萎縮および線維化により，食道下部括約筋の弛緩，食道下部の蠕動運動の低下と拡張を生じる。このため胸焼け，胸のつっかえ感，逆流感などを認める。また胃排出遅延は逆流を悪化させ，腹部膨満感，嘔気・嘔吐もみられる。小腸の蠕動運動低下も，腹部膨満感，腹痛，嘔気・嘔吐，下痢の原因となる。進行すると偽性腸閉塞が生じ，また何らかの原因で腸管壁にガスが侵入することにより，腸管壁が気腫状となる腸管嚢腫様気腫（PCI）を認めることがある。蠕動運動低下が著明となり，症状のさらなる増悪をきたし，吸収不良症候群となることがある。

（e）心病変

心筋の線維化による拡張機能障害，伝導系の線維化による伝導障害（不整脈），心膜炎がみられる。

（f）関節病変

関節リウマチと異なり，変形を残さない関節炎が認められる。手指の皮膚硬化が高度となり，関節周囲の結合組織の線維化を認めるようになると，手指の屈曲拘縮もしばしば生じる。

（g）その他

まれに抗セントロメア抗体陽性患者に原発性胆汁性肝硬変の合併がみられる。

筋肉痛，筋力低下など筋症状を伴うこともある。約30％にシェーグレン症候群の合併を認める。

6）検査所見

抗核抗体は90％以上に検出され[3]，診断および病態の推定に重要であるが，疾患活動性とは一致しない。蛍光抗体法による染色型は散在斑紋（discrete speckled）型，核小体型がみられる。

（a）抗トポイソメラーゼⅠ抗体（抗Scl-70抗体）

本症の30～40％に検出される[3]。びまん型に比較的高率（約60％）に認め，限局型は少ない。

臨床的特徴としては，
(1) 軀幹におよぶ広範囲な皮膚硬化。
(2) 指尖部虫喰状瘢痕などの末梢循環障害を認める。
(3) 肺線維症の合併が高率にみられ，予後不良となる。

(b) 抗セントロメア抗体

本症の20〜30％に検出される[3]。限局型に高率（約60〜80％）に認め，びまん型は少ない。とくにCREST型では90％に検出される。CRESTをすべて満たす症例もあれば，一部のみのこともある。原発性胆汁性肝硬変やシェーグレン症候群でも陽性になることがあるため注意が必要である。臨床的特徴としては，
(1) 皮膚硬化は四肢末端に限局する（ときに皮膚硬化を認めないこともある）。
(2) 10年以上のレイノー現象が先行する。
(3) 肺線維症，強皮症腎などの重篤な内臓病変は少ない。
(4) 毛細血管拡張，石灰沈着をきたしやすい。

(c) 抗RNAポリメラーゼ抗体

SScの約6％に検出される。臨床的特徴としては，
(1) 軀幹におよぶ広範囲な皮膚硬化。
(2) 強皮症腎，心病変の合併が多い。
(3) 肺線維症の合併率は低い。
(4) 治療反応性が良好である。

(d) その他の自己抗体

抗核小体抗体は約15％に検出される[3]。抗フィブリラリン抗体は抗核小体抗体のうちもっとも高率に検出される自己抗体で，肺高血圧症との関連が知られている。

抗Th/To抗体は限局型全身性硬化症との関連が報告されている。また多発性筋炎との重複例では抗PM-Scl抗体が検出される。

(e) シアル化糖鎖抗原（KL-6），サーファクタントプロテインD（SP-D）

血清濃度の上昇は肺線維症の重症度を反映するが，必ずしも活動性を反映しない。治療反応性の指標としても有用である。

(f) 画像検査

肺線維症の合併の有無をみるため，胸部X線検査を定期的に行う。両側下肺野中心の網状陰影を呈する。胸部CT検査ではスリガラス状陰影，honey combパターンを呈する。肺ガリウムシンチグラムでは取り込みの増加を認める。

(g) 生理機能検査

画像検査とともに，肺線維症の評価として呼吸機能検査を行う。肺線維症の程度により肺拡散能（$\%D_{LCO}$）の低下を認め，進行すると肺容量の低下とともに肺活量（%VC）の低下を認める。

心電図では伝導障害，不整脈の有無をみる。
心臓超音波は内腔拡張，壁運動の低下，心囊液貯留の有無をみる。また肺動脈圧の測定を行い，肺高血圧症の合併を調べる。

指尖脈波やサーモグラフィーはレイノー現象の評価に有用である。指尖脈波では波高の減弱，寒冷負荷による波形の平坦化などを認め，さらに回復遅延を認める。サーモグラフィーでは指尖皮膚温の低下，寒冷負荷による回復遅延を認める。指尖皮膚潰瘍がある場合は，寒冷負荷により症状の増悪をみる可能性があるため，寒冷負荷は行わないようにする。

(h) 気管支鏡検査

気管支肺胞洗浄（BAL）により，細胞数の増加，とくにリンパ球や好中球の増加により，肺線維症の活動性および治療反応性の評価を行う。

(i) 肺組織検査

経気管支肺生検（TBLB）や胸腔鏡下肺生検（VATS）により組織検査を行い，肺線維症の活動性および治療反応性の評価を行う。

7）診断・鑑別診断

従来，1980年アメリカリウマチ協会が提唱した診断基準が用いられてきた。本邦では1992年に厚生省強皮症調査研究班が提唱した診断基準が用いられている。

皮膚硬化が進展し，明らかな場合には容易に診断が可能であるが，軽症例では皮膚硬化が明瞭でないことが多く，見逃されやすい。また重症例で

も早期には診断が容易でないことがあり，十分に経過をみていく必要がある。

おもな鑑別疾患は，以下があげられる。

(a) 限局性全身性硬化症（モルフィリア）

斑状全身性硬化症（モルフィリア），線状全身性硬化症，汎発型モルフィリアに分類される。皮膚および隣接構造に限定した線維化反応であり，他の臓器病変はみられない。非特異的な紅斑が拡大し，融合して全身に及ぶことがある。これは，リンパ球，肥満細胞，形質細胞および好酸球の浸潤と，真皮，皮下脂肪，深部組織まで及ぶ過剰のコラーゲン沈着が特徴である。

(b) 好酸球増多性筋膜炎（シャルマン症候群）

軀幹および四肢の広範囲に散在する皮下組織の肥厚を伴った腫脹，こわばり感がみられる。皮下組織の炎症は単核細胞の浸潤および好酸球増多が特徴で，末梢血でも好酸球増多および高γグロブリン血症が特徴的である。

(c) ウェルナー症候群（若年性早老症）

低身長，軽体重，細い四肢，白髪などの特徴がある。

(d) 晩発性皮膚ポルフィリン症

アルコールを多飲する中年男性に好発する日光露光部の光線過敏症で，尿中ポルフィリン排泄により診断される。

8）治療

基本的な治療方針としては線維化の進行を予防することにあるが，とくに肺，心臓，消化管などの線維化が進行すると，機能障害は不可逆的になることが多い。限局型は，皮膚硬化が軽度なため対症療法が主体となる。びまん型は，発症より4年以内で，皮膚硬化が進行する場合，肺線維症が進行している場合などは治療が必要となる。

(a) 副腎皮質ステロイド

皮膚硬化には浮腫期のみ有効で，プレドニゾロン10〜20 mg/日を使用する。肺線維症に対しては無効なことが多いが，活動性のある症例や，いわゆる非特異型間質性肺炎（nonspecific interstitial pneumonitis：NSIP）は使用することもある。

(b) D-ペニシラミン

従来より抗リウマチ薬としても使用されており，皮膚硬化に対して有効であるとされてきたが，高容量（750〜1000 mg）と低容量（125 mg/日，隔日）の最近の二重盲試験では差異はなく，効果が疑問視されているが，有効例はたしかに認められる。

(c) 免疫抑制薬

シクロスポリンは皮膚硬化に対し有効である。2 mg/kg/日で開始し，トラフ値（服薬直前の血中最低濃度）150〜300 mg/mlになるように5〜10 mg/kg/日まで増量する。

シクロフォスファミドは，難治性の肺線維症に対して投与することがあり，連日経口投与（1〜2 mg/kg/日）または間欠大量静注投与（0.5〜1.0/kg/日，1〜3ヵ月ごと）が行われている。

(d) 血管拡張薬

指尖潰瘍，レイノー現象に対してプロスタグランジン（PG）製剤として，PGE_1およびリポPGE_1，PGI_2が血小板凝集抑制と血管拡張作用という観点で使用される。また，ニコチン酸トコフェロール，Ca拮抗薬は血管拡張作用により，塩酸サルポグレラートは血小板凝集抑制と血管拡張作用により，指尖潰瘍，レイノー現象に対して有効である。一方，PGI_2の持続静注は肺高血圧症に対する有効性が報告されている。

(e) 皮膚病変に対する局所治療[4]

皮膚硬化の軽症例はヘパリン類似物質の軟膏やワセリンの塗布を行う。皮膚潰瘍に対してはヒビテン浴とともに，抗菌作用をもつスルファジアジン銀クリーム，肉芽形成促進作用のトレチノイントコフェリル軟膏，ブクラデシンナトリウム軟膏や$PG E_1$軟膏を使用する。

(f) 腎病変に対する治療

高血圧を伴う強皮症腎に対して，アンギオテンシン変換酵素阻害薬を使用する。高レニン血症を改善し，高血圧をコントロールする。

(g) 消化管病変に対する治療

食道拡張による胸焼け，胸のつっかえ感，逆流感などの逆流性食道炎に症状に対してプロトンポンプ阻害薬が使用される。

腸管蠕動運動低下による嘔気・嘔吐，下痢に対して整腸薬，消化管運動調節薬を使用する。腸管嚢腫様気腫に対して，腸管蠕動運動亢進を目的にエリスロマイシンなどの抗菌薬を使用し，有効であったとの報告がある。さらに高圧酸素療法が有効なことがある。

9）経過・予後

びまん型では，発症6～12ヵ月以内に皮膚硬化が四肢に及ぶが，軀幹まで拡大しない例もある。皮膚硬化の進行とともに，肺，消化管，心，腎病変などが進行する。発症6年以降は皮膚硬化が軽快していくが，肺線維症や肺高血圧による呼吸不全，心不全，強皮症腎による腎不全，消化管蠕動低下による吸収不良症候群などが進行していく。

限局型では，十数年～数十年にわたるレイノー現象が先行した後，手指の腫脹を認める。逆流性食道炎の合併を認めるが，肺，心病変の合併はまれである。発症10年以降では皮膚硬化は不変～やや改善することが多く，手に毛細血管拡張や石灰沈着をみることもある。

10年生存率は約80％である。死因は心不全，呼吸不全，腎不全であるが，原因不明の死亡例も多い。

文　献

1) LeRoy EC, et al：Scleroderma (systemic sclerosis)：Classification, subsets and pathogenesis. J Rheumatol 15：202, 1988.
2) 佐藤伸一：全身性硬化症（強皮症）の診療．リウマチ科診療マニュアル．リウマチ科　27：672, 2002.
3) 竹内　健，他：検査値から読む病態と診断計画．全身性硬化症（全身性強皮症）．臨床医 28：1544, 2002.
4) 山崎雙次：処方計画2000 全身性強皮症．綜合臨牀 49：1514, 2000.

（金井美紀）

4．多発性筋炎・皮膚筋炎（polymyositis：PM・dermatomyositis：DM）

1）概念

多発性筋炎（PM）は軀幹筋・四肢近位筋を中心とする横紋筋に生じる膠原病である。筋病変に加えて特徴的な皮膚病変を併発することがあり，皮膚筋炎（DM）と呼ばれる。本疾患は筋・皮膚以外に肺・心などの病変や悪性腫瘍などの合併症を伴うことがある。PMとDMは筋の病理像，悪性腫瘍の合併率，間質性肺炎（IP）による死亡率などが異なることから別の疾患と考えられている。

2）疫学

PM/DMの有病率は人口10万人あたり約5～8人，年間発生率は人口100万人あたり2～5人と推定されている。日本では約6000人のPM/DMの患者が存在する。発症年齢には5～14歳と45～64歳の二峰性のピークがあるが，どの年齢層にも発症しうる。男女比は約1：1.5～2.0と女性に多いが，小児例では性差はない。

3）分類

PM/DMの臨床症状は多彩であり，その病型分類は治療法の選択や予後の推定に有用である。さまざまな病型分類が提唱されているが，発症・臨床経過・皮膚症状・悪性腫瘍合併の有無で病型分類したBohanの分類表（**表59**）は広く用いられている[1]。

表59 Bohan & Peter の病型分類

Group I	原発性特発性 PM
II	原発性特発性 DM
III	悪性腫瘍に伴う PM/DM
IV	小児の PM/DM
V	他の膠原病に伴う PM/DM（重複症候群）

Bohan A, et al：Computer-assisted analysis of 153 patients with polymyositis and dermatomyositis. Medicine 56：255, 1977 より引用

4）病因

病因は不明である。遺伝的素因（HLA など）に環境因子（感染性微生物、日光曝露など）が加わり免疫異常が誘発され、筋を中心に自己免疫反応が生じ、発症すると考えられる。

悪性腫瘍は筋炎の病因の1つに考えられ、またペニシラミン・コルヒチン・シメチジンなどの薬剤服用患者での発症の報告もある。

5）病態

筋組織への慢性炎症細胞浸潤、他の自己免疫疾患の合併、筋炎特異的自己抗体の存在、ステロイド・免疫抑制薬に反応することから自己免疫疾患の1つと考えられている。

6）症状と症候

PM/DM の臨床症状は筋症状と筋外症状に分けられ、多彩である。初発症状としては、典型的 PM は徐々に進行する四肢筋力低下で発症し、一部にレイノー現象、関節痛が先行する症例を認める。小児 DM の場合は皮疹と筋症状が同時期に出現する場合が多いが、成人の場合は皮疹が筋症状に先行して出現することもある。全身の非特異的症状としては、易疲労性、発熱、体重減少などがある。

（a）筋症状

筋力低下は本症の主症状である。好発部位は四肢近位筋群（下肢95％，上肢75％），頸部屈筋群（70％），および咽頭・喉頭筋群（70％）である。週から月単位で進行し、その程度は必ずしも左右

ミニコラム

PM/DM　悪性腫瘍がみつかったら実際どうする？

　DM の約30％に悪性腫瘍が合併するといわれており、実際の臨床でもしばしば経験する。2例を提示する。53歳女性、全身の皮疹，CPK 5980，生検より DM の診断の後、呼吸筋、嚥下筋の障害発生の可能性が示唆されたため，PSL 55 mg よりステロイド治療を開始した。しかし、その後 CF にて進行性の直腸がんを認め、早期に手術が必要と考えられた。PSL 55 mg にて治療反応性はよかったが、早期減量のためにステロイドパルスを施行し、後療法 PSL 45 mg とし、大腸がんに対して手術を行った。術中術後の合併症はとくに認められず、術後の皮膚筋炎の経過も良好であった。52歳男性，CPK 3460，皮疹，筋生検にて DM の診断の後，PSL 60 mg より開始，その後 GF にて早期胃がんが発見され、やはり手術を検討され、ステロイド早期減量のため、ステロイドパルスを施行し、後療法 PSL 50 mg とした。結局、胃がんは生検病理検査上，粘膜内にとどまっていたため、EMR にて治療ができた。術後の皮膚筋炎の経過は良好であった。悪性腫瘍がみつかり、その程度に応じて手術が選択される場合、術後合併症のリスクを低下させるためには、当然ステロイド量が少ないほうが望ましい。ステロイドパルスを行ったり、しばしば MTX などの免疫抑制薬を併用したりし、ステロイドのなるべく早い減量に努める。

表 60　皮膚筋炎でよくみられる皮疹のおもな特徴

①　上眼瞼の浮腫性紅斑（ヘリオトロープ疹）
　　　日光曝露で増悪する。
②　手指関節背面の丘疹（ゴットロン丘疹）と紅斑（ゴットロン徴候）
③　四肢関節伸側の対称性紅斑と角化性紅斑（欧米ではゴットロン徴候に含まれる）
④　多発性皮膚萎縮（ポイキロデルマ）
　　　体幹に多い色素沈着と脱色，血管拡張，萎縮
⑤　顔面紅斑と浮腫
⑥　光線過敏性紅斑（前胸部，顔面）
　　　光線過敏症による襟もとのV字型の紅斑をV徴候という
⑦　石灰沈着（表在性，腫瘤型，皮下組織汎発型，筋肉内汎発型など）
　　　小児例では皮下の多発性石灰沈着を認めることが多いが，成人例では少ない
⑧　難治性皮膚壊死
　　　関節伸側面の紅斑から無菌性に皮膚自壊，壊死，ポケット形成
　　　間質性肺炎の合併が有意に多いとされる
⑨　播被性皮膚炎（肩，体幹）
　　　がんの合併症と関連があるという報告あり
⑩　肩・背中の対称性紅斑（shawl sign）
⑪　網状皮斑
⑫　爪床部の毛細血管拡張，出血
⑬　手指先端の乾燥とひび割れ（mechanic's hand）
⑭　頸部紅斑
　　　①〜③はDMに特異的皮疹とされる

三森明夫：多発性筋炎と皮膚筋炎．膠原病診療ノート．日本医事新報社，東京，pp 156，1999より改変

対称とならない。困難となる日常動作は上下肢の筋力低下により起立，階段昇降，洗髪などの困難，頸部屈筋群の障害で仰臥位からの頭部挙上困難，咽頭・喉頭筋群の障害で，嚥下困難，構語障害などがある。とくに発症時，筋肉の自発痛や把握痛を訴えることが多い。また初期には筋萎縮は目立たず，腱反射は正常である。

心筋障害は無症候性のことが多いが，心不全や重篤な不整脈をきたすことがあり，注意が必要である。

(b) 筋外症状

① 皮膚症状

約30〜40％の症例では特徴的な皮疹（表60）を呈し，DMと呼ばれる[2]。

② 関節症状

多関節痛・関節炎を約30％に認めるが，軽症で一過性であり，骨破壊や変形はまれである。発症早期に出現してステロイド治療で軽快する場合が多いが，ときに亜脱臼を生じることもある。

③ レイノー現象

約30％にみられるが，軽症であることが多く，皮膚潰瘍や手指壊疽を伴うことは少ない。

④ 呼吸器症状

PM/DMの肺病変として，IP，食道運動障害による嚥下性肺炎，呼吸筋筋力低下による低換気と分泌物貯留などがみられる。さらに薬剤による日和見感染，薬剤性肺臓炎などの合併症がみられることがある。

とくにIPは患者の生命予後にもっとも重要な合併症のひとつである（後述）。

7) 検査

(a) 生化学検査

筋組織の障害に伴い，血清中にCK，LDH，AST，ALT，aldolase，myoglobinなどの筋由来逸脱酵素や筋蛋白の上昇が認められる。また筋

表61 筋炎特異自己抗体

自己抗体	陽性頻度（%）	臨床的特徴
筋炎特異的自己抗体		
抗ARS抗体		
抗Jo-1抗体	20〜30	PM/DM
抗PL-7抗体	<5	慢性IP・レイノー現象
抗PL-12抗体	<5	多発関節炎
抗EJ抗体	<5	ステロイド反応性中等度
抗OJ抗体	<5	
抗KS抗体	<5	
抗SRP抗体	<5	ステロイド抵抗性・再燃性，重複症候群，DMはまれ
抗Mi-2抗体	10	V sign, Shawl signを持つDM
筋炎重複症候群関連自己抗体		
抗Ku抗体	25〜30	軽症筋炎，限局性皮膚硬化
抗U1/U2 RNP抗体	<5	軽症筋炎，限局性皮膚硬化
抗PM-Scl抗体	10	PM-SSc重複症候群

Plotz PH, et al：Inflammatory and metabolic myopathies. Primer on the Rheumatic Diseases. 10 th Edition (Ed., Schumacher Jr HR, et al), The Arthritis Foundation, Atlanta, pp 127, 1993 より改変

肉量を反映する尿中クレアチン係数〈[24時間尿クレアチン÷24時間尿（クレアチン＋クレアチニン）]×100；正常値は10%以下，40%以上は診断的意義あり〉はステロイド治療中の筋炎の回復のモニターに適している。筋破壊がいちじるしく尿中myoglobinが高値を示す場合は腎障害に注意する。心筋病変の評価には，CKアイソザイム心筋由来のCK比率の上昇や，心筋troponinT，心室特異的ミオシン軽鎖の上昇などが有用である[3]。

(b) 血清学的検査

PM/DMでは多彩な自己抗体が認められ，細胞成分に対する自己抗体もあるため，抗核抗体が陰性の場合でも検査する必要がある。なかでも頻用されるのは抗Jo-1抗体であるが，陽性率は20〜30%程度である。筋炎に特異的な細胞成分（とくにリボ核蛋白）に対する自己抗体（筋炎特異的自己抗体）は，病型分類や臨床症状・経過・予後・治療反応性などの予測に有用である（**表61**）。

(c) 筋電図検査（electromyography：EMG）

筋病変が筋原性か神経原性かを鑑別するのに有用である。大部分の症例で線維性攣縮（fibrillation）や持続の短い（short duration），低電位（low amplitude），多相性（polyphasic）などの筋原性変化を示す。

(d) 筋生検

筋生検はPM/DMの確定診断に必須な検査である。ただしPM/DMの約10〜20%で筋生検所見が正常であるとのデータもあり，生検結果に所見がみられない場合でも，臨床症状や検査データから総合的に判断し治療を行うこともある。

筋生検は，EMGやmagnetic resonance imaging (MRI)で異常がみられた部位から（ただし萎縮が高度な部位や筋電図刺入部位は避ける），ステロイド治療前に行うのが原則である。両疾患の基本的病理像として炎症細胞浸潤と筋線維の変性と大小不同を認める。PMでは筋線維周囲の筋内膜にCD 8陽性T細胞優位の細胞浸潤を認めることが多く，壊死筋線維は散在性に広がっている。DMでは液性免疫の関与が注目されており，おもに血管周囲にCD 4陽性T細胞とB細胞優位の細胞浸潤を認めることが多く，壊死した筋線維は筋束辺縁にまとまって分布する。

(e) 画像診断

筋線維の減少，結合組織の増加などといった筋組織構築の変化をとらえるには，MRI が有用であり，筋生検部位の選定，治療効果の判定に優れている。一方 magnetic resonance spectroscopy (MRS) は筋細胞の代謝活動の判定が可能であり，組織構築が正常でもその機能に異常があればとらえることができる。

8) 診断

数ヵ月の経過で左右対称・近位筋優位の脱力，筋痛を訴える患者で筋原性酵素の上昇があり，筋電図で筋原性の異常を認め，さらに筋生検で炎症細胞の浸潤が証明されれば確定診断できる。皮膚筋炎ではこれらに特異的皮疹が加わる。

鑑別診断として感染性筋炎〔インフルエンザ，コクサッキーウイルス，Epstein-Barr ウイルス，ヒト免疫不全ウイルス (human immunodeficiency virus：HIV)，トキソプラズマなど〕，代謝性ミオパチー（家族性周期性四肢麻痺など），薬剤性ミオパチー（向精神薬，HMG-CoA 還元酵素阻害薬，プロカインアミドなどによる），内分泌疾患によるミオパチー，神経筋疾患（筋ジストロフィーなど），リウマチ性多発筋痛症，eosinophilia myalgia 症候群などを鑑別できること。

9) 治療

治療の基本は，安静・薬物療法・理学療法である。

(a) 薬物療法
① 副腎皮質ステロイド薬

薬物療法の第一選択薬である。筋炎の活動性，自己抗体の種類，臓器病変の有無，進行の速さなどを考慮し，プレドニゾロン (PSL) 換算 1.0～1.5 mg/kg/日 (PSL 40～60 mg/日) の中等～大量の初期投与を 4～6 週間行う。ステロイド薬の減量は，一般に筋原性酵素の改善がみられてから開始し，筋症状・検査データ・臓器病変の評価を行いながら，2 週間に 10% の割合で漸減するのが原則である。

また上記の治療に抵抗性の症例や急速な経過をとる症例，IP を合併した症例などでは，メチルプレドニゾロン大量静注法（ステロイドパルス療法）が選択されることが多い。具体的にはメチルプレドニゾロン 500 mg（効果が不十分な場合は 1000 mg）を生理食塩水 500 ml に溶解し，1 日 1 回 2～3 時間の点滴静注を 3 日間行う。

② 免疫抑制薬

ステロイド治療抵抗性の場合や，副作用発現のためステロイドの減量・中止が必要な症例では免疫抑制薬が併用される。

㋑ メトトレキサート (methotrexate：MTX)

週 1 回 5 mg の経口投与から開始し，効果不十分のときは 8～12 週ごとに 5～7.5 mg/週の増量を行う。最大量は 25 mg/週である。副作用として口内炎や肝障害，骨髄抑制，IP などがあり，IP の合併例では使用困難である。

㋺ アザチオプリン (azathioprine：AZ)

IP の合併例で MTX が使用困難な症例で汎用されてきたが，最近はシクロスポリン A (CyA) の普及で使用頻度は減少しつつある。

1 mg/kg より開始し，3 mg/kg まで増量し，4～6 ヵ月継続する。骨髄抑制や肝障害に注意する。

㋩ シクロスポリン (cyclosporine：CyA)

近年，難治性の IP に対して使用され有効例が認められているが[4]，後述のような diffuse alveolar damage (DAD) まで至った IP では有効性は期待できないようである。

㋥ その他

IP 合併例で，シクロフォスファミド (cyclophosphamide：CY) 大量静注療法（SLE の治療に準ずる），FK 506 などが有効であったとの報告がある。

③ γグロブリン大量療法

1 g/kg/日×2 日/月を 6 ヵ月施行し難治性筋炎に奏効したという報告があり，現在治験が進行中である。副作用が少ないのが利点であり，現時点で本邦では保険適応がないが，治験終了に使用可能となることが期待されている。

表62 急速進行性IPを呈しやすいamyopathic DMのおもな臨床的特徴

1. 男性の割合が比較的多い
2. 発症から受診までの期間が短い急性発症
3. 初発症状が皮疹・関節痛・咳などの筋外症状
4. 全身倦怠感・発熱・咽頭痛・関節痛を高頻度に認める
5. 抗Jo-1抗体などの自己抗体に乏しい
6. 血清CK/LDH比が低い
7. IgA/IgG比が高い
8. 組織像はDAD型

齋藤栄造, 他:多発性筋炎／皮膚筋炎における間質性肺炎に関する研究:予後および予後に関する因子について. 厚生省特定疾患自己免疫疾患調査班 平成5年度研究報告書. pp 125, 1994 より改変

(b) 理学療法

急性期〜亜急性期ではできる限り安静を保ちながら, 関節拘縮を予防するため他動的な関節可動域（range of motion：ROM）訓練を行い, 関節は良肢位に保つ。長期安静は廃用萎縮を招く可能性があるため, 筋炎の活動性が低下してきたら等尺性訓練などの理学療法を開始し, 筋力低下や血清筋原性酵素値を目安に徐々に運動量を増やす。

(c) その他

強い紫外線曝露はDMの皮疹を増悪させることがあるので回避するのが望ましい。

10) 予後

PM/DMの5年生存率は約60〜80％であるが, 予後に影響を与える因子として, 悪性腫瘍の合併, 間質性肺炎（とくに急速進行性間質性肺炎）, 感染症等が知られている。なかでも重要な悪性腫瘍とIPについて, 以下に述べる。

(a) 悪性腫瘍

PM/DMの悪性腫瘍の合併率はDMでより高く約10〜30％である。PMの合併率は報告によりさまざまである。とくに50歳以上の男性患者に多いとされる。DMで合併する悪性腫瘍のうち, 本邦の報告では胃がんとの合併が多く約40％を占め, ついで肺がん, 乳がん, 子宮がんと続くが[5], 頻度の低い咽頭がんなどとの合併例もあるため, 全身の腫瘍検索が必要である。また, 悪性腫瘍の合併は約80％でPM/DMの発症1年以内にみられることが特徴である。

悪性腫瘍の摘出手術などによりしばしばDMの症状が軽減するとの報告があることから, 悪性腫瘍をみつけた場合には, 悪性腫瘍の治療を優先する。PM/DMの予後は悪性腫瘍の早期発見, 治療に左右されるといえる。

(b) 間質性肺炎

PM/DMでは50〜60％にIPを認める。DMには, 特徴的な皮疹のほかには, 発症後2年以上経過しても筋力低下がないか軽微であり, CKなどの筋原性酵素が上昇しない病態が存在し, amyopathic DMと呼ばれている。amyopathic DMに合併したIPには, 急速進行性の例がある。そのほとんどの組織型はdiffuse alveolar damage（DAD）型を呈し, 縦隔気腫などを合併することもあり（**表62**）, 治療反応性に乏しく致死的になることが多く, きわめて予後不良である[6]。この急速進行型IPは, 現在でもステロイド療法や種々の免疫抑制薬による治療が無効であり, この病態をどう克服するかは, 今後の大きな課題として残されている。

文献

1) Bohan A, et al：Computer-assisted analysis of 153 patients with polymyositis and dermatomyositis. Medicine 56：255, 1977.
2) 三森明夫：多発性筋炎と皮膚筋炎. 膠原病診療ノート. 日本医事新報社, 東京, pp 156, 1999.

3) Plotz PH, et al : Inflammatory and metabolic myopathies. Primer on the Rheumatic Diseases. 10 th Edition (Ed., Schumacher Jr HR, et al), The Arthritis Foundation, Atlanta, pp 127, 1993.
4) 針谷正祥, 他：多発性筋炎・皮膚筋炎に伴う間質性肺炎に対するシクロスポリンA療法に関するアンケート調査. リウマチ 39：819, 1999.
5) 浜田 勉, 他：皮膚筋炎. 膠原病, 免疫・アレルギー疾患. 胃と腸 38：543, 2003.
6) 齋藤栄造, 他：多発性筋炎／皮膚筋炎における間質性肺炎に関する研究：予後および予後に関する因子について. 厚生省特定疾患自己免疫疾患調査班平成5年度研究報告書. pp 125, 1994.

（深沢　徹）

5．シェーグレン症候群（Sjögren syndrome：SS）

1）概念

シェーグレン症候群（SS）は，涙腺，唾液腺など外分泌腺に対する臓器特異的自己免疫疾患であると同時に，全身性自己免疫疾患でもあり，また，リンパ増殖性疾患の頻度が高いという特徴のある疾患である。

2）疫学

1994年の厚生省難病研究班[1]によれば，人口10万人あたりの患者発生率は女性で25.6人（0.026％）であり，男女比は1：13.7と女性に圧倒的に多い。推定発症年齢は50歳代前半である。アメリカでは，原発性SSの有病率は約1250例中1例と推定されている[2]。家系内発症が多く，2.2％に家系内にSS患者が，8.8％に他の膠原病患者がいるとされている。一卵性双生児におけるSSの一致率は25％程度である。

3）分類

(a) 一次性（原発性）

合併する自己免疫性疾患のないもの。

① 腺型

涙腺や唾液腺などの外分泌腺だけが障害されているもの。

② 腺外型

腺以外の組織障害を伴うもの。

③ 潜在型

自覚症状のないもの。

(b) 二次性

他の自己免疫性疾患に合併しているもの。関節リウマチ（RA），全身性エリテマトーデス（SLE），全身性硬化症，多発性筋炎，皮膚筋炎，

ミニコラム

意外と多いシェーグレン症候群

SSはsubclinicalが多い関係上，実際の頻度はつかめていないのが実情である。ただ，われわれの経験上，意外と多い気はする。実際，初診でRF陽性で紹介されてきた症例のなかで，けっこうSSがみつかってくる。また，腫脹のない関節痛を呈する症例のなかからも，けっこうみつかる。Dry eye・dry mouthを初発症状にする症例ももちろんいるが，典型的な症状なしに思わぬ契機でみつかることは多い。それゆえ，膠原病の症例や疑いの症例では必ず存在を疑ってみることが重要である。とくに，高γグロブリン血症を呈する場合は注意が必要である。

混合性結合組織病，血管炎症候群，慢性甲状腺炎，慢性活動性肝炎，原発性胆汁性肝硬変（PBC）などを合併する。

4）病因

SSの病因には，遺伝的素因と環境的素因の両者が関与している。遺伝的素因では，欧米の原発性SSではHLA-DR3，日本ではHLA-DRW53などとの関連が指摘されており，環境要因では，ウイルス感染，とくに，EB，レトロウイルスの関与などが指摘されている。

5）臨床症状

（a）全身症状

易疲労感，微熱，発汗異常などの訴えがあるが，これらの症状の評価と治療は困難なことが多い。

（b）乾燥症状

70〜90％の症例で乾燥症状がある。目の異物感，羞明感，易疲労感，眼脂などが多い。検査では乾燥性角結膜炎，表層角膜びらん，角膜潰瘍を認める。口腔では，口渇，食事中の水分摂取の増加，味覚障害などの訴えがある。本人の自覚が乏しい場合もあり，煎餅やパンなどを水分なしで飲み込めるか聞いてみるとよい。舌の糸状乳頭は萎縮し，う歯の増加も多い。気道乾燥による咳嗽，鼻腔の乾燥感，皮膚乾燥による搔痒感，腟乾燥による性交障害などの症状も多い。

（c）唾液腺腫脹

約1/3の症例で経過中に唾液腺の腫脹がみられる。耳下腺腫脹は両側性無痛性のことが多いが，急性の場合には疼痛と腫脹，発熱を伴う。

（d）関節症状

移動性，多発性の関節痛が多い。RAを合併しない限りレントゲン上は骨破壊を認めない。

（e）皮膚症状

環状紅斑は本症に特徴的で，数ヵ月のうちに萎縮や色素沈着を残さずに消退し，顔面，上肢，背部に好発する。高γグロブリン血症に伴う下肢の網状皮斑や扁平な紫斑を呈することもある。本症では薬物アレルギーの頻度も高く，注意が必要である。

（f）呼吸器

何らかの呼吸器病変が40〜70％に認められる。気管粘膜，気管支腺の萎縮による気道の乾燥や，気道過敏性などにより，乾性咳嗽，慢性気管支炎，嗄声などがみられることもある。間質性肺炎の合併もある。

（g）消化器

胃液の分泌低下による萎縮性胃炎が多いとされている。

（h）肝障害

肝障害は6〜16％にみられる。PBCはSSの数％に認められ，PBCの70％程度にSSが認められる[3]。

（i）腎

本症では腎間質へのリンパ球浸潤による間質性腎炎により，遠位尿細管性アシドーシスをきたし，低カリウム血症による四肢脱力を起こすことがある。このような場合，尿pHの上昇，腎石灰化もみられることが多い。糸球体腎炎を起こすことはまれである。間質性腎炎を増悪させる薬剤，とくに抗生物質や生薬で重大な腎障害を引き起こすことがある。

（j）神経系

約10％に末梢神経障害が認められる。中枢神経障害では，片麻痺，片側の感覚障害，横断性脊髄炎，痙攣，無菌性髄膜炎，多発性硬化症類似の所見を呈したものなどの報告がある。

（k）甲状腺

慢性甲状腺炎を呈することが多く，全身倦怠感の訴えが強い場合，合併を検討する必要がある。

（l）血管系

原発性SSの35％にレイノー現象が認められ，そのような例では関節炎の合併が多いとされる。血管炎は約5％に認められ，おもに中，小型血管を侵す。

（m）その他

悪性リンパ腫（大部分はB細胞リンパ腫）は唾液腺，リンパ節に好発する。

6）検査所見
（a）血液所見
白血球・リンパ球減少や血小板減少がみられることがある。赤沈亢進は高率で，血清学的検査では，高γグロブリン血症がみられることが多い。リウマトイド因子や抗核抗体は約80％の症例に陽性となる。抗SS-A抗体は原発性SSの40～60％に，抗SS-B抗体は約35％に認められる。抗セントロメア抗体や抗U1RNP抗体が陽性となることもある。

（b）涙腺機能検査
①シルマーテスト
涙液分泌の評価試験。5分で10mm以下を涙液分泌低下ととらえる。

②ローズベンガルテスト，蛍光色素試験
涙液分泌低下の結果生じる乾燥性角結膜炎の評価および診断法である。

（c）唾液腺機能検査
①ガムテスト
ガムを10分間嚙んで，分泌された唾液量を測定する検査である。10ml以下を分泌低下ととらえる。

②サクソンテスト
ガーゼを口に含んで2分後の重さを測定。増加が3g以下なら分泌低下ととらえる。

③唾液液腺シンチ
唾液腺造影にかわり最近ではより侵襲の少ない唾液腺シンチが行われる。集積低下が唾液腺機能低下を示す。

（d）病理検査
口唇小唾液腺のリンパ球浸潤は，耳下腺，顎下腺の所見に近似するため，口唇小唾液腺の生検が行われる。

7）診断
日本シェーグレン症候群研究会の診断基準[4]（⇒付録「診断基準一覧」）があり，参考にする。東京都の特定疾患認定には**表63**の基準が用いられる。前者と異なる基準であり，検査は申請の6ヵ月以内のものという条件もついており，申請の際には注意を要する。

8）鑑別診断
易疲労感の鑑別には，睡眠障害，不安またはうつ病，甲状腺機能低下，薬剤の副作用なども考慮する。

乾燥症状については，高齢者では加齢による乾燥症や，抗コリン作動薬の副作用による乾燥症を鑑別する。サルコイドーシス，リンパ腫，ヘモクロマトーシス，アミロイドーシスなど，涙腺，唾液腺組織に炎症を起こす疾患や，頭頸部に放射線照射を受けている患者や，HTLV-1およびHIV感染症患者にも乾燥症状がみられることがある。B型・C型肝炎の患者は乾燥症状および混合型クリオグロブリン血症などを発現することがある。

片側性唾液腺腫脹の場合には唾石症と，両側性の場合にはムンプス，悪性リンパ腫などが鑑別の対象となる。腺腫脹は糖尿病，アルコール中毒，膵炎，肝硬変，高トリグリセライド血症で生じることもある。

SSとSLE，RA，早期RAとの鑑別，ならびにそれらとのオーバーラップの診断には注意が必要である。SSでも抗DNA抗体やRFは陽性となることがあるので，光線過敏，口腔内潰瘍，関節炎，朝のこわばりなどの臨床所見を正確にとり，鑑別することが重要である。

9）治療
（a）眼球乾燥に対して
涙液は，最内層は粘液層，第2層が98％をしめる水分層，最外層は脂肪層の3層からなる。本症ではまず，第2層が薄くなり，進行すると粘液層も障害され角膜障害をきたすとされている。人工涙液は減少した水分層を補う。重症化した場合，角膜上皮の再生促進のためにヒアルロン酸やビタミンAを含んだ点眼液を用いる。角膜炎，結膜炎に対しては抗炎症作用を持つ点眼液が必要となる。点眼液中の防腐剤は点眼後の刺激となる場合があり，防腐剤非含有点眼液を使うことも必

表63 シェーグレン症候群の医療費等助成認定基準（東京都健康局　平成15年度）

下記(1)〜(4)のいずれか2項目以上を満たし，かつ(5)を満たすもの
(1) 生検病理組織検査で下記①，②のいずれかの陽性所見を認めるもの
　　① 口唇腺組織で4 mm²あたり1 focus（導管周囲に50個以上のリンパ球浸潤）以上
　　② 涙腺組織で4 mm²あたり1 focus（導管周囲に50個以上のリンパ球浸潤）以上
(2) 口腔乾燥症状があり，口腔検査で下記①，②のいずれかの陽性所見を認めること
　　① 唾液腺造影でStage I（直径1 mm未満の小点状陰影）以上の異常所見
　　② 唾液腺分泌量低下（ガム試験で10分間で唾液が10 ml未満またはサクソンテストで2分間で2 g以下）があり，かつ唾液腺シンチグラフィーにて機能低下の所見
(3) 眼球乾燥症状があり，眼科検査で下記①，②のいずれかの陽性所見を認めること
　　① Schirmer試験で5分間で5 mm以下でかつ，ローズベンガル試験陽性（1％ローズベンガル液を点眼しVan Bijsterveldの定めた半定量的得点法で9点満点の4点以上）
　　② Schirmer試験で5分間で5 mm以下でかつ，蛍光色素試験陽性（フルオレセインを点眼し，角膜上皮を染色してVan Bijsterveldの定めた半定量的得点法で3点満点の2点以上）
(4) 血清検査で抗SS-B抗体陽性
(5) 下記①から④のいずれか1項目以上を認めるもの
　　① 腺外症状を有するもの（涙腺・唾液腺以外に病変が波及し，下記のような臓器症状を有するもの）間質性肺炎（X-P・CTで確認，PaO$_2$ 70〜79，%VC 60〜80），間質性腎炎または尿細管性アシドーシス（CCr 31〜50，蛋白尿<1.0，尿中β$_2$-ミクログロブリン高値，尿中NAG高値，尿濃縮障害，動脈血pHの低下とHCO$_3$値の低下），慢性膵炎（膵外分泌能試験で異常），ミオパチー（CK 500〜1000），中枢神経障害・精神症状・末梢神経病変（髄液検査，画像所見，脳波，神経伝導速度などによる），慢性甲状腺炎（甲状腺機能障害を伴うもの，自己抗体，組織生検所見），高γグロブリン血症に伴う過粘稠度症候群またはM蛋白血症
　　② 腺内型（涙腺・唾液腺以内に病変が限局しているもの）で乾燥病変が高度で日常生活の支障が3ヵ月以上続き，次の症状があるもの：視力低下（2段階以上の低下），糸状角膜炎，角膜潰瘍，反復性口腔潰瘍，反復性唾液腺炎
　　③ 膠原病（確実例）を合併するもの（東京都難病医療等助成の認定を受けているものに限る）：全身性エリテマトーデス，皮膚筋炎・多発性筋炎，結節性動脈周囲炎（結節性多発動脈炎，動脈周囲炎），汎発性強皮症（全身性強皮症［硬化症］），混合性結合組織病，悪性関節リウマチ
　　④ 慢性関節リウマチを合併するもの
　　　　慢性関節リウマチ（RA）診断基準（下記(1)〜(7)のいずれか4項目以上を認めることが必要）
　　　　(1) 1時間以上持続する朝のこわばりが6週間以上持続
　　　　(2) 次の14ヵ所の関節のうち3ヵ所以上の関節炎が6週間以上持続
　　　　　　左右の近位指節間関節（PIP），中手指節間関節（MCP），手関節，肘関節，膝関節，足関節，中足趾節間関節（MTP）のうち3ヵ所以上
　　　　(3) 手，MCP，PIP関節のうち少なくとも1ヵ所の関節炎（6週間以上持続）
　　　　(4) 対称性関節炎
　　　　(5) リウマトイド結節（皮下結節）
　　　　(6) 血清リウマトイド因子陽性
　　　　(7) 手指または手関節X線写真の特異的変化（罹患関節に局在した関節のびらんや明瞭な骨の脱石灰化。変形性関節症の所見のみではこれに該当しない）

要となる（**表64**）。重症例では涙点プラグによる手術療法も考慮される。

(b) 口腔乾燥に対して

セビメリン（エボザック®，サリグレン®）はムスカリン性アセチルコリンアゴニストであり，唾液分泌促進作用が強く，SSの口腔乾燥に対する効果が高い。しかし，副作用は約30％にみられ，消化器症状が多い。少量より投与開始すると副作用発現は少ないようである。人工唾液（サリベート®）は口腔内にスプレーするものであるが，乾燥感に対して効果がある。市販薬のオーラルバランスは夜間の口腔乾燥などに効果があり勧めてみる価値はある。前者はやや苦みがあり，後者は甘みがあり好みは分かれる。アネトールトリ

表64　点眼薬の分類

	人工涙液	粘性剤を含む点眼薬
防腐剤添加	・マイティア® ・マイティアCL®	・ティアーズナチュラル®（ヒドロキシメチルセルロース） ・コンドロン®（コンドロイチン硫酸ナトリウム） ・ヒアレイン®（ヒアルロン酸ナトリウム）
防腐剤無添加	・ソフトサンティア® ・マイティアドライアイミニ®	ヒアレインミニ®（ヒアルロン酸ナトリウム）

（代表的な薬剤の商品名を示す。かっこ内は一般名）

チオン（フェルビテン®）は利胆薬であるが，唾液分泌促進作用がある。しかし，有効率は29%とセビメリンには劣る。塩酸ブロムヘキシジン（ビソルボン®）や漢方の麦門冬湯もある程度の効果が認められる。

(c) 唾液腺の腫脹

発熱，リンパ節腫脹とともに唾液腺の腫脹，疼痛をきたすことがある。短期間ステロイド10〜20 mgで改善する。片側性の場合は細菌感染の場合も多く抗生物質が有効である。実際には抗生物質の反応をみて，ステロイドの投与を考慮するのが無難である。

(d) 腺外症状に対して

比較的軽度の全身症状，すなわち，発熱，関節痛，皮膚炎などに対してはNSAIDsで治療する。血管炎性皮膚病変，間質性肺炎，神経障害，腎炎などの内臓病変は，中等量以上のステロイドの適応となる。投与量，免疫抑制剤の併用などについては個々の症例により検討する必要がある。

(e) 手術時の注意

手術時には特別の注意が必要である。術前からの絶飲食の苦痛は大きく，また，麻酔によるまばたき反射の低下により，角膜剝離の危険も増すので，人工唾液や加湿器，点眼薬が必要である。さらに，上気道乾燥から粘液栓濃縮による閉塞性肺炎予防のため酸素の加湿も必要である。気管内挿管時には歯の状態にも留意すべきである[2]。

10) 経過・予後

一般に慢性の経過をとり，生命予後は良好であるが，乾燥症状などのためにQOLは必ずしも良好とはいえない。菅井らは本症の病期を3期に分け，Ⅰ期（乾燥症状のみ）に約45%，Ⅱ期（全身性臓器病変を呈するもの，腺外性）に約50%，Ⅲ期（リンパ増殖性疾患を伴うもの）に約5%の患者が含まれ，10年以上の罹病期間の患者では何らかの臓器障害が40%に及ぶと報告している[5]。

SSは比較的軽視されがちな疾患であるが，全身性自己免疫疾患としてとらえ，更年期障害や不定愁訴と片づけられがちな患者の訴えに耳を傾けることは重要である。

文　献

1) 若井建志，他：シェーグレン症候群・成人スチル病の全国疫学調査調査成績．厚生省特定疾患難病の疫学調査研究班平成6年度研究業績集．pp 34, 1995.
2) Fox RI：Sjögren症候群．リウマチ入門（Klippel JH, 他, 編, 水島　裕, 他, 監訳）．第11版, 日本リウマチ学会, 東京, pp 388, 1999.
3) 安藤聡一郎，他：膠原病に合併した原発性胆汁性肝硬変症8症例の検討．日臨免会誌 14：55, 1991.
4) 藤林孝司，他：シェーグレン症候群改訂診断基準．厚生省特定疾患免疫疾患調査研究班平成10年度研究報告．pp 135, 1999.
5) 菅井　進：Sjögren症候群．日内会誌　88：1896, 1999.

（安藤聡一郎）

6．混合性結合組織病と重複症候群
(mixed connective tissue disease：MCTD, overlap syndrome)

1）概念

MCTDは，全身性エリテマトーデス（SLE），全身性硬化症（SSc）および多発性筋炎（PM）などの臨床像をあわせ持ち，高力価の抗U1 RNP抗体を特徴とする独立した疾患単位として報告された[1]。また，ステロイド薬に対する良好な反応も本症の特徴とされている。

一方，重複症候群は，2つ以上の膠原病の診断基準を満たし，かつMCTDの診断基準を満たさない場合にその診断名が与えられている。多くの膠原病の症状は疾患横断的に存在し，SLEのように診断基準で抽出される患者群がきわめて不均質な病態もある。したがって，ただ単に診断基準をもって重複症候群や，それとMCTDを区別することは必ずしも適切ではない。しかし，MCTDでは抗U1 RNP抗体に相関する肺高血圧症などの特異な病態や遺伝的背景の存在，独自の免疫学的所見，さらに予後の相違などが認められ，1つの疾患単位として考えるのが妥当とされている[2]。

2）病因・病態

原因は不明であるが，U1 RNPの70 kDa蛋白とマウスレトロウイルスならびにインフルエンザBウイルス関連蛋白などとの間に分子相同性が確認され，その部位が共通のepitopeとなっていることから，ウイルス感染の本症への関与が示唆されている[3]。

抗U1 RNP抗体の病因的意義については明らかにされていないが，一般に本抗体は一連の炎症性病変と強い相関を示す。しかし，同時に腎炎に対しては防御的に作用しているとの報告もある。これらの点については今後の研究が必要とされている。

3）病理

本症における病理所見については，本質的に他の膠原病で認められるものと相違はない。

4）臨床症状

表65に示すMCTDでしばしば認められる所見を初発症状，全身症状，局所症状，さらに血

表65　MCTDの臨床症状

全身性エリテマトーデスを考えさせる所見
1．関節炎，ほとんどの場合変形を伴わない
2．蝶形紅斑，ときどきみられる
3．発熱
4．肝腫大，重篤な機能障害はみられない
5．脾腫
6．リンパ節腫脹
7．漿膜炎
8．白血球減少
9．貧血（重症クームズ陽性溶血性貧血を含む）
10．多クローン性高γグロブリン血症
11．ステロイドが有効

全身性硬化症を考えさせる所見
1．肉眼的および顕微鏡的皮膚病変
2．レイノー現象，きわめて高頻度
3．食道運動障害

皮膚筋炎・多発性筋炎を考えさせる所見
1．眼瞼のヘリオトロープ紅斑
2．MP, PIP, DIP関節背面の紅斑性発疹
3．近位筋群の筋力低下，痛みおよび圧痛
4．血清CPK，アルドラーゼ値の上昇
5．筋生検で炎症細胞の浸潤

表66　MCTDの初発症状

レイノー現象	690	67.9
関節症状	140	13.8
浮腫　こわばり	327	32.2
皮膚症状	93	9.2
筋肉症状	58	5.7
	1,016	100%

粕川礼司，他：厚生省特定疾患混合性結合組織病調査研究班昭和60年度研究報告書．pp 18, 1986より引用

表67 MCTDの臨床症状

	班員内二次調査 MCTD 81例	全国二次調査 MCTD 1,016例
抗nRNP抗体	80/81 (99%)	992/992 (100%)
レイノー現象	79/81 (98)	988/1010 (98)
手・指腫脹	76/81 (94)***	757/988 (77)
筋電図所見	45/53 (85)***	154/382 (40)
筋力低下	46/81 (57)**	403/973 (41)
筋原性酵素	45/81 (55)***	330/943 (35)
肺拡散能低下	39/52 (75)***	213/574 (37)
肺拘束性障害	25/72 (35)	196/732 (27)
肺線維症	25/81 (31)	267/959 (28)
多関節炎	33/80 (41)	774/986 (79)***
食道運動低下	41/74 (55)***	193/778 (25)***
リンパ節腫脹	34/76 (45)*	286/965 (30)
Sclerodactyly	32/81 (40)	459/980 (47)
白血球減少	27/81 (33)	469/1002 (47)*
血小板減少	5/81 (16)	121/980 (12)*
顔面紅斑	21/81 (26)	328/1000 (32.8)
胸膜炎	12/81 (15)	109/981 (11)
心膜炎	7/81 (9)	107/979 (11)
蛋白尿	10/81 (12)	211/985 (21)
細胞性円柱	7/80 (9)	104/977 (11)
抗Sm抗体	4/81 (5)	179/992 (18)**

*: $p<0.05$, **: $p<0.01$, ***: $p<0.001$
粕川礼司, 他：厚生省特定疾患混合性結合組織病調査研究班
昭和60年度研究報告書. pp 18, 1986 より引用

液・血清学的検査所見に分け，厚生省研究班の調査結果を参考に解説する（表66，表67）[4]。

(a) 初発症状

レイノー現象がもっとも高率でそれに手指のこわばり，浮腫が続く。その他関節症状，皮膚症状，さらに筋症状などがあげられている。

(b) 全身症状

発熱，全身倦怠感，易疲労性，体重減少などが認められ，活動期に出現することも多い。

(c) 局所症状

レイノー現象は本症の臨床症状としてもっとも高率（98%）に認められ，80～90%の症例に認められるソーセージ様手指や手背の腫脹とともに本症を特徴づける所見となっている。手指硬化や先端硬化症も出現するが，一般に典型的なSScより程度は軽い。その他の皮膚症状としてSLEおよびDMに認められる皮疹も頻度は低いが出現する。

多発性関節痛はほぼ全例，関節炎は60～70%の症例に認められる。手指などの小関節や手関節に好発する。明らかな腫脹が認められることもある。欧米の報告ではRAと同様の骨破壊性関節炎が約30%の症例に認められ，RAもMCTDのスペクトラムの1つと考えられている[5]。近位筋を中心に筋力低下や筋痛などの筋症状も高率に認められ，筋系酵素が上昇する。

消化器病変では食道下部2/3の拡張や蠕動運動不全が70%の症例に出現する。ときに難治性の食道潰瘍を併発する症例を認める。他の消化管障害として小腸拡張や大腸偽憩室などが認められることがあり，このため下痢や便秘などを訴える症例がいる。

肺病変としては間質性肺炎が代表的なものであり，30～50％以上の症例に出現する。胸部X線写真上異常を認めなくとも呼吸機能検査を行うと肺拡散能の低下を有する症例が多い。しかし，SScのように著明な繊維化を認める症例の頻度は30％以下である。

一方，肺高血圧症の出現頻度は10％以下と低いものの，比較的予後良好とされるこの疾患の死因の50％以上を占め，難治性の経過をとる。呼吸困難，胸痛，および血痰などの症状に加え，聴診上，II音の肺動脈成分の増強，および分裂，肺動脈弁領域の駆出性雑音を認める。進行例では胸部X線写真にて左第2号の突出，末梢血管影の減弱，右室肥大などの所見を認める。心電図では肺性P，右軸偏位右室肥大などの所見が認められる。これらに加え，心臓超音波検査が有用な情報を提供し，確定診断のために右心カテーテルが行われる。また，肺高血圧症は肺の繊維化の程度とは相関しないが，nail foldの毛細血管の拡張像とよく相関する。

その他の肺病変としては10～15％の症例に胸膜炎がみられる。また，心外膜炎も10～30％の症例に認められる。

蛋白尿や尿細胞円柱などは10～25％の症例に出現するが，本症の腎症はステロイド薬によく反応し，一般に軽症の経過をとる。

中枢神経症状としては無菌性髄膜炎，精神症状，痙攣発作など，SLEと同様の障害が報告されている。とくに無菌性髄膜炎についてはイブプロフェンの副作用として認められることがある。末梢神経障害としては三叉神経痛がしばしば認められ，難治性の経過をとる。

そのほか，活動期にリンパ節腫脹が約30％の症例に認められる。シェーグレン症候群は30～50％と比較的高率に認められ，消化器病変として原発性胆汁性肝硬変の合併も報告されている。

5）検査所見
（a）血清学的検査所見
① 抗核抗体（ANA）

本症では100％の症例でANA陽性となる。蛍光抗体間接法では抗U1 RNP抗体によるspeckled型の染色が高力価で検出される。抗U1 RNP抗体の同定は二重免疫拡散法（DID）もしくはELISAで行う。MCTDでは活動期および寛解期を通じて持続的に高力価の抗U1 RNP抗体が検出される。

② その他の血清学的所見

高γグロブリン血症，リウマトイド因子，抗dsDNA抗体，LE細胞，STS疑陽性などの所見が認められる。抗dsDNA抗体は30％程度の症例で検出されるがその力価は一般に低い。赤沈は抗γグロブリン血症によく相関して上昇する。CRPは関節炎や漿膜炎などが存在する場合に上昇するが中等度から軽度である。血清の低補体価や免疫複合体も検出されることがある。

（b）血液生化学的検査所見

SLEと同様に経過中白血球減少症が30～40％と比較的高率に出現する。血小板減少症や貧血もしばしば認められるが溶血性貧血はまれである。筋炎が存在する場合にはCPK，ALD，GOT，クレアチンなどの筋系酵素が上昇する。

6）診断・鑑別診断

抗U1 RNP抗体陽性を確認し，厚生省研究班によって提唱された診断の手引きを用いて診断する。本症は多彩な内蔵病変を有すので，診断とは別に，適切な治療の実施のために全身病態の把握と重症度の評価が必要となる。

重複症候群の鑑別には抗U1 RNP抗体とともにSScとPMの重複症状に相関する抗Ku抗体や抗PM-Scl抗体などの血清学的所見が参考になる[6]。

7）治療
（a）治療の基本的指針（表68）[7]

レイノー現象および関節痛などの症状を認め，

表68 MCTD（混合性結合組織病）における治療の基本

I．一般的な治療
 1．ステロイド療法
  1）一般的使用法
    初回プレドニゾロン換算30 mg/日（小児では1〜2 mg/kg/日）を投与し2〜4週維持する。その後，5 mgずつ2〜3週間隔で減量する。5〜10 ng/日を維持量とし，4〜5年維持する。
  2）ステロイド薬を使わない場合，あるいは少量のステロイド薬で経過をみる場合
    レイノー現象，関節痛など軽度の自他覚所見のみの場合には，ステロイド薬を使わない。関節炎などの炎症所見が明らかな場合，初回プレドニゾロン換算10〜20 mg/日を投与し，漸減して経過を観察する。
  3）大量のステロイド薬を必要とする場合
    下記の所見がある場合には，初回よりプレドニゾロン換算40〜60 mg/日を投与する。
    重症筋炎，心膜炎，胸膜炎，無菌性髄膜炎，肺高血圧症，間質性肺炎，ネフローゼ型腎症
  4）ステロイド療法の治療目標
    ⅰ）ステロイド薬を減量する指標
      a）臨床症状：発熱，関節炎，筋炎，紅斑，リンパ節腫脹，心膜炎，胸膜炎，無菌性髄膜炎など
      b）検査所見：赤沈亢進，筋原性酵素上昇，血小板減少，溶血性貧血，高γグロブリン血症，抗DNA抗体価，低補体価，尿蛋白，尿円柱など
    ⅱ）下記の所見は治療に抵抗性を示す。
      a）臨床症状：レイノー現象，ネフローゼ型腎症，手指腫脹，皮膚硬化，肺線維症，肺高血圧症など
      b）検査所見：呼吸機能検査低下，食道機能低下，抗核抗体価，抗U1 RNP抗体価など
 2．血管拡張薬
   レイノー現象に伴う著明なしびれ感，痛みおよび指尖潰瘍などを伴う症例には，カルシウム拮抗薬やプロスタグランジン製剤を使用する。
   肺高血圧症を認める症例に対しても，同様の治療を実施する。
 3．非ステロイド系抗炎症薬（NSAIDs）
   ステロイド薬の少量維持症例において，関節炎（宿）が再燃する症例に対しては，各種のNSAIDsを使用する。
 4．免疫抑制薬
   ステロイド薬に対する反応が悪い場合や，ステロイド薬が副作用などで使えない場合などに，免疫抑制薬や免疫調節薬の使用を考慮する。
   筋炎に対してはメトトレキサート，アザチオプリン，シクロホスファミド，腎炎および血管炎に対してはシクロホスファミドおよびアザチオプリンが用いられる。

II．肺高血圧症に対する治療
   急性増悪にはステロイド大量投与もしくはパルス療法
   慢性期はベラプロスト120 μg/日，エポプレステノールナトリウムの持続的静注など
   心不全があればフロセミド40 mg/日，ジゴキシン0.25〜0.5 mg/日

粕川礼司, 他：厚生省特定疾患混合性結合組織病調査研究班昭和62年度研究報告書. pp 10, 1988 より改変[7]

臓器病変を有さない軽症例では循環改善剤や非ステロイド系消炎薬を投与し，経過をみる。発熱，リンパ節腫脹などの全身症状に加え，著明な関節炎や臓器障害が出現した場合にはステロイド薬による治療を行う。その使用量は個々の症例が有する病態の重症度に応じて決定する。SLE・PM様病変は比較的少量のステロイド薬によく反応を示すものの，SSc様病変は次第に増悪する傾向を示す。肺高血圧症は難治性で予後を増悪させる重要な因子となる。表68にMCTDの薬物療法の

基本的指針のまとめを示す。肺高血圧症の急性増悪期では一般に大量のステロイド薬が効果を示す。とくに経過中SLE様の所見が前景に出ている例では有効と思われる。

8）経過・予後・死因

死因としては肺高血圧，呼吸不全，心不全などが高率となっている。MCTDの予後は良好と報告されていたが肺高血圧症などの病態は予後不良で問題となっている。死亡症例の特徴としてはその半数以上がSLEとSScの診断基準を同時に満たす重複例で，SLEもしくはSSc単独型のMCTDはそれらに比較し，予後良好とされている。

文 献

1) Sharp GC, et al：Mixed connective tissue disease-an apparently distinct rheumatic disease syndrome associated with a specific antibody to an extractable nuclear antigen (ENA). Am J Med 52：148, 1972.
2) Smolen JS, et al：Mixed connective tissue disease. To be or not to be? Arthritis Rheum 41：768, 1998.
3) Murakami A, et al：A new conformational epitope generated by the binding of recombinant 70-kd protein and U1 RNA to anti-U1 RNA autoantibodies in sera from patients with mixed connective tissue diseases. Arthritis Rheum 46：3273, 2002.
4) 粕川礼司，他：厚生省特定疾患混合性結合組織病調査研究班昭和60年度研究報告書. pp 18, 1986.
5) Halla JT, et al：Clinical features of the arthritis of mixed connective tissue disease. Arthritis Rheum 21：497, 1978.
6) 高崎芳成：自己抗体とその臨床的意義. Annual Review 免疫 1992（菊地浩吉，他，編）. 中外医学社，東京, pp 266, 1992.
7) 粕川礼司，他：厚生省特定疾患混合性結合組織病調査研究班昭和62年度研究報告書. pp 10, 1988.

（高崎芳成）

7．血管炎症候群

1）概念

血管炎は病理学的に血管壁の炎症として定義されるが，血管炎症候群は血管炎を基盤としてもたらされる多種多様の臨床病態ないし症候群を総称したものである。これには血管炎を主病変とする独立した疾患（原発性）と他の基礎疾患に血管炎を伴う病態（続発性）が含まれるが，ここでは前者について述べる。

2）分類

原発性血管炎症候群は，侵される血管の太さにより表69[1)]のごとく分類される。この分類では，顕微鏡的多発血管炎（MPA）が結節性多発動脈炎（PN）から分離独立されている。これは，侵される血管の太さの違いのみならず前者が抗好中球細胞質抗体（antineutrophil cytoplasmic antibody：ANCA）陽性を示すことによる。ANCAはウェゲナー肉芽腫症（WG）やアレルギー性肉芽腫性血管炎（AGA）などでも陽性を認め，これらはANCA関連血管炎と呼ばれることがある。ANCAの主たる対応抗原は，proteinase 3（PR 3）とmyeloperoxidase（MPO）で，蛍光抗体間接法では前者はcytoplasmic型（cANCA）に，後者はperi-nuclear型（pANCA）に染色される。WGではPR3-ANCAが特異性が高いが，MPA, AGAなどではMPO-ANCAのほうが陽性率が高い。

表69 血管炎の分類

大血管の血管炎
巨細胞血管炎（側頭動脈炎）
大動脈とその主要な分枝の肉芽腫性血管炎で，頸動脈の頭蓋外分枝に高頻度である。しばしば側頭動脈に病変を認める。通常，発症年齢は50歳以上でリウマチ性多発筋痛症と関連がある。
高安動脈炎
大動脈とその主要な分枝の肉芽腫性炎症。通常50歳以下に発症する。
中血管の血管炎
多発動脈炎
小動脈の壊死性炎症で，糸球体腎炎や細動脈，毛細血管，細静脈に炎症を認めない。
川崎病
粘膜皮膚リンパ節の病変を伴う大，中，小動脈の炎症。冠動脈がしばしば侵される。大動脈や静脈にも変化を伴うことがある。通常，小児の疾患である。
小血管の血管炎
ウェゲナー肉芽腫症
気道の肉芽腫性炎症と小～中血管の壊死性炎症を認めるもの（細動脈，毛細血管，細静脈を含む）。通常，壊死性糸球体腎炎を伴う。
アレルギー性肉芽腫性血管炎（Churg-Strauss症候群）
気道の肉芽腫性炎症で好酸球を多く含む。また，中小血管に壊死性炎症を認める。気管支喘息や好酸球増多症を伴う。
顕微鏡的多発血管炎
壊死性血管炎で免疫複合体の沈着を認めない。細動脈，毛細血管，細静脈などの小血管に変化を認める。中動脈の炎症を伴っても，伴わなくてもよい。壊死性糸球体炎の頻度が高く，肺毛細血管炎もしばしば伴う。
Schönlein-Henoch紫斑病
IgAを主体とする免疫複合体の沈着を認める小血管の血管炎。通常は皮膚，腸管，腎糸球体が障害され，関節炎を伴う。
特発性クリオグロブリン血症
血清中にクリオグロブリンを認め，血管壁に免疫複合体の沈着を認める血管炎。小血管がおもに障害を受け，皮膚と腎糸球体がしばしば侵される。
皮膚白血球破砕性血管炎
全身性血管炎や糸球体腎炎を伴わない，皮膚に限局した白血球破砕性血管炎。

Jennette JC et al：Nomenclature of systemic vasculitides, Proposal of an International Consensus Conference. Arthritis Rheum 37：187, 1994 より引用

3）おもな血管炎症候群

（a）結節性多発動脈炎（polyarteritis nodosa：PN）

① 概念

KussmaulとMaier（1866）により報告された疾患（結節性動脈周囲炎）で，古典的PNともよばれる。病因は不明であるが，HB肝炎ウイルス保持，重篤な中耳炎，薬物過敏症（メタンフェタミン，サルファ剤，ペニシリンなど）などが誘因または先行する病態としてみられることがある。日本における患者数は約1400人で，男女比は1：1である[2]。Cogan症候群はPNの亜型であるが，若年男性に好発し，非梅毒性角膜炎と前庭聴覚障害による症状が先行ないし合併する。

② 病理

病理学的には，中・小動脈がよく侵され，組織学的にI期：変性期，II期：急性炎症期，III期：肉芽期，IV期：瘢痕期の4期に分けられる。急性期に中動脈の筋線維の腫脹，内膜浮腫，血管腔の狭小がみられ，ついでフィブリノイド変性，好中

球細胞浸潤，ときに好酸球，単球の浸潤をみる．内・外弾性板は断裂し，最終的に血管腔の狭窄と動脈瘤の形成をみる．壊死におちいった血管壁と外膜は膠原性肉芽組織に置き換えられる．これらの病変は新旧混在して同一組織内に観察される．

③ 臨床症状

臨床症状では，原因不明の発熱，体重減少，関節痛，陰嚢痛などの全身症状をみるが，これらは初発症状としても認められる．皮下結節は四肢の浅在動脈の走行に沿って 1〜2 mm の大きさで数珠状に触れる（15％）．これは小動脈瘤による．網状青色皮斑，結節性紅斑，蕁麻疹様皮疹，皮膚潰瘍，壊疽，紫斑などの皮膚症状をみるが，皮膚のみに限局した皮膚型 PN も存在する．心症状では，頻脈，心不全，不整脈などとともに冠動脈炎，心筋梗塞，心外膜炎をみることがある．腎症は 75％以上に認め，多くは腎血管病変によるが，蛋白尿，円柱尿，赤血球尿，高窒素血症，高レニン活性を伴う高血圧，腎機能低下，腎不全などをみる．腎梗塞をみることがある．消化器症状ではときに急性腹症をきたし外科的手術の適応となることがある．これは血管炎による消化管，膵，肝，胆嚢などの臓器梗塞による．腸間膜動脈炎により腹痛，下血，体重減少，脂肪便，イレウスなどをきたし，X 線像では小腸粘膜の thumb printing 像を呈する．中枢神経症状は PN の後期によくみられる．器質性脳症候群，小脳失調，痙攣発作，脳神経症状などが認められるが，頭痛，視力障害，脳血管障害は進行する高血圧症によるところが大きい．多発性単神経炎により知覚・運動障害をきたし，ときに下垂足をみる．

④ 検査所見

検査所見では，赤沈亢進，CRP 強陽性，貧血，白血球増多，血小板増多，尿異常所見，高 γ グロブリン血症などをみる．MPO-ANCA は通常陰性である．腎動脈を含む血管造影は診断に有用で，小動脈瘤（2〜12 mm），血管壁の不整，狭窄を示す断片的陰影，血管の閉塞などがみられる．また，皮膚，筋，腎，肝，睾丸などの組織生検により壊死性血管炎を認める．腎生検の場合には，血管造影を先に行い動脈瘤のないことを確認して施行する．

⑤ 診断，鑑別疾患

診断では，上記臨床症状，検査所見，動脈造影による（⇒付録「診断基準一覧」[3]）．鑑別すべき疾患は，感染症，悪性腫瘍に加え類縁疾患の AGA，WG，過敏性血管炎，他の膠原病，川崎病などである．

⑥ 予後，死因

PN の予後は，発症後 3 ヵ月以内の治療によるところが大きく，急性期がおさえられ治療管理されれば，その後の経過は比較的良好である．ステロイドと免疫抑制薬の併用による 5 年生存率は 80％である．おもな死因は感染症，腎不全，臓器梗塞である．

⑦ 治療

ステロイド薬と免疫抑制薬による治療が主体である．通常，プレドニゾロン（PSL）1〜1.5 mg/kg/日とシクロフォスファミド（CY）1〜2 mg/kg/日の併用で治療を開始し寛解導入を図る．3〜4 週間継続投与後，臨床症状，炎症反応，臓器障害の改善を目安にステロイドを漸減する．CY が使用できない場合には，アザチオプリン（AZ）を用いる．病態に応じステロイド薬のパルス療法（メチルプレドニゾロン 1 日 1 g，3 日間静注投与），CY の間欠大量静注療法（IVCY，500〜750 mg/回，3〜4 週ごと），血漿交換療法を併用する．免疫抑制療法による易感染性に留意する．組織学的に瘢痕期にある症状では，臓器虚血と機能保全に対する治療が重要で血管拡張薬，凝固薬，抗血小板薬などを適宜用いる．高血圧に対して各種降圧薬，食事療法による管理が重要である．腎不全では血液透析を導入する．

(b) 顕微鏡的多発血管炎（microscopic polyangiitis：MPA）

① 概念

MPA の疫学調査はないが，MPA を含む ANCA 関連血管炎の日本における患者数は約 2700 人である[4]．高齢者に好発し，やや女性に多い．細小血管の壊死性血管炎を認め MPO

表70 結節性多発動脈炎と顕微鏡的多発血管炎の特徴

特徴	結節性多発動脈炎	顕微鏡的多発血管炎
病理所見		
血管炎のタイプ	壊死性動脈炎	壊死性血管炎
侵襲血管のサイズ	中・小筋型動脈	小血管（毛細血管，細動静脈）
	ときに小動脈	ときに小動脈
臨床所見		
急速進行性腎炎	まれ	多い
高血圧	多い	まれ
肺出血	まれ	多い
間質性肺炎	まれ	あり
再発	まれ	あり
MPO-ANCA	陰性	陽性
動脈造影（小動脈瘤，狭窄）	あり	なし
確定診断	動脈造影または生検	生検

難治性血管炎に関する調査研究班（班長 橋本博史）：難治性血管炎の診療マニュアル．厚生科学研究特定疾患対策研究事業，2002 より引用

-ANCAを高率に認める。発症1〜2週間前に先行感染，とくに気道感染をみることが多い。

② 臨床症状

MPAの臨床的特徴は，PNと同様に全身症状をみるが，壊死性半月体形成性腎炎による急速進行性腎炎と間質性肺炎・肺出血の2臓器症状（肺・腎症候群）である。腎限局性，肺限局性のMPAも存在する。その他，網状青色皮斑，紫斑，皮下出血，多発性単神経炎などの血管炎症候をみる。

③ 検査所見

検査では，赤沈亢進，CRP陽性，白血球増加，尿蛋白，赤血球尿，白血球尿，円柱尿，腎機能低下，MPO-ANCA陽性，腎組織生検により壊死性血管炎，壊死性半月体形成性腎炎をみる。胸部画像所見で浸潤陰影をみる。

④ 診断

診断は，特徴的な臨床症状と検査所見による（⇒付録「診断基準一覧」）。高齢者で症状に乏しい場合に診断が遅れる可能性があり留意する。PN，他のANCA関連血管炎，グッドパスチャー症候群などとの鑑別を要する。PNとの相違を表70に示す[3]。

⑤ 治療

治療は，PNと同様にステロイド多量投与と免疫抑制薬（とくにCY）の併用療法による寛解導入療法を行う。強力な免疫抑制療法による感染症の併発，とくに高齢者の場合に留意する。寛解後の再燃防止，薬剤の副作用軽減，感染症併発のリスクの軽減などのためにIVCY療法，CYの代替えにAZ，MTX，シクロスポリン（CyA）などが用いられる[5]。

寛解導入にγグロブリン大量療法の有効性が指摘されている。ANCA関連血管炎の治療指針[3]を表71，図20に示す。

⑥ 予後，死因

予後は不良で，とくに診断後6ヵ月以内の死亡率が高い。主たる死因は感染症，肺出血，腎不全である[6]。

(c) ウェゲナー肉芽腫症（Wegener granulomatosis：WG）

① 概念

上気道病変（副鼻腔など）から下気道病変（肺），腎病変へと進行し，組織学的に壊死性肉芽腫性炎，壊死性血管炎をみる原因不明の疾患である。全身型と限局型がある。日本における患者数

表71　ANCA関連血管炎の治療指針（2001）

1. 初期治療（寛解導入療法）
1）全身型，肺腎型（肺出血例を伴う），急速進行性糸球体腎炎（RPGN）型 プレドニゾロン（PSL）40〜60 mg/日（0.6〜1.0 mg/kg/日）経口，あるいは，メチルプレドニゾロン（M-PSL）パルス（0.5〜1 g/日）療法・3日間併用を原則投与する．臨床所見および病理所見により高度の血管炎を示す重症型はシクロフォスファミド（CY）（50〜100 mg/日，0.5〜2 mg/kg/日）の経口投与併用（腎機能障害の程度により減ずる），あるいはシクロフォスファミド大量静注療法（IVCY）（0.5〜0.75 g/4週）を併用する． 65歳以上の高齢者および感染症リスクの高い症例は，CY，IVCYの代わりに血漿交換施行も検討する． 腎機能障害の高度の場合は，適宜血液透析，血漿交換を併用，RPGN型は抗凝固・抗血小板療法（ヘパリン1万単位/日［または低分子ヘパリン5000単位/日］，ジピリダモール 300 mg/日）を使用する． 2）腎（RPGNを除く），肺（肺出血を除く）限局型 PSL 15〜30 mg/日（0.3〜0.6 mg/kg/日）経口および抗凝固，抗血小板療法を原則とし，適宜アザチオプリン（AZ）あるいはCYの25〜75 mg/日（0.5〜1.0 mg/kg/日）経口を併用する． 原則　血管炎の活動性，病型に応じて1〜2ヵ月同上の初期治療を継続し，寛解導入をめざす．副腎皮質ステロイド薬，免疫抑制薬による寛解導入療法は，無菌室などの化学療法に準じた感染症の予防措置，治療がのぞましい．
2. 維持療法
初期治療後6ヵ月〜2年程度は再発に注意して観察した後，PSL 5〜10 mg/日経口を維持し，難治例はAZあるいはCYの25〜75 mg/日経口を併用する． CY，IVCY，AZの使用にあたっては，適用外医薬品であるので，インフォームドコンセントを患者に十分に話して了解のもとで使用し，副作用の早期発見とその対策が重要である．

（注）急速進行性糸球体腎炎（RPGN）型の場合には，厚生科学特定疾患進行性腎障害調査研究班より提唱されている治療指針も参照されたい．

難治性血管炎に関する調査研究班（班長　橋本博史）：難治性血管炎の診療マニュアル．厚生科学研究特定疾患対策研究事業，2002より引用

は約670名で，発病年齢は30〜60歳，男女比はほぼ1：1である[2]．

②臨床症状

PNと同様の全身症状，皮膚症状をみるが，頻度はPNに比べ少ない．上気道症状はWGの目印となり，化膿性・血性の鼻汁，副鼻腔の疼痛をきたす．鼻粘膜は紅斑性・硬結性潰瘍をきたし，鼻中隔穿孔をみることがある．進行すると鞍鼻をきたす．副鼻腔炎，眼球突出（片側が多い），結膜炎，上強膜炎，慢性中耳炎，迷路炎，めまい，耳痛，難聴などもみられる．下気道症状では，二次感染を伴っている以外は肺症状に乏しいが，X線上，直径1〜9 cmの結節性陰影をみる．肺異常陰影は36％にみられる．60〜80％に腎症をみるが，早期には尿所見や腎機能障害が軽微であるためみすごされやすい．腎生検で，微小変化や巣状糸球体腎炎から壊死性糸球体腎炎に進行すると，著明な尿異常所見とともに高尿素窒素血症を認める．副鼻腔からの病変の波及ないしは脳内・髄膜の肉芽腫病変により中枢神経症状をみることがある．血管炎による脳神経症状，脳梗塞，くも膜下出血，多発性単神経炎などもみられる．

③検査所見

検査所見では，赤沈亢進，CRP強陽性，白血球増多，尿異常所見，腎機能障害などをみる．PR 3-ANCAは本疾患に特異的とされ90％以上に陽性をみる．生検による病理組織学的所見では，上・下気道病変部の壊死性血管炎と壊死性肉

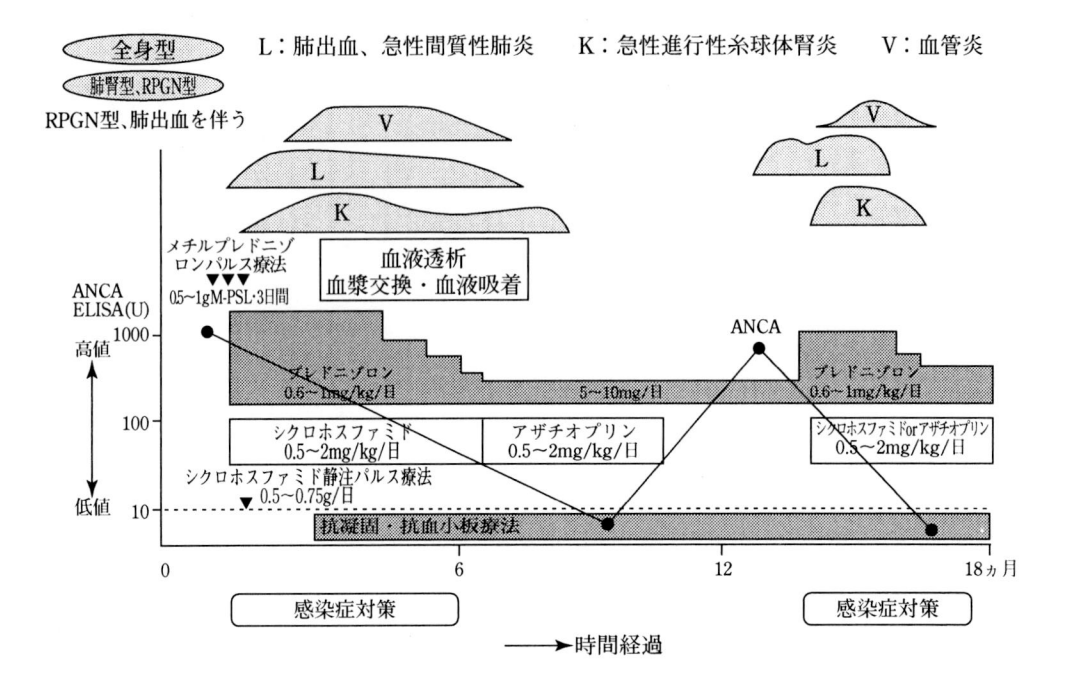

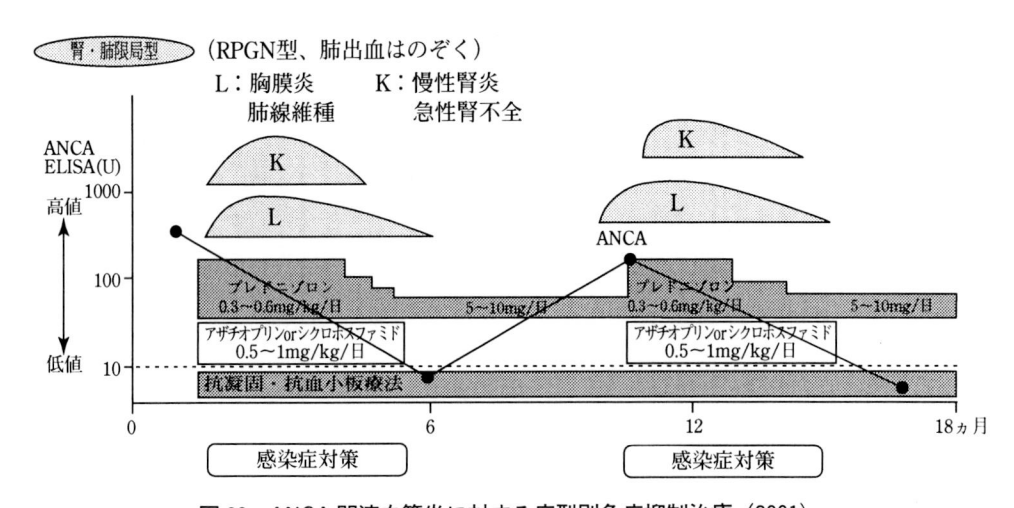

図20 ANCA関連血管炎に対する病型別免疫抑制治療（2001）
難治性血管炎に関する調査研究班（班長 橋本博史）：難治性血管炎の診療マニュアル. 厚生科学研究
特定疾患対策研究事業, 2002より引用

芽腫が特徴的である．細胞浸潤は単球が主体で，巨細胞の出現をみる．腎では，糸球体炎から巣状ないし分節状糸球体腎炎，びまん性増殖性糸球体腎炎，半月体形成性腎炎，硝子血栓まで種々の病変がみられるが，壊死性血管炎はまれである．

④ 診断，鑑別疾患

診断は，臨床症状，PR3-ANCAを含む検査所見，生検所見による（⇒付録「診断基準一覧」）．鑑別診断には，PN，MPA，AGA，グットパスチャー症候群，サルコイドーシス，悪性リ

表72 ウェゲナー肉芽腫症（WG）の治療指針（厚生省難治性血管炎分科会 1997）

下記のプロトコールにしたがって免疫抑制療法を行う

1．寛解導入療法

(1) 全身型WGで活動早期の例に対して
　シクロホスファミド（CY）50〜100 mg/日とプレドニゾロン（PSL）40〜60 mg/日の経口投与を8〜12週間行う。
(2) 限局性WGで活動早期の例に対して
　プレドニゾロン（PSL）15〜30 mg/日，シクロホスファミド（CY）25〜75 mg/日，スルファメトキサゾール・トリメトプリム（ST）合剤，2〜3錠/日を8週間行う。
　注1：全身型WGとは主要症状の上気道，肺，腎のすべてそろっている例，限局型WGとは上気道，肺の単数もしくは2つの臓器症状にとどまる例をさす。
　注2：寛解とは，肉芽腫症病変，血管炎，腎炎の症状が消失，または軽快し，PR-3 ANCA値を含め検査所見が正常化することを意味する。
　注3：発症から治療期間までの期間が短いほど，完全寛解を期待できる。
　注4：副作用のためCYが用いられない場合は，アザチオプリン（AZ）の同量か，メトトレキサート（MTX）を2.5〜7.5 mg/週を使用する。

2．維持療法

寛解導入後は2つのいずれかの維持療法を原則として12〜24ヵ月行う。
(1) PSLを8〜12週で漸減，中止し，CYを25〜50 mg/日に減量して投与する。
(2) CYをただちに中止し，PSLを漸減し5〜15 mg/日の投与とする。
　注1：疾患活動期に肉芽腫症病変の強かった例は(1)，血管炎症例の強かった例は(2)を原則として選択する。
　注2：再発した場合はCY（AZ），MTX，PSL投与量を寛解導入期の投与量に戻す。
　附：WGの免疫抑制療法施行時の注意事項
　　1) CY，AZ，MTXの使用にあたっては適用外医薬品であるのでインフォームドコンセントを患者に十分話して了解のもとで使用し，副作用の早期発見とその対策が重要である。
　　2) PR-3 ANCA力価を疾患活動性の指標として至適投与量を設定する。
　　3) WGの発症，増悪因子として細菌，ウイルス感染症の対策を十分行う。

難治性血管炎に関する調査研究班（班長　橋本博史）：難治性血管炎の診療マニュアル．厚生科学研究特定疾患対策研究事業，2002より引用

ンパ腫，致死性中心線肉芽腫などがあげられる。

⑤予後・死因

予後はステロイドとCYの併用療法により著明に改善される（長期寛解93％）。おもな死因は感染症，腎不全，呼吸不全である。

⑥治療

治療は，早期診断による免疫抑制療法により寛解導入を図る。治療指針[3]を表72に示す。PSL 1〜1.5 mg/kg/日とCY 1〜2 mg/kg/日の経口投与を原則として8週間行い，以後漸減する[3]。CYの経口投与の代わりにIVCYを行うことも可能である。失明，聴力消失，急速進行性腎炎に対して，パルス療法，IVCY，血漿交換療法を適用する。寛解導入後はステロイド薬ないし免疫抑制薬いずれかを中止とし，一剤による維持療法を行う。維持療法の免疫抑制薬では，CYの代わりにアザチオプリン，メトトレキサートなどが用いられる。また，再燃防止，寛解維持のためにスルファメトキサゾール・トリプトプリム（ST）合剤を併用することがある。治療経過中は，上気道，下気道の細菌感染に留意する。ANCA関連血管炎の感染症対策を図21[3]に示す。末期腎不全では血液透析を施行する。

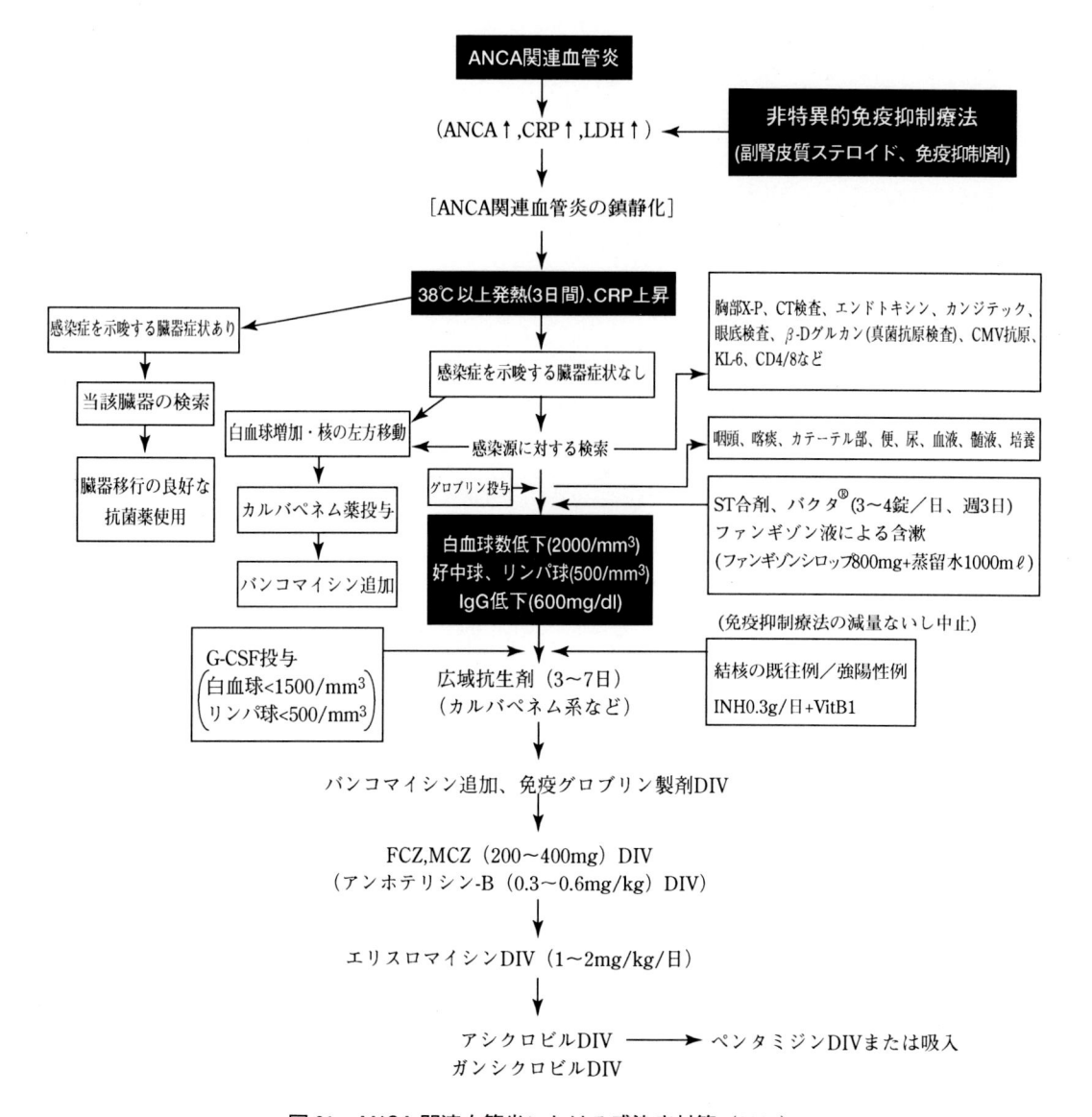

図 21　ANCA 関連血管炎における感染症対策（2001）
難治性血管炎に関する調査研究班（班長　橋本博史）：難治性血管炎の診療マニュアル．厚生科学研究特定疾患対策研究事業，2002 より引用

(d) アレルギー性肉芽腫性血管炎（allergic granulomatosis angiitis：AGA，Churg-Strauss 症候群：C-S）

① 概念

Churg & Strauss（1951）が PN から分離，独立させた疾患で，C-S 症候群とも呼ばれる．気管支喘息が先行し，好酸球増加とともに血管炎症候をみる．日本における患者数は 450 名で男女比は 1：1 である[2]．

原因は不明であるが，吸引性アレルゲン（阪神淡路大震災後に多発例が報告）やマクロライド系抗生物質，ロイコトリエン受容体拮抗薬などが発症と関連することがある．病理では壊死性血管炎と好酸球に富む肉芽腫を認めるが，肉芽腫は必ずしも血管炎と関連せず（血管外肉芽腫）に認められる．

表73 AGAの治療指針

1. 基本的治療（免疫抑制療法）
メチルプレドニゾロン0.5～1.0g/日のパルス療法を3日間施行し，その後経口的にプレドニゾン40mg/日を8週間投与する。その後は臨床症状，検査所見，とくに好酸球数を参考にして漸減，維持療法に移る。多くの例はステロイド治療のみで寛解するが，ステロイド投与量をあまり早く減量すると再発することがある。 血管炎症候群のいちじるしい例にはシクロフォスファミド，もしくはアザチオプリン50～100mg/日を併用する。これらの免疫抑制薬は医薬品適用外の薬剤であり，使用にあたっては十分なインフォームド・コンセントをとり，副作用に十分注意する。
2. 気管支喘息に対する治療
一般の気管支喘息治療に用いられる薬剤を適宜使用する。
3. 多発性単神経炎の運動療法には，リハビリテーションを行う。

難治性血管炎に関する調査研究班（班長　橋本博史）：難治性血管炎の診療マニュアル．厚生科学研究特定疾患対策研究事業，2002より引用

② 臨床症状

臨床症状では，喘息発作やアレルギー体質が先行する。発熱，体重減少，関節痛，筋肉痛などの全身症状もみられる。肺浸潤は，一過性，移動性としてみられ，非空洞性結節性浸潤やびまん性間質性肺炎はまれである。多発性単神経炎を高率に認める（67％），知覚障害，運動障害いずれもみられる。

③ 検査所見

検査所見では，赤沈亢進，白血球増多，高γグロブリン血症に加えて，好酸球著増（1500以上）が特徴的である。IgEの高値をみることもある。リウマトイド因子を70％に，MPO-ANCAを50～80％に認める。

④ 診断，鑑別疾患

診断は，先行する喘息発作，アレルギー体質，好酸球増多，肺浸潤，血管炎症候，生検所見による（付録「診断基準一覧」参照）。重症度分類はWGに準ずる。鑑別疾患は，PN，MPA，WG，好酸球性肺炎，好酸球性腸炎などである。

⑤ 治療

本疾患はステロイドによく反応し予後は比較的良好である。短期間で寛解をみる症例が多いが再燃することがある。MPAよりも少ないステロイド量で寛解導入できるが，治療抵抗性の場合には免疫抑制薬を併用する。気管支喘息の治療管理を並行して行う。多発性単神経炎は治療抵抗性で後遺症をみる。治療指針を表73に示す。死因は，感染症，呼吸不全，腸穿孔，脳血管障害などである。

(e) 側頭動脈炎（temporal arteritis：TA）

① 概念

中・大動脈炎を主徴とする原因不明の疾患である。その病変部位は，頸動脈とその分枝，とくに側頭動脈の病変が主であるが，大動脈とその分枝部の病変は10～15％にみられる。臨床症状はリウマチ性多発筋痛症（poly-myalgia rheumatica：PMR）の症状を伴う。55歳以上の高齢者に発症し，若年者にみられる高安動脈炎と対照的である。男女比は1：1である。また，日本における患者数は690人で欧米に比べ少なく，男女比は1：1.6である[4]。側頭動脈炎はリンパ球，マクロファージが巨細胞とともに集積しているのが認められる。そのため，一名巨細胞性動脈炎とも呼ばれる。内膜は著明に増殖し，内弾性板の断裂を認める。

② 臨床症状

臨床的には，発熱，体重減少，倦怠感などの全身症状とともに，頭痛，頸部および肩甲部の疼痛と硬直（PMR症状），間欠性の下顎痛，視力障害などを認める。頭痛は拍動性で，片側性のことが多く，夜間に悪化しやすい。有痛性または肥厚

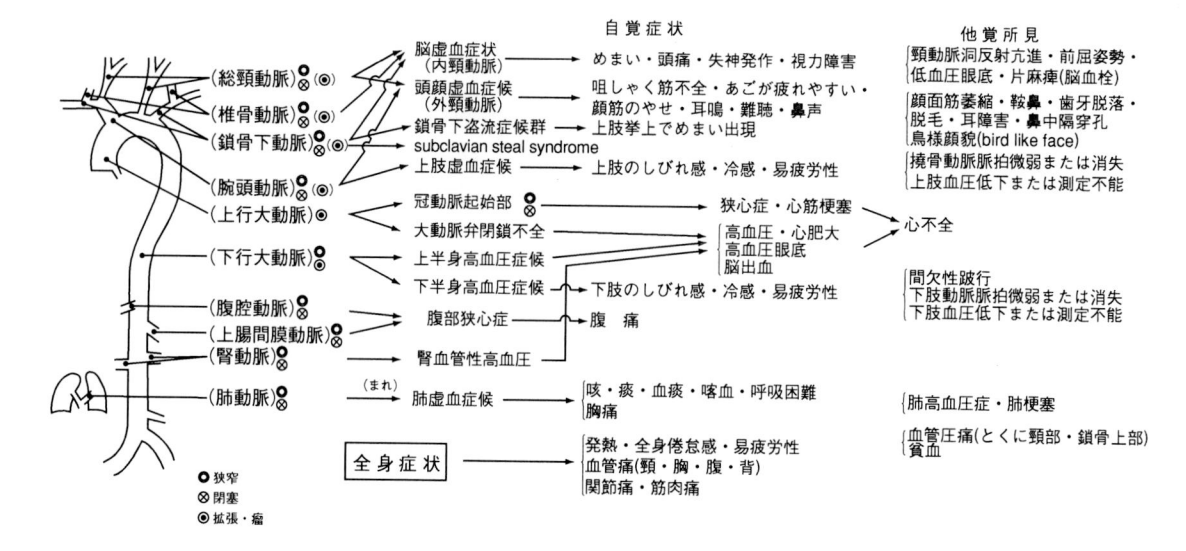

図22 高安動脈炎の臨床症候
*1) 総頸動脈病変の合併で病状出現，**2) 早期診断上，重要な症候
斉藤嘉美：高安動脈炎. 現代医療 21：17, 1989より引用

性の側頭動脈を触れる．視力障害は50％以上に認められ，10％に失明をみる．眼症状を伴う場合にはPMR症状は少ない．大動脈の障害により間欠性跛行，鎖骨下動脈盗血流症候群，解離性大動脈瘤などをみることがあるが，高安動脈炎に比べ頻度は低い．このほか，うつ病，不安感，記銘力低下，器質的脳症状，聴力障害などをみることがある．

③ 検査所見

検査所見で唯一の異常所見は赤沈亢進である．1時間値80〜100 mmを示す．自己抗体は通常陰性で，血清補体価も正常である．血清筋原性酵素も正常で，筋電図，筋生検も異常を認めない．眼底検査では，視神経乳頭の虚血性変化，網膜の綿花様白斑，小出血などがみられる．側頭動脈生検により巨細胞性動脈炎をみる．

④ 診断，鑑別診断

診断は，臨床症状と赤沈亢進，側頭動脈生検所見による（⇒付録「診断基準一覧」）．腎病変はまれで，血圧も正常のことが多く，この点，高安動脈炎，PN，その他の中・小動脈炎をきたす疾患との鑑別に有用である．鑑別疾患は悪性腫瘍，感染症，関節リウマチなどである．

⑤ 治療

ステロイド薬が著効し数年以内に寛解をみる．PSL 0.5〜1 mg/kg/日より治療開始する．もっとも留意すべき点は失明に対する配慮で，視力障害が認められればステロイド多量投与を行う．

(f) 高安動脈炎（大動脈炎症候群）(Takayasu arteritis：TA, aortitis syndrome)

① 概念

原因は不明であるが，大動脈およびその分枝の大・中動脈炎を主徴とする疾患で，別名，脈なし病（pulseless disease），大動脈炎症候群とも呼ばれる．若年女性に多く男女比は1：10である．日本に多く患者数は約5000人である[8]．HLA-A 24-B 52-DR 2のハプロタイプとの相関をみる[8]．

② 病理学的所見

動脈の炎症は全層にわたり，初期には中・外膜にリンパ球と形質細胞などの細胞浸潤を認め，ついで中膜のびまん性壊死と肉芽腫性反応をきたし，弾力層と平滑筋の破壊をもたらす．壊死巣の周囲には巨細胞，組織球がみられ，治癒期には線

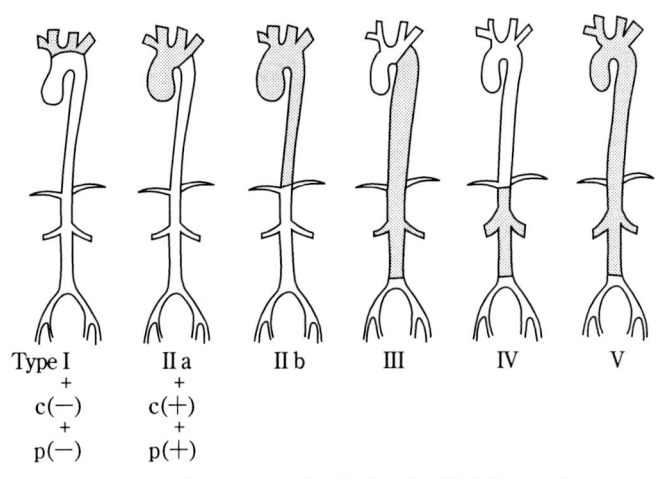

図23 高安動脈炎の新分類（高安国際会議 1994）

タイプⅠ：大動脈弓分枝血管の病変を有するもの，タイプⅡa：上行大動脈，大動脈弓ならびにその分枝血管に病変を有するもの，タイプⅡb：上行大動脈，大動脈弓ならびにその分枝血管，胸部下行大動脈に病変を有するもの，タイプⅢ：胸部下行大動脈，腹部大動脈，腎動脈に病変を有するもの，タイプⅣ：腹部大動脈かつ/または腎動脈病変を有するもの，タイプⅤ：上行大動脈，大動脈弓ならびにその分枝血管，胸部下行大動脈に加え，腹部大動脈かつ/または腎動脈病変を有するもの。さらに冠動脈に病変を持つもの（C）ならびに肺動脈病変を有するもの（P）をつけ加える。

Numano F：Curr Opinion Rheumatol 9：12, 1997 より引用

維性を示す。弾力層の破壊は動脈瘤形成の要因となる。

③ 臨床症状

症状では，発熱，倦怠感，関節痛，筋肉痛などの全身症状をみる。加えて侵される動脈の病変部位により多彩な症状をみる（図22）。めまい，頭痛，失神発作，知覚障害，視力障害，間欠性跛行，高血圧などがよくみられる。理学所見では，脈が触れにくい，脈拍の消失・減弱，血圧の左右差，血管雑音などの所見を認める。

④ 検査所見

一般検査では，赤沈亢進，CRP陽性，白血球増多，凝固能亢進，高γグロブリン血症，血漿レニン活性高値などをみる。リウマトイド因子や抗核抗体をみることがある。動脈造影所見は重要で，大・中動脈の狭窄，閉塞，拡張，動脈瘤を認める。造影所見により5型に分類される（図23）。眼底所見では乳頭周囲の花環状動静脈吻合が特徴的であるが，高血圧に伴う所見が多い。

⑤ 診断，鑑別疾患

診断は臨床症状，検査所見，血管造影所見による（付録「診断基準一覧」参照）。鑑別疾患としてバージャー病，側頭動脈炎，膠原病，梅毒性大動脈炎，大動脈縮窄などがあり，また，強直性脊椎炎，ライター症候群，ベーチェット病などでは，大動脈炎症候群の併発をみるので留意する。

⑥ 予後，死因

生命に対する予後は良好で，5～10年の経過による死亡率は約10％である。死因として，心不全，高血圧，脳出血などがあげられる。

⑦ 治療

治療薬では，炎症性活動病変（発熱，赤沈亢進，CRP強陽性など）がみられれば，ステロイド薬で治療開始する。血管狭窄に伴う臓器障害に対して抗血小板薬，血管拡張薬を用いる。高血圧に対しては降圧薬による管理が重要で，腎血管性

表74

薬物療法に用いられる薬剤と投与量の基準
(1) 副腎皮質ステロイド 　①炎症反応が強い場合は1日量プレドニゾロン20〜30 mgで開始するが，症状，年齢により適宜決める．HLA-B52陽性患者では陰性例に比し炎症所見が強いことが多く，プレドニゾロン使用量が多くなる傾向がある． 　②症状や検査所見の安定が2週間以上続けばすみやかに減量を開始し，離脱をはかる． 　③減量により，症状の増悪を示す場合は，それらを阻止するのに要する最少量を用いながら，離脱への試みを行う．場合により免疫抑制薬の併用を検討する． (2) 抗血小板薬 　血管炎の易血栓性の対策として抗血小板療法を併用する．アスピリン製剤や塩酸チクロピジン，シロスタゾールが使われている． (3) 免疫抑制薬 　シクロホスファミド，メトトレキサート，アザチオプリンのいずれかを使用するが，適用外の医薬品であり，かつ副作用があるので，ステロイド離脱が困難な症例にのみ十分説明してインフォームド・コンセントをとって慎重に使用する．シクロホスファミドの場合，1日量30〜50 mgが用いられることが多い． (4) 降圧剤 　腎血管性高血圧の場合は，レニン・アンジオテンシン系を抑制する，アンジオテンシン変換酵素阻害薬，アンジオテンシン受容体拮抗薬またはβ遮断薬を第1選択とするが，それ以外では一般の高血圧治療に準じる．
外科治療基準
(1) 脳乏血症状に対する頸動脈再建 　①頻回の失神発作，めまいにより，生活に支障をきたしている場合 　②虚血による視力障害が出現した場合 　③眼底血圧が30 mmHg前後に低下している場合 (2) 大動脈縮窄症，腎血管性高血圧に対する血行再建術 　①薬剤により有効な降圧が得られなくなった場合 　②降圧療法によって腎機能低下が生じる場合 　③うっ血性心不全をきたした場合 　④両側腎動脈狭窄の場合 (3) 大動脈弁閉鎖不全に対する大動脈弁置換術（Bentall手術を含む） 　他の原因による場合の適応に準じる． (4) 狭心症に対する冠動脈再建術 　他の原因による場合の適応に準じる． (5) 動脈瘤に対する置換術 　①限局した拡大を示す場合 　②囊状動脈瘤の場合 　③拡大傾向を示す場合 　④破裂あるいは破裂症状をきたした場合 　⑤全周性に石灰化を伴う場合は経過観察

難治性血管炎に関する調査研究班（班長　橋本博史）：難治性血管炎の診療マニュアル．厚生科学研究特定疾患対策研究事業, 2002より引用

高血圧に対してはアンギオテンシン変換酵素阻害薬またはβ遮断薬を用いる。外科的には，病態に応じ血行再建術を施行する。治療指針[3]を**表74**に示す。

文 献

1) Jennette JC, et al：Nomenclature of systemic vasculitides, Proposal of an International Consensus Conference. Arthritis Rheum 37：187, 1994.
2) 玉腰暁子, 他：全国疫学調査による難病受療患者数の推計. 日医新報 3843：25, 1997.
3) 難治性血管炎に関する調査研究班（班長 橋本博史）：難治性血管炎の診療マニュアル. 厚生科学研究特定疾患対策研究事業, 2002.
4) 松本美富士, 他：難治性血管炎（抗好中球細胞質抗体症候群, 抗リン脂質抗体症候群, 側頭動脈炎）全国疫学調査の基本的疫学像. 厚生省特定疾患難治性血管炎分科会（分科会長 橋本博史）平成10年度研究報告書, pp 15, 1999.
5) 橋本博史：血管炎症候群. 炎症 20：17, 1999.
6) 橋本博史, 他：全国疫学調査による抗好中球細胞質抗体（ANCA）関連血管炎の臨床的検討, 厚生省特定疾患難治性血管炎分科会（分科会長 橋本博史）平成10年度研究報告書, pp 213, 1999.
7) 難治性血管炎に関する調査研究班：高安動脈炎. 難病の診断と治療指針（疾病対策研究会, 編）. 六法出版社, 東京, pp 128, 2001.

（橋本博史）

8．抗リン脂質抗体症候群（antiphospholipid syndrome：APS）

1）概念

1980年代，全身性エリテマトーデス（systemic lupus erythematosus：SLE）などでリン脂質の1つであるカルジオリピンに対する抗体（anticardiolipin antibodies：aCL）やループスアンチコアグラント（lupus anticoagulant：LA）などの抗リン脂質抗体（antiphospholipid antibodies：aPL）の存在が証明され，これらの抗体が存在する症例で動・静脈血栓症，習慣流産，血小板減少症などの症状の合併が報告されHughesらにより抗リン脂質抗体症候群（APS）という疾患概念が提唱された[1]。

APSは当初SLEなどの自己免疫性疾患に合併すると考えられたが，その後，基礎疾患のないAPSも存在することが判明し，前者を二次性APS，後者を原発性APSと分類するようになった。

ミニコラム

APSの思わぬ合併症

　発症13年のSLEに突然おこった右眼の視力低下。二次性APSによる網膜中心動脈閉塞症によるものであった。抗血小板療法と抗凝固療法によって再発予防に努めたが6ヵ月後に再発し，さらに視力は低下した。その2ヵ月後に眼底出血を併発して右眼はほぼ失明状態になった。眼底出血は網膜中心動脈の閉塞にともなう脆弱な新生血管の増生とその部位からの出血によるものであった。苦い経験である。APSの網膜中心動脈閉塞症はまれではあるが，起こるとQOLの低下がいちじるしいことから早期発見，早期治療は重要である。

2）疫学

アメリカリウマチ学会（American College of Rheumatology：ACR）のSLEの分類基準の1項目となっていることでもわかるようにSLEに合併することが多く，二次性APSの基礎疾患の78％を占める。そのほかでは混合性結合組織病が5％，シェーグレン症候群が4％である[2]。

3）病態形成の機序

血栓形成の機序についてはaPLがβ_2-グリコプロテイン1（β_2-glycoprotein 1：β_2-GP 1）やプロトロンビンなどの蛋白を介して血管内皮細胞によるtissue factorの発現や，ECAM-1やVCAM-1などの接着分子，エンドセリン-1など血栓形成にかかわる物質を誘導したり，凝固制御機構にかかわるプロテインCに影響を与えたりして血栓傾向を惹起するとされている。

習慣流産や子宮内胎児死亡・発育遅延も代表的な病態であるが血栓形成に伴う胎盤梗塞による胎盤機能不全がその原因と考えられる。

血小板減少のメカニズムは凝固能亢進による血小板の消費やaPLと活性化血小板表面に露出したリン脂質との結合によると考えられている。β_2-GP 1が活性化血小板膜表面に結合することによりaPLが血小板に結合し血小板破壊を誘導するという説もあるが，これは自己免疫性血小板減少症の合併と考えるのが妥当であろう。

4）症状・症候

動脈血栓症や静脈血栓症，血小板減少症がみられ，二次性APSでは動脈血栓症が約47％，静脈血栓症が約35％である。発症頻度が高いのは脳梗塞，深部静脈血栓症，肺梗塞・塞栓，血栓性静脈炎などであるが，習慣流産や子宮内胎児死亡・発育遅延も代表的な症候である。その他，てんかんや舞踏病，片頭痛などの神経症状，狭心症や弁膜症，心室内血栓などの心病変，腎動・静脈血栓や腎梗塞などの腎症状，副腎不全やBudd-Chiari症候群，門脈圧亢進症などの腹腔内臓器症状，livedo reticularisや下腿潰瘍などの皮膚症状，無菌性骨壊死などの骨病変，網膜中心動脈血栓症などの眼症状など全身のさまざまな臓器に起こりうる。

急性多発性に血栓症を起こし多臓器不全（3臓器以上）を呈する劇症型抗リン脂質抗体症候群（catastrophic antiphospholipid syndrome：CAPS）は腎不全，中枢神経障害，呼吸窮迫症候群（adult respiratory distress syndrome：ARDS），悪性高血圧，皮膚壊疽・潰瘍などを呈することが多く，予後不良である[3]。

5）診断

臨床症状は非特異的であり多彩であるが血栓症や習慣流産，子宮内胎児死亡・発育遅延などの妊娠合併症をみたら疑う必要がある。一般検査で血小板減少やリン脂質依存性の凝固反応時間である活性化部分トロンボプラスチン時間（activated partial thromboplastin time：aPTT）の延長，梅毒血清反応の生物学的偽陽性を認めたら疑いはさらに強まる。梅毒血清反応偽陽性はTreponema palladium hemaggulutination assay：TPHAが陰性にもかかわらず，抗原としてカルジオリピンを含むリン脂質を用いているため，serologic tests for syphilis：STSが陽性化するものでaPLの検出に有用である。診断には血栓症とaPLの存在の証明が必要である。Harrisの診断基準が用いられてきたが，アッセイ法の進歩によりaCLはβ_2-GP 1依存性抗体が血栓症の病態形成に重要であることがわかり，1998年の国際ワークショップで示された分類基準[4]（表75）では，標準化されたβ_2-GP 1依存性aCL測定固相酵素抗体法にてaCLを証明することを盛り込んでいる。LAについては国際血栓止血学会のガイドラインに示された検査項目によって判定される。

この分類基準では妊娠合併症についての定義が見直され，妊娠10週以降の流産はAPSに，より特異的という考えが加えられているのが特徴である。

表75 抗リン脂質抗体症候群分類基準

臨床基準
1. 血栓症
　表層性の血栓以外は画像診断で明らかにするか，あるいは組織学的に血管炎を伴わない血栓を確かめる必要がある。
2. 妊娠合併症
　a. 妊娠10週以降の，他に理由のない正常形態児の1回以上の死亡，または
　b. 妊娠34週以前の重症子癇前症，子癇，または胎盤機能不全による正常形態児の1回以上の早産，または
　c. 3回以上連続した妊娠10週以前の流産
　　　（母体の解剖学的異常，内分泌学的異常，父母の染色体異常を除く）

検査基準
1. 中力価以上のIgGまたはIgMクラスの抗カルジオリピン抗体が6週間以上離れた機会に2回以上，標準化されたELISA法によるβ_2グリコプロテイン1依存性カルジオリピン抗体の測定法で検出される。
2. 6週間以上離れた機会に2回以上，International Society of Thrombosis and Hemostasisのガイドラインにもとづいた以下の方法でループスアンチコアグラントが検出される。
　a. aPTT，カオリン凝固時間，希釈蛇毒時間，希釈プロトロンビン時間，テキスタリン時間などのスクリーニングでリン脂質依存性凝固時間が延長。
　b. 正常乏血小板血漿との混合試験にて上記が補正されない。
　c. リン脂質を過剰に添加することにより上記が補正される。
　d. 他の原因による血栓症を除外する。

以上の臨床症状のうち1項目以上が存在し，かつ検査基準のうち1項目以上を認めたとき抗リン脂質抗体症候群と分類する。

Wilson WA, et al：International consensus statement on preliminary classification criteria for definite antiphospholipid syndrome. Arthritis Rheum 42：1309, 1999より引用

6）治療

　急性期の血栓症の治療と再発予防が中心で，抗血小板療法と抗凝固療法が基本であるが抗体産生を抑制する免疫抑制療法が必要な症例もある。また，病態によってはアフェレシス療法も有用である。生活指導による血栓症や動脈硬化のリスクファクター軽減も重要であり，禁煙や高血圧，高脂血症，糖尿病の改善，経口避妊薬の服用中止などがある。

　抗血小板療法としては少量アスピリン（81～100 mg/日）やチクロピリジン（パナルジン®）100～200 mg/日，抗凝固療法としてはワーファリン®，ヘパリンを用いる。ワーファリン®の投与量は出血性合併症の危険性も考慮してinternational normalized ratio（INR）で2.0前後を目標に調整する。

　APSによる習慣流産は全体の約15%を占め，未治療で生児を得るのは約10%ときわめて低いことから再発予防を目標にした治療を行う。ワーファリンは催奇形性があり妊娠経過中には使用できないので少量アスピリンが治療の基本であり，効果がなかった症例ではヘパリンや低分子ヘパリン（フラグミン®）を用いる。アフェレシス療法も効果的であり免疫吸着療法（immunoadorption plasmapheresis：IAPP）を施行した自験例11例の生児出産率は0%から75%に改善した[5]（表76）。IAPPではアルブミン製剤や新鮮凍結血漿（fresh frozen plasma：FFP）などの血液製剤を用いないことから母児に対する安全面からも選択肢として検討するべきである。

　CAPSに対する治療としては凝固線溶系異常の改善や抗体産生の抑制，抗体除去，多臓器不全に対する治療など集約的治療が必要である。凝固系異常の改善のために抗凝固療法，抗体産生抑制

表76 流産歴のあるAPS症例におけるアフェレシス療法導入前後での生児出産率の変化

アフェレシス療法	総妊娠回数（回）	生児出産回数（回）	生児出産率（％）
導入前	24	0	0
導入後	12	9	75

(n＝11)

流産歴がある自験11例における生児出産率の比較。
アフェレシス療法導入以前では24回の妊娠で生児を得られていないが，アフェレシス療法導入後は12回の妊娠で9例（75％）の生児を得ている。
APS：antiphospholipid syndrome
山路 健，他：リウマチ性疾患の難治性病態に対するアフェレシス療法．リウマチ科 28：132, 2002 より引用

には副腎皮質ステロイドや免疫抑制薬，抗体除去にはアフェレシス療法を施行する．アフェレシス療法としては抗体除去のみでなく凝固異常の是正も期待できるFFPを用いた単純血漿交換療法を選択するべきである．

APSの診断には至らない無症候性でaPL陽性のみの症例の対応は迷うところであるが，血栓症発症の危険性が高いことからリスクファクターの軽減とともに少量アスピリンによる抗血小板療法を施行することが望ましい．

文 献

1) Hughes GR, et al：The anticardiolipin syndrome. J Rheumatol 13：486, 1986.
2) 秋元智博，他：抗リン脂質抗体症候群の疫学．リウマチ科 23：441, 2000.
3) Asherson RA：The catastrophic antiphospholipid syndrome. J Rheumatol 19：508, 1992.
4) Wilson WA, et al：International consensus statement on preliminary classification criteria for definite antiphospholipid syndrome. Arthritis Rheum 42：1309, 1999.
5) 山路 健，他：リウマチ性疾患の難治性病態に対するアフェレシス療法．リウマチ科 28：132, 2002.

（山路 健）

9．成人スチル病（adult onset Still's disease：AOSD，成人Still病）

本疾患は小児特発性慢性関節炎（juvenile idiopathic arthritis：JIA）のなかで，全身型関節炎のタイプが成人にも認められたものであり，adult onset Still's disease（AOSD）と称される．スチル病という名前は1897年にGeoge F. StillがJRAの全身型を報告したことに由来する．JIAは以前，若年性関節リウマチ（juvenile rheumatoid arthritis：JRA）と称されていたが，近年，統一された病名・病型を制定しようとする動きがみられ，1997年に「小児特発性慢性関節炎（JIA）」という疾患名が提案された．現在，小児期の原因不明の慢性関節炎は「若年性関節リウマチ（JRA）」に代わる世界共通の呼称として「JIA」という名称が普及しつつある．

1）症状

AOSDは1971年にEric Bywaters[1]により最初に報告されたが，その後国内外で数多くの報告が集積されている．3大症状は発熱，関節症状，皮疹であり，発熱は本疾患で出現頻度がもっとも多く，不明熱の鑑別としても重要である．夜間にスパイク状（evening spike）の熱型になるのが

特徴的である。関節症状は比較的大きな関節の多関節炎を示すことが多い。また，皮疹は発熱時の一過性のリウマトイド疹としてみられやすく，一般に搔痒感のない径数mmないしは融合するサーモンピンクの紅斑（**巻頭写真 11**）で，発熱時に出現しやすい。また，ケブナー現象（機械的刺激や温熱刺激で出現しやすい）が陽性である。そのほか，咽頭痛やリンパ節腫脹，肝脾腫が比較的みられやすい。また，低頻度ながら心膜炎，胸膜炎，間質性肺炎，腎症，神経症状もみられる。

2）検査所見

血液検査所見では白血球，とくに好中球の増多が認められ，CRPはときに 20 mg/dl を超えるほど著明に上昇し，血沈亢進を伴った高度の炎症所見を呈する。ほかに肝機能障害，高フェリチン血症が高頻度に認められ，リウマトイド因子や抗核抗体は一般に陰性である。このうち，とくにフェリチン値は活動期には半数以上の例で正常上限の10倍以上の著明な高値となり，診断の参考になるのみでなく，経過観察中の疾患活動性の指標にもなりうる。

3）診断

診断は上記の臨床症状の組み合わせによってなされるが，1992年本邦で作られた成人スチル病分類基準も有用である（⇒付録「診断基準一覧」）。ただし，確定診断には発熱をきたす他疾患（感染症，悪性疾患，他の膠原病）を十分に除外することが肝要である。AOSDは前述のように不明熱で発症することが多く，悪性腫瘍と本疾患との鑑別はとくに慎重に行う必要がある。炎症巣を検索する目的でガリウムシンチグラフィー検査が有用であるが，注意すべき点は初回の検査でnegative study であっても，経過中に悪性腫瘍の集積像が認められる場合があることである。たとえばAOSDと診断された症例で経過中に悪性リンパ腫や固形癌などの悪性疾患が認められた報告があり[2]，AOSDの診断から悪性疾患の診断時までの期間は3ヵ月～2年と幅広い。したがって，本疾患の診断時に悪性疾患を除外診断することは重要であるが，診断後も注意深い経過観察が必要であるといえる。また，感染症の鑑別も重要であり，血液，尿，痰などの培養検査（結核を含む）は治療開始前に施行されるのが望ましい。細菌性感染以外も考慮すべきであり，真菌感染やウイルス感染も考慮に入れ，全身のリンパ節腫脹・圧痛

ミニコラム

謎の病気　しかし，患者さんはいる　成人スチル病

膠原病のなかでこれほど謎の病気といわれる疾患はないかもしれない。非特異的な症状が出そろえば診断されるが，決め手になる症状・自己抗体もない。ただ，歴然としているのはステロイドが有効な点である。本疾患はけっこう知られてないと思わぬ悲劇を招くこともある。たとえば血液疾患と間違えられて，脾摘をされてしまった症例の報告もある。ちなみに，この症例の脾臓は激しいT細胞・B細胞の相互反応が起きていて，まさに免疫反応の原点を示していた。これからみても異常な免疫反応に起因していることには間違いないが，実体は摑めないだけに，東京都以外では公的援助の対象にもなってない。また，稀少疾患であるために，患者さん同士の意思疎通も難しかったが，最近，本疾患の患者さんの集まりができたと聞き，心強く感じられる。稀少かつ診断が難しいことから，本疾患を精力的に研究する専門家も少ないが，数少ない患者さんに答えるためにも，専門家が育ってほしいものである。

の有無，胸部X線・CT検査での異常影の有無などをチェックし全身検索を行う．感染症の存在が示唆される場合には後述の治療により増悪する可能性があるので抗菌薬の予防投与を考慮する．定型的皮疹は唯一特異的臨床症状とされるが，皮疹そのものより一過性の出没のしかたで特徴的とされるので必ずしも特異的とはいえない．さらに本疾患では薬剤アレルギーが出現しやすく，本疾患による皮疹や肝機能異常との鑑別が困難な場合があり，注意を要する．

4）治療

軽症の場合には，通常，非ステロイド抗炎症薬（NSAIDs）の投与を第1選択とする．COX-2選択薬も選択肢として使用しうる．しかし，NSAIDsによりコントロールのつかない場合には副腎皮質ステロイド薬の投与が行われる．軽中等症例にはプレドニゾロン換算で20～30 mg/日が初期投与として開始されることが多い．重篤な臓器障害に対してはステロイドパルス療法（メチルプレドニゾロン500ないし1000 mg/日，3日間）を含めた大量ステロイド療法（体重1 kgあたりプレドニゾロン1 mg換算）が行われる．ステロイド療法の施行後は熱型，炎症反応の推移をもとに減量を行う．減量は通常2週間ごとに10％ずつ行われる．無効症例に対しデキサメサゾンへの変更が有効である場合がある．AOSDにおける免疫抑制薬の有効性はまだ確立されてないが，ステロイド無効例に対し，アザチオプリン，シクロスポリンあるいはメトトレキサートが選択されることがあり，とくに慢性関節炎を呈する例には抗リウマチ薬（disease-modifying anti-rheumatic drugs：DMARDs）やメトトレキサート（2～8 mgを週1日あるいは2日に分けて投与）が使用されることが多い．これら免疫抑制薬などの投与により症例によってはステロイドを減量し，中止することが可能である．重症例には血漿交換療法も考慮される．

5）転帰

1回のみの発症でその後再発がない単周期全身型，全身症状の再発を繰り返す多周期全身型および慢性関節炎型と経過は多様である．一般的に全身的な予後，関節機能予後ともに良好であるが，一部に予後不良な病態が存在する．約半数以上が経過中に再発をきたす．

6）病因・病態

成人スチル病の病因はいまだ不明であるが，近年，AOSDでも血球貪食や汎血球減少など，いわゆるMAS（macropharge activation syndrome）様の臨床像を呈する症例の報告があり，これらの病態にマクロファージの活性化とそれに関連する高サイトカイン血症が深く関与していることが推測される．そこで，高サイトカイン血症であるという概念で本疾患の診断基準を見直すと，ほとんどの項目は高サイトカイン血症の結果と考えられる．治療はこのような状態を是正するのが目的となる．たとえば，マクロファージの活性化を抑える目的でステロイド，とくにリポ化ステロイドは有効であると考えられる．また，血漿交換療法は血中の過剰なサイトカインを除去し，病態の改善に貢献する治療法と期待される．ただし，高サイトカイン血症は感染症や悪性疾患でも認められる病態であり，本疾患に特異的病態とはいえない．高サイトカイン血症が認められた際には十分かつ慎重な鑑別診断が不可欠である．

また，本疾患では薬剤アレルギーを起こしやすい特徴があるので，薬剤使用（とくにNSAIDsと抗菌薬）に際してはアレルギーや副作用の出現に注意する必要がある．

AOSDを診断する際には除外診断を確実に行うことが重要である．また，本稿ではあわせて小児の慢性関節炎の新しい概念についても追記した．

文献

1) Bywaters EGL：Still's disease in the adult.

Ann Rheum Dis 30：121, 1971.
2) 渋谷祐子, 他：食道癌を発症した成人Still病の一例. リウマチ 43：577, 2003.
3) 牛山千冬：高サイトカイン血症症候群を伴う膠原病. 今月の治療 5：103, 1997.
4) 大田明英, 他：成人Still病の治療と経過—全国調査集計より. 厚生省特定疾患自己免疫疾患調査研究班 平成7年度研究報告書. pp 163, 1996.

（金田和彦）

10. リウマチ熱（rheumatic fever：RF）

1）概念

リウマチ熱（以下RF）は，A群β溶血性連鎖球菌（溶連菌）による咽頭炎の後に自己免疫機序によって遅発性に起こる炎症性疾患である。急性発熱を特徴とする。臨床症状は自然に軽快するが，心炎を繰り返すことで後に弁膜症の進展をきたし，心機能障害を起こすことがある。心炎のほかに移動性の多発関節炎，輪状紅斑，皮下結節，小舞踏病を呈する（表77）。

わが国や欧米では社会環境の向上や抗菌薬の普及で発症が減少しているが，発展途上国では依然として散発している。

表77 初発のリウマチ熱の診断基準
（Jones criteria 1992）

大症状	小症状
心炎	臨床症状
	関節痛
多発性関節炎	発熱
舞踏病	検査所見
輪状紅斑	急性反応物質
皮下結節	血沈
	CRP
	PR間隔の延長

+

先行するA群連鎖球菌感染の証明
咽頭培養または連鎖球菌抗原迅速試験陽性
連鎖球菌抗体価の上昇

*診断　先行する連鎖球菌感染の証拠が証明された症例で大症状2項目または大症状1項目と小症状2項目以上あればリウマチ熱の可能性が高い

2）病因・病態生理

(a) A群溶血性連鎖球菌過敏反応

RFは必ず咽頭炎に続発し，A群溶血性連鎖球菌の細胞壁の主要蛋白質であるM蛋白の抗原性が関連している。リウマチ熱発症の流行時にいくつかの菌株に強い関連性が見出されている。おもにM血清型分類のM1, M3, M15, M6, M18, M19, M24などの溶連菌株がリウマチ熱発現性（rheumatogenic strain）に限定されている。

(b) 自己免疫反応（交差免疫説）

A群溶血性連鎖球菌の細胞膜のM蛋白とヒトの心筋や心臓ミオシンおよび筋細胞膜蛋白に共通のある特定のエピトープを有するとされている。こうした分子類似性（molecular mimicry）によって障害が生ずる。A群連鎖球菌感染を受けた個体はその菌に対する抗体を産生し生体防御にあたるが，この抗体が自己の心筋や血管にも働いて免疫学的に組織が傷害されるという交叉免疫説が広く理解されている。また，ヒトの弁膜のglycoproteinと溶連菌の多糖類との交叉免疫説もある。一方，M蛋白および菌体外毒素（pyogenic exotoxic A）は，抗原提示細胞による伝達なしに自己抗原特異的T細胞サブセットを活性化するスーパー抗原として働くことが示唆されている。

3）病理

Ashoff結節：結合膠原組織の膨化融合により形成され，楕円形の結節で周囲にリンパ球，好中球の浸潤を呈する。中心にAshoff細胞と呼ばれ

る多核巨細胞が認められ，後に線維化し瘢痕化形成を呈する。

4）症状

(a) 先行する咽頭，扁桃炎
A群溶連菌による上気道炎は，悪寒，発熱，頸部リンパ節炎を伴う急性滲出性咽頭，扁桃炎である。リウマチ熱は咽頭炎後2～3週で発症。学童に多く思春期には少ない。

(b) 心炎
予後を左右するもっとも重要な徴候である。小児にはよくみられ，症状が重いのが特徴。RFの心炎の特徴は，心雑音，心拡大，心膜炎である。おもに心内膜弁，心筋，心外膜を侵す。心尖部収縮期雑音（僧帽弁逆流），心尖部拡張中期雑音（第III音の亢進），gallop rhythm，摩擦音が聴取される。このほかに心拡大（心房や心室の肥大拡張），心電図異常（PRの延長所見）を呈する。X線上心室，心房の肥大像が認められれば，心炎の存在を考える。心拡大が著明であるほど病変の進行があり，また心外膜炎を合併していることが多い。リウマチ性心内膜炎は弁膜交連部，腱策の線維肥厚と癒着により，結果的に僧帽弁に弁膜逸脱と狭窄を生じてくる（A弁はまれ）。再発の繰り返しで初発から10～20年後には僧帽弁閉鎖不全の機能障害によりうっ血性心不全が起こる可能性が高い。

(c) 多発性関節炎
RFの関節炎は，約85％と高頻度にみられ，1週間以内に出現し，疼痛は急激で12～24時間で最強になる。他の症状よりもっとも早く出現する。小児期より青年や成人発症に多くみられる。2個以上の関節で，移動性が特徴である。おもに膝，足，肘，手の大関節に生じ，ほとんどは一過性で消退する。関節炎症が強い場合は，発赤，腫脹，熱感を呈し運動制限により歩行が困難になることもある。ただし関節変形による機能障害は起こさない（まれにJaccoud変形がある）。

(d) 舞踏病
無目的非反復性のすばやい不随意運動でまた情緒不安定，運動，疲労で強くなり睡眠中は消失する。他の症状の時期より遅れて現れ，とくに咽頭炎後に他の症状が消失している2～3ヵ月後に発症することが特徴である。

(e) 輪状紅斑
体幹四肢近位部に好発，中央部が褪色し周辺部が輪郭状に目立つ有痛性の紅斑で，搔痒感を欠き，圧迫で蒼白になる。即日消失するが，活動性には無関係に出没を繰り返す。成人ではまれである。

(f) 皮下結節
心炎を随伴する小児に多く，小豆大〜えんどう豆大の硬い，無痛性，可動性の小結節として皮下に触知される。RAの結節より小さく，しかも一時的であるが，外力の加わる部位，すなわち肘，手首，膝の伸側，後頭部，脊椎棘突起，肩甲骨に好発する。

5）検査

(a) 溶連菌感染の証明
抗streptolysinO（ASO），抗streptokinase（ASK），抗DNaseB（ADNB），抗hyaluronidase（AHD），ASPなどによる溶連菌の抗体の上昇を調べる。

(b) 急性期反応
(1) 赤沈の亢進
(2) CRP強陽性
(3) 白血球増加

(c) 心電図
PRの延長

(d) 心エコー
弁エコー輝度の増強（弁の肥厚・石灰化）や逆流

6）治療

(a)
安静，栄養，保温。

(b)
心炎を認めない場合はアスピリンが基本。小児70～100 mg/日，成人4～8 g/日を8週投与。

(c) 溶血性連鎖球菌感染の治療

経口ペニシリンG薬を25万単位1日4回，10日間投与。筋注では成人120単位，小児で60万単位。

(d) リウマチ熱急性期の治療

安静臥床，心炎のある場合はステロイド（プレドニン40〜60 mg/日，2〜3週間）を使用。アセチルサリチル酸や広域経口ペニシリン薬と併用。舞踏病がある場合はプレドニン30 mg/日。

(e) 再発の予防

ペニシリンの長期投与期間は，経口ペニシリンVK 25万単位を1日2回あるいはペニシリンG 120万単位を4週間に1回筋肉注射。

(f) 長期的予防

(1)心炎なしは5年間。
(2)心炎治療後，心雑音消失，後遺症ないものは20歳まで（15歳以後の発症ならその後5年間）。
(3)リウマチ性心臓病の患者は30歳まで（できれば生涯続ける）。
(4)術後例は術後，最低5年，できれば無制限。

文献

1) 飯田　昇：膠原病の心症状．目でみる膠原病の診療（広瀬俊一，他，編）．金原出版，東京，pp 57，1989.
2) 飯田　昇：リウマチ熱．ここが知りたいリウマチ病（柏崎禎夫，他，編）．南山堂，東京，pp 348, 1995.
3) 飯田　昇：リウマチ性疾患の心病変．リウマチ科 27：204, 2002.

（飯田　昇）

II. 膠原病に近縁ないし鑑別を要する疾患

1. ベーチェット病（Behçet's disease：BD）

1）概念
ベーチェット病は，再発性口腔内アフタ性潰瘍，皮膚症状，外陰部潰瘍，眼病変を4大主症状とする原因不明の炎症にもとづく症候群である。1937年トルコの皮膚科医ベーチェットによって1つの疾患として提唱された。

他の膠原病と異なり血清中に特異的自己抗体の出現はなく，滲出傾向の強い急性炎症の増悪と寛解を繰り返す。病変は全身のほとんどの臓器に波及しうる多臓器侵襲性の難治性疾患である。

2）疫学
日本から南欧にかけて発祥分布がみられ，東洋ではシルクロードに沿っている。日本の患者数は，1991年の全国規模の疫学調査で約1万8000人と多く，増加の傾向にある。性比・発症年齢は国別に異なり，日本では男：女が0.976：1で30歳代にピークがある。HLA-B51との相関が認められ，その陽性率は50～60%，家族内発症は約2%に認められる[1]。家族内発症率は低いが本症の発症には，人種を越えて共通の遺伝的要因が関与し，HLA-B51陽性者は陰性者より約9倍も罹患しやすいといわれる。

3）分類
わが国では本症を，上記4大症状を示す完全型とそうでない不完全型に分類している（⇒付録「診断基準一覧」）。また，特殊病型として，腸管の潰瘍性病変を示す腸管ベーチェット，大小の動静脈病変をきたす血管ベーチェット，脳幹・小脳・大脳白質の病変を主体とする神経ベーチェットの3型を定義している。

4）病因・病態
病因は不明であるが，HLA-B51と関連した遺伝的素因と何らかの外因が発症に関与すると考えられており，外因として，細菌抗原の関与が考えられている。ベーチェット病患者で扁桃炎，歯周炎などの連鎖球菌感染症の既往や存在が多いこと，連鎖球菌抽室抗原による皮内反応で，口腔内アフタ性潰瘍，陰部潰瘍などが誘発されたことなどより，連鎖球菌抗原が重要視されている[3]。

本症の病態形成にあたっては，多少の例外はあるものの，Tリンパ球の異常反応にもとづくサイトカインの産生による好中球の機能（活性酸素産生能・遊走能）の亢進が中心的役割を果たすものと考えられている[4]。針反応による発赤をも含む活動性病変部位には感染が存在しないにもかかわらず好中球が浸潤している。患者由来の好中球は，活性酸素産生亢進，走化能亢進，ライソゾーム酵素産生亢進を示し，これによって組織破壊が進行する[5]。

血管障害も病態の特徴である。口腔潰瘍，外陰部潰瘍，結節性紅斑，ぶどう膜，副睾丸炎，腸炎，中枢神経系の組織において，血管炎の存在は証明されている。大型血管は血管の壁にある小さな栄養動静脈の血管炎の影響をうける。また，機能亢進も病態の1つであるが，これによっても血管障害は生じる[6]。

5）臨床症状
診断基準の項目が特徴的臨床症状となってい

る。

(a) 眼症状

ぶどう膜炎とその炎症の波及・癒着による諸症状が問題となる（網膜萎縮，視神経萎縮，硝子体出血，血管新生性緑内障，網膜剝離……）。前部ぶどう膜の炎症は，虹彩毛様体炎で，好中球浸潤が多いと前眼房蓄膿を呈する。後部ぶどう膜の炎症は，脈絡膜炎で，炎症は隣接する網膜に及ぶ。眼発作を後部ぶどう膜に繰り返すと，重大な視力障害を起こし，失明することもある。男性の視覚予後は女性より不良である。

とくに眼の自覚症状がなくても，眼科診察は必要である。

(b) 口腔粘膜の再発性アフタ性潰瘍

口唇，頬粘膜，舌，咽頭に生じる2〜10 mmの有痛性の境界明瞭な浅い潰瘍で白く，周囲は発赤している。多発性かつ反復性である。

(c) 皮膚症状

① 結節性紅斑

下腿伸側に好発する有痛性硬結であり，ベーチェット病特有のものではないが，ベーチェット病では潰瘍形成もある。

② 皮下の血栓性静脈炎

下肢に好発する潮紅，圧痛を伴う皮下硬結である。再燃性で遊走性血栓性静脈炎の形をとることが多い。ベーチェット病では，深部静脈血栓症を伴うことがあり，血管ベーチェットに分類される。

③ 毛嚢炎様皮疹・痤瘡様皮疹

通常の痤瘡とは臨床的にも組織学的にも区別はできない。

④ 皮膚の被刺激性亢進

傷が治りにくい現象で，針反応は，48時間後の発赤・膿を判定する。

(d) 外陰部潰瘍

男性の陰嚢，陰茎，亀頭，女性の陰唇に出現する有痛性の潰瘍で瘢痕を残すことがある。

(e) 関節炎

四肢の大小関節に非対称性に出現し，変動性，移動性の傾向のある非破壊性関節炎で，炎症反応や発熱は伴うことも伴わないこともある。

(f) 副睾丸炎

内科疾患に伴うものでは，結核，結節性多発動脈炎，ベーチェット病で出現することがある。

(g) 特殊型

特殊型の症状は，発病後遅れて出てくることが多いといわれる。

① 腸管ベーチェット

定期的な消化器症状が臨床症状の主座を占める病型で，口腔から直腸まで多発性の潰瘍を生じるが，回盲部が好発部位である。粘膜・筋層・漿膜に及ぶ強い炎症細胞浸潤を伴うが，クローン病のような肉芽腫形成はない。腹痛，下血，便通異常を呈し，穿孔することもある。

② 血管ベーチェット

ベーチェット病の病態は，基本的に微小血管系またはその周囲の炎症だが，大中動脈，大中または深部静脈に血栓性閉塞や動脈瘤形成などの病変があるとき，血管ベーチェットという。動脈よりも静脈の侵される頻度が高く，定型症状出現後，年月を経て生じることが多い。

③ 神経ベーチェット

男性に多い。発病後数年以上経た時期に発現し，寛解と増悪の波があるが，しだいに不可逆的な麻痺や精神障害が累積して重症化する。症状は，運動麻痺，運動失調，脳神経麻痺，痴呆，髄膜炎，脳炎と多彩で，病変は中枢神経全域にわたるが，剖検例では共通に脳幹病変がみられる。

髄液検査で，圧・細胞数・蛋白の上昇，とくにIL 6の上昇をみる。MRIでは急性期にT_2強調で高信号域をみとめ，ステロイド治療で消失しうる。脳幹萎縮は特徴的である。また，神経ベーチェット群では，大多数でHLA-B 51陽性である。

6）検査・診断

検査所見に特異的なものはない。表78に参考となる検査所見をあげた。これらは，ベーチェット病の基本的病態である刺激に対する過敏な反応や炎症反応を反映する検査で，診断や経過観察に

表78 参考となる検査所見

- 皮膚の針反応陽性
- HLA-B 51（B 5）の陽性
- 末梢白血球数の増加
- 血清 CRP の陽性化
- 赤沈値亢進
- 血清蛋白と免疫グロブリンの増加
- 血清補体活性および補体量の増加
- IgD の増加

おいて参考となる。針反応の方法を下記に示すが，針反応はスィート病，壊疽性膿皮症，脊椎関節炎，IFN-α の治療後慢性骨髄性白血病，再発性特発性アフタ性潰瘍，虹彩毛様体炎，特発性結節性紅斑，陰部疱疹などでも陽性になりうることが報告されている。また，血清 IgG の増加は，ある程度ベーチェット病特異的で，スィート病と骨髄腫以外での増加はみられない。

診断は診断基準に準じて行う。主症状は，診断の手がかりとしては重要であるが，全身疾患としての重篤さは，副症状の臓器病変による。

7）治療

基本的に主となる病変にあわせた治療が必要である。ぶどう膜炎がある場合，全身的なステロイドの継続は，網膜の血管閉塞を促進する可能性があり，眼科医とよく相談して十分な抗凝固療法を併用する必要があるだろう。

臓器障害のないベーチェット病の治療としては，好中球機能抑制薬や局所療法が中心となる。好中球機能抑制薬として，コルヒチン，EPA 製剤，塩酸アゼラスチンなどが使用される。とくにコルヒチンは急性増悪を繰り返す眼・粘膜症状に有効で，0.5～1.5 mg/日を分 3 で投与するが，副作用として下痢，無精子症，月経異常，ダウン症候群児の出産があり，妊娠希望時は男女とも最低 3 ヵ月の休薬が必要である[6]。繰り返す口腔内アフタに，EPA 製剤であるエパデール® mg/日投与が有効なことがある。結節性紅斑や関節炎には消炎鎮痛薬が使用される。血栓性静脈炎や深部静脈血栓症にはヘパリン（1～2 万単位/日を点滴静注）やワーファリン®（目標 PT INR を 2）を使用する。動脈瘤や動脈血栓症に対しては，血栓予防としてバファリン® 81～100 mg/日やパナルジン® 200～300 mg/日，プレタール® 200 mg/日などの抗血小板薬を単独あるいは併用投与か，ワーファリンを使用する。血流改善にはドルナー®，プロサイリン®などの PGI 2 を 120 μg/日使用する。

消化性潰瘍の急性期には，水溶性プレドニン 30～40 mg/日の点滴静注，慢性期にはサラゾピリン® 2～4 g/日を使用する。

神経ベーチェットにおいては，急性・亜急性の髄膜炎，精神症状，麻痺，MRI 異常信号などにはプレドニゾロン 60～100 mg/日やパルス療法が適応となる。易血栓性を抑制する目的で，抗血小板薬やワーファリン®の併用を行う。免疫抑制薬としては，MTX 5 mg/w より開始し，10～12.5 mg/w が有効との報告がある。また，ステロイドにエンドキサン® 50 mg/日を併用することもある。シクロスポリンは神経ベーチェットを悪化させることがある。

文 献

1) 中江公裕, 他：厚生省特定疾患ベーチェット病調査研究班平成 4 年度研究業績. pp 63, 1993.
2) 坂根 剛：厚生省特定疾患ベーチェット病調査研究班平成 6 年度研究業績. pp 1, 1994.
3) Mizushima Y, et al：Induction of Behçet's disease symptoms after dental treatment and streptococcal antigen skin test. J Rheumatol 15：1029, 1988.
4) Hirohata S, et al： Streptococcal-related antigens stimulate production of IL 6 and interferon-gamma by T cells from patients with Behçet's disease. Cell Immunol 140：410, 1992.
5) Sakane T：New perspective on Behçet's disease. Int Rev Immunol 14：89, 1997.
6) Sakane T, et al：Behçet's disease. N Engl J Med 341：1284, 1999.
7) 廣畑俊成：Behçet 病. 疾患としてみた膠原病・リ

ウマチ．EXPERT 膠原病・リウマチ（住田孝之，編）．診断と治療社，東京，pp 326, 2002．

（津田裕士）

2. 血清反応陰性脊椎関節症（seronegative spondyloarthropathy：SNSA）

1）概念

血清のリウマトイド因子（rheumatoid factor：RF）が陰性であり，末梢関節炎とともに仙腸関節炎・脊椎炎を伴う疾患群を血清反応陰性脊椎関節症（SNSA）という．

SNSAには強直性脊椎炎（ankylosing spondylitis：AS），ライター症候群または反応性関節炎（reactive arthritis：ReA），乾癬性関節炎（psoriatic arthritis：PsA），潰瘍性大腸炎やクローン病など炎症性腸疾患に伴う関節炎（enteropathic arthropathy：EA）などの疾患が含まれる．これらの疾患は HLA-B 27 陽性であることが多く，以下の共通した特徴を持つ．(1)骨の靱帯・腱付着部位の炎症（enthesitis），(2)仙腸関節炎，(3)脊椎炎，(4)非対称性関節炎（下肢に多い），(5)皮膚，眼，消化器症状，大動脈弁閉鎖不全など共通の症状・合併症，(7)たがいの疾患のオーバーラップ．

SNSAの診断基準（表79）および各疾患の特徴（表80）を示す．頻度は少ないが関節炎や腰痛の鑑別では必ず念頭に置く必要がある．

2）代表的疾患の臨床症状，診断と治療

(a) 強直性脊椎炎

① 臨床症状

初発症状は，腰痛，背部痛，臀部・坐骨神経痛，頸部痛の順に多く，末梢関節炎で発症する場合もある．

アキレス腱・踵・肋胸骨接合部・棘突起などの付着部炎により圧痛を認める．末梢関節炎は股関

ミニコラム

掌蹠膿疱症性骨関節炎

掌蹠膿疱症は，扁桃などの慢性細菌感染巣に対する免疫学的機序により手掌，足底に無菌性膿疱を生ずる疾患であり，約10％に骨・関節症状を合併する．青年期から壮年期に好発し，男女比は1：3である．リウマトイド因子陰性の関節炎の鑑別診断として本疾患も重要である．特徴的なのは胸肋鎖骨部の異常骨化で，腫脹・圧痛を伴う．脊椎炎，仙腸関節炎，末梢関節炎の合併がみられる．その他の長管骨にも慢性骨髄炎に類似した変化がみられる．血液検査は非特異的炎症所見のみである．X線では鎖骨近位端部の骨性肥大・硬化，第一肋骨間の靱帯の石灰化を認め，病変はCTでより明瞭となる．骨シンチグラムでの両鎖骨中枢部から胸骨体柄にかけての集積は bull-head sign といわれる．治療は非ステロイド性抗炎症薬，ビタミンA誘導体のエトレチナート，スルファサラゾピリジン，メトトレキサート，エリスロマイシン・セフェムなどの抗菌薬がもちいられるが，難治性のことも多い．慢性扁桃炎の関連が考えられる場合には扁桃摘出術が有効である．滑膜炎（synovitis），痤瘡（acne），膿疱症（pustulosis），骨化症（hyperostosis），骨炎（osteitis）のみられる広い範囲の病態は SAPHO 症候群として認知されてきている．

表79 血清反応陰性脊椎関節症（seronegative spondyloarthropathy）の診断基準（Amor 1990）

項　　目	点数
1. 腰部または背部の夜間痛あるいは同部位の朝のこわばり	1
2. 非対称性の少数関節炎（oligoarthritis）	2
3. 臀部痛/左右交互の臀部痛	1/2
4. ソーセージ様の趾または指	2
5. 踵部痛または他の明確な付着部炎	2
6. 虹彩炎	2
7. 非淋菌性尿道炎または子宮頸管炎（関節炎発症前1ヵ月）	1
8. 急性下痢（関節炎発症前1ヵ月）	1
9. 乾癬および/または亀頭炎および/または炎症性腸疾患（潰瘍性大腸炎またはクローン病）	2
10. 仙腸関節炎（X線変化両側性 grade≧2，片側性 grade≧3）*	3
11. HLA B 27陽性および/または強直性脊椎炎，ライター症候群，ぶどう膜炎，乾癬または炎症性腸疾患の家族歴	2
12. NSAID投与後48時間以内の明確な症状改善および/または中止後の疼痛の急速な再発	2

以上12項目の合計点が6以上であればSNSAと診断してよい。
*注：仙腸関節X線像変化
　0：正常，1度：疑い，2度：軽度（小さな限局性の侵食像や硬化像），
　3度：中等度（侵食像や硬化像の拡大，関節裂隙狭小），4度：強直

表80　血清反応陰性脊椎関節症の特徴

	強直性脊椎炎	反応性関節炎	乾癬性関節炎	炎症性腸疾患に伴う関節炎
頻度（人口100,000あたり）	6.6/白人100,000	30～400*/100,000	20～100	2～50
発症年齢	40歳以下	青年～中年	中年	中年
性差	3～5：1	男性優位	男女比同じ	男女比同じ
発症形式	潜行性	急性	さまざま	緩徐
仙腸関節炎，脊椎炎	100%	<50%	～20%	<20%
対称性仙腸関節炎	対称性	非対象性	非対象性	対称性
末梢関節炎	～25%	～90%	～95%	～15～20%
HLA-B 27（白人）	～90%	～75%	～50%	～50%
眼病変	25～30%	～50%	～20%	<15%
心病変	1～4%	5～10%	まれ	まれ
皮膚，爪の病変	ない	<40%	100%	さまざま
微生物の発症への関与	不明	ある	不明	不明

*年間罹患率（annual incidence），ほかは有病率（prevalence）を表す。
Arnett FC, et al：A new look at ankylosing spondylitis. Patient Care 23：82, 1989 による。
小林茂人，他：HLA-B 27関連脊椎関節炎．EXPERT 膠原病・リウマチ（住田孝之，編）．診断と治療社，東京，pp 346, 2002 より改変

節，肩関節などの大関節に多く，非対称性で滑膜炎を伴う．

もっとも頻度の高い骨格外症状は急性ぶどう膜炎（25～30%）で，ほとんどが一側性である．重症の長期罹患例では大動脈弁閉鎖不全がみられることがある．

経過は，症例により多彩で，早期は緩解・増悪を繰り返し，痛みの変動が激しいのが特徴であ

表81 AS の早期診断の手がかり

- 若年発症（40歳以下）
- 神経学的所見に乏しい頑固な項・背・腰・臀部痛
- 靱帯付着部の疼痛（enthesitis）
  坐骨結節，大腿骨大転子，棘突起，鎖骨，肋骨，腸骨棘腸骨稜，恥骨結合，踵骨（アキレス腱や足底腱膜付着部）
- 疼痛は安静によって軽減せず，むしろ運動によって軽減する
- 朝に症状（疼痛，こわばり）が強い
- 同じ姿勢の継続が辛い（仰臥位，寝返りが辛い）
- 前傾姿勢，歩容異常（肩前方突出・伸展位，股関節外転位）
- 胸腰椎可動域制限
- 腹式呼吸（胸郭拡張制限）
- 病状の波が激しい
- 外傷，感染，痛風，偽痛風，関節リウマチが否定される激しい単関節炎
- 虹彩炎の既往
- 家族歴

る。軽症例も多く，生命予後は良好で就業率も高いが，なかには重症例も存在する。

②検査所見

㋑臨床検査

診断に特異的な臨床検査はない。赤沈促進，CRP 上昇が認められることが多い。血清 IgA 値の中程度までの上昇がしばしばみられる。HLA タイピングは保険適応外であるが，可能であれば調べておくことが望ましい。

㋺画像検査

仙腸関節はもっとも初期に変化がみられ，通常両側性で対称性である。X 線検査では軟骨下骨板が霞んだようにみえる骨吸収（blurring），切手の縁の刻みのような骨侵食像と骨硬化像が認められる。進行すると関節裂隙の狭小化，偽拡大や線維化，骨化，強直がみられる。補助的検査として，CT・MRI 検査はより鋭敏であり，とくに MRI は関節軟骨の早期病変検出や進行度の判定にすぐれている。

脊椎の X 線では，椎体の方形化（squaring）や骨化が進むと前方椎骨間の骨性架橋の癒合（syndesmophtes）がみられ，bamboo spine を呈する。強直性脊椎骨増殖症（ankylosing skeletal hyperostosis：ASH, diffuse idiopapathic skeletal hyperostosis：DISH）は AS の bamboo spine と間違われることがあり注意する。

③診断

わが国では HLA-B 27 の頻度が 1％以下のためまれな疾患であり，発症から診断確定までの期間は平均約 10 年で，1 年以内は 1 割に満たない。初診時は「不明・異常なし」といわれる場合がもっとも多く，その他椎間板ヘルニア，関節リウマチ，結核，心身症，自律神経失調症，成長痛，疲労などと誤診されている。

問診で重要な点は，腰背部痛の性質（夜間など同じ姿勢の継続で増強し，運動によって軽減），朝の強い疼痛・こわばりの有無，疼痛の変動（激痛がしばらくの期間継続し，急に自然に緩和する），家族歴などの AS の特徴をチェックすることである（表81）。

診察では，腰椎の前屈・側屈の可動域，胸郭の拡張を測定する（⇒付録「診断基準一覧」）。仙腸関節の圧痛の有無は必ず確認する。

④治療

根治的治療法はない。日常生活・運動などの療養指導を行い，非ステロイド性抗炎症薬投与を中心に疼痛コントロールを行う。スルファサラジンは，末梢関節炎に対しては有効である。海外では TNF-α 阻害薬の有効性が報告されている。股関節障害が強い症例では QOL 向上のため人工股関

節置換術の適応となる場合がある。

(b) 反応性関節炎
① 病因・病態
ReA は，関節以外の細菌感染後に発症する無菌性関節炎である。ライター症候群はその一形態と考えられる。*Chlamydia trachomatis* による尿道炎，*Salmonella, Shigella, Yersinia, Campylobacter* などによる細菌性腸炎が契機となる。A 群溶連菌による咽頭・扁桃炎後に起こる関節炎も ReA の範疇と考えてよい。

② 臨床症状
関節症状は感染 1～3 週後にみられるが，明らかな先行感染症状を欠くこともあり注意する。発熱，朝のこわばり，背部痛はよくみられる。

関節炎は非対称性の単または多関節炎で，膝・足・股関節など加重関節に多く，急性期は滑膜炎を呈する。指趾のソーセージ様腫脹がみられ，また手指・足趾・手関節炎など関節リウマチに似た症状がみられることがある。

ReA でみられるアキレス腱や足底部の付着部炎は，重要な関節リウマチとの鑑別点である。

仙腸関節炎，脊椎炎は HLA-B 27 陽性者に多く，AS 様の病態へと進展することがある。

結節性紅斑がときにみられる。ライター症候群の代表的な皮膚症状である膿漏性角化症は認められないことが多い。眼病変は一側性または両側性で結膜炎が多いが，上強膜炎，角膜炎，角膜潰瘍など多彩である。急性ぶどう膜炎（とくに前部），虹彩毛様体炎がしばしば認められる。眼病変は予後不良の場合があり，充血，羞明，疼痛などの症状がある場合は眼科的検索をすみやかに行う。

その他，ときに心膜炎の合併を認める。軽度の蛋白尿，顕微鏡的血尿はしばしばみられ，まれに糸球体腎炎や，IgA 腎症の合併を認める。

ReA は自然軽快する場合が多いが，約 20% が慢性に移行するとされる。

③ 検査
特異的な臨床検査はない。クラミジアの培養，抗体価，DNA などの検出検査，便培養や咽頭培養を行う。扁桃感染は埋没扁桃の場合，耳鼻咽喉科での検査が必要である。

④ 治療
抗菌薬は原則的に関節炎には無効である。ただしクラミジア感染時にはテトラサイクリン系薬剤を 2 週間投与する。疼痛に対して NSAIDs，慢性例ではスルファサラジンや MTX の投与を検討する。

(c) 乾癬性関節炎
① 臨床症状
皮膚乾癬の数％に関節炎が合併する。皮疹は境界明瞭で，紅斑上に白色・雲母状の鱗屑が付着し，無理に鱗屑をはがすと小点状出血をきたす（Auspitz 現象）。頭部から前額，肘から前腕伸側，膝から下腿前面に好発するが他の部位にもみられる。爪甲の変形がしばしばみられる。

関節炎は遠位指節間関節（DIP），仙腸関節，脊椎などに認められるが，関節リウマチに類似するものや AS 類似型（HLA-B 27 陽性に多い）などいくつかの型に分けられる。X 線上の DIP の骨びらん・破壊は pencil-in-cup 変形といわれる。関節症状の程度は皮膚病変と並行する。

② 治療
関節炎には NSAIDs のほか，シクロスポリン A が有効である。スルファサラジンや MTX が使われることがある。

(d) 慢性炎症性腸疾患に伴う関節炎
① 臨床症状
潰瘍性大腸炎の 5～10%，クローン病の 10～20% に関節炎が合併する。末梢関節炎は腸疾患の活動性と並行する。下肢の大関節に多く，移動性，非対称性であり，X 線上の異常や変形は認めない。仙腸関節炎・脊椎炎は腸疾患の活動性にかかわらず進行することがある。わが国では多くは HLA-B 27 陰性である。

② 治療
原疾患の治療が原則である。スルファサラジン，ステロイド薬などを投与する。顆粒球除去療法，抗 TNF-α 阻害薬は原疾患および関節症状に有効と考えられる。

参考：日本AS友の会ホームページ
http://www5b.biglobe.ne.jp/~asweb/

文　献
1) 井上　久：わが国における強直性脊椎炎患者の実態．リウマチ科 28：137, 2002.
2) 田村直人, 他：実践　診断指針；強直性脊椎炎．日本医師会雑誌 128：266, 2002.
3) 小林茂人, 他：HLA-B 27関連脊椎関節炎. EXPERT 膠原病・リウマチ（住田孝之, 編）. 診断と治療社, 東京, pp 346, 2002.

（田村直人）

3．再発性多発軟骨炎（relapsing polychondritis：RP）

1）概念
再発性多発軟骨炎（RP）は軟骨と結合組織に反復する炎症を起こし，進行性の破壊をきたすまれな疾患である．しかしながら，後述のように気道閉塞を起こし難治性で，生命・機能予後が悪いため，臨床上重要な疾患といえる．男女差は明らかでない．どの年齢でも発症するが，30～50歳に多い．本症の30％に，ウェゲナー肉芽腫症などの全身性血管炎，関節リウマチ，全身性エリテマトーデスなどの膠原病やその他の自己免疫性疾患，血液疾患を合併するといわれている．

2）病因・病態
病因は不明であるが，II型コラーゲンに対する自己抗体が認められることから，軟骨構造に対する自己免疫的な機序が考えられている．

反復する炎症により，多発性に軟骨の破壊，変形，消失をきたす．気管軟骨は細気管支まで存在するが，軟骨炎により気道が虚脱し気道閉塞を引き起こし致命的となる．

3）臨床症状
（a）軟骨炎
もっとも高頻度に認められるのは耳介の軟骨炎で，本症を疑うきっかけとなる．耳介軟骨部に急性両側性の発赤・腫脹・疼痛がみられる．耳垂は軟骨がないため炎症はみられない．鼻軟骨の虚脱による鞍鼻を認めることがある．咽頭や気管支の軟骨炎により嗄声，咳嗽，喘鳴がみられ，甲状軟骨の圧痛，乾性ラ音などの所見を認めることがある．気道虚脱による閉塞はよく認められ死亡率が高く，緊急性を要する．

耳介・鼻の軟骨炎は未治療でも1週間前後で軽快するが反復し，外耳軟骨は軟化し下垂する．難聴や眩暈を認めることがある．

（b）関節炎
多発性関節炎は，耳介病変についで頻度が高い．移動性，非対称性の大・小関節炎で，ときに関節リウマチ様の関節炎を呈することがあるが，通常骨変化は認めない．

（c）その他の病変
発熱はしばしば認められる．眼病変として強膜炎，結膜炎，ぶどう膜炎が認められる．皮膚粘膜病変として口腔アフタ，皮膚型結節性多発動脈炎，結節性紅斑，脂肪織炎などが認められることがある．

その他，大動脈弁閉鎖不全，心外膜炎などの心血管病変，まれではあるが糸球体腎炎や中枢神経症状などを認めることがある．

4）検査所見
臨床検査で特異的な所見はない．慢性炎症に伴う貧血，炎症期には白血球増多，赤沈促進，CRP上昇を認める．クリオグロブリンが陽性となることがある．抗II型コラーゲン抗体は20～50％で陽性となるが特異性は低い．X線で軟骨破壊による関節裂隙狭小化が認められることがあるが，骨びらんはみられない．

表82 RPの診断基準

| 1. 両側性の耳介軟骨炎 |
| 2. 非びらん性リウマトイド因子陰性多関節炎 |
| 3. 鼻軟骨炎 |
| 4. 眼の炎症性病変　結膜炎，角膜炎，（上）強膜炎，ぶどう膜炎 |
| 5. 気管軟骨炎（気管・喉頭軟骨炎） |
| 6. 蝸牛，前庭機能障害（感音性難聴，耳鳴・眩暈） |
| 7. 生検による軟骨炎の病理組織所見 |
| 以上の7項目中3項目を満たすものをRPと診断する |

McAdam LP, et al：Relapsing polychondritis：prospective study of 23 patients and a review of the literature. Medicine 55：193, 1976 より引用

呼吸機能検査は明らかな気道症状がなくても施行すべきである。呼吸器症状や呼吸機能検査異常が認められた場合にはCT検査を行い，気管・気管支の狭窄や虚脱，気管支壁の肥厚や石灰化，閉塞性気管支拡張などの有無を検索する。気管支鏡は，呼吸状態悪化の誘因となることがあり，必要なときのみ行う。

5）診断・鑑別診断

診断は臨床症状から可能である。耳介や気管軟骨の生検では軟骨組織への炎症細胞浸潤，軟骨基質の変性や破壊がみられるが，通常必要ない。McAdamの診断基準を示す（表82）。症状が不明瞭な軟骨炎は感染の鑑別が必要である。

6）経過・予後・死因

5年生存率55％，10年生存率74％との報告がある。死因の多くは肺炎などの感染および窒息，心血管病変である。

7）治療

関節や局所の疼痛には非ステロイド性抗炎症薬を用いる。全身症状，ぶどう膜炎や強膜炎，気道軟骨病変がみられる場合には，中〜大量のステロイド薬および免疫抑制薬（シクロフォスファミド，アザチオプリン，メトトレキサート，シクロスポリンなど）の併用投与が必要である[2]。気管・気管支虚脱を認める場合にはステントの留置が必要となることがある。

文献

1) McAdam LP, et al：Relapsing polychondritis：prospective study of 23 patients and a review of the literature. Medicine 55：193, 1976.
2) 秋元智博，他：再発性多発性軟骨炎. 別冊 医学のあゆみ 呼吸器疾患 state of arts 2003-2005（北村 諭, 他, 編）. 医歯薬出版, 東京, pp 693, 2003.

（田村直人）

4．リウマチ性多発筋痛症（polymyalgia rheumatica：PMR）

1）概念

リウマチ性多発筋痛症（PMR）は，高齢者に発症する，他に原因のない肩，腰周囲の筋肉痛を主症状とする疾患で，血清学的には，高度の炎症反応とリウマチ反応陰性が特徴である。PMRは血管炎ではない。しかし，これといった決め手に

なる検査がないため,診断は,感染症などの除外診断による。

2）疫学・頻度
PMR は比較的まれな疾患である。本症は1万人に8人の割合で発生する。ただし50歳以上の人では200人に1人の割合である。

3）男女比・発症年齢
PMR の好発年齢は 40〜80 歳代に分布し,発症時の平均年齢は 65 歳,男女比は 1：2 とやや女性に多い。

4）病因
病因は不明だが,本症では HLA-DR 4 と相関がみられ,スカンジナビア人に多く,スカンジナビア人を祖先とする米国人にも多くみられることから遺伝的素因も関与していると考えられる。またアデノウイルスなどウイルスに対する抗体の検出頻度も高い。これらのことから遺伝的素因のある人が,環境因子とくにウイルス感染などを契機として発症するという考えがある。

5）病理
PMR に特徴的な病理所見はない。筋生検の検鏡では血管炎所見がないだけでなく細胞浸潤もない。

表83　臨床症状

1. 全身症状 　食欲不振（60%） 　全身倦怠感（30%） 　抑うつ症状（30%） 　筋肉痛：頸部,肩周囲,腰部,臀部,大腿部 　　　　　などに多い 　関節症状：肩,肘,手関節,股関節,膝の関 　　　　　　節痛 　　　　　　股関節,頸部と項部硬直 2. 他覚症状 　体重減少（50%） 　発熱（80%）（微熱が多いが,中等度のこともある）

6）臨床症状（表83）
PMR では,全身症状,筋肉症状,関節症状の3つがおもな症状である。急性発症が多く,しばしば発症日を推定できる。しかし,軽度かつ亜急性に生じることもある。筋肉症状としては,筋肉痛が対称性にみられる。この痛みは自発痛のみで,圧痛はなく,運動によってもそれほど変化しないのが特徴である。筋力低下はない。関節症状として関節痛,硬直がある。これらの症状が急速に出現して,2週間ほどの短期間に病勢はピークに達する。

他覚症状として,体重減少,発熱がみられる。筋肉痛はあるが,筋肉には発赤や腫脹などはな

ミニコラム

意外と長期治療を要する PMR

成人スチル病（AOSD）とともに本疾患は特異的な診断法もない謎の疾患である。ただいえることは,やはりステロイドが効くことである。ただし,AOSD と大きく異なるのは,少量のステロイドで軽快する点である。少量のステロイドで治療可能なら,比較的早く,ステロイドから離脱できそうだが,意外とそうではないのである。プレドニゾロンで5 mg／日前後で再燃して,再度増量せざるをえない症例はよく経験する。結局,他の膠原病と同様,維持量のステロイドの投与をする症例がほとんどである。この点でも,本疾患は謎の病気といわざるをえない。

く，筋力低下もない。関節痛に関しても，関節そのものが腫脹することは少なく，多くは筋肉痛に由来するものである。

7）検査所見

特徴的なのは赤沈が 40 mm/h 以上になり，CRP も陽性となることである。慢性炎症に伴う貧血が約 2/3 の患者にみられる。CPK，アルドラーゼや他の筋逸脱酵素はすべて正常。リウマトイド因子など血清反応は陰性。補体や免疫グロブリンなども異常はみられない。筋電図上の異常もみられない。よって筋生検は不要である。

8）診断／鑑別診断，亜型

本症は高齢者の近位筋の痛みと，血沈高値，リウマチ反応陰性かつ CPK 正常を特徴とする。悪性腫瘍に筋痛を伴うことがあるので，PMR の鑑別にあげられることがあるが，本症と悪性腫瘍に因果関係はないのでスクリーニングは必ずしも必要でない。鑑別すべき疾患は多発性筋炎，ウイルス感染による症候性の筋炎，結節性多発動脈炎などである。診断基準を表84[1)]に示す。

9）治療

この疾患は通常治療を行わなくても自然に軽快することもある。治療の目的は不快感と硬直を緩和することである。NSAIDs は無効でプレドニゾロン（PSL）10〜20 mg に非常によく反応して，症状が消失することが多い[2)]。問題は，患者が高齢であり免疫能低下が予想されることである。したがって，ステロイド投与にあたって結核を含む感染症の誘発に注意を要する。QOL を考えれば，ステロイドは積極的に使うべきだが，最低限とする。症状と炎症反応が軽快したら，ステロイドを減量する。PSL 5 mg/日まで減量し，2 年ほど，5 mg/日を継続するとよい。ほとんどの症例は 1〜2 年でステロイドを中止できるが，一部の症例ではステロイドを減量ないし中止すると再燃することがある。

表84 リウマチ性多発筋痛症の診断基準

1. 両側性肩の疼痛および（または）こわばり
2. 発症から 2 週間以内の症状完成
3. 初回赤沈 1 時間値 40 mm 以上
4. 朝のこわばり持続時間 1 時間以上
5. 年齢 65 歳以上
6. うつ状態および（または）体重減少
7. 両側性上腕部圧痛

上記診断基準項目 7 項目中 3 項目以上を満足する場合，または少なくとも 1 項目と側頭動脈炎を示す臨床的あるいは病理組織学的異常が共存する場合には「リウマチ性多発筋痛症と考えられる」(Probable PMR) としてよい。
Weyand CM, et al：Corticosteroid requirements in polymyalgia rheumatica. Arch Internal Med 159：577, 1999 より引用．

10）合併症

本症の約 20％に側頭動脈炎が，側頭動脈炎の約 40〜45％に PMR の合併がみられる。本症と診断したときには，つねに側頭動脈炎の重複の有無に留意する。近位と遠位の筋痛，末梢神経の障害の存在は結節性多発動脈炎か，PMR＋側頭動脈炎の可能性を考える。患者が高齢でありステロイド投与にあたって注意を要する。免疫能低下が予想されるので結核などの日和見感染の誘発に注意する。ステロイド糖尿病，ステロイド誘発性骨粗鬆症とそれによる骨折，血圧の上昇にも留意する。

11）経過，予後

本症は通常 1〜4 年で治癒する。症状は治療により大きく改善する。PMR は，ステロイド薬に対する反応が良好なことで知られ，投薬後早ければ翌日から，遅くとも 1 週間以内に寛解する。しかし，薬をすぐに中止すると再発することがあるので，慎重に薬の減量を行う必要がある。

12）死因

本症は予後良好な疾患であり，側頭動脈炎の合併がなければ，直接的な死因になることはまれである。

文献

1) Weyand CM, et al：Corticosteroid requirements in polymyalgia rheumatica. Arch Internal Med 159：577, 1999.
2) Bird HA, et al：An evaluation of criteria for polymyalgia rheumatica. Ann Rheum Dis 38：434, 1979.

（梁　広石）

5．サルコイドーシス

サルコイドーシスは原因不明の全身性疾患であり，肺，眼，皮膚，心の病変のほかに，肝，脾，筋肉，骨，神経，耳下腺などの臓器が侵されることもあり，きわめて多彩な病態を呈する症例が存在する．

本疾患は膠原病の臨床症状や免疫学的機序などと類似する点も多く，さらに関節リウマチやシェーグレン症候群，多発性筋炎などとの合併例の報告[1]も散見されており，膠原病診療のなかでつねに鑑別疾患として念頭に置く必要のある疾患である．

1）臨床症状

以前は検診時に胸部X線の両側肺門リンパ節腫脹（BHL）により発見されることの多い，自覚症状の少ない疾患といわれていたが，近年では発見時に眼症状を主とした自覚症状を有する例が増加してきており，眼科から紹介されて内科受診となるケースも多い．発見時症状の内訳を図24に示す．

（a）肺症状

肺門リンパ節腫脹や肺線維症などの肺実質病変を含め約90％の患者が肺病変を有するといわれている．無症候性の場合が多いが，肺線維化を

ミニコラム

意外と多いサルコイドーシスと膠原病の合併

　サルコイドーシスを呼吸器疾患とするか自己免疫疾患とするか難しいところであるが，膠原病と類似の病因が想定され，臨床的にも類似した所見を呈することも知られている．近年の研究で，マクロファージと肺胞内のリンパ球との反応によって，CD 4 陽性 T helper 1 cell の活性化を引き起こし，肉芽腫性病変による lymphocytic alveolitis をきたすことが報告され，この肺胞へ集まる T 細胞受容体遺伝子の特定部分を発現している．この過程は特定の抗原が誘導していると考えられている．

　このような免疫学的機序の解明により，サルコイドーシスと膠原病との病因論的共通性が推察されるようになると同時に，臨床においても両者の合併の報告が増加している．たとえば，関節リウマチ，全身性エリテマトーデス，混合性結合組織病，全身性硬化症，シェーグレン症候群，皮膚筋炎などの合併の報告がある．膠原病とは無縁と思われていたサルコイドーシスも，けっしてそうではなさそうで，胸部X線で肺門部リンパ節腫脹（PHと紛らわしいことあり）や間質性肺炎をみた場合は，合併の可能性を念頭に置く必要があるであろう．

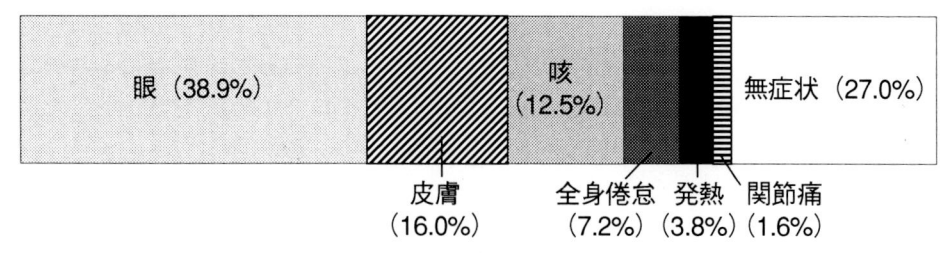

図24　発見時症状の内訳
第8回全国サルコイドーシス実態調査成績より

伴ってくると咳嗽や呼吸困難感などの自覚症状が出現する。まれに胸水や気胸がみられることがある。

(b) 眼症状

近年，霧視，羞明，飛蚊症，視力低下などの眼症状から発症する例が増加しており，本邦での眼病変の頻度は約半数に認められる。虹彩網様体炎，前部・後部ぶどう膜炎などの眼内病変のほかに，涙腺病変によるドライアイをきたすことがある。続発性緑内障の合併により視力予後が不良となることがある。

(c) 皮膚症状

肺病変，眼病変についで多く，約10〜30％に認められる。結節性紅斑，瘢痕浸潤，皮膚サルコイドの3つの病型分類があるが，結節性紅斑の発現頻度は欧米では約10％であるのに対して本邦では1％以下とまれである。皮膚サルコイドは結節型，局面型，びまん浸潤型（いわゆる lupus perinio 型），皮下型に分けられ，なかでも lupus perinio 型，局面型は肺野病変を伴いやすく予後が悪いといわれている。

(d) 心症状

本邦のサルコイドーシスの死因の第1位である。心サルコイドーシスは心室中隔に好発することが知られている。自覚症状としては，除脈性不整脈によるめまいや倦怠感，心室性不整脈による動悸や失神発作があり，進行すると心不全，突然死などを起こし予後不良となる。

(e) 筋症状

ほとんどが無症候性であるが，四肢の皮下筋肉内に腫瘤を形成する腫瘤型，筋痛や筋力低下や筋萎縮などを呈するミオパチー型が存在し，ミオパチー型は多発性筋炎などとの鑑別も必要である。

(f) 骨・関節症状

一般に膝，踵，手，肘などの大関節の対称性関節痛が一般的な症状である。変形を伴うことは少ないといわれている。サルコイドーシスはカルシウム代謝異常を伴うため，骨粗鬆症の合併がみられることがある。

(g) 耳下腺症状

両側性に出現することが多く，有痛性のびまん性の腫脹がみられる。発熱，耳下腺腫脹，顔面神経麻痺，ぶどう膜炎を呈する場合は，Heerfordt 症候群と呼ばれている。

2) 検査所見

血液検査では，類上皮細胞と肺胞マクロファージから産生される血清アンジオテンシン変換酵素（ACE）の上昇がサルコイドーシスの診断マーカーとして感度57％，特異度90％と高く重要である。その他疾患特異性は低いが，血清リゾチーム上昇，γグロブリン上昇，高カルシウム血症・尿症などがみられる。肺病変の診断には胸部単純X線（表85），胸部CTや呼吸機能検査の所見のほかに，気管支肺胞洗浄液（BALF）中のリンパ球数，CD4/CD8比は増加し，とくに3.5以上であれば疾患特異度が高いとされている。心病変に対しては心電図，心エコー，心筋シンチグラフィーを行う。またツベルクリン反応が陰性であることや，ガリウムシンチグラフィーの異常集積像なども診断に有用である。

表85 胸部X線の病型分類

病型	所見
0	正常
I	両側肺門リンパ節腫脹（BHL）
II	BHL＋肺陰影
III	肺陰影のみ（BHLなし）
IV	肺線維症

The American Thoracic Society (ATS), the European Respiratory Society (ERS) ant the World Association of Sarcoidosis and Other Granulomatous Disorders (WAGOS)：Statement of sarcoidosis. Am J Respir Crit Care Med 160：736, 1999 より引用

表86 病型別の自然治癒率

病型	自然治癒率
I	55-90％
II	40-70％
III	10-20％
IV	0％

The American Thoracic Society (ATS), the European Respiratory Society (ERS) ant the World Association of Sarcoidosis and Other Granulomatous Disorders (WAGOS)：Statement of sarcoidosis. Am J Respir Crit Care Med 160：736, 1999 より引用

3）診断

診断には臨床症状と検査所見に加えて，組織学的所見の証明が必要である．診断の基準としては，胸郭内病変または眼病変などの胸郭外病変のいずれかの臨床所見と，ツベルクリン反応陰性またはACE値上昇を含む3項目以上を認めれば，臨床診断群（ほぼ確実）となる．組織学的には経気管支肺生検（TBLB）による診断率は40～90％と高い．その他皮膚，心筋，リンパ節，筋肉などの生検により，類上皮細胞からなる乾酪性壊死を伴わない肉芽腫病変を認め，臨床所見あるいは検査所見のいずれかがある場合は，組織診断群（確実）となる．

4）治療

サルコイドーシスは自然治癒率の高い予後良好な疾患であり（表86），最初の2年は慎重に経過を観察し治療の必要性を判定しなければならないとされている．しかし，一部に重症例や難治例が存在し，ステロイド薬や免疫抑制薬の併用による治療が必要となる場合がある．

「サルコイドーシス治療に関する見解－2003」[3]によると，ステロイド治療の適応は，突然の発熱，関節痛，唾液腺腫脹，結節性紅斑，ぶどう膜炎などで発症する急性サルコイドーシスで非ステロイド系消炎薬でコントロールできない例や，高度の臓器機能障害を有し，quality of lifeに支障をきたす例や生命予後が危ぶまれる例とされており，臓器別にみると，肺サルコイドーシスでは肺野病変を有する自覚症状が強い例や呼吸機能障害の強い例あるいは症状や検査所見の進行例，心サルコイドーシスでは房室ブロックや重度の心室不整脈を有する例や局所壁運動異常や心機能低下例，眼サルコイドーシスでは局所療法でコントロールできない重度の眼病変を有し視機能障害のおそれのある症例，その他，著明な自他覚症状や機能異常を有する脳脊髄病変や末梢神経病変，高カルシウム血症などの電解質異常，Lupus pernio型皮膚病変，高度の胸水貯留を伴う胸膜病変，著明な自他覚症状を有する肝・腎・脾病変，著明な自他覚症状を有する骨病変・関節病変・筋病変などである．投与量は，初期治療としてプレドニゾロン換算で30～60 mg/日を開始後，漸減し，維持量（プレドニゾロン換算5～10 mg/日）で3～6ヵ月は経過観察が必要とされている．

またステロイドの治療反応に乏しい難治例に対しては，海外の症例も含めて，メトトレキサート（7.5～25 mg/週）やアザチオプリン（50～200 mg/日）やシクロフォスファミド（経口50～150 mg/日・静注500～2000 mg/2週）などの単独使用または併用例の報告があるが，その効果にはば

らつきがあり，一定の見解は得られていない。
　サルコイドーシスは世界的にみても確立された治療法がなく，あくまでも個々の症例の十分な観察を通じて各症例に適した治療を行うことが望ましいといえる。

文献

1) 内田　賢，他：シェーグレン症候群に多発性筋炎，サルコイドーシスを合併し，興味あるHLAを示した1例. 日臨免誌 23：141, 2000.
2) The American Thoracic Society (ATS), the European Respiratory Society (ERS) ant the World Association of Sarcoidosis and Other Granulomatous Disorders (WAGOS)：Statement of sarcoidosis. Am J Respir Crit Care Med 160：736, 1999.
3) 日本サルコイドーシス／肉芽腫性疾患学会：サルコイドーシス治療に関する見解－2003. 日呼吸会誌 41：150, 2003.

（平島美賀）

6．アミロイドーシス

1）アミロイドーシスの概念と分類

　アミロイドーシスとは，難溶性の繊維蛋白を主成分とするアミロイド蛋白が細胞外に沈着し，沈着が進むにつれて身体諸臓器の機能障害をきたす疾患群である。アミロイド蛋白がさまざまな臓器に沈着する全身性と，脳や皮膚など一臓器に沈着する限局性に大別され，全身性アミロイドーシスはさらにその臨床像と，アミロイド繊維を構成する主成分の蛋白により5つに分類される（**表87**)[1]。そのなかでも慢性炎症性疾患に続発する反応性AAアミロイドーシスはAA蛋白が沈着するものであり，その原因疾患としてかつては結核などの感染症が多かった。しかし，近年では関節リウマチ（RA）がAAアミロイドーシスの原疾患としてもっとも頻度が高いことが知られており，RAの死因に関する報告ではアミロイドーシスの増加が指摘されている。以下は反応性AAアミロイドーシスを中心に述べる。

2）アミロイドーシスの臨床症状

　アミロイドーシスはまず本症を疑うことから始まる。RAにおいては罹病期間が長く，関節病変が進行した例に消化器，腎などのアミロイドーシスを疑わせる症状を認めたときに本症の合併を疑う。臨床症状で早期に出現しやすいのは消化器症状で，嘔気，腹満，腹痛，食欲不振，下痢，消化管出血などがみられる。また高度沈着例では難治性下痢，麻痺性イレウス，虚血性腸炎をきたすこともある。腎症状では初期には非選択性の蛋白尿が主体で血尿は軽度なことが多い。その後徐々に

表87　全身性アミロイドーシスの分類

アミロイドーシスの病型	アミロイド蛋白	前駆体蛋白
1．免疫グロブリン性アミロイドーシス	AL, AH	L鎖（κ, λ），IgG1（$\gamma 1$）
2．反応性AAアミロイドーシス	AA	アポSAA
3．家族性アミロイドーシス	ATTRなど	トランスサイレチンなど
4．透析アミロイドーシス	Aβ2M	β_2-ミクログロブリン
5．老人性TTRアミロイドーシス	ATTR	トランスサイレチン

石原得博，他：アミロイドおよびアミロイドーシスの新分類の問題点. 厚生省特定疾患代謝系疾患調査研究班アミロイドーシス分科会1996年度研究報告書. pp 22, 1997 より引用

進行すると難治性のネフローゼ症候群になり腎機能も悪化，慢性腎不全に移行する。AAアミロイドーシスではアミロイドの心臓への沈着は少量で，重篤な心病変をきたすことは少ない。しかし，進行期には房室ブロックなどの不整脈や拘束型心筋症パターンによる心不全などを認めることがある。内分泌器官への沈着により甲状腺機能低下や副腎機能低下も進行例では認めることがある。肝臓へのAA蛋白の沈着も剖検例では高率にみられるが，肝機能障害が臨床的問題になることはまれである。

3）アミロイドーシスの診断

反応性AAアミロイドーシスで沈着するAA蛋白の前駆物質であるserum amyloid A（SAA）は，CRPなどと同じ急性期蛋白の1つである。RAなどの炎症性疾患において通常の100～1000倍近く上昇する。SAAの測定は保険適応の検査として用いられている。SAAの正常値は0～8 μg/mlで，炎症とともに増加する。

しかし，SAAの測定はアミロイドーシスの確定診断には至らない。生検による組織診断が必須である。症状のある臓器を生検し，コンゴーレッド染色で陽性（橙色）であり，偏光顕微鏡下で観察すると緑色複屈折を示すのをもってアミロイドーシスと診断される。さらに抗AA抗体による免疫染色により最終確認される。直接障害されている臓器ではなくとも，AAアミロイドーシスなどの全身性の場合，高率に沈着が存在する臓器に沈着を確認できれば診断してさしつかえない。その組織として古くは直腸粘膜が選択されていたが，現在は上部消化管内視鏡によって採取された胃十二指腸粘膜が一般的である。消化管のなかでは十二指腸がもっとも感度が高いとする報告があるが[2]，RA患者では，上部，下部消化管ともに粘膜生検にて約10％のアミロイドーシスが発見される。アミロイド腎症の診断は，腎生検による腎組織へのアミロイド物質の証明が必要である。しかし腎生検は侵襲的であり，RA自体による腎病変やDMARDsなどの治療薬剤に起因する膜性腎症などの鑑別の必要性を考慮し，腎生検の適応を検討する。またアミロイドーシスの簡便な生検方法として，腹壁皮下脂肪を針生検する方法もあり，80％以上の正診率を認めるとする報告もある。

いずれの場合でもアミロイドーシスを疑って生検を行ったときは，必ず病理医にその旨を伝えることが重要である。アミロイドの沈着が少量であった場合，臨床情報がないと，通常のHE染色では見逃されて，コンゴーレッド染色が行われないからである。

4）アミロイドーシスの治療

現在，確実な治療法はないといわざるをえない。アミロイド沈着そのものに対する治療と，消化器症状や腎障害などに対する対症療法，支持療法に大きく分かれる。

アミロイドの沈着抑制の面ではAA蛋白の前駆物質であるSAAの上昇を抑制すること，すなわちRAにおいては疾患活動性の沈静化が重要である。中等度のステロイドとシクロフォスファミドなどの併用による強力な免疫抑制療法が行われることもあるが，これらの薬物は易感染性などの問題があり，注意深く治療を行う必要がある。

Dimethyl sulfoxide（DMSO）は沈着アミロイドを溶解する作用が期待されている。DMSO 5～6g/日を内服するか，皮膚に外用する。有用性を示唆する報告はあるが，evidenceはいまだ不明である。においが強く，医薬品としても未承認であり使用には慎重でありたい。また血漿交換や二重膜濾過などの血液浄化法がアミロイド腎症に有効との報告もある。しかし例数が少なく今後の課題であり，実際の治療は対症療法，支持療法が中心とならざるをえない。

消化器症状については，下痢症状に対し，対症療法としての止痢薬，難治性の下痢に対しては禁食と補液を行う。IVH管理が必要なこともある。アミロイド腎症では，Na制限，利尿薬投与などによる保存的治療を行い，腎不全進行の際は透析導入の判断を遅らせないことが重要である。血清

クレアチニンが5.0mg/dl未満で透析導入された症例が半数を占めている[3]。

5）アミロイドーシスの予後，死因

AAアミロイドーシスの予後は悪く，50%生存率は2～4年という報告が多い。早期段階で診断がなされている症例が多い施設では，7年以上という報告もある。死因としては，感染症，腎不全が多いのが特徴である。

文献

1) 石原徳博，他：アミロイドおよびアミロイドーシスの新分類の問題点．厚生省特定疾患代謝系疾患調査研究班アミロイドーシス分科会1996年度研究報告書．pp 22, 1997.
2) 奥田恭章，他：慢性関節リウマチに合併した2次性アミロイドーシス124例の臨床的検討．—胃十二指腸生検による診断と予後を中心として—．リウマチ 34：939, 1994.
3) 中野正明，他：RAアミロイドーシスの腎障害．リウマチ科 21：451, 1999.

（官川　薫）

7．変形性関節症（osteoarthritis：OA）

変形性関節症（OA）は関節軟骨の磨耗，変性による関節破壊をきたし，さらに軟骨下骨や関節周辺に反応性の骨増殖を特徴とする慢性炎症性疾患であり，中高年に起こる関節痛のかなりの部分を占める。臨床の現場では本疾患の鑑別は重要であり，本項で述べていく。

1）病因・病態

OAは，老年期以降に発症する一次性と原因疾患が認められる二次性とに分類される。OAの病態の中心的変化は関節軟骨の変性消失であり，要因としては力学的なものに加えて，生化学的な要因による軟骨マトリックスの分解が起こっている。これらに加えて骨・軟骨の増殖性反応があり，種々の炎症性サイトカイン，蛋白分解酵素，ラジカルなどの刺激により[1]二次的に起こる滑膜炎がさらに病態を修飾している。

2）臨床症状

本疾患は全身のあらゆる関節に起こるが，多関節に発症することは少ない。徐々に進行する関節の痛み・変形・関節障害であり，疼痛がもっとも多く，炎症所見である腫脹・水腫・熱感も認められる。関節の可動域制限は骨のいちじるしい増生や関節面の破壊により関節の変形や，alignmentの異常をきたしてから顕著となる。その原因は，関節面の咬合不全，筋肉のスパスムスや拘縮，関節包の収縮，変性した線維軟骨や関節内遊離体の嵌入などである[2]。手指に認められる特徴的な所見としては，DIP関節にみられるヘバーデン結節や，PIP関節にみられるブシャール結節がある。

3）変形性関節症の危険因子・悪化因子

肥満を含む力学的ストレスがもっとも重要な危険因子として考えられ，肥満症はDIP関節や膝関節症では関連が強く認められている。ほかに，遺伝的素因，加齢，靱帯や半月板の損傷，骨折などの外傷，ホルモンの変調が危険因子と考えられている。ホルモンの変調は女性の発症が有意に高く，閉経後や卵巣摘出術後と関連していることから要因と考えられる。

4）診断

診断は，病歴・理学的所見・X線所見により可能で，とくにX線所見はもっとも重要である。

(a) X線所見

初期はほとんど正常で，病変の進行に伴い関節

表88　変形性関節症関節におけるX線所見と病理組織所見の関係

X線所見	病理所見
・関節列隙の狭小化	関節軟骨消失
・軟骨下骨硬化（象牙化）	新生骨形成
・辺縁骨棘形成	骨・軟骨の増殖
・骨嚢胞，骨コラプス	顆骨下梁の微小骨折
・亜脱臼，遊離体を伴った関節変形	力学的異常による靱帯・関節包の弛緩，肥厚，断裂

表89　関節液の性状による鑑別

		正常	変形性関節症 (OA)	関節リウマチ 反応性関節炎 ウイルス性関節炎	化膿性関節炎 結核性関節炎	神経性関節炎 (Sharcot関節炎)
鑑別指標	色調	無色～淡黄色	淡黄色調	淡黄色調～白色	黄色～白色膿性	淡赤色～血性
	透明度	透明	透明	半透明～混濁	混濁	半透明～混濁
	粘稠度	非常に高い	高い	低い	非常に弱い	高い～低い
	ムチンクロット	good	good～fair	fair～poor	poor	
	白血球数	<150	<3,000	3,000～5,000	50,000～300,000	
	好中球	<25	<25	>70	>90	
	自然凝塊形成	(−)	(+)	(+)	(+)	

裂隙の狭小化，軟骨下骨硬化像，骨軟骨棘形成，骨萎縮，骨嚢胞，（亜）脱臼・変形が認められる（表88）．

(b) MRI所見

関節軟骨の変性，軟骨欠損，半月板変性損傷，軟骨下組織の変化などの描出に有用．軟骨変性では軟骨表面の不正像，境界の不鮮明化，欠損像として表される．

(c) 関節液検査

正常では無色または黄色透明で，混濁はないかあっても軽度である．粘度は高く曳糸性は低下する（表89）[3]．

(d) 臨床検査所見

末梢血に異常所見は認めない．赤沈値，CRP値は正常で，リウマチ因子は陰性である．

5）鑑別診断

関節痛を主訴とする疾患がすべてであるが，おもなものは表89にあげてある疾患である．ほかには外傷，痛風，悪性腫瘍や骨壊死などがあげられる．

6）治療法

OA患者の治療を行ううえでの原則は，(1)症状の軽減，(2)機能の維持・改善，(3)身体障害の改善，(4)薬物の副作用の回避，である．

(a) 保存療法

基本は日常動作においては痛みのある動きは極力避け，関節の可動域の維持，筋力の増強を図ることである．

①減量

減量は標準体重（Body Mass Index＝22.0）か，20歳代ごろの体重を目標とする．

②理学療法

物理療法・温熱療法（ホットパック，低周波）・冷却療法など．

③運動療法

筋肉訓練，ストレッチ，荷重訓練．装具，杖，歩行器や歩行補助具の使用．

(b) 薬物療法

薬物療法は非ステロイド性抗炎症薬（NSAIDs）が中心に使用され，内服と関節内注

入法，湿布や軟膏などの外用療法がある。

① 非ステロイド性抗炎症薬（NSAIDs）

作用機序はおもにプロスタグランジン（PG）の合成酵素であるシクロオキシゲナーゼ（COX）を阻害することにより抗炎症作用を発揮する。最近では炎症にかかわりのあるCOX-2を選択的に阻害する薬剤（etodolac, meloxicam）が使用されることが多い。長期にNSAIDsを使用することは消化管潰瘍や腎機能障害以外に軟骨のプリテオグリカン合成抑制の作用もあり，漫然と使用すべきではない。とくに老人では注意が必要である。

② ステロイド

ステロイドはIL-1産生抑制，ホスフォリパーゼA2活性の抑制作用などにより炎症を抑える。OAでは関節内注入が即効的で確実な炎症効果が認められている。一方で軟骨基質の合成低下，軟骨細胞の代謝障害，軟骨表面の粗造化，軟骨下骨梁の減少や微細骨折をもたらす[3]。Methylprednisolone 20〜40 mgあるいはtriamcinolone acetonide 10〜40 mgを1〜2ヵ月の間隔で回数を限り投与する。

③ ヒアルロン酸

関節液中のヒアルロン酸はOAでは濃度が減少しておりヒアルロン酸などの軟骨保護薬の注入も有効である。Hyaluronate sodium 25 mgの週1回の関節内注入を5〜6回行い効果を判定する。

（c）観血的治療法

OAに対する手術療法は病変の進行抑制のために関節の力学的，生物学的条件を改善するための手術と，関節の機能を改善するための手術がある。

① 骨切り術

骨の一部を切って，骨の荷重軸を変えたり，関節面の適合性の改善，荷重線の矯正，関節荷重面の拡大を図る。股関節，膝関節によく行われる。

② debridement

骨堤や関節内遊離体を切除し，不整な関節面を平滑化し，滑膜を切除して炎症症状の除去を図る。膝関節，足関節，手関節に行う。

③ 関節固定術

関節破壊のため機能がいちじるしく障害され，安定性と無痛性が望まれる関節に行われる。DIP関節，頸椎，腰椎，手根関節，距骨下関節に好んで行われる。

④ 関節形成術

膝関節，股関節には人工関節置換術が広く行われている。

文　献

1) Altman RD, et al : Pain in osteoarthritis. Semin Arthritis Rheum 18（suppl 2）: 1, 1989.
2) 西田圭一郎, 他：変形性関節症・病態と診断. 骨・関節疾患（宮坂信之, 他, 編）. 朝倉書店, 東京, pp 212, 2003.
3) 井上　一：軟骨変性と滑膜炎への対応. 臨床整形外科 35 : 125, 2000.

〔木田一成〕

8. 結晶性関節炎（crystal-deposition arthropathy）

結晶性関節炎は，尿酸沈着により生じる痛風，ピロリン酸カルシウム沈着により生じる偽痛風と，ヒドロキシアパタイト沈着症があり，その他，いくつかの軟骨石灰沈着症が報告されている。本疾患はリウマチ・膠原病専門医のほか，一般内科，整形外科など多くの診療科が担当する場合が多いのが他の疾患と異なる点である（表90）。

1）痛風

（a）概念

痛風は，高尿酸血症にもとづいて尿酸ナトリウ

表 90　結晶性関節炎の種類と関節内に検出される結晶および粒子

```
1) 痛風：尿酸-1ナトリウム塩1水化物の結晶
2) 偽痛風：ピロリン酸カルシウム2水化物の結晶
3) ヒドロキシアパタイト沈着症：ヒドロキシアパタイト
4) その他の軟骨石灰沈着症
   ① リン酸2カルシウム2水化物
   ② リン酸カルシウム・マグネシウム
   ③ 炭酸カルシウム
   ④ シュウ酸カルシウム
   ⑤ 脂質（コレステロール結晶など）
   ⑥ クリオグロブリンなどの蛋白結晶
   ⑦ ステロイド結晶
   ⑧ 植物のとげ，うにのとげなどの外因性粒子
   ⑨ 人工臓器の断片（金属，プラスチック，セメントなど）
   ⑩ 軟骨フラグメント
```

ム結晶で誘発される単関節炎である。尿酸沈着による痛風腎や，高尿酸血症による尿酸結石の形成もその病態の一部である。

　(b) 分類

　高尿酸血症の約10%に痛風を発症する。原発性，続発性，原因不明のものに区分される。さらに産生過剰型，排泄低下型，混合型に分類される。

　(c) 病因

　プリン体過剰摂取，phosphoribosylpyrophosphate synthetase 活性亢進，hypoxanthine guanine phosphoribosyltransferase 欠損によるプリン生合成の亢進，尿酸クリアランス低下などが原因となる。痛風発作は，高尿酸血症からの尿酸塩結晶の析出を前提とする。尿酸塩結晶に対する生体反応，すなわち血管透過性の亢進，白血球の局所への遊走，白血球による結晶の貪食から組織障害が誘発され，結果，急性関節炎の発作が起こる。

　(d) 病理

　痛風性関節炎，痛風結節など，痛風の組織変化に共通した特徴は尿酸塩の沈着である。尿酸塩は軟骨部や皮下に沈着しやすい。腎病変の特徴は，(1)間質における尿酸塩沈着，(2)慢性間質性腎炎，(3)腎細動脈硬化症である（表91）。

表 91　痛風の病理所見

```
関節内の尿酸塩の沈着
痛風結節内の尿酸塩の沈着
腎病変
   ① 間質における尿酸塩の沈着
   ② 慢性間質性腎炎
   ③ 腎細動脈硬化症
```

　(e) 臨床症状

　① 自覚症状

　急性発作発症までは，無症候性高尿酸血症の状態が続く。痛風の自覚症状はほとんど急性関節炎発作に限られるが，その他尿路結石による血尿，腎疝痛などがある。関節発作は突然激烈に襲来する。第1中足趾関節が好発部位である。

　② 他覚症状

　発熱，関節の腫脹，痛風結節（耳介，指尖，肘部など），病期が進むと関節の破壊変形がみられるようになる。

　(f) 検査所見

　(1)非特異的な炎症所見として，白血球増加，赤沈促進，CRP 陽性がみられる。

　(2)特異的なものとして，高尿酸血症（7.0 mg/dl 以上）がある。ただし，痛風発作時の血清尿酸値は発作前より低いことが多く，痛風発作中の血清尿酸値は必ずしも診断に有用ではなく，非発

表92 アメリカリウマチ協会の痛風診断基準

1. 尿酸塩結晶が関節液中に存在すること
2. 痛風結節の証明
3. 以下の項目のうち6項目以上を満たすこと
   1) 2回以上の急性関節炎の既往がある
   2) 24時間以内に炎症がピークに達する
   3) 単関節炎である
   4) 関節の発赤がある
   5) 母趾基関節の疼痛または腫脹がある
   6) 片側の母趾基関節の病変である
   7) 片側の足根関節の病変である
   8) 痛風結節（確診または疑診）がある
   9) 血清尿酸値の上昇がある
   10) X線上の非対称性腫脹がある
   11) 発作の完全な寛解がある

Wallace SL, et al : Preliminary criteria for the classification of the acute arthritis of primary gout. Arthritis Rheum 20 : 895, 1977 より引用

作時の血清尿酸値の方が診断価値は高い。

(3) 急性関節炎の関節液を偏光顕微鏡で観察すると，好中球に貪食された尿酸1ナトリウムの針状結晶を認める。

(4) 慢性期にはX線上，骨関節の打ち抜き像（punched out lesion）が現れる。

(g) 診断・鑑別診断・亜型

表92[1]に疫学のための基準としてアメリカリウマチ協会の診断基準を示す。日常的には，表中3の発作の部位，経過，X線像（punch out 像が有名だがまれ），コルヒチンの効果，血清尿酸値などの，臨床症状から診断が行われることが多いが，関節や結節で尿酸ナトリウム結晶を証明できれば診断は確実となる。組織標本は，アルコール固定後 De Galanta 染色を行う。関節リウマチ，変形性関節症，偽痛風，フレグモーネ，感染性関節炎，滑膜包炎，捻挫と鑑別が必要である。

(h) 治療方針

炎症に対する急性期の治療と，高尿酸血症に対する寛解期の治療，合併症の治療がある。続発性では原病の治療が最優先となる。無症候性高尿酸血症でも，尿酸値9以上，尿中尿酸排泄が800 mg/日以上，家族歴，尿路結石歴，原因不明の腎濃縮力低下があるときは治療する（図25）[2]。

① 急性期の治療

急性期は前兆期と発作期の治療に分かれ，前兆期にはコルヒチンを1錠のみ，発作を頓挫させる目的で用いる。発作時にはコルヒチン（0.5 mg）1錠ずつ，数時間おきに服用し，発作が治ったり副作用が出現したり，あるいは総量が2 mgに達したら中止する。最近，発作期には酸性消炎鎮痛薬をまず用いる。尿酸降下薬は再発作を誘発するので急性期には新たに用いない。尿酸降下薬内服中なら，中止せず内服を継続する。ときにステロイドを少量用いる。

② 寛解期の治療，高尿酸血症の是正

高尿酸血症を指摘された患者すべてに生活指導が必要である。(1)肥満の解消，(2)アルコール飲料の制限（とくにビール），(3)努めて水分を摂取する，(4)軽い運動を行う，(5)ストレスを上手に発散する。食事療法は尿酸値を1 mg程度下げうる。果糖，脂質，蛋白の過剰摂取を避けるよう指導する。尿酸コントロール薬には，キサンチン酸化酵素阻害薬アロプリノール（ザイロリック®）と，尿酸排泄促進薬ベンズブロマロン（ユリノーム®），プロベネシド（ベネシット®）がある。原則として排泄低下型には尿酸排泄薬を，産生過剰型，クレアチニンクリアランス（Ccr）60 ml/分以下の腎障害や尿酸結石の合併例には産生阻害薬を用いる。尿酸コントロール薬の投与は最少用量（アロプリノール100 mg/日，ベンズブロマロン25 mg/日）から開始するとよい。排泄薬を用いるときやいちじるしい酸性尿がある場合には，尿酸結石を予防するため，血圧に注意してウラリットを併用する。

(i) 合併症

腎障害，尿路結石，高血圧，脂質代謝異常，肥満，虚血性心疾患，動脈硬化，糖尿病などがある。

(j) 経過・予後

壮年以後の症例では，治療が適性に行われれば予後は良好である。若年性のものや女性患者を家

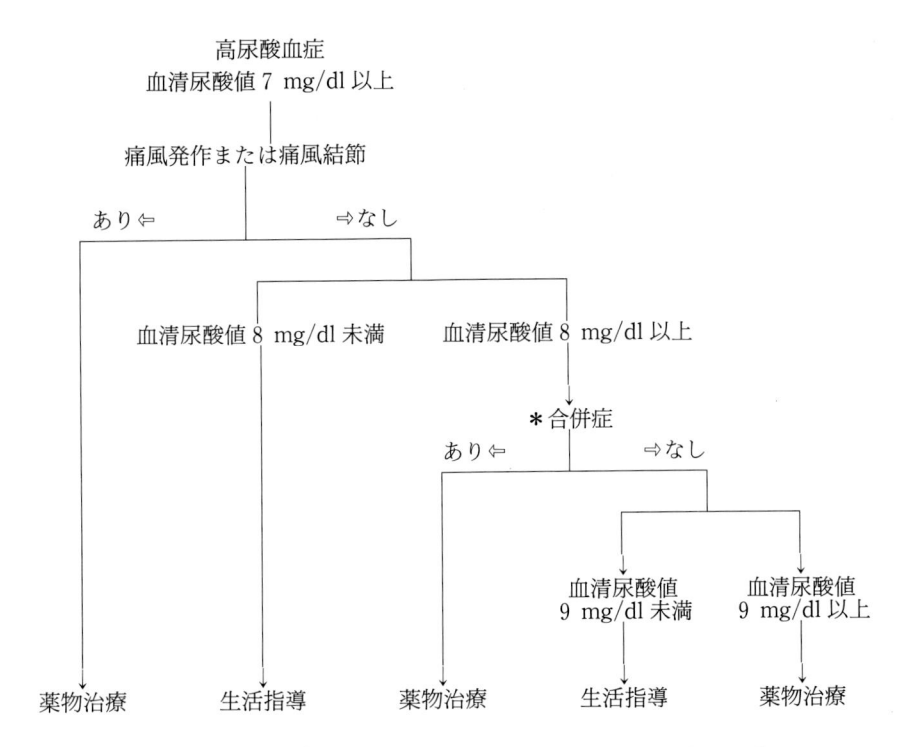

図25 高尿酸血症の治療指針（日本痛風・核酸代謝学会 2002）

系に含む例は，腎障害の進行が速く，予後不良のことがある。

(k) 死因

脳死，心臓死が多く，透析の普及により尿毒症は減少した。

2) 偽痛風

(a) 概念

calcium-pyrophosphate dihydrate (CPPD) 結晶沈着症を示す。CPPD が誘発する関節炎が痛風と類似したことからこの名称がある。高齢者に多くみられ，臨床像は多彩である。やや男性に多く，加齢とともに増加し，70歳代で6.0%，90歳代で40～50%。CPPD沈着症の一部に関節炎が起こる。

(b) 症候

CPPD結晶は半月板，恥骨結合などの線維軟骨，関節軟骨，滑膜，関節包，腱に沈着する。McCartyは臨床像を9型に分類している。狭義の偽痛風はその1型で，数日間1～数個の関節に急性炎症がみられ，自然に軽快する。一般に痛風より発作は軽度で，50%は膝関節にみられる。臨床型として，偽関節リウマチ型，偽変形性関節症型，偽Charcot関節型，脊髄圧迫型などがあり，50%は無症状型に属する。

(c) 分類

病因的分類として，若年発症で関節破壊がいちじるしい遺伝性，高齢者に多い特発性，副甲状腺機能亢進症などの代謝疾患に合併するもの，外傷手術などがある。

(d) 診断

CPPD結晶を証明すれば診断は確定する。CPPD結晶は補正偏光顕微鏡で正の複屈折性を示す。X線で，点状・線状の典型的軟骨石灰化像があれば，ほぼ本症と診断しうる。診断基準を表93[1]に示す。

(e) 治療

CPPD結晶の形成沈着防止法はない。発作に

表93 ピロリン酸カルシウム沈着症（偽痛風）の診断基準

1. 基準
   1) 化学分析，X線回析などにより明確に同定されたCPPD結晶の存在
   2) (a) 偏光顕微鏡にて形態的，屈折的にCPPDと考えられる結晶の証明
      (b) レントゲン像における典型的な石灰化像
   3) (a) 急性関節炎発作，とくに膝などの大関節
      (b) 慢性関節炎，とくに膝，股，手，肘，肩，MP関節などで急性増悪症状を伴う場合，ないしは慢性関節炎で変形性関節症と鑑別しうる特徴を持つ場合
2. カテゴリー
   1) definite：基準1）を満たす，または基準2）の(a)と(b)を満たす
   2) probable：基準2）の(a)か(b)を満たす
   3) possible：基準3）の(a)か(b)を満たす

Wallace SL, et al：Preliminary criteria for the classification of the acute arthritis of primary gout. Arthritis Rheum 20：895, 1977 より引用

対してはステロイドやNSAIDsを対症的に用いる。ステロイドの局所注入や関節液の吸引除去は有効。偽変形性関節症や関節破壊のいちじるしい症例は，ときに手術療法の適応となる。関連疾患の治療がCPPD結晶の吸収を促すことはない。コルヒチンは痛風のときより効果が少ない。

3）ヒドロキシアパタイト沈着症

(a) 概念

ヒドロキシアパタイトは骨外カルシウムの主成分だが，ときに関節や関節周囲に沈着し結晶析出は急性炎症を誘発しうる。大部分は特発性だが，高カルシウム血症，高リン血症，腎透析，ビタミンD中毒，糖尿病にも合併する。全身性硬化症や皮膚筋炎の際にもみられる。

(b) 症候

臨床像は石灰沈着性関節周囲炎，肩関節に好発する関節炎で，ときに主としてCPPDとの共存下で破壊性関節炎が起こる。結晶による炎症は性，年齢と無関係で，激しい疼痛を伴うが数日で完全寛解する。石灰沈着はときに肩関節などの慢性疼痛の原因となる。

(c) 診断

アリザリン赤S染色性関節液中の非複屈折性小球状体結晶の証明，電顕像が診断に有用である。X線像では球状〜不整形の小石灰化像がみられる。

(d) 治療

治療には安静に加えてNSAIDsが投与される。関節液の吸引除去は症状を軽快させる。ステロイドの局所注入も有効。炎症が激しく持続性のときは，外科的除去が必要である。

文献

1) Wallace SL, et al：Preliminary criteria for the classification of the acute arthritis of primary gout. Arthritis Rheum 20：895, 1977.
2) 山中 寿：痛風, 偽痛風. Rheumatology Clinical Update 9：14, 2003.
3) Martel W, et al：Further observations on the arthropathy of calcium pyrophosphate crystal deposition disease. Radiology 141：1, 1981.

（梁 広石）

9. 感染性関節炎

感染性関節炎は病原微生物の関節内侵入によりきたした関節炎で、細菌、結核、真菌、ウイルスなどによって起こる。関節痛をきたす膠原病では、鑑別疾患として重要であるが、合併症として併発することもある。たとえば、関節リウマチ(RA)患者は細菌性関節炎のリスクが高く、罹患後の転機も悪いといわれている(罹患率は0.3〜3％、死亡率はRA患者は25％、RA以外では9％)ため、鑑別疾患としてつねに念頭に置いておく必要がある。以下、原因別(起因菌別)に述べていく。

1) 細菌性関節炎(化膿性関節炎)

(a) 病因

感染経路として、他の部位の感染巣からの血行性感染や近接する骨髄炎、感染軟部組織からの細菌侵入、あるいは外傷、手術、関節穿刺に伴う細菌侵入があげられる。

起因菌では黄色ブドウ球菌がもっとも多いが、表皮ブドウ球菌、大腸菌、緑膿菌、嫌気性菌などの感染もしばしばみられる。近年ではメチシリン耐性黄色ブドウ球菌(MRSA)による感染例が増加しており、その難治性が問題となっている。高齢者の罹患率が高く、その他、糖尿病、慢性肝疾患、腎不全、RA患者などは易感染性宿主として注意が必要である。

(b) 臨床症状

症状の発現は通常急速で、関節腫脹、激しい関節痛、発熱などが認められる。罹患部位は膝がもっとも多く、肩、手足、肘、股関節などに発症する。関節内注射後感染では、注射後1〜2日に症状が発現する。人工関節置換術後でも約1％前後の発症が報告されている。ときに1〜2年後に発症する例もあり遅発性感染と呼ばれている。

(c) 診断と検査

関節穿刺により混濁した膿状の関節液を認めれば、化膿性関節炎の診断は容易である。さらに、関節液の細菌培養により起因菌が同定されれば確定診断となる。ただし培養で細菌を証明できない症例も少なくない。関節液中の白血球が5万/mm以上で糖値が40 mg/dl以下であれば感染の可能性が高いと報告されている。

X線検査は初期には変化を認めないが、症状発現より8〜10日で局所性軟部組織の腫脹を伴って骨萎縮が出現、続いて関節裂隙の狭小化、軟骨と骨の急速な破壊、骨膜病変による反応性骨形成、著明な腐骨形成などが認められる。骨シンチやMRIはX線変化が現れる前の早期病変の検出に有用である。

(d) 治療

治療が遅れると、関節機能の障害を残すこととなるため、早期発見・早期治療が原則となる。それゆえ、細菌培養の結果を待たずに、イミペナム(チエナム® 1 g/日)など広域スペクトラムの抗菌薬を投与する。起因菌が同定されれば、細菌の薬剤感受性テストの結果を参考に適当な抗菌薬を投与する。関節穿刺、排膿、抗菌薬を用い洗浄を行う。保存的治療で改善のない場合は、関節鏡下

表94 感染性関節炎の診断ポイント

疾患	検査	関節炎	好発部位	特徴
細菌性関節炎	関節液検査・培養	急性・単関節	膝など 大関節	関節内注射・人工関節術後
結核性関節炎	抗酸菌培養	慢性・単関節	膝など 大関節・脊椎	突背変形、骨びらん
真菌性関節炎	真菌抗原検査	慢性・単関節	膝、足、踵	日和見感染・抗菌薬無効
ウイルス性関節炎	IgM抗体	急性・多関節	手指、左右対称性	ワクチン接種後も、ほとんど一過性で治癒

に壊死組織の除去や滑膜切除を行った後，灌流チューブを留置し持続関節内洗浄を行う．関節機能維持のため，可動域訓練として持続的他動運動（continuous passive movement：CPM）も行う．高気圧酸素療法の有効性が報告されていて，術前や持続洗浄法終了後に行われることがある．細菌培養が陰性化しても再燃予防のため，長期間の抗菌薬の投与が必要である．骨破壊が高度の場合や感染が沈静化しない場合は関節固定術の適応になる．

2）結核性関節炎
（a）病因
発症はたいていゆっくりで，結核菌が血行性に播種した病巣の再起による慢性感染である．脊椎，股，膝，肩関節に発症する．結核患者の約1％に関節炎が合併するといわれている．

（b）臨床症状
関節炎は非常に破壊的であり，結核脊椎炎では背部痛，進行すると突背変形がみられる．しばしば，脊椎の虚脱も起こす．筋萎縮，筋痙縮が起こることがある．また，結核の活動性と関節炎は必ずしも相関しない．

（c）診断と検査
結核の既往歴があり，関節液の抗酸菌培養で結核菌を証明すれば確定診断が得られる．PCR法による遺伝子検査は早期の診断に有用である．ツベルクリン反応も施行する．

X線検査では，膝，肩などの関節の辺縁の非荷重部分に骨びらんが起こる傾向があるため，RAと似ている像を呈する．早期に骨びらんが起こっても軟骨は保たれていることが多いが，晩期には軟骨も破壊される．著明な骨粗鬆症が早期から認められる．化膿性関節炎と比べて，骨膜下骨沈着は少ない．

（d）治療
抗結核薬により結核感染をコントロールする．関節破壊が高度で不可逆性な場合があり，早期の結核感染コントロールが必要である．

3）真菌性関節炎
（a）病因
コクシジオイド症，ヒストプラスマ症，ブラストミセラ症，クリプトコッカス症，カンジダ症，スポロトリクム症などがある．通常，真菌性肺炎など，他の臓器感染の合併症として，ステロイド薬や免疫抑制薬使用者，エイズや悪性腫瘍，糖尿病などの患者に日和見感染として起こることが多い．

（b）臨床症状
膝，足関節など単関節性に発症することが多いが，多関節炎を呈することもある．

（c）診断と検査
進行が遅い単関節炎で感染を疑わせるような軟部組織の腫脹があり，抗菌薬に反応しない場合は疑う．関節液培養で真菌の証明をする．場合によっては滑膜生検で真菌の証明を行う．血清学的検査で抗原検査を行う．X線検査では著明な骨粗鬆症と辺縁の骨びらんが認められる．

（d）治療
抗真菌薬投与により真菌症の治癒を目的とする．慢性，または進行性の骨・関節の感染では外科的に切除することもある．

4）ウイルス性関節炎
（a）病因
パルボB19，B型肝炎，C型肝炎，風疹など多くのウイルスが急性関節炎の原因となる．風疹ウイルスなどのワクチン接種後に出現することもある．

（b）臨床症状
急性の多発性関節炎で，一般的に罹病期間は非常に短く，一過性で後遺症を残さずに自然に治癒する．左右対称性，手指の小関節に起こるなどRAとの鑑別が必要になる．朝のこわばりも，しばしば認められる．

（c）診断と検査
ウイルス感染を疑わせるような病歴がある場合，IgM型の特異抗体の検出や病変部位でのウイルス抗原の証明などが診断のために行われる．

ときにリウマトイド因子や抗核抗体などの自己抗体が陽性になり，RAや全身性エリテマトーデスなどとの鑑別が必要になる。通常X線検査において，骨変化は認められない。

(d) 治療

非ステロイド性消炎薬を用いた対症療法。一般的には関節炎は軽度であり，ウイルス性疾患の治癒とともに改善する。

文　献

1) 佐々木毅：感染性関節炎. 日内会誌 10：51, 2000.
2) 園田広典：感染性関節炎. 治療 80：850, 1998.

（池田　真）

10．腸疾患に伴う関節炎（潰瘍性大腸炎，クローン病）

1）総論

腸疾患において骨・関節病変を認めることがあり，とくに多発関節炎が腸管症状に先行する場合には関節リウマチを含む膠原病およびその類縁疾患の鑑別の対象となりうる。潰瘍性大腸炎・クローン病などの炎症性腸疾患に伴う関節炎，反応性関節炎，腸管バイパス関節炎，Whipple病（腸性リポジストロフィ）に伴う関節炎などがあるが，後者2つはまれであり，ここでは炎症性腸炎（inflammatory bowel disease：IBD）に伴う関節炎について述べる。反応性関節炎については，前章「感染性関節炎」を参照していただきたい。

炎症性腸疾患は広義には，腸管に発生する炎症性疾患のすべてを指すが，狭義にはとくに潰瘍性大腸炎（ulcerative colitis：UC）とクローン病（Crohn's disease：CD）を総称していう。ともに若年者に発症することの多い慢性・再燃性の疾患で，その原因は不明である。両者は多くの共通点を有するが，病態の異なる別の疾患である。

ミニコラム

意外な展開　腸疾患

膠原病では腸病変の頻度は少ないため，われわれが腸病変をみる機会は少ないが，意外な展開で腸疾患がみつかることはある。

たとえば，不明熱・関節痛で入院してきた方で，まったく消化器症状は認めなかったが，たまたま便潜血反応が陽性に出て，注腸検査を施行したところ，潰瘍性大腸炎がみつかったことがある。教科書的には腸疾患に伴う関節炎があることがわかっていても，関節症状が先行するとつい見逃してしまうことがある。

あと，一番印象に残ったのが，MCTDにアメーバ赤痢を合併した症例である。この症例は下血で発病し，当初は原疾患に伴う腸炎と思われていた。実際，大腸内視鏡検査では潰瘍が多発し，その可能性が示唆された。しかし，病理の検査結果で，赤痢アメーバの原虫がみつかった。

いずれのケースも基礎的な知識があれば思いつくはずだが，まれであるがために，つい忘れてしまう可能性があり，教訓的であった。

2）炎症性腸疾患に伴う関節炎の特徴

炎症性腸炎は全身性疾患であり，その病変は腸管だけでなく全体の約36％に何らかの腸管外病変が認められる。腸管外病変としては，骨・関節，皮膚・粘膜（口腔内潰瘍など），眼（ぶどう膜炎など），肝臓，泌尿器，骨髄，心，肺などの病変があり多彩だが，骨・関節病変がもっとも多く，IBDの患者の約25％で認められるとする報告もある。骨・関節病変は大きく（a）末梢関節炎，（b）脊椎炎，（c）仙腸関節炎，（d）その他，の4つに分類することができる。

（a）末梢関節炎

IBDの15～20％に出現し，UCよりもCDにおいて多く認められる。平均発症年齢は30歳であり，男女比は1：1で，性差を認めない。末梢関節炎は，典型的にはIBDの発症後あるいはほぼ同時期に始まるが，まれに腸管病変に先行して認めることもあり，関節リウマチ・膠原病および類縁疾患の鑑別が必要になる。一方，腸管病変の増悪時に，関節炎の悪化も同時にみられる傾向がある。また，他の腸管外病変があるときに関節炎出現頻度が高い傾向もある。関節炎の特徴としては，典型的には非対称性に遊走性の多発関節炎を大関節に認める。関節分布としては，出現頻度の高い順に，膝関節，足関節，手首関節，肘関節に認めることが多く，ややまれに近位指節間関節，中手指節間関節，中足趾節間関節，肩関節などに出現することもある。末梢関節炎の発症様式は，通常は急性発症で，24時間以内にピークを迎えることが多いが，緩徐に発症することもある。診察所見では，典型的には関節部位に発赤・熱感などの炎症所見を認め，関節液貯留を認める。関節液の性状は，白血球数は5000～1万2000/μLの範囲で好中球優位である。蛋白濃度は軽度低下～正常，糖濃度は正常で，補体低下は認めない。単純骨レントゲンでは，非びらん性の軟部組織腫脹と関節液貯留を認める。

末梢関節炎の治療に難渋することはさほど多くない。原則的には腸管病変に対する加療（スルファサラジン・ステロイド投与，重症UCにおける結腸切除術，抗腫瘍壊死因子α療法など）による腸管病変の改善とともに，関節炎も軽快することが多いためである。また，関節炎は再発こそ多いものの，50％は1ヵ月以内に沈静化し，2ヵ月以内に75％，1年以内には95％が関節変形を残さず消失する。5％のみが持続性関節炎となり，数年間続くことがある[1]。疼痛が強い場合にNSAIDsを使用することもあるが，NSAIDsの使用は関節疼痛の軽減には役立つが，腸管病変を増悪させることが多い。腸管病変の活動性と離反して関節炎症がいちじるしい場合には，全身あるいは関節内ステロイド投与が奏功する。ステロイドの全身投与法については一定の見解はないが，関節炎症の程度，CRPなどの上昇の度合いにより投与量を決定する。プレドニゾロン換算5～10 mg/日程度でよい場合もあるが，関節腫脹や，炎症反応がいちじるしい場合には中等量（0.5 mg/kg），あるいは短期集中的に高用量（1 mg/kg以上）が必要になる場合もある。いずれの場合にもすみやかな減量が望ましく，腸管病変の活動性にもよるが中止も可能である。また，持続的な関節炎に対してスルファサラジン以外にもアザチオプリン，メトトレキサート，シクロスポリンなどの免疫抑制薬が使用されることもある[2]。その他，抗リウマチ薬として使われる金製剤，D-ペニシラミン，抗マラリア薬などは無効である[3]。

（b）脊椎炎

IBDの11％に出現するとされ，どの年齢にでも発症し，CDにおいてUCよりも頻繁にみられる。男女比は1.5：1で男性に多い傾向がある。脊椎炎を有するIBDの患者の50～90％においてHLA-B27抗原を認める。

脊椎炎の症状は，通常は消化器症状に後発するがときに先行することもあり，末梢関節炎よりも先行する頻度は高い。また，末梢関節炎とは対照的に，脊椎炎の活動性は腸管病変のそれと並行しないことが多い。典型的な症状は，徐々に発症するびまん性の腰痛・臀部痛であり，朝のこわばりを伴う。症状は運動により軽減し，安静により増悪することが特徴的である。脊椎炎は緩徐ではあ

るが持続性かつ進行性であり，5〜40年の長期間にかけて靱帯骨棘形成により脊椎の強直をきたし，背部運動の関節運動制限が進行し，晩期にはbamboo spineに至る。

治療としては，疼痛に対しては対症療法としてNSAIDsを使用するが，やはり腸管病変の増悪に注意する。ステロイドは無効である。物理療法が治療の中心となり，脊椎関節可動域を広げる体操によって，姿勢・筋力の維持，変形の予防に努める。腸管病変に対して使用される5-ASAが，関節変形に対して中等度ではあるが効果があるとする報告もある。

(c) 仙腸関節炎

脊椎炎と随伴して出現することもあるが，単独で存在することのほうが多い。仙腸関節炎単独の場合，HLA-B27との関連は認められない。たいていの場合は無症候性である。IBDの4〜18%に，単純レントゲンで仙腸関節辺縁の不明瞭化，硬化像などを認める。

(d) その他の骨・関節病変

metastatic Crohn's disease（通常CDの消化管に認める非乾酪性肉芽腫が滑膜，筋，骨に出現する），ばち状指，骨粗鬆症・骨軟化症（消化管病変による吸収不良に起因する），骨盤・大腿骨の骨髄炎，再発性多発軟骨炎などがIBDと関連して出現することがある。

文　献

1) Kirsner JB, et al : The extraintestinal manifestations of inflammatory bowel disease. Inflammatory Bowel Disease. 4th edition, Williams & Wilkins, Philadelphia, pp 474, 1995.
2) Wollheim FA : Enteropathic Arthritis. Kelly's Textbook of Rheumatology. 6th Edition (Ed., Ruddy S), W.B. Saunders Company, Philadelphia, pp 1081, 2001.
3) Mielants, et al : Enteropathic Arthritis. A Textbook of Rheumatology. 13th Edition (Ed., Koopman WJ), Williams & Wilkins, Philadelphia, pp 1245, 1997.

（李　鍾碩）

11．ウェーバークリスチャン病（Weber-Christian disease：W-C病）

これまでの膠原病は関節，筋肉，内臓を中心とする疾患が主体であった。しかしながら膠原病様の病態がまれに脂肪組織に炎症を起こし発症することが認められる。ここに記すW-C病はその代表的な疾患であり以下に病態を述べる。

1）定義・概念

本疾患は繰り返す発熱および原因不明の非化膿性脂肪組織炎による有痛性皮下硬結を特色とする疾患である。また臨床的・病理形態学的に"限局性の脂肪組織の炎症"という同一病状を呈する非化膿性脂肪組織炎には病因が異なるいくつかの疾患群が含まれるが，本疾患はこのうち原因不明のものをいう。

男女比はほぼ1：2で15〜29歳の青年期に多いとされている。

2）病態・病因

病態は皮下および内臓諸臓器周囲の脂肪組織の脂肪変性または壊死などを特徴とする脂肪組織炎であり，組織学的には皮下結節の部位に好中球・単核球・多形核球の貪食細胞などが存在し線維化・壊死なども認められる。

原因はいまだ不明であるが近年T細胞系の異常を有する自己免疫疾患と考えられている。

一方，比較的原因の明らかなものをWeber Christian症候群（W-C症候群）と呼ぶ。図26にW-C病，W-C症候群の病態を示す。

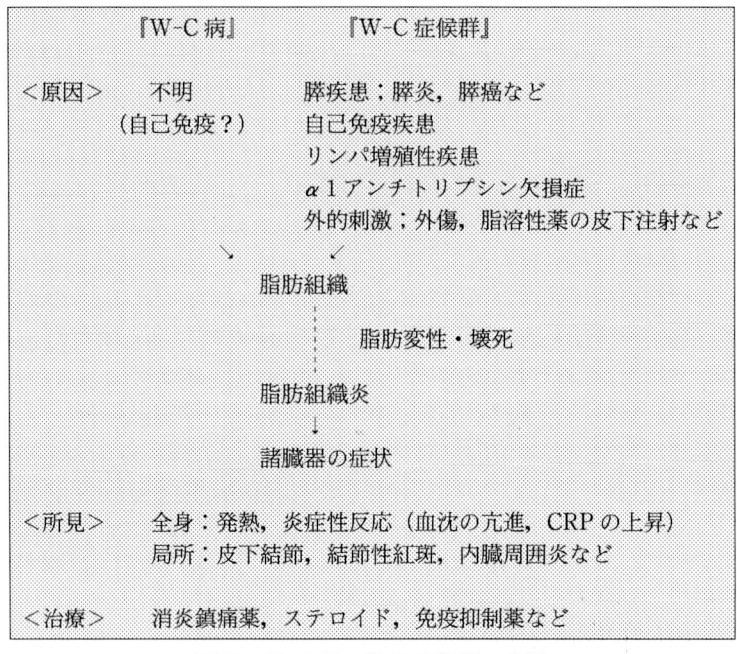

```
          『W-C病』           『W-C症候群』

<原因>    不明              膵疾患；膵炎，膵癌など
         （自己免疫？）      自己免疫疾患
                            リンパ増殖性疾患
                            α1アンチトリプシン欠損症
                            外的刺激；外傷，脂溶性薬の皮下注射など
              ↓                    ↓
                    脂肪組織
                         ↓
                    脂肪変性・壊死
                         ↓
                    脂肪組織炎
                         ↓
                    諸臓器の症状

<所見>    全身：発熱，炎症性反応（血沈の亢進，CRPの上昇）
         局所：皮下結節，結節性紅斑，内臓周囲炎など

<治療>    消炎鎮痛薬，ステロイド，免疫抑制薬など
```

図26　W-C病・W-C症候群の病態

3）臨床症状

全身症状として発熱・全身倦怠感・頭痛などが認められる。局所症状としては皮下の多発結節・結節性紅斑などの皮膚症状や関節痛・筋肉痛・腹痛・肝脾腫がある。また痙攣・四肢麻痺など神経症状もまれに認められる。発熱は弛張熱として数週～数ヵ月持続する再発性の発熱を呈する。結節は大小不同の有痛性の皮下結節が四肢に多く発現するが，ときに腹部・背部・胸部・顔面・臀部にも認められ，一部は自壊し潰瘍形成することもあ

ミニコラム

自験例から得た貴重な経験　Weber Christian病の死亡例

5歳時，両下肢の多関節炎，発熱，潰瘍形成を伴う有痛性皮下結節で発症し，皮膚生検で脂肪織炎を認め，Weber Christian病（W-C病）と診断され，プレドニゾロン40 mg/日から治療が開始，長年維持量5 mg/日で寛解状態にあった症例。15歳時上大静脈症候群出現，20歳時には下大静脈閉塞症が出現した。その後，糸球体病変を疑わせる腎障害と免疫複合体，トロンボモジュリンの上昇あり，何らかの血管炎に伴う腎症疑い，プレドニゾロン50 mg/日とアザチオプリン50 mg/日で治療し腎症の改善をみた。しかし，ニューモシスチス肺炎を併発し死亡，剖検で多臓器に壊死性血管炎の所見を認め，結節性多発動脈炎（PN）であった可能性が考えられた。

5歳の脂肪織炎発症時には生検所見でPNを疑わせる所見はなく，脂肪織炎発症から10年以上の経過でPNの症状が出現していることを考えると，PNに伴ったW-C症候群と診断するべきなのか難しい症例である。

表95 病理的病期分類，病理組織像

臨床像	病理組織像	
	病期	おもな所見
紅斑を伴う皮下結節	I期：急性炎症期	脂肪細胞の変性壊死と好中球浸潤
	II期：貪食期	浸潤細胞が組織球や単核球に代わり脂肪肉芽（lipogranuloma）を示す
皮膚陥凹	III期：線維期	脂肪組織の線維化

る。また皮下組織以外の部位として心臓・肺・肝臓・腎臓・腹部腸管膜・陰嚢などに脂肪組織炎が出現し，生化学的検査異常や心筋炎，心膜炎，胸膜炎などが認められる。

4）検査所見

検査所見は急性炎症としての血沈の亢進，CRPの上昇を認める。白血球は増加・減少の両方があり，貧血，肝機能障害，凝固異常などを認めることがある。また低補体，免疫複合体の上昇も認めることがあるがいずれも特異的なものではない。

5）診断

本疾患は原因不明の疾患のため多くは除外診断を経て，以下のような根拠で診断される。
(1) 圧痛を伴う皮下結節がある。
(2) 抗菌薬が無効な発熱を認める。
(3) 皮下組織の生検により脂肪組織炎が認められる。

また炎症症状消退後に萎縮性陥凹を残すものが約30%あり診断の根拠になる。

さらに脂肪組織炎は内臓周囲の脂肪組織にも炎症，壊死が波及するため各種の臓器症状を認めそれが診断の根拠になることがある。

一方脂肪組織炎には病期があり，それを考慮する必要もある。表95に病理的病期分類，病理組織像を示す[1]。

6）治療・予後

治療は脂肪組織炎に対して副腎皮質ステロイド薬（プレドニゾロン換算で30 mg/dl程度）や非ステロイド系消炎鎮痛薬などが用いられる。またステロイドパルスが有効であった症例も報告されている。さらにステロイド抵抗性の症例には免疫抑制薬（シクロスポリンAなど）が使用される。

予後は合併症の有無や種類によってさまざまである。予後に関して明確な報告はないが，経過中増悪・寛解を繰り返すうちに自然寛解に向かう症例や再発を繰り返すなか原疾患が確定し，治癒する症例もある。しかし脂肪組織炎が内臓諸臓器に進展している症例やDICなどの凝固障害の合併がある症例では一般に予後不良と考えられる[2]。

文 献

1) Weber Christian病．標準皮膚科学（池田重雄，他，編）．第5版，医学書院，東京，pp 218, 1997.
2) 高橋一夫：Weber Christian病．領域別症候群シリーズ 免疫症候群 上巻．日本臨牀社，大阪，pp 376, 2000.

（森谷泰和）

12. 線維筋痛症候群（fibromyalgia syndrome：FMS）

1）概念

線維筋痛症候群（FMS）は，線維筋痛症（fibromyalgia：FM）とも呼ばれ，最近，定着した疾患である。特徴的な圧痛点が認められるほか，睡眠障害や多彩な不定愁訴を伴い病態は複雑である。発症年齢は 20～80 歳代まで及ぶが，患者の 75％以上が女性である。1990 年に ACR（American College of Rheumatorogy, アメリカリウマチ学会）で分類基準が統一された。

2）病因

病因は不明である。HLA 解析を含めた遺伝的要因は明らかでない。不眠や精神的ストレスなどが関与していると考えられている。その他，神経内分泌代謝異常説では，間脳・下垂体・副腎（HPA）系の異常，髄液中の神経伝達物質，内因性モルヒネ様物質の異常などが考えられている。その他，ウイルスなどの感染説，免疫機能異常説などが報告されているが，今後の検討が必要である。

3）臨床症状・病態

三大症状は，(1)筋骨格系の疼痛，(2)こわばり，(3)疲労感である。その他，抑うつ気分，睡眠障

ミニコラム

線維筋痛症

欧米に比べて本邦の医療は，厚生労働省（厚労省）の新薬の認可だけが遅れているわけではないようだ。多少精神科の分野の要素があるためか，これまであまりおもてに出てこなかった線維筋痛症 "fibromyalgia（FMS）" の研究班が厚労省で組織された。大変よいことと思う。「FMS の概念」はわれわれの分野では重要であり，日常の臨床の現場において，この範疇の症状を有する症例は非常に多い。関節痛・筋肉痛を訴え，やや心気的な女性のなかで，圧痛点の数や程度は ACR の基準に確実にはあてはまらないものの，NSAIDs は無効で，睡眠薬や安定薬が著効し，感謝されることも多い。患者さんの多くは，育児・営業などで「生活に追われている状態の女性」である。最近は「介護疲れ」が非常に多い。臨床病態は実際には非常に幅広い。なかには「抑うつ状態」や「転換障害」で，メンタル・クリニックにお願いする患者さんもいる。

よくわからない症例も実際には非常に多いので専門の先生にお願いする必要もある。これまでは，精神科の先生には "fibromyalgia" は理解されていなかった。患者さんは，「リウマチでも膠原病でもない，CRP も正常ならば，私のこの痛みはいったい何なんでしょうか？」と迫ることも多い。このような場合，何か悩みや困っていることがないかどうか聞く。「身体化症状」のときもある。診断名を「fibromyalgia」とし，その概念を説明することがよいのかとも思う。患者さんは多少安心する。しかし，次の受診時にもまた説明することになるが，無駄な NSAIDs 治療よりもよい。しかし，試行錯誤である。

Synovitis, enthesitis, polymyalgia rheumatica（PMR）の症状，RS 3 PE の所見などとともにこの FMS の症状を理解することは，骨・関節・筋疾患の診察・診断に重要である。リウマチ医は理解しなければならないと思う。

害が多くの患者に認められる。合併しやすい病態としては，月経困難症，過敏性大腸症候群，過敏性膀胱，筋緊張性頭痛，片頭痛などがあり，その他にも多彩な不定愁訴を訴える。他覚的には，広範囲の圧痛点のほかには異常を認めない。重症例では，激しい疼痛が持続するため髪や爪も切ることができず，さらには寝たきりの状態に陥る。

4）診断

まだ病因・病態が不明な疾患であるが，ACRによるFMの分類基準（1990）（表96，図27）が診断基準として用いられているのが現状である。圧痛点に関しては，特有の圧痛点を押すと過剰ともいえる痛がり方をし，飛び上がる患者さんもいるため，対照となる非圧痛点（額の中央部と大腿前部）と比較する必要がある。睡眠障害が多く認められるが，本人が明らかな不眠を訴えなくても睡眠時無呼吸が存在する可能性があり，配偶者などへの問診または睡眠検査が必要なことがある。

その他，精神神経科からみた「内因性うつ病」の身体症状を，内科の立場からみると「線維筋痛症候群」と診断している症例がある可能性がある。しかし，「内因性うつ病」と比較すると，自責感に乏しく自殺念慮が少ないといわれている。自責感や自殺念慮が認められた場合には，「内因性うつ病」を疑って精神神経科の受診を促したほうがよいと思われる。

5）血液データ

一般に，炎症所見は認められず，その他の異常所見も呈さない。ただし，リンパ球減少や低抗体価の抗核抗体陽性を認める症例が存在するという報告もあり，この場合は他の膠原病疾患の併存に注意する。

6）鑑別疾患

他のリウマチ性疾患や内分泌疾患，精神疾患との鑑別。具体的に，リウマチ性多発筋痛症，甲状腺機能低下症，慢性疲労症候群（CFS），内因性うつ病など。とくにCFSとの異同が問題となり，おたがいの診断基準を満たす症例が存在する。これら症例をFMSとCFSの合併例と考えるか，あるいは同一疾患と考えるかについては議論が分かれるところである。

7）患者さんへの対応

まず，疼痛に関して十分共感すること。次に，関節リウマチのように関節が変形したり進行したりする疾患でないこと，また治療法があることを，患者さんや家族に説明して安心させる。なかには，診断がつくだけで喜ぶ患者さんもいる。

さらに，精神障害ではないが，原因に精神的ストレスや不眠が関与していることを説明する。患者さんご本人が自分の精神的ストレスに気づいていないこともあり，ましてや「うつ状態」と説明しても納得されないことがある。この場合は，「軽いノイローゼ」または「不眠」のためなどと説明すると，精神神経科や心療内科に納得して受診することがある。いずれにしても，何が精神的ストレスの原因になっているのかをみきわめ，対応することが重要である。

8）治療

（a）薬物療法

睡眠薬による不眠の改善が，全体の治療がうまくいくかどうかのポイントとなるといっても過言ではない。入眠障害には，ハルシオン® 0.25 mg 分1就寝前などの短時間型の睡眠薬を用いる。入眠障害のほかに中途覚醒も有する患者には，持続時間のより長めの睡眠薬を使用または追加する。

また，抗うつ薬は，うつ状態の改善のほかに疼痛閾値を上げる効果があるので，明らかなうつ状態が認められなくても使用すると疼痛の軽減に効果があることがある。内科医に使いやすい薬としてうつ病に適用のあるドグマチール® 150～300 mg 分3，その他には抗不安薬のデパス® 1.5～3 mg 分3または0.5～1 mg 分1就寝前，また不眠とうつ状態を同時に改善する四環系抗うつ薬（例：ルジオミール® 10～50 mg 分1就寝前）などがある。

表96 線維筋痛症の分類基準（ACR 1990）

1. 「広範囲の疼痛」の既往がある
   定義：疼痛は以下のすべてが存在するときに「広範囲の疼痛」とされる身体左側の疼痛，身体右側の疼痛，腰から上の疼痛，腰から下の疼痛，さらに体幹中心部痛（頸椎，前胸部，胸椎，腰椎のいずれかの痛み）が存在する
2. 手指による触診で図27に示した18ヵ所の圧痛点部のうち11ヵ所以上に圧痛を認める
   定義：圧痛点部は両側に対称性に存在し，合計18ヵ所となる．触診は約4 Kgの強さで行う．患者の触診に際し，「痛くない」，「少し痛い」，「中くらいに痛い」および「とても痛い」に分けて問い，「少し痛い」以上であれば圧痛点ありとする

患者が上記1と2の療法の基準を満たすとき線維筋痛症と診断できる．なお「広範囲の疼痛」は少なくとも3ヵ月持続する必要がある

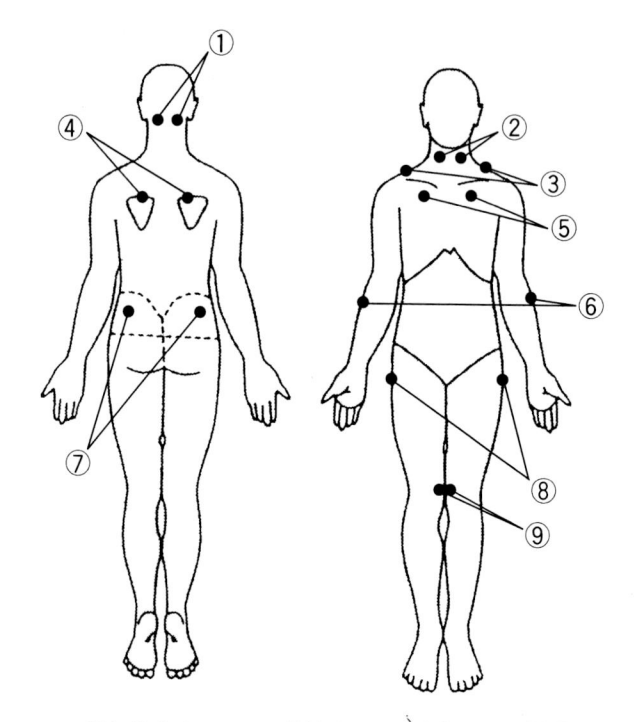

図27 線維筋痛症における持続的な圧痛点部として提唱された18ヵ所の部位

（American College of Rheumatorogy：ACR，アメリカリウマチ学会）

① 後頭部：両側後頭下筋の腱付着部
② 下部頸椎：第5～7頸椎間の前方
③ 僧帽筋：上縁の中央部
④ 棘上筋：起始部，内縁に近いところで肩甲骨棘部の上
⑤ 第2肋骨：第2肋骨—肋軟骨結合部，結合部のすぐ外側
⑥ 外側上顆：上顆から7～8 cm遠位，3～4 cm内側
⑦ 臀部：臀部の4半上外側部
⑧ 大転子：転子突起の後部
⑨ 膝：内側やや上部のふっくらした部分

上記の薬剤にて疼痛の軽減が認められなければ，選択的セロトニン再摂取阻害薬（selective serotonin re-uptake inhibitor：SSRI），たとえばルボックス® 20～75 mg/日を処方すると有効な場合がある．

非ステロイド系抗炎症薬は単独では無効であるが，ブルフェン®がソラナックス®の効果を増強するという報告，またはインダシン®と抗うつ薬の併用が効果的という報告もある．重症例では副腎皮質ステロイドも併用することがある．

(b) 非薬物療法

カウンセリングなどの専門的心理療法を，薬物療法と併用するとよい．性格的に依存的，攻撃的，ヒステリー的な傾向がみられ，長期にわたる治療を支えるためには必要である．カウンセリングが可能な精神神経科や心療内科と協力して治療を行うと，よい治療結果が得られることがある．

9）予後

FMS は慢性疾患であるが，軽症例は予後がよい傾向があり，患者全体の1/4 が2年後に寛解するという報告がある．しかし，一部の患者さんは，治療に反応するにもかかわらず持続性で低レベルの疼痛が続くことがある．

10）まとめ

FMS は病因など不明な点が多いが，慢性疼痛と不定愁訴・不眠を訴え，血液データで異常所見が認められなければ，本疾患を念頭におく必要があると思われる．

アメリカ合衆国では1970年代半ばにこの疾患の存在が確認され，一般的な病気として認知されているが，一方日本の臨床医の間では認知がきわめて低い疾患である．しかし，2003年6月に日本リウマチ財団に線維筋痛症調査研究委員会（委員長：聖マリアンナ医科大学 西岡久寿樹 教授）が設立され，ようやく日本でも実態調査が始まった．今後研究が進み，患者さんが有効な治療をうけられることを期待する．

文　献

1) 西海正彦：リウマチ基本テキスト－線維筋痛症候群－. pp 478, 2002.
2) 村上正人：日本リウマチ財団ニュース．63：6, 2003.

（満尾晶子）

13．慢性疲労症候群（chronic fatigue syndrome：CFS）

慢性疲労症候群（CFS）は，日常生活が不可能になるほどの極度の疲労を特徴とする疾患である［極度の疲労とは，1992年の厚生省（現 厚生労働省）のCFS研究班による診断基準（後述）によれば，「月に数日以上は倦怠感のために仕事に出られない程度以上の疲労感がある場合」と定義されている］．米国で1980年代前半にEpstein-Barr（EB）ウイルス感染後に，いちじるしい疲労感，微熱，関節痛，リンパ節腫脹などが遷延する症例が多施設より報告された．これらの症例は当初，感染性疾患の存在が考えられていたが，EBウイルスなどの感染の存在が証明できなかったことより，1988年にthe Centers for Disease Control and Prevention（CDC）から診断基準が提出され，chronic fatigue syndrome（CFS，慢性疲労症候群）の疾患名が提唱された．その後，CDCからの改訂診断は，1994年に提出された．現在，CFSの真の原因は不明とされるが，慢性感染症，免疫異常，内分泌異常，代謝異常，精神神経疾患などがその原因としてあげられている[1]．

検査データの特徴としては，抗核抗体の陽性率が高いことがあげられ，約30％の症例で抗核抗体で陽性になるとされる．CFSの自己抗体のう

表97 CFSの診断基準（厚生省CFS研究班 1992）

A. 大クライテリア（大基準）
1. 生活がいちじるしく損なわれるほどの強い疲労感，この疲労感は少なくとも6ヵ月以上持続するか，再発を繰り返す（50％以上の期間認められること）．
   ・疲労は短期の休養で回復しない．
   ・疲労感のため，月に数日は仕事を休み，家事ができず，臥床しないではいられない．
   ・疲労の程度は，表98の段階3以上のものとする．

2. 病歴，身体所見，検査所見より，慢性疾患，既知の器質性疾患やうつ病などを除外する（詳細は省略）．

B. 小クライテリア（小基準）
  I. 症状クライテリア（症状基準）
   以下の症状が6ヵ月以上持続するか再発を繰り返す．
   (1) 微熱（37.2～38.3℃）ないし悪寒
   (2) 咽頭痛
   (3) 頸部あるいは，腋窩リンパ節の腫脹
   (4) 原因不明の筋力低下
   (5) 筋肉痛ないし不快感
   (6) 軽い労作後に24時間続く全身倦怠感
   (7) 頭痛
   (8) 腫脹や発赤を伴わない移動性関節痛
   (9) 精神神経症状（羞明，一過性暗点，健忘，興奮，昏迷，思考力低下，集中力低下，うつ状態のいずれか1つ以上）
   (10) 睡眠障害（過眠，不眠）
   (11) 発症時，主症状が数時間～数日の間に発現

  II. 身体所見クライテリア（身体所見基準）
   少なくとも1ヵ月以上の間隔をおいて2回以上
   (1) 微熱
   (2) 非滲出性咽頭炎
   (3) リンパ節腫瘍大（頸部・腋窩リンパ節）

（判定）
1. 大基準2項目に加えて，小基準の（症状基準8項目）以上か，（症状基準6項目＋身体基準2項目）以上を満たすとCFSと診断する．
2. 大基準2項目に該当するが，小基準で診断基準を満たさない例は，CFS疑診例とする．
3. 上記基準で診断されたCFS疑診例のうち，感染症が確診された後に続発して症状が発現した症例は感染後CFSとする．

ち，核膜に対する抗体（nucleolar envelope type）が52％で陽性であることが報告されている．また，アトピー性皮膚炎患者で高頻度にみられる抗DFS-70抗体が陽性となることが多い．

1）診断基準

厚生省（現 厚生労働省）診断基準（表97）は，1992年にCFS研究班によって作成されたが，自覚症状をもとにするものであり，疑診例が多くなるなどの問題点がみられた．このため，CFSの診断を明確にするためにNIHでは1991年に明確化のための勧告案が提出されたが，その診断に苦慮することが多い．

表98 Performance status による疲労・倦怠の程度 (厚生省研究班 1992)

0. 倦怠感がなく, 平素の社会生活ができ, 制限を受けることなく, 行動できる.
1. 通常の社会生活ができ, 労働も可能であるが, 疲労感を感ずるときが, しばしばある.
2. 通常の社会生活はでき, 労働も可能であるが, 全身倦怠感のため, しばしば休息が必要である.
3. 全身倦怠感のため, 月に数日は社会生活や労働ができず, 自宅にて休息が必要である.
4. 全身倦怠感のため, 週に数日は社会生活や労働ができず, 自宅にて休息が必要である.
5. 通常の社会生活や労働が困難である. 軽作業は可能であるが, 週のうち数日は自宅にて休息が必要である.
6. 調子のよい日には軽作業は可能であるが, 週のうち, 50%以上は自宅にて休息している.
7. 身の回りのことはでき, 介助も必要であるが, 通常の社会生活や軽労働は可能である.
8. 身の回りのある程度のことはできるが, しばしば介助がいり, 日中の50%以上は就床している.
9. 身の回りのこともできず, つねに介助がいり, 終日就床を必要としている.

橋本信也:慢性疲労症候群の臨床. 日本醫事新報 3877:1, 1998 より引用

表99 CFS 病型別の症状スコアによる臨床経過

病型	例数	平均症状スコア			備考
		初診時	6～10ヵ月後	1～1.5年後	
I. ウイルス感染症型	10	15.25	10.5	6.75	IM:2症例 帯状疱疹:1例
II. 膠原病型	4	12.75	7.25	5.25	fibromyalgia:1例
III. 身体表現性障害型	7	23.25	22.25	22.0	somatization dis.:3例 conversion dis.:1例
IV. 気分障害型	8	20.5	17.75	15.25	major depression:2例 dysthymia:2例

橋本信也:慢性疲労症候群の臨床. 日本醫事新報 3877:1, 1998 より引用

2) 病型分類

CFS は多彩な臨床症状を呈するが, 代表的病型に分類する試みは, 橋本らによってなされている[2]. 発熱, 咽頭痛, リンパ節腫脹などを主症状とするものをウイルス感染症型 (I型), 関節痛, 筋肉痛, 皮膚症状, 筋力低下などの症状を呈する膠原病型 (II型), 頭痛, 神経症状, 集中力低下などを呈する身体表現性障害型 (III型), 抑うつ, 睡眠障害を呈する気分障害型 (IV型) の4型に分類されている. CFS 症例を上記分類にあてはめると I型51.3%, IV型35.6%, III型9.6%, II型3.5%の順に多いとされている. また, これらの病型によって, 治療への反応性, 経過, 予後などに違いがみられる. これらの臨床経過について症状スコアの推移をみたものを, 表99 に示す. I型は, 著明な改善を認めているが, III型, IV型では症状の改善がみられないことが多いとされる (表99).

3) 治療

薬物療法と非薬物療法に分けられる. リウマチ様症状の強いタイプで, 関節痛, 筋肉痛に対し, NSAIDs の投与が効果を示すことがある. ステロイド薬の投与は文献的には散見されるが, 効果がない場合が多い. ほかには補中益気湯などの漢方薬が約40%の CFS 患者の疲労感などの症状を改善させること, また, ビタミンCの大量投与やビタミンB12の投与が諸症状を改善させることなどが最近報告されている.

一方, 精神科, あるいは心身医学領域の治療が必要になる場合も多い. 例としては, 抗うつ薬, 抗不安薬などが用いられる. また, 精神療法, 認

知行動療法，一般心理療法などが試みられている。

こうした，治療での回復率は，再発を繰り返すことも多いとされるが，最近の報告では，CFS全体の治療による効果をみた場合，部分的改善もあわせると56.9%に治療効果がみられ，10%程度が寛解を維持できているとする報告もある。

CFSは比較的新しい疾患で，まだ不明な点が多い。今後，その病態の解明が期待される。

文　献

1) Evengard B, et al：Chronic fatigue syndrome：probable pathogenesis and possible treatments. Drugs 62：2433, 2002.
2) 橋本信也：慢性疲労症候群の臨床. 日本醫事新報 3877：1, 1998.

（小笠原均）

各論

III. 膠原病の合併症とその治療

1. 感染症

1) 膠原病と感染症

(a) 膠原病診療における感染症

感染症はステロイド薬・免疫抑制薬の副作用のうえで重要な位置づけにある。現在，治療の進歩により膠原病の予後は大きく改善がみられているが，感染症の発症頻度はいまだに多く，また主たる死因のひとつにもなり[1]，膠原病診療における重要な課題として残っている。さらに最近では新しい治療として生物学的製剤の投与が開始されているが，ここでも結核ほか感染症が問題になっている。感染症のなかでもとくに表100に示す日和見感染症の早期診断・治療は予後を大きく左右する。しかしながら，膠原病の感染症に関する臨床データはこれまでそれほど豊富でなく，成書の記述も乏しいのが実情であった。ただ最近，膠原病専門医の間でも重要性が認識され，徐々にデータが集積されはじめている。本項では日常診療でたびたび問題になる感染症に関してどのようにアプローチすればよいかについて述べていく。

(b) 感染症の危険度

全身性エリテマトーデスでは，食細胞の機能低下や細胞性免疫異常が認められ，疾患自体に易感染性があるともいわれている。血管炎症候群ではさらに感染症の頻度が高いが，疾患自体の性質か，高齢であることや免疫抑制薬併用の頻度が高いためかは明らかでない。ステロイド薬は好中球の血管外への遊走を抑制し，リンパ球をリンパ組織にとどめ，またとくにT細胞機能を抑制する。ステロイド薬の平均投与量と感染頻度は相関する。

易感染性の要因として，

(1) ステロイド薬（プレドニゾロン換算で1日20 mg以上では感染頻度が高くなるとされている）

(2) シクロフォスファミド，シクロスポリン，アザチオプリンなど免疫抑制薬の併用時

(3) ネフローゼ症候群や慢性腎不全合併時

(4) 高齢者

表100 膠原病で免疫抑制療法中の代表的感染症

肺：細菌性肺炎（肺結核・非定型抗酸菌症を含む）
肺真菌症　カンジダ（急性型は気管支肺炎，慢性型は肺結核類似）
アスペルギルス（アスペルギロームは空洞内，急性肺炎では浸潤影）
クリプトコッカス（腫瘤・結節影，粟粒影，浸潤影など）
ノカルジア（結核類似，膿瘍）
ニューモシスチス肺炎（肺門から地図状に広がる間質影）
サイトメガロウイルス肺炎（間質影）
髄膜炎：細菌性，ヘルペス，リステリア，クリプトコッカス
腸炎：クリプトスポリジウム（水様性下痢），サイトメガロ腸炎（潰瘍，下血）
サルモネラ感染症
発熱・リンパ節腫脹・肝脾腫：サイトメガロウイルス，EBウイルス

(5) 低栄養状態

などがあり，複数存在すればより感染の危険性は高い。リンパ球数や血清免疫グロブリン値の減少は易感染性の目安とはなるが，必ずしも絶対的なものではなく，正常でも日和見感染を併発する。

（c）感染症の診断・治療

実際の診療では，感染症か膠原病自体の増悪かの判断が困難である場合がしばしば経験される。原則として，

(1) 発熱のみで臓器病変がなく全身状態が良好であれば，可能性のある感染症を除外する（図28）。局所症状がない場合は，真菌症，肺外結核や深部組織感染症などわかりにくい感染に注意する。

(2) 臓器症状が存在し，とくに肺病変などが進行性であるときは，検査結果を待たずに治療を開始する。ステロイド薬による膠原病の治療と感染症の治療を同時に行うことがある。

(3) 入院中は日和見感染症の頻度も高く，白血球数，CRP や LDH など感染症のスクリーニングとなりうる血液検査や胸部 X 線などは定期的に調べる必要がある。

2）代表的な日和見感染症について

（a）ニューモシスチス肺炎（pneumocystis jiroveci）（旧 カリニ肺炎，pneumocystis carinii pneumonia：PCP）

① 感染経路

真菌である pneumocystis carinii による日和見感染症で，細胞性免疫不全者に発症し，膠原病の臨床で遭遇する機会は多い。血清学的には，通常2～3歳までにほとんどの小児がカリニに対する抗体が陽性となっており，健常人でもつねに曝露されていると考えられる。免疫抑制時の発症に関しては潜伏感染が免疫不全によって顕性化するの

ミニコラム

世相を反映？　感染症

　感染症が世相を反映することは周知の事実だが，膠原病の感染症もそれを無視することはできない。感染症の年代別統計をとっても，起炎菌に一定の傾向はつかめず，消滅したかと思うとある年に突然出てきたりすることはたびたびある。このなかで，診療面で比較的進化してきたのはニューモシスチス肺炎かもしれない。S-T 合剤のない時代はお手上げであったが，HIV の流行とともに脚光を浴び，診断法・治療法は飛躍的に進歩してきた。現在では早期発見・早期治療および呼吸管理を駆使することで，ほとんどの症例で救命可能になった。ただし，間質性肺炎合併例での予後が不良であるなど，まだ解決すべき問題は多い。現在，予防投与の是非が議論されているが，結論が出るのもそう遠い日でもない。一方，サイトメガロウイルスや真菌も早期発見・早期治療が進み，予後は改善しつつある。昔も今も，問題になっているのが結核である。昔は冷膿瘍を合併した SLE など体験したが，さすがに最近はみかけなくなった。ただ，結核全盛期の昭和25年以前に生まれた中高年でのステロイド治療後の発病が問題になってきている。とくにツ反が自然陽転した人が問題で，治療中に何の前触れもなく突然発病することがある。この世代の治療にあたっては十分な注意が必要である。最近，抗 TNF 抗体の治療でもこの問題が大きくクローズアップされている。その他，日和見感染の定義からはずれる菌による感染症も多々ある。膠原病の感染症の管理はまず発熱などですばやく発見し，既往歴を参考にしながら，培養検査から迅速に起炎菌を同定することが重要である。

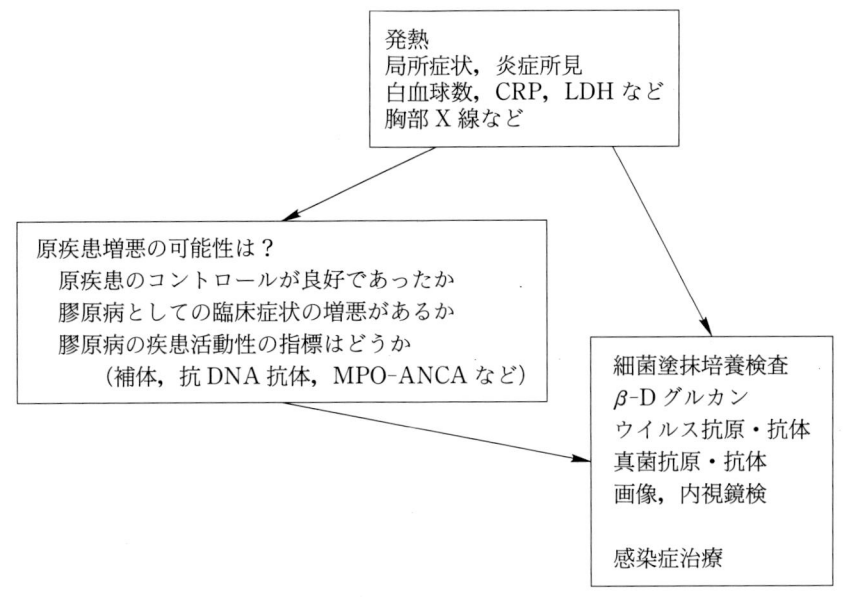

```
        ┌─────────────────────────┐
        │ 発熱                    │
        │ 局所症状，炎症所見      │
        │ 白血球数，CRP，LDH など │
        │ 胸部 X 線など           │
        └─────────────────────────┘
           ↙                    ↘
┌──────────────────────────────┐  ┌─────────────────────┐
│ 原疾患増悪の可能性は？       │  │ 細菌塗抹培養検査    │
│  原疾患のコントロールが良好で│  │ β-D グルカン        │
│  あったか                    │  │ ウイルス抗原・抗体  │
│  膠原病としての臨床症状の増悪│  │ 真菌抗原・抗体      │
│  があるか                    │  │ 画像，内視鏡検      │
│  膠原病の疾患活動性の指標は  │  │                     │
│  どうか                      │  │ 感染症治療          │
│  (補体，抗DNA抗体，MPO-ANCA  │  │                     │
│   など)                      │  │                     │
└──────────────────────────────┘  └─────────────────────┘
```

図 28　膠原病治療中の感染症の鑑別診断

か，再感染なのか不明である。ただし明らかに院内感染を疑わせる報告もあり，発病者から他の免疫不全者へ伝播する可能性はあると考えたほうがよい。

② 臨床症状

進行する呼吸困難が主体で，発熱や咳嗽を伴うことがある。喀痰は少ない。呼吸音の異常は認められないことが多い。

③ 検査所見

臨床検査では CRP，LDH の上昇が認められる。他の真菌感染と同様，β-D グルカンが高値を示すが，疑陽性を示す場合があり注意する（**表 101**）。血清 KL-6 上昇がしばしばみられる。血液ガス分析では低酸素血症に加え，A-aDO$_2$ 開大を認める。胸部 X 線では，両側肺門部から末梢に広がるスリガラス状陰影が典型的とされるが初期には異常がみられないこともあり，他の非定型的所見を呈することもある。CT では末梢肺野に地図上に正常肺を残しているのが特徴である。しかし画像のみから PCP を特定するのは困難である。

④ 診断

治療による免疫抑制が 4 週間以上続くときは発症の可能性がある。ステロイド増量後であれば 4～8 週後に発症することが多い。ステロイド薬が少量であっても MTX 投与例や最近使用されるようになった生物学的製剤では PCP が発症する可能性がある。これらの状況で呼吸困難，発熱，咳嗽が出現するか，あるいは原因不明の CRP，LDH の上昇を認めた場合は PCP を疑い，β-D グルカンの測定などを行う。

確定診断は，肺由来の検体からのカリニ虫体の検出（検鏡，PCR 法など）である。喀痰量が少ないため，ネブライザーによる喀痰誘発を行うことがある。低酸素がなければ気管支肺胞洗浄（BAL）を施行すればカリニの検出率は高いが，実際に施行できることは少ない。早期に治療を開始すれば PCP の治癒率は高いので，状況などからカリニの可能性が考えられたら確定診断にこだわらずにすみやかに治療を開始することが重要で

表 101　β-D グルカンの偽陽性

1．透析患者
2．健康食品（きのこ類）
3．γ グロブリン製剤の投与
4．延長チューブのついた翼状針での採血

⑤ 治療

ST合剤（sulfamethoxazole 480 mg + trimethoprim 80 mg，バクタ錠®）9〜12 T/日，分3〜4，経口不能なら点滴静注（バクトラミン®）3〜4Aを1日3回投与する。副作用（アレルギー，血球減少，腎障害，低血糖など）で使用できない場合は，ペンタミジン（ベナンバックス®）に変更するが，低血糖，不整脈などに注意する。

治療により菌体が崩壊すると一過性の過剰な免疫応答により炎症性サイトカインなどが大量に放出され，組織破壊が起こる。治療開始時のステロイド薬の併用はこれを防ぐことによりPCPの予後を大きく改善し，標準的な治療法となっている。プレドニゾロン（PSL）1 mg/kg/d以上を併用する。重症であればパルス療法を考慮してよい。膠原病の病状などが許せば早めに減量していく（米国のHIV感染者PCP治療ガイドラインでは，最初の1週間はPSL換算 80 mg/日，次の1週間 40 mg/日，その後 20 mg/日とし中止）。

⑥ 予防投与

膠原病治療中の予防投与の適応基準はないが，免疫抑制が強いと考えられる場合（たとえばPSL 1.2 mg/kg/d以上あるいはPSL 1 mg/kg/d以上で免疫抑制薬併用時など）や感染が致命的になると考えられる場合（高齢者，間質性肺炎合併例など）には予防投与が必要であると思われる。バクタ錠® 1日2Tを週2〜3日投与する。ほぼ発症は抑えられるが，耐性菌の出現が危惧されている[2]。バクタ投与ができない場合はペンタミジン吸入を行うが，上肺野などに発症する可能性がある。

(b) サイトメガロウイルス（cytomegalovirus：CMV）感染症

① 感染経路

健常者のCMV感染は不顕性感染が多く，成人のほとんどがCMV既感染者である。免疫不全で発症する場合のほとんどが体内に潜伏感染していたCMVの再活性化による[3]。膠原病ではステロイド薬と免疫抑制薬の併用時に発症が多いが，HIV感染時ほど重症例は少ない。

② 臨床症状

免疫抑制時には成人の初感染時と同様に単核球症がみられることがある。症状は発熱，リンパ節腫脹，肝脾腫，肝機能障害，白血球・血小板減少，異型リンパ球出現などが認められる。

CMVによる臓器障害には肝炎，間質性肺炎，消化管病変（潰瘍，腸炎など），網膜炎などがある。CMV肺炎はニューモシスチス肺炎に合併する可能性がある。免疫抑制療法中に下血を認めた場合はCMV腸炎を鑑別する必要がある。網膜炎はHIV感染者に多く，膠原病ではまれである。

③ 診断

CMV感染は症状が多彩であること，CRPがほとんど上昇しない場合もあることから，本症を疑ったらCMV抗体価や抗原検査を行う。CMV IgM抗体は膠原病患者では偽陽性がみられることがあり，逆に免疫抑制時には偽陰性の場合もある。CMV抗原（C 7-HRPもしくはC 10 C 11）測定がより鋭敏で早く結果が得られる（ただし保険適応外）。

④ 治療

活動的なCMV感染を示すウイルス学的所見（抗体価，抗原）があり，同時にCMV感染症を示す臨床所見（不明熱，白血球減少，血小板減少，異型リンパ球の出現，肝機能障害，間質性肺炎，消化管の潰瘍，膵炎，腎症の10項目のうち2つ以上）が併存する場合に治療を要する。ガンシクロビル（デノシン®）を投与する。初期量 5 mg/kg，1日2回点滴静注を14日間，必要なら維持療法 5 mg/kg，1日1回もしくは 6 mg/kg，1日1回週5日投与を行う。投与中止により再発の可能性がある。ホスカルネットはHIV感染時の網膜炎で用いられる。

(c) 結核

結核はmycobacterium tuberculosis complexによる感染症である。肺結核が90％，肺外結核が10％である。結核は近年増加傾向にあり，膠原病の診療でもいっそうの注意が必要である。結核の発病は，ステロイド量，治療期間と並行して

増加するとされているが，日常的に認めるものではなく診断が遅れる場合がある．生物学的製剤の使用も開始されており，膠原病・リウマチの治療中で発熱などを認めるときには，結核の可能性を考えて検査を施行することが重要である．

① 感染様式

主たる感染経路は肺結核患者からの飛散した結核菌を含んだ飛沫核を吸入することによる．肺外結核者が感染源となることはない．初感染時は無症状でツベルクリン反応が陽転するのみである．90％の感染者は一生発病しない．10％は初感染に引き続いて発症する（一次結核症）か，数年から数十年の潜伏期間をおいて発症する（二次結核症）．免疫抑制療法中に発病するのは二次結核症が主体である．

② 臨床症状

肺結核の症状としては，咳嗽・発熱・体重減少・全身倦怠感・血痰の頻度が高い．肺外結核では，2週間以上続く発熱，全身倦怠感など症状は非特異的な場合もある．新しく投与可能となったTNFα阻害薬であるインフレキシマブによる結核は肺外結核の頻度が高いとされている[4]．**表102**に肺外結核の臨床像を示す[5]．

③ 診断

ツベルクリン反応陽性はもっとも鋭敏な結核感染の指標であるが，発病を示すものではない．感染後しばらくは強陽性となる．わが国ではBCG接種のためほとんどの健常者が陽性である．ステロイド薬などによる免疫抑制下では陰性となるため，生物学的製剤を投与する場合は事前に施行する．判定が不明瞭な場合は2週間後に再施行するとブースト効果により判定がしやすくなる．

肺結核の診断は喀痰や胃液からの結核菌の証明による．早朝3日間採取するのが望ましい．塗抹法で陽性のうち30％程度は非定型（非結核性）抗酸菌症である．培養法は4週間を要するが，薬剤感受性を知るために必須である．PCR法は1日程度と迅速で感度・特異度とも培養法と同等であるが，死菌・生菌の区別はできない．粟粒結核は骨髄や肝生検の検体からの結核菌の証明により

表102 肺外結核のおもな症状・所見

結核性胸膜炎	胸痛，胸水
中枢神経系結核	脳，髄膜刺激症状
結核性心膜炎	心タンポナーデ
結核性腹膜炎	腹水
腎結核	血尿
副腎結核	アジソン症候群
骨・関節結核	骨破壊，冷膿瘍
皮膚結核	バザン紅斑
咽頭結核	嚥下痛，嗄声
腸結核	下痢
リンパ節結核	リンパ節腫脹・膿瘍

（四元秀毅：実践 診断指針；結核．日本医師会雑誌 128（8）：S 278, 2002より改変）

診断される．

画像的には，二次結核症は肺の後上部（S^1，S^2，S^6）に好発し，主病巣周囲の散布巣を伴うことが多く，空洞形成もしばしばみられる．

④ 治療

排菌している場合はすみやかな患者隔離が必要である．治療はRFP（リファンピシン），INH（イソニアジド），PZA（ピラジナミド）にSM（ストレプトマイシン）もしくはEB（エサンブトール）を併用する．RFPはステロイド薬の効果を減弱するので注意する．膠原病で免疫抑制療法中の抗結核薬の予防投与の適応に関しての決まりはなく，通常は行われていないが，生物学的製剤による抗TNFαの療法を行う場合は，陳旧性結核が疑われたらINHの予防投与を行う．

(d) 深在性真菌症

多くはカンジダ，アスペルギルス，クリプトコッカスによる．

カンジダ症は口腔・消化管カンジダ症，カンジダ血症，尿路カンジダ症，肝脾カンジダ症の頻度が高い．膠原病治療中の経静脈高カロリー栄養，膀胱カテーテル，抗菌薬の濫用時はとくにリスクが高い．アスペルギルス症には，結核遺残空洞や肺嚢胞に好発する肺アスペルギローマと好中球減少時に多い侵襲性肺アスペルギルス症がある．クリプトコッカスは肺炎，髄膜炎の頻度が高い．

免疫抑制療法中で広域抗菌薬に不応性の発熱や

CRP 上昇がみられたときには肺真菌症の可能性がある．β-D グルカン高値は真菌感染で共通して認められるが，緊急性を要するニューモシスチス肺炎を除外する必要がある．培養陽性はカンジダでの病的意義は少ないが，他の真菌では意義がある．肺アスペルギロームでは沈降抗体が陽性となる．抗原検査はクリプトコッカスでは信頼性が高い．治療はアンホテリシン B（ファンギゾン®），フルコナゾール（ジフルカン®），イトラコナゾール（イトリゾール®），ミカファンギン（ファンガード®）などを用いる．

感染症は膠原病の合併症としていまだ重要な課題であるが，近年，早期診断・治療の考えが定着し，予後は徐々に改善されつつある．日常の診療で感染症を注意深く管理すれば，どの施設でも膠原病の予後の飛躍的な進歩が期待できるであろう．

文献

1) 松本孝夫：膠原病と日和見感染症．総合臨床 51：2119, 2002.
2) Kovacs JA, et al：New insights into transmission, diagnosis, and drug treatment of Pneumocystis cariniii pneumonia. JAMA 286：2450, 2001.
3) 峰松俊夫，他：サイトメガロウイルス．医学のあゆみ 195：371, 2000.
4) Gardam MA, et al：Anti-tumor necrosis factor agents and tuberculosis risk：mechanisms of action and clinical management. Lancet Infect Dis 3：148, 2003.
5) 四元秀毅：実践 診断指針；結核．日本医師会雑誌 128：278, 2002.

（田村直人）

2．血液異常

各種の膠原病では，その経過中にさまざまな血液異常を示すことがあり，とくに全身性エリテマトーデス（systemic lupus erythematosus：SLE）では，原疾患由来の血球減少以外にも免疫異常を背景とした多彩な血液疾患を合併する場合がある（表103）．以下に，おもに SLE に合併し認められる代表的な血液異常について記載する．

1）白血球減少

白血球減少，とくにリンパ球の減少は SLE の診断基準にもあり一般的な所見であるとともに病状を反映する指標ともなる．SLE での白血球減少は，(1) SLE の増悪，(2) ウイルスなどの感染症，(3) 薬剤による骨髄抑制，(4) 汎血球減少症を起こす疾患，たとえば骨髄貪食症候群（hemophagocytic syndrome：HPS）や再生不良性貧血（aplastic anemia）あるいは骨髄異形成症候群（myelodysplastic syndrome：MDS）などの合併による場合があげられる．ウイルスなどの感染症が SLE の増悪や HPS の誘引となることもある．SLE に対して使われる免疫抑制薬はいずれも骨髄抑制をきたす可能性がある．薬剤や，ウイルス感染症あるいは HPS による白血球減少は急激かつ重篤なことがあり，とくに注意が必要である[1]．

治療はその原因疾患にもよるが，ステロイド薬を中心とした加療を行うことが多く，急激かつ重篤な減少に対しては，各種の感染症対策に加え granulocyte colony-stimulating factor（G-CSF）などのコロニー刺激因子を併用する場合もある．

2）赤血球減少

SLE での貧血の多くは慢性炎症や鉄欠乏によるものであるが，ときに自己免疫性溶血性貧血

(autoimmune hemolitic anemia：AIHA) や再生不良性貧血などによる場合がある。腎性貧血や薬物による骨髄抑制，あるいは汎血球減少性疾患の一環として起こることもある[1]。

AIHA は，特発性血小板減少性紫斑病 (idiopathic thrombocytopenic purpura：ITP) あるいは自己免疫性血小板減少性紫斑病 (autoimmune thrombocytopenic purpura：ATP) とともに代表的な自己免疫性の血液疾患であり，AIHA と ITP (ATP) の合併例は Evans 症候群と呼ばれる。AIHA でみられる抗体の多くは，IgG クラスの温式抗体（クームズ抗体）で補体（C3d）とともにオプソニン効果による網内系での貪食現象により溶血を起こす。IgM クラスの冷式抗体（寒冷凝集素）による血管内溶血もまれにみられる。抗体検査には，赤血球への直接的な抗体結合をみる直接クームズテスト，血清中の遊離抗体をみる間接クームズテストがある。抗リン脂質抗体は，AIHA の原因となることもあり，とくに Evans 症候群患者では抗リン脂質抗体，なかでも抗カルジオリピン β_2 GP1 抗体陽性例が多いとされている[2]。診断は，溶血の確認（ヘモグロビン値の低下，網赤血球増加，間接ビリルビン高値，血清ハプトグロブリン低値，LDH 上昇など）とクームズ抗体陽性などによる。治療は一般的な AIHA と同様にステロイド薬が中心であり，各種の免疫抑制薬（エンドキサン®，シクロスポリン）を用いることもある。難治例では脾摘術なども考慮される。

再生不良性貧血は，骨髄低形成と汎血球減少を特徴とし，特発性のほか免疫抑制薬や放射線療法により誘発されることもある。本疾患は，自己反応性T細胞が造血幹細胞を攻撃する結果生じる一種の自己免疫疾患とも考えられ，SLE などに合併する症例もあり，ときに MDS などとの鑑別を要することもある。このほか，まれではあるが，

> **ミニコラム**
>
> **手ごわい血液異常　血小板減少**
>
> 　血液異常も白血球減少や貧血は治療や合併症の治療により，改善が期待できるが，血小板減少は結構てこずる症例がある。血小板減少のうち，もっとも問題になるのは抗血小板抗体によるものと，血球貪食症候群（HPS）によるものである。前者はほとんどの症例はステロイドで軽快するが一部の症例は抵抗性を示す。こういう症例は IVCY などの免疫抑制薬を使用しても，効かないことが多く，選択肢に苦慮してしまう。一部の症例では血漿交換や蛋白同化ホルモンが有効だった症例もあり，試みてみる価値はある。逆に，未治療での進行しない症例もあり，とくに抗リン脂質抗体も保有する症例でよくみられ，APS での血小板減少はあまり積極的に治療しない点と関係しているかもしれない。一方，HPS は典型的な貪食像を骨髄でとらえられる確率は低いため，予後を考えて，疑ったら治療するのが原則である。当科でもこの概念が登場してから迅速にステロイド大量投与（リポ化ステロイドを一部併用することも）や CyA，血漿交換を早めに開始して，最近はほとんどの症例が救命できるようになった。しかしながら，確定診断が十分でないだけに，経過中に血小板減少が再燃して薬剤・ウイルス感染などの原因との鑑別に苦慮することもある。こういう血液異常は経過中に原因が二転三転することもあり，つねに柔軟な発想で患者さんをみていくことは重要である。あと，まれながらみられるのが，血栓性血小板減少性紫斑病（TTP）である。本疾患は血漿交換が著効するが途中で効かなくなる場合もあり，大量ステロイド・血小板凝集抑制薬などの併用が必要になる症例もある。

表103 SLEなどの膠原病に合併しやすい（血球減少性）血液疾患

（白血球減少）	SLEの増悪
	ウイルス感染
	免疫抑制薬などの薬剤性
	汎血球減少症（骨髄貪食症候群，再生不良性貧血，骨髄異形成症候群など）
（赤血球減少）	自己免疫性溶血性貧血
	薬剤性骨髄抑制
	その他（鉄欠乏性貧血，腎性貧血など）
	悪性貧血，赤芽球癆
	再生不良性貧血などの汎血球減少症
（血小板減少）	特発性（自己免疫性）血小板減少性紫斑病
	血栓性血小板減少性紫斑病
	劇症型抗リン脂質抗体症候群
	播種性血管内凝固症候群
	汎血球減少症
（汎血球減少）	骨髄貪食症候群—サイトカイン依存性，抗体依存性，混合型
	再生不良性貧血
	骨髄異形成症候群

内容は本文参照

SLEに赤芽球癆，悪性貧血などの合併した例も報告されている[1]。

3）血小板減少

SLEによる血小板減少（ATP）は，特発性血小板減少性紫斑病（ITP）と同じく血小板に対する自己抗体を介した網内細胞系での貪食破壊による。SLE患者では，血小板に対する自己抗体であるPAIgG（platelet associated IgG）が高率に陽性となるが，高γグロブリン血症に伴う非特異的な反応であることもある。ATPもITPも診断はほぼ同様であり，EDTA依存性偽性血小板減少症などの除外診断のうえ，骨髄穿刺で巨核球減少がなく，抗血小板抗体あるいはPAIgGが陽性であることなどにより診断しうる。治療はステロイド薬を中心としたときに免疫抑制薬も使われ，難治例ではγグロブリン大量投与や脾摘も行われる。こうした疾患では，急激な血小板数の減少やそれに伴う出血傾向をみることは少ない[1]。

SLEなどで急激な血小板減少やそれに伴う多彩で重篤な臨床所見を呈する場合には，播種性血管内凝固症候群（disseminated intravascular coagulation：DIC）などのほか，血栓性血小板減少性紫斑病（thrombotic thrombocytopenic purpura：TTP），劇症型抗リン脂質抗体症候群（antiphospholipid syndrome：APS）などの合併も疑う。

TTPは，消費性血小板減少，微小血管性溶血性貧血，時間的変動をみる精神・神経症状（意識障害，精神症状，頭痛など），腎障害，発熱を5徴候とするが，すべてがそろわない場合もあり前3者があれば疑う。病態の本質は，血管内皮障害と血小板凝集の亢進による多発性血栓症および血小板減少による出血傾向である。末梢血にて赤血球破砕像をみる場合が多い。腎不全が主体である場合はhemolytic uremic syndrome（HUS）とも呼ばれるが，TTPとHUSでは，ある種の凝固因子を規定する酵素活性（von Willebrand因子特異的切断酵素活性）に違いがあることが指摘されている。TTPはSLEのほか全身性硬化症などにも合併することがあり，さらに，シクロスポリン，FK 506などの薬物が誘引となることもある[3]。鑑別診断として後述する劇症型APSや

HPSがあげられる。治療はステロイド加療に加え，新鮮凍結血漿の輸注を用いた血漿交換を行う。発症早期の死亡率が高いために迅速な対応が必要となる。

APSは，抗リン脂質抗体，とくに抗カルジオリピン抗体によって引き起こされる自己免疫性血栓性疾患であり，習慣流産や動静脈血栓症を呈する。二次性のAPSのほとんどはSLEに合併したものである。このうち，急激な血栓形成による重篤かつ多彩な多臓器不全，成人呼吸窮迫症候群，血小板減少症などをきたすものは劇症型APSと呼ばれ，TTPと臨床・検査所見での共通点が多い[4]。劇症型APSの場合，ヘパリンなどによる抗凝固療法のほか，血漿交換療法などを含めた多臓器不全に対する集中治療が必要である。

4）その他の汎血球減少
—HPSを中心に—

SLEなど膠原病の経過中に血球成分の2系統以上の汎血球減少をみる場合には，薬剤性（免疫抑制薬など）のほか，MDSや再生不良性貧血あるいは血球貪食症候群（HPS）などの合併を考慮する。とくにHPSは，SLEをはじめ各種の膠原病にしばしば合併し急速な進行と重篤な病態を呈することがあり注意を要する。

HPSは，おもに骨髄でのマクロファージによる血球貪食亢進による血球減少とともに，発熱，肝機能障害などを呈し，フェリチン値やInterleukin（IL）-6，Tumor necrosis factor（TNF）-αなど炎症性サイトカイン値の上昇をみる。現在のところHPSは明確な診断基準を持った症候群というよりは，末梢血球成分の減少が骨髄での血球貪食現象にもとづく病態全般をさすことが多い。その基礎疾患として，リンパ腫などの悪性腫瘍，ウイルスをはじめとした感染症，あるいは自己免疫性疾患（autoimmune associated hemophagocytic syndrome：AAHS）などがある。AAHAの原因疾患には，SLE，混合性結合織病，成人スチル病，慢性関節リウマチ，全身性硬化症などがあり，HPSの約5％は基礎疾患としてSLEを持つとされている。SLEなどに合併するHPSの場合，一般的なHPSのように発熱，肝障害などの重篤な全身症状を呈する場合と，血球減少のみでこうした付随症状の明らかではないこともある。前者では，いちじるしいフェリチン値の上昇を認めこれが病態把握の指標ともなり，また臨床像が改善しても血清サイトカイン値上昇の遷延するような症例では，症状の再燃を考慮しステロイド薬などの減量に注意を要する。一方後者では，フェリチン値やサイトカイン値の著明な上昇をみないこともある。いずれにしろSLEなど膠原病に合併したHPSの場合，その骨髄での貪食の程度はさまざまで，症例によっては注意深い穿刺骨髄像の観察が必要となる。

上述した各種のサイトカインは，マクロファージなどの組織球を活性化しその貪食能を亢進させ，活性化した組織球はフェリチンを産生し結果として血清中のフェリチン値は上昇する。ウイルス感染を契機としたサイトカイン上昇がウイルス関連HPSの原因となりうるが，SLE患者などでのAAHSのなかには，ウイルス感染に対する過剰反応の結果としての高サイトカイン血症がその誘引となる例もある（サイトカイン依存性AAHS）。

こうしたサイトカイン依存性のAAHSほか，SLEに合併したもののなかには何らかの自己抗体がそのHPS発症に関与していることがある。これらの症例の骨髄を抗免疫グロブリン抗体で染色すると，免疫グロブリンが血球貪食細胞内に取り込まれている場合があり，血球成分に結合した何らかの自己抗体が血清補体を介して，マクロファージのFcレセプターに結合しオプソニン効果により貪食されたものと考えられる。こうした例では，サイトカインやフェリチンの上昇や発熱などの付随症状も軽度であることが多い（抗体依存性AAHS）。実験的には，アポトーシスに陥った細胞の表面リン脂質に結合した抗リン脂質抗体が，マクロファージにより貪食されることが示されている。実際，慢性的に経過するAAHSのなかには抗リン脂質抗体（とくに抗カルジオリピン

β_2GP1抗体)高値例の多いことが知られており,抗リン脂質抗体が一部のAAHSの発症に関与している可能性がある[5]。

以上のほか,ウイルス感染を契機にSLEなどに発症したAAHSでは,サイトカインと抗体の両者がその発症に関与し重篤な経過をとる場合がある(混合型AAHS)。この際の抗体は,抗ウイルス抗体が交差反応性を示して各血球成分に対する抗体として作用している可能性がある[6]。

治療は通常のHPS加療に準じ,パルス療法を含めステロイド薬加療が中心となる。マクロファージ指向性の強いリポ化ステロイド薬を使う場合もある。SLEに伴うAAHSでは,ステロイド反応性は良好であることが多いが,成人スチル病などのAAHS症例ではステロイドに対する反応が悪く,シクロスポリンやメトトレキサートなど免疫抑制薬を併用することがある。ステロイド抵抗性で骨髄でのマクロファージの増殖のいちじるしい重症例では,エトポシド(VP16)を使用し有効であることがある。また,急激に進行する劇症型では,血漿交換療法の併用も必要である。いずれにしろ急性症例では,全身管理を含めた迅速な対応を要する。

文献

1) Quismorio FP: Hematologic and lymphoid abnormalities in systemic lupus erythematosus. Dubois, Lupus Erythematosus. 6 th Editions (Ed., Wallace DJ, et al), Williams & Wilkins, Philadelphia, pp 793, 2001.
2) Vandenberghe P, et al: Successful control of refractory and life-threatening autoimmune hemolytic anemia with intravenous immunoglobulins in a man with the primary antiphospholipid syndrome. Ann Hematol 73: 253, 1996.
3) Greaves M: Autoimmune thrombophilic syndromes. Haematologica 84: 32, 1999.
4) Hughes GRV: The antiphospholipid syndrome: ten years on. Lancet 342: 341, 1993.
5) Sekigawa I, et al: Hemophagocytosis in autoimmune disease. Clin Exp Rheumatol 19: 333, 2001.
6) Suzuki J, et al: Two cases of reactive hemophagocytic syndrome: A patient with adult-onset Still's disease and a patient with herpes zoster and autoimmune abnormalities. Mod Rheumatol 11: 336, 2001.

(関川 巖)

3. 消化管潰瘍

膠原病は全身性の炎症性疾患であり,その経過中に消化管にも種々の病変が出現する。膠原病における一般的な消化管病変については,総論IV.9.「消化器症状と病態」において述べられているので,本項では合併症としての消化管潰瘍を中心に,その成因と治療法について述べる。

1) 薬剤起因性消化管潰瘍

(a) 非ステロイド性抗炎症薬(non-steroid anti-inflammatory drugs:NSAIDs)による消化管病変

NSAIDsは関節リウマチ(RA)患者において,除痛目的で長期にわたって内服するため,NSAIDsによる急性胃粘膜病変(acute gastric mucosal lesion:AGML)が多く,またそれによる消化管出血が多い。日本リウマチ財団が実施した疫学調査によると,3ヵ月以上NSAIDsを服薬した患者に内視鏡検査を実施した結果,上部消

化管障害は62.2%にみられ，その内訳は胃炎38.5%，胃潰瘍15.5%であった[1]。このようにRA患者における上部消化管障害は高頻度であるにもかかわらず，その多くが無症状であるのは，予防的に粘膜保護薬やH₂ブロッカーを内服しており，また鎮痛薬内服により疼痛に関する閾値が高いためと考えられている。したがってRA患者では消化器症状を訴えない場合においても，便鮮血陽性や貧血が進行した場合には，上部消化管内視鏡を積極的に行うことにより病態の把握に努めたい。NSAIDsによる胃粘膜障害の発症機序は，胃粘膜へ対する直接的障害のほか，アラキドン酸代謝酵素であるシクロオキシゲナーゼ(COX)活性の抑制により，胃粘膜保護作用・胃酸分泌抑制作用を有するプロスタグランジンの産生を阻害するためと考えられている。COXには，胃粘膜，腎，血小板などに存在し，生理機構上必須なCOX-1と，炎症の際誘導されるCOX-2の2種類が存在し，COX-2のみを抑えるのがNSAIDsの理想的な姿である。近年このCOX-2のみを選択的に阻害するNSAIDsが開発され，現在臨床の場で使いはじめられ，消化管潰瘍の軽減が期待される。このCOX-2選択薬も含めてNSAIDsによる胃腸障害の軽減法を表104にまとめておく。

(b) ステロイドによる消化管病変

ステロイドは全身性エリテマトーデス(SLE)をはじめとする膠原病患者で，大量かつ長期にわたり投与が行われるため，その経過中，ステロイド誘発性胃潰瘍に注意しなくてはならない。ステロイド潰瘍はその名が有名なわりに，その病態については不明な点が多い。一般にステロイド潰瘍の発生頻度は4〜10%と考えられているが[2]，実際の臨床の場では，NSAIDsを併用しているケースが多く，純粋なステロイド潰瘍は少ないのだろう。強いて注意するならば，投与量がプレドニゾロン換算で20 mg/日以上の場合に胃病変を起こしやすいと考えられている。

2) 原疾患に伴う消化管潰瘍

(a) 関節リウマチ (rheumatoid arthritis：RA)

RA患者におけるまれな病態として血管炎に伴う消化管潰瘍があり，この場合はいわゆる悪性関節リウマチ (malignant rheumatoid arthritis：MRA)のカテゴリーに入る。MRAは日本で定着した概念であり，欧米ではrheumatoid vasculitisとかrheumatoid arthritis with vasculitisと呼ばれている。本疾患は，皮膚潰瘍などの末梢性の病変を主体とするBywaters型と，腸管を含めた全身の血管炎を伴うBevans型に大別される。後者の場合には消化管の血管炎に続発した腸管穿孔例も多く，この場合は外科医との連携のもと緊急手術になるケースもある。発生部位としては，NSAIDs潰瘍と異なり，胃よりも小腸，大腸が多い (図29)。

(b) 全身性エリテマトーデス (systemic lupus erythematosus：SLE)

SLEにおいてはまれに腸間膜動脈炎に起因した虚血性腸炎や腸管内多発潰瘍が認められる。基本病態は血管炎と考えられておりステロイド増量や大量療法で対処するが，再発も多く難治性である。通常の消化性潰瘍と比べクリッピングで対処できるような病変でなく，粘膜からジワジワと出

表104　NSAIDsによる胃腸障害軽減法

1. 投与方法：原則として食後が望ましい。
2. 剤型：徐放製剤，プロドラッグなどを選択する。
3. 種類：1日1〜2回投与可能なCOX-2選択薬にする。
4. 投与経路：坐薬にする。ただし坐薬でも胃腸障害は起こりうる。
5. 予防内服：胃粘膜保護薬，H₂ブロッカー，プロトンポンプ阻害薬，プロスタグランジン製剤の併用を行う。

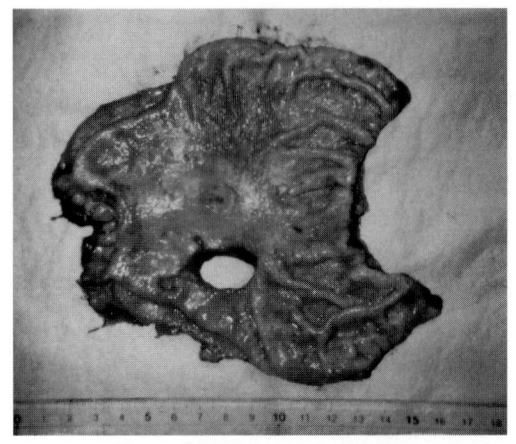

図29 胃穿孔をきたしたMRA
MRAの腸管穿孔部位として，胃はまれである。本症例の病理組織所見では，壊死性血管炎と閉塞性血管炎の両方の病態が確認された。

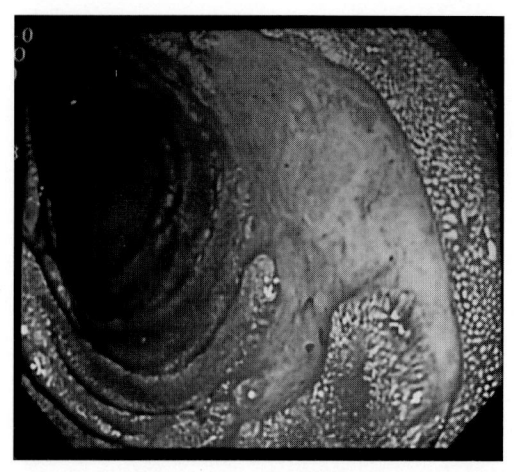

図30 SLEに認められた十二指腸下降脚の多発粘膜潰瘍
本症例では，腹部血管より動脈塞栓術を施したが止血は一時的であった。

血する"粘膜出血"の形態が多く，局所処置が施せない場合が多い（図30）。出血部位の同定として，急性期であれば腹部血管造影や出血シンチにて判明する場合もあるが，多くは出血部位の同定が困難である。穿孔で緊急手術になる場合もあり，外科医と相談のうえ，手術の可能性をつねに考えておく必要がある。

（c）ベーチェット病（Behçet's disease）

ベーチェット病の特殊型と考えられている腸管ベーチェット病においては消化管潰瘍が問題となる。初発症状として腸管病変が出現するケースもあり，この場合，消化器内科や外科を受診されており，クローン病などの炎症性腸疾患が否定され，口内炎などの他の臨床症状により膠原病専門医へ紹介されることもある。好発部位は回盲部であるが，食道から直腸のいかなる場所にも起こりうる。治療はステロイドのほか，サラゾスルファピリジンが有効な場合もあり，内服困難なケースにおいては本剤の坐薬を試みる。難治性の症例もあり，免疫抑制薬や手術が必要となる症例も散見

ミニコラム

穿孔例の手術は大丈夫？

　膠原病ではたまに消化管穿孔を認め，手術が必要になる症例を経験する。この予後は興味のあるところであるが，実際は症例数が少なくて明確なデータはない。当科でも10例ほど手術の症例を体験している。原因は血管病変などの原疾患によるものと，憩室などの合併症によるものが多い。消化性潰瘍は最近の治療の進歩で，今のところ穿孔例はない。概していえることは，憩室の穿孔は予後がよいが，原疾患によるものは予後はけっしてよくない。たとえ，手術で急場をしのいでも，他の部位が多発性に穿孔を起こしたり，多臓器不全を起こしたりして，不幸な転帰をたどることもある。また，結構，原因がわからない症例もあり，対応に苦慮することがある。穿孔例の手術は外科医と綿密な相談の後に，迅速に手術し，かつ厳重な術後管理が必要である。

する。

(d) 血管炎症候群

血管炎症候群のなかではChurg-Strauss症候群（C-S症候群）で腸管潰瘍性病変や消化管穿孔を起こすことがあり，この場合きわめて死亡率が高くなる。C-S症候群では約半数に消化器病変を認め，部位は胃，十二指腸，小腸，大腸まで広範に認められる。潰瘍は不整形で浅く，多発するケースが多く，生検で好酸球の浸潤や，血管炎を証明する場合がある。治療はステロイド1 mg/kg/日の高容量を要する場合が多く，初期治療に奏功するものの減量中に再燃する場合があり，注意を要する。

(e) 皮膚筋炎

皮膚筋炎／多発性筋炎では，小児で血管炎を合併したときに消化管潰瘍がまれに起こる。本疾患の成人例では胃癌や大腸癌の合併頻度が高く，これらの鑑別も重要である。いずれにせよH_2ブロッカーやプロトンポンプ阻害薬が投与されていても便潜血陽性が認められたら，単なるステロイド性潰瘍と考えずに，内視鏡検査を積極的に行いたい。

3）その他特殊な消化管病変

(a) アミロイドーシス

アミロイドーシスはとくに長期罹患RAにおいて認められ，腸管の脆弱性を起こして，穿孔を起こすこともある。多くは穿孔する前に，下痢，腹部膨満感，腹痛といった消化器症状を呈する。成因は血清アミロイドA（serum amyloid A：SAA）蛋白の腸管組織の沈着によるが，SAAはCRPと同様，炎症時に誘導される蛋白であり，長期罹患例では，本症の発症を予測しなくてはならない。診断は上部内視鏡で採取した胃粘膜においてアミロイド沈着（コンゴーレッド染色により緑色に反応する物質）を証明する必要がある。

(b) 感染症

膠原病ではステロイドや免疫抑制薬を大量かつ長期に投与せざるをえないため，その経過中に感染症による消化管出血にも留意しなくてはならない。治療抵抗性の消化管潰瘍の場合はサイトメガロウイルス感染や腸結核なども疑い，精査する必要がある。

以上，膠原病の消化管潰瘍について述べたが，圧倒的に薬剤によるものが多い。まれに原疾患によるものがあり，手術が必要になることを銘記しておくべきである。

文献

1) 塩川優一，他：非ステロイド性抗炎症剤による上部消化管障害に関する疫学調査．リウマチ 31：96, 1991.
2) 岡山直司，他：薬剤性潰瘍．日内会誌 84：864, 1995.

（金子礼志）

4．骨壊死，骨粗鬆症・圧迫骨折

治療法の進歩により膠原病の予後が改善される一方で，ステロイド治療による合併症としての骨壊死，骨粗鬆症は代表的なもので，とくに後者に伴う圧迫骨折は膠原病患者のquality of life (QOL)を左右し，これらの合併症の管理はきわめて重要である。本項ではこの2つの合併症について述べていく。

1）骨壊死

(a) 概念

特発性骨壊死は大腿骨頭が好発部位であるが，大腿骨顆部，上腕骨頭，頸骨近位および遠位端，膝蓋骨，距骨，脊椎骨などにも発生する。

大腿骨頭壊死は大腿骨頭骨髄部において部分的

に，または広範囲にわたって無菌性，阻血性の骨壊死を生じ，進行性に股関節の変形，破壊をきたして起立，歩行障害を引き起こし，患者のQOLをいちじるしく侵される疾患である。

(b) 原因

特発性骨壊死の原因は明らかでなく，明らかな外傷によるものを続発性として区別する。厚生労働省特発性大腿骨頭壊死（idiopathic osteonecrosis of femoral head：ION）研究班の疫学調査[1]では，アルコール多飲（36％），ステロイド薬の投与歴のあるもの（56％）などがある。ステロイド薬投与対象疾患は，全身性エリテマトーデス（SLE）がもっとも多く（22〜37％），次いでネフローゼ症候群（7〜16％）であった。

(c) 性差および好発年齢

男女比は，ステロイド薬の投与歴のある例では女性のほうが多く（1：1.1〜2），投与歴のない例では男性のほうが多い（1：2.3〜3.5）。ステロイド薬の投与歴のある例では20歳代がピークで，投与歴のない例では40歳代であった。

(d) 臨床症状

壊死の発生が認められても，症状としての訴えがない（発生）時期がある。当初は股関節部の違和感，とくに起立，歩行時にみられる。また鈍痛が認められるようになり，さらに進行すると強い痛みを訴えるようになり，起立，歩行障害が生じる。ときに大腿部痛，膝関節痛，さらに坐骨神経痛様の疼痛を訴えることがある。

(e) 発症危険因子

高用量ステロイド薬（プレドニゾロン30mg/日以上を1ヵ月以上）投与のSLE患者の前向き調査では，14％（9人/62人）にIONが発生し，発症時期は高用量ステロイド薬投与開始から平均640日であった[2]。また厚生労働省ION研究班[1]によるSLE患者の症例・対照研究では，ION発症関連危険因子は腎障害，精神神経症状であった。ステロイド薬投与に関しては，総投与量はION発生と関連はなかったが，プレドニゾロン16.6mg/日以上投与およびパルス療法でリスクが認められた。さらにステロイド薬投与開始から

ミニコラム

骨密度が正常なら圧迫骨折は大丈夫か？

ステロイドの副作用は他項でも述べられているように，年齢により色合いがある。この骨粗鬆症はやはり閉経後に多い傾向にあるが，SLEを中心に若い年代でも認められる点では見逃せない。

平成14年に結成された厚生労働省免疫疾患の合併症とその治療法に関する研究班では，多施設のデータを集積した結果，以下のような結果が出てきている。すなわち，ステロイド長期投与患者では年齢とともに骨密度の低下がみられ，閉経後女性の骨密度は閉経前女性に比べ有意な低下を認めていた。

腰椎の圧迫骨折と骨密度の低下との因果関係は明らかであるが，ステロイド大量投与患者では，閉経前女性の骨密度が閉経後女性より高値でも圧迫骨折が認められた。また閉経後女性では，骨折例のほとんどで骨密度が低下しているが，閉経前女性では骨密度が正常であっても骨折例がみられた。

この結果は，骨密度正常でも若い女性では骨折の危険性があることを示している。しかしながら，その結果をもとに若い年代にビスフォスフォネート製剤などの予防投与をするかどうかは妊娠とのかねあいもあり難しい。実際，経験的に若い年代はADLの回復は早い印象にある。今後はriskとbenefitを対比させて検討していく必要があるであろう。

表 105　特発性大腿骨頭壊死の診断基準

```
X線所見
  1．骨頭圧潰または crescent sign（骨頭軟骨下骨折線）
  2．骨頭内の帯状硬化像の形成
      1．2．については
          ①関節裂隙が狭小化していないこと
          ②臼蓋には異常所見がないこと
      を要する

検査所見
  3．骨シンチグラム：骨頭の cold in hot 像
  4．骨生検標本での修復反応層を伴う骨壊死層像
  5．MRI：骨頭内帯状低信号域（$T_1$強調画像）

判定
  確定診断：上記5項目のうち2つ以上を有するもの
  除外項目：腫瘍，腫瘍性疾患および骨端異形成症は除く
```

高岡邦夫，他：厚生労働省難治性疾患克服研究事業　特発性大腿骨頭壊死症の診断・治療に関するガイドライン（平成15年度）．骨・関節系調査研究班特発性大腿骨頭壊死症調査研究分科会，2003 より引用

ほぼ6ヵ月以内に発生し，それ以後の発生はまれであることも示されている[3]。

またステロイド薬の副作用でもある高脂血症や凝固機能異常も関連があるともいわれている。

(f) 診断

表105に診断基準を示すが，ここに示す検査を駆使してできるだけ早期に診断し，壊死領域の大きさと分布によって病型を判定し（表106），予後予測を行う。

① 単純X線

典型的な関節裂隙の狭小化あるいは臼蓋変化を伴わない骨頭圧潰像や帯状硬化像がみられれば診断可能であるが，早期では変化が認められないことが多い。

② 核磁気共鳴画像装置（MRI）（図31）

T_1強調画像での帯状の低信号域，T_2強調画像で骨折線周囲の高信号域を認める。単純X線で変化が認められない早期の診断に有効である。

③ 骨シンチグラム

骨頭の「cold in hot」像を呈する。MRIの普及に伴い，骨シンチグラムはあまり行われなくなったが，多発性骨壊死を診断するのに役立つ。X線検査で所見がある時期に診断が容易となる。

(g) 治療

治療の目的は，病期進行の防止と股関節機能の維持回復にある。ステロイド薬投与例に対しては，抗高脂血症薬やワーファリンの投与による予防も検討されている[1]。

骨壊死の治療は進行した場合には，外科的手術となる。それまでは対症療法を行う。疼痛に対しては体重免荷や消炎鎮痛薬の投与を適宜行う。

手術療法は，骨頭壊死部を荷重からはずし健常部で荷重させることを目的とした転子間大腿骨頭回転骨切り術や内反骨切り術，進行例には人工骨頭や人工関節置換術が行われる[4]。

2）骨粗鬆症・圧迫骨折

(a) 概念

骨粗鬆症は骨量が減少し，骨微細構造の劣化により骨強度が低下し，骨折をしやすくなった全身的疾患と定義される。閉経後女性や高齢者においてみられる原発性と，疾患あるいは薬剤によって

表 106 特発性大腿骨頭壊死の病型分類，病期分類（2001年6月）

特発性大腿骨頭壊死の壊死域局在による病型（Type）分類

Type A	壊死域が臼蓋荷重面の内側1/3未満にとどまるもの，または壊死域が非荷重面のみに存在するもの
Type B	壊死域が臼蓋荷重面の内側1/3以上2/3未満の範囲に存在するもの
Type C	壊死域が臼蓋荷重面の内側2/3以上におよぶもの
	Type C-1：壊死域の外側端が臼蓋縁内にあるもの
	Type C-2：壊死域の外側端が臼蓋縁をこえるもの

注1）X線/MRI両方またはいずれかで判定する
注2）X線は股関節正面像で判定する
注3）MRIはT_1強調像の冠状断骨頭中央撮影面で判定する
注4）臼蓋荷重面の算定方法
　　　臼蓋縁と涙痕下縁を結ぶ線の垂直2等分線が臼蓋と交差した点から外側を臼蓋荷重面とする。

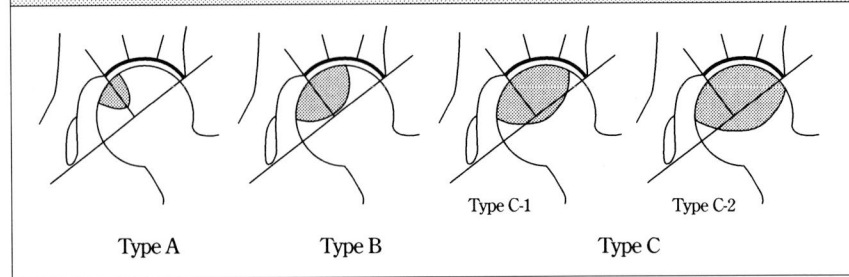

特発性大腿骨頭壊死の病期（Stage）分類

Stage 1	X線像の特異的異常所見はないが，MRI，骨シンチグラム，または病理組織像で特異的異常所見がある時期
Stage 2	X線像で帯状硬化像があるが，骨頭の圧潰（collapse）がない時期
Stage 3	骨頭の圧潰があるが，関節裂隙は保たれている時期（骨頭および臼蓋の軽度な骨棘形成はあってもよい）
	Stage 3 A　圧潰が3 mm未満の時期
	Stage 3 B　圧潰が3 mm以上の時期
Stage 4	明らかな関節症性変化が出現する時期

注1）骨頭の正面と側面の2方向X線像で評価する（正面像で骨頭圧潰が明らかでなくても側面像で骨頭圧潰が明らかであれば側面像所見を採用して病期を判定すること）
注2）側面像は股関節屈曲90度・外転45度・内外旋中間位で正面から撮影する（杉岡法）

高岡邦夫, 他：厚生労働省難治性疾患克服研究事業　特発性大腿骨頭壊死症の診断・治療に関するガイドライン（平成15年度）．骨・関節系調査研究班特発性大腿骨頭壊死症調査研究分科会, 2003 より引用

みられる続発性に分類される（**表107**）。

（b）疫学

女性では閉経後約10年経過した60歳代から骨粗鬆症が増加し，脊椎圧迫骨折はさらに約10年経過した70歳代から増えてくる。脊椎圧迫骨折の有病率は60歳代前半で約5％，60歳代後半で約8％で，70歳代前半で約25％，80歳以上では40％以上になる。閉経後女性において骨密度が1 SD（約12％）低下すると骨折危険率は2倍になるが，閉経後のステロイド薬投与により骨密度の低下は1 SD未満でも骨折危険率3.2～12.3倍となる。

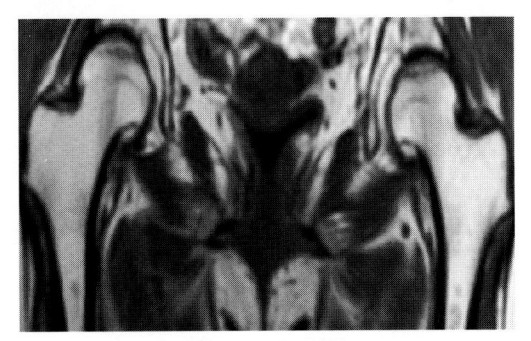

図31　MRI所見
SLE患者で両側骨頭内の帯状低信号域を認める。

日本骨代謝学会の骨粗鬆症診断基準検討委員会において，プレドニゾロン換算で7.5 mg/日を越すステロイド薬を投与した例での骨密度は，若年成人（20～40歳）平均値（YAM）の80％という結果[5]であり，6ヵ月以上投与あるいはその予定のある患者には予防として治療が必要と示している。

最近では，脊椎圧迫骨折後はQOLが低下して，死亡率が高くなるという報告もみられている。

(c) 病因

ステロイド誘発性骨粗鬆症における直接的な原因は，骨形成の低下および骨吸収の亢進である。骨形成の低下の機序はいくつかあるが，ステロイドが骨芽細胞および骨細胞のアポトーシスを誘導することが最近注目されている。経口ステロイド薬投与による骨塩量（BMD）の低下は，開始より2～3ヵ月で最大となり，治療3ヵ月後には骨折の危険が上昇し，投与中止によりすぐに危険は低下する。

(d) 臨床症状

初期においては特有の症状がなく，ある程度進行してから脊椎の骨折に伴う疼痛と，それに続発する形態変化に由来する慢性腰背部痛などの症状が発現する。骨粗鬆症に伴う骨折のうち，大腿骨頸部骨折はその半数が介助生活を余儀なくされ，また脊椎骨骨折も脊柱機能異常に伴う身体機能の低下，内臓機能異常がみられる。

(e) 診断

① 骨塩量測定

骨量測定方法には二重エネルギーX線吸収測定（DEXA）法による腰椎，大腿骨頸部，橈骨遠位部，踵骨などの骨密度，末梢骨定量的CT（pQCT）法による橈骨遠位部の骨密度，micro densitometry（MD）法による第二中手骨の骨密

表107　骨粗鬆症の分類

1. 原発性
    閉経後
    老人性
2. 続発性
    (1) 内分泌疾患
        甲状腺機能亢進症，卵巣機能不全，クッシング症候群
    (2) 食餌性
        低栄養，カルシウムやビタミンD摂取不足，過度のアルコール
    (3) 薬剤性
        ステロイド薬，ヘパリン
    (4) 不動性
        運動不足，臥床安静
    (5) 先天性
        骨形成不全症，マルファン症候群
    (6) 全身性疾患
        関節リウマチ，糖尿病，肝疾患，腎不全
    (7) その他
        胃切除後，喫煙

度の測定などがある。第2〜4腰椎正面の測定が標準的であり，YAMの70〜80%を骨量減少，70%未満を骨粗鬆症とする。

② 臨床検査

血清カルシウム（Ca），リン，アルカリフォスファターゼ（ALP）などの血清生化学的検査と尿中Ca/クレアチニン比の測定を行う。

近年，骨代謝マーカーの有用性が認められており，骨量減少と骨代謝マーカーの上昇との関連が示唆され，骨量減少の早期発見，薬剤の選択や適応量の決定，治療効果判定，さらには将来の骨折の予測などの指標となる。

骨代謝マーカーには骨形成マーカーと骨吸収マーカーがあり，骨形成マーカーは骨型ALP（BAP），オステオカルシン，I型コラーゲンCプロペプチド（PIPC）などがあり，骨吸収マーカーは尿中のI型コラーゲンN末端テロペプチド（NTx），デオキシピリジノリン（Dpd）などがある。

(f) 治療

骨粗鬆症の予防，あるいは治療の目的は骨折を予防することにある。図32に治療ガイドライン[6]を示す。

① 理学療法

骨粗鬆症の予防，治療において理学療法は薬物療法，食事療法とともに重要であり，運動療法，物理療法，装具療法などがある。運動療法は適度の体重過度のかかる定期的な運動が必要である。

② 食事療法（表108）

栄養不足，偏りを改善し，カルシウム，マグネシウム，ビタミンC，D，Kの多い食事，バランスのよい食事を取ることが重要である。

③ 薬物療法

近年開発されたビスフォスフォネート製剤は高い有効性が示され，第1選択薬としても使用されてきている。さらに活性化ビタミンD3製剤あるいはビタミンK2製剤との併用効果が認められている。

㋑ カルシウム製剤

日本人のカルシウム摂取量は600 mg/日は必要で，閉経後の女性では800 mg/日であるが十分でないことが多く，200〜300 mg/日のカルシウム製剤の投与を行う。

㋺ 活性化ビタミンD3製剤

活性型ビタミンD3である$1,25(OH)_2D_3$は，副甲状腺ホルモンの合成・分泌を抑制し，腸管におけるカルシウム，リンの吸収を促進し，腎臓の遠位尿細管でのカルシウム再吸収を促進することにより，血液中のカルシウム濃度を維持する。アルファカルシドール0.5〜1.0 μg/日またはカルシトリオール0.5 μg/日を経口投与する。副作用は少なくいずれも軽微だが，ごくまれに腎結石がみられる。

㋩ ビタミンK2製剤

骨形成と骨吸収作用の両方をもつ。$1,25(OH)_2D_3$依存性のオステオカルシン産生と，細胞層へのカルシウムの沈着を促進する。メナテトレノン45 mg/日を経口投与する。活性型ビタミンD3製剤との併用により，単剤投与よりも有意に骨密度が増加したという報告[7]があるが，一方で併用投与は有用ではなかったとの報告[8]もある。

㋥ ビスフォスフォネート製剤

おもな作用は骨吸収の抑制であり，骨中のヒドロキシアパタイトに吸着し，破骨細胞の形成を抑制する。本製剤が使用される以前は難治性であった。とくにステロイド誘発性骨粗鬆症も有効性が認められ，今後予防的治療の主体となる。しかし従来の薬剤と比較すると胃腸障害が多く，継続が困難な症例がみられていることと，重篤な腎障害，小児，妊婦・授乳婦，妊娠を希望する患者への投与は禁忌であり，適応が限られている。エチドロネート200〜400 mg/日を2週間投与し，10〜12週間休薬する。最近では，次世代のアレンドロネート5 mg/日，またはリセドロネート2.5 mg/日の連日経口投与も行われている。

㋭ カルシトニン製剤

破骨細胞に作用して骨吸収を抑制し，骨粗鬆症に伴う疼痛に対して鎮痛効果も有する。エルカトニン10単位を2回/週あるいは20単位を1回/週

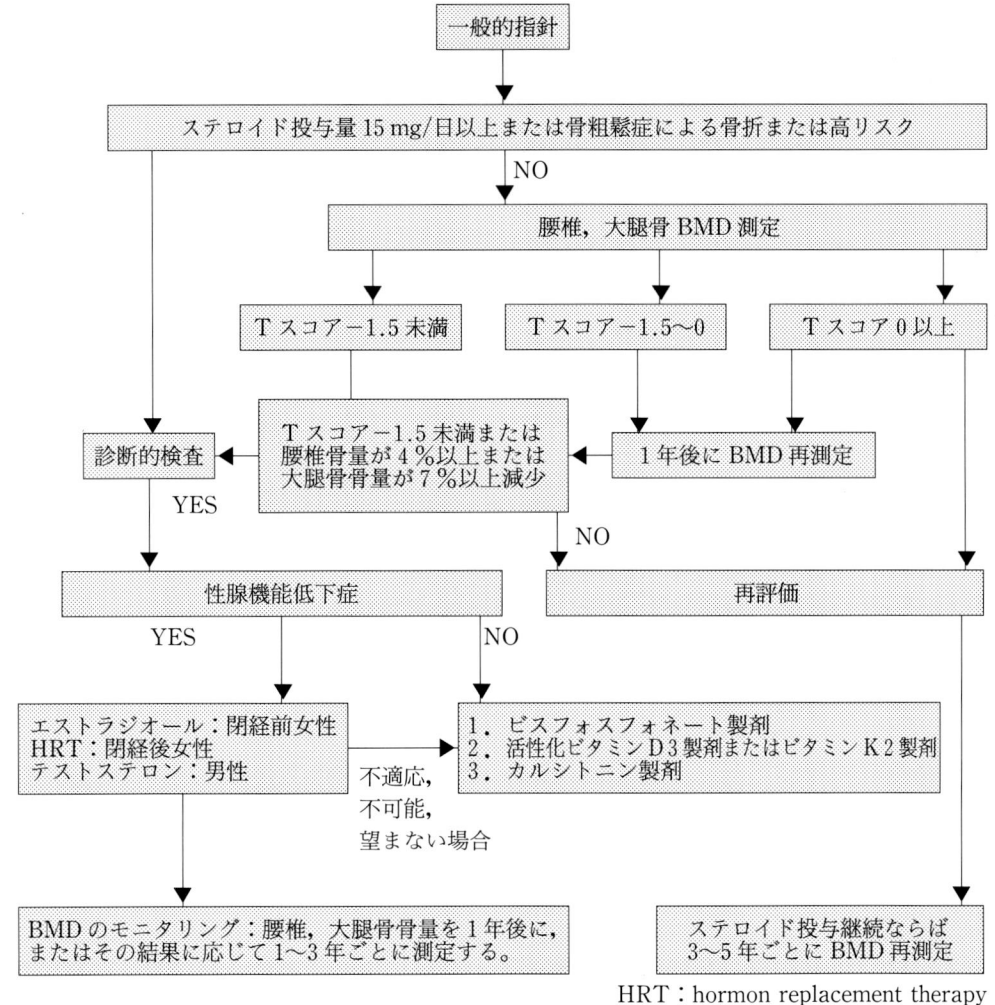

III．膠原病の合併症とその治療

```
                    ┌──────────────┐
                    │  一般的指針  │
                    └──────┬───────┘
                           ↓
        ┌────────────────────────────────────────────┐
        │ ステロイド投与量15 mg/日以上または骨粗鬆症 │
        │       による骨折または高リスク             │
        └────────────────┬───────────────────────────┘
                        NO↓
              ┌────────────────────────┐
              │  腰椎，大腿骨BMD測定   │
              └──┬──────────┬──────────┬┘
                 ↓          ↓          ↓
          Tスコア-1.5未満  Tスコア-1.5~0   Tスコア0以上
```

図32 骨粗鬆症患者の治療ガイドライン
Eastell R, et al：A UK consensus group on manegement of glucocorticoid-induced osteoporosis：an update. J Intern Med 244：271, 1998 より改変

HRT：hormon replacement therapy

筋注を行う．最近，骨吸収抑制作用は疑問視され，疼痛除去の限定的な適応になりつつある．

ⓔ エストロゲン製剤

直接的に骨形成を促進する作用と，間接的に血中カルシトニン値を上昇させて，骨吸収を抑制する作用と，腸管からのカルシウム吸収を促進する作用がある．エストリオール2 mg/日4週間連日経口投与，その後1週間休薬を繰り返す．

文献

1）高岡邦夫, 他：厚生労働省難治性疾患克服研究事業 特発性大腿骨頭壊死症の診断・治療に関するガイドライン（平成15年度）．骨・関節系調査研究班特発性大腿骨頭壊死症調査研究分科会, 2003.

2）Ono K, et al：Risk factors of avascular necrosis of the femoral head in patients with systemic lupus erythematosus under high-dose corticosteroid therapy. Clin Orthop 277：89, 1992.

3）長澤浩平：ステロイド性骨粗鬆症．日内会誌 89：2122, 2000.

4）菅野伸彦, 他：リウマチ科診療マニュアル．骨壊

表108 積極的に摂取したい食品

1. カルシウムを多く含む食品
   (1)牛乳・乳製品：牛乳，チーズ，ヨーグルトなど
   (2)大豆・豆製品：豆腐，納豆，がんもどきなど
   (3)小魚・海藻：いわし，ひじき，しらす，ししゃもなど
   (4)野菜：小松菜，春菊，切り干し大根など

2. マグネシウムを多く含む食品
   (1)魚介類・海藻：ひじき，かき，たい，まぐろ赤身など
   (2)大豆・豆製品：豆腐，納豆など
   (3)野菜：ほうれんそうなど

3. ビタミンDを多く含む食品
   (1)魚：さけ，さば，さんま，うなぎ蒲焼き，まぐろ赤身など
   (2)卵，肉類：鶏卵，鴨など
   (3)野菜：しいたけなど

4. ビタミンKを多く含む食品
   (1)大豆・豆製品：納豆，がんもどきなど
   (2)海藻：ひじき，わかめなど
   (3)野菜：春菊，ほうれんそう，ブロッコリー，きゅうりなど

死の診療. リウマチ科 27：843, 2002.
5) 宗圓 聰：ステロイド性骨粗鬆症の診断基準. The Bone 15：261, 2001.
6) Eastell R, et al：A UK consensus group on manegement of glucocorticoid-induced osteoporosis：an update. J Intern Med 244：271, 1998.
7) Iwamoto, et al：Effect of combined administration of vitamin D_3 in and vitamin K_2 on bone mineral density of the lumbar spine in postmenoposal women with osteoporosis. J Orthop Sci 5：546, 2000.
8) 小林千益, 他：骨粗鬆症における薬物併用療法の適応と限界. Osteoagora 春季号：7, 2002.

（金井美紀）

5．高脂血症・動脈硬化

高脂血症は生活習慣病の1つとして大切な疾患で，動脈硬化性疾患の重要な危険因子である[1]。
ステロイド治療中の膠原病の症例では高頻度に高脂血症を合併し，近年，生活習慣病とともに，膠原病治療中の症例でも，動脈硬化の危険因子として，脚光をあびてきている．本項では，高脂血症の一般的な解説とともにステロイドの関連につき言及していく．

1）高脂血症の分類と病態
(a) 分類

もっとも一般的なWHOの表現型分類は高脂血症の表現型をもとにしたもので，増加しているリポ蛋白の種類により分類しているが（表109），ステロイドによる高脂血症はおもにV型に含まれる．病因をもとにした分類には原発性高脂血症調査研究班が作製した分類があり，遺伝的な原因による一次性と原疾患に続発して生ずる二次性とに

表109 WHO表現型

表現型	増加するリポ蛋白	血清脂質 TC	血清脂質 TG	電気泳動	原発性高脂血症	続発性高脂血症
I型	カイロミクロン	↑	↑↑↑↑	原点	家族性LPL欠損症,家族性アポ蛋白CII欠損症	糖尿病
IIa型	LDL	↑↑	→	β	家族性高コレステロール血症	甲状腺機能低下症,ネフローゼ症候群
IIb型	LDL, VLDL	↑↑	↑	β+preβ	家族性複合型高脂血症	慢性腎不全
III型	IDL	↑↑	↑↑	broadβ (βVLDL)	家族性III型高脂血症,HTGL欠損症	甲状腺機能低下症
IV型	VLDL	→〜↑	↑↑↑	preβ	家族性IV型高脂血症,家族性複合型高脂血症	アルコール,慢性腎不全
V型	カイロミクロン,VLDL	↑↑	↑↑↑↑	原点+preβ	家族性V型高脂血症,家族性LPL欠損症,家族性アポ蛋白CII欠損症	糖尿病,アルコール,ステロイド

分類したものである。

(b) 病態

高脂血症の病態はリポ蛋白の代謝異常であり,それによりリポ蛋白が末梢血液中で異常増加することに起因する。リポ蛋白の代謝にはアポ蛋白,アポ・リポ蛋白代謝に関与する酵素,リポ蛋白のレセプターなどが相互に関与しあっており,そのいずれかに異常が存在すると高脂血症を引き起こす原因となる。ステロイドによる高脂血症は,脂肪組織での脂肪分解が亢進し遊離脂肪酸が肝臓に供給されることや,インスリン抵抗性獲得により高インスリン状態となり,肝臓でのVLDL合成が亢進することが主と考えられている。

ミニコラム

AMI・動脈瘤の治療成績は?

近年,膠原病の長期生存例が増えるのに伴い,心筋梗塞(AMI)の虚血性心疾患や動脈瘤などの重篤な血管病変を併発する症例が増えてきた。当科ではAMIの症例は約15例経験している。これまではSLEが多かったが,最近では疾患の年齢分布上,RA・SS・側頭動脈炎の症例が増えてきている。SLEの場合は大半はステロイドに関連した高脂血症・糖尿病・高血圧などの危険因子を保有していたが,なかにはこれらの危険因子は持たず,抗リン脂質抗体を保有する症例もあった。SLEではAMIが必ずしも,動脈硬化だけで起きているわけではないことを示している。PTCA・バイパス手術などの治療が行われたが,心室瘤の破裂と不整脈を起こした2例以外は生存している。一方,解離性動脈瘤の手術をした症例も2例体験している。1例は救命しえたが,1例は術後の合併症で死亡している。今後はこういう合併症を持った症例は増えてくる可能性があり,注意が必要である。

表110 リポ蛋白の性状

			カイロミクロン	VLDL	IDL	LDL	HDL
比重 (g/ml)			<0.96	0.96〜1.006	1.006〜1.019	1.019〜1.063	1.063〜1.21
直径 (nm)			80〜100	30〜75	22〜30	19〜25	7〜10
電気泳動			原点	preβ	midband	β	α
組成 (%)	脂質	TG	85	55	24	10	5
		EC	5	12	33	37	15
		FC	2	7	13	8	5
		PL	6	18	12	22	26
	蛋白		2	8	18	23	50
アポ蛋白			A-I, II, B-48, C-II, III, E	B-100, C-II, III, E	B-100, C-II, III, E	B-100	A-I, II, C-II, III, E

2）診断

(a) 高脂血症に関する臨床検査

① 血清脂質

臨床的にはTC，TGに高比重リポ蛋白（HDL）-コレステロール（C），LDL-Cを測定する。下記の診断基準のいずれかを満たせば診断できる。

高脂血症スクリーニングのための診断基準：TC≧220 mg/dl，LDL-C≧140 mg/dl，HDL-C＜40 mg/dl，TG≧150 mg/dl

② 血清リポ蛋白

TC，TGと蛋白質の複合体で，密度の違いによりカイロミクロン（chylomicron：CM），超低比重リポ蛋白（VLDL），中間比重リポ蛋白（IDL），低比重リポ蛋白（LDL），高比重リポ蛋白（HDL）に分けられる。HDLはさらに密度のより高いHDL$_3$とより低いHDL$_2$とに分けられる（表110）。

③ リポ蛋白（a）(lipoprotein [a]：Lp [a])

Lp（a）はLDLのアポ蛋白B-100にアポ蛋白（a）が結合したもので，動脈硬化の危険因子の1つである（基準値：≦30 mg/dl）。

④ RLP-C（remnant like particles-C）

食後高脂血症の指標とされ，冠動脈硬化の危険因子と考えられている（基準値：≦7.5 mg/dl）。

⑤ small dense LDL

小型で高密度のLDLで中性脂肪を多く含み，冠動脈硬化の危険因子の1つとされる。

⑥ アポ蛋白

臨床ではA-I，A-II，B，C-II，C-III，Eが測定される。

⑦ 変性LDL

動脈硬化の危険因子であり，酸化LDLが代表的である。

⑧ LDL受容体

LDL受容体の遺伝子異常が家族性コレステロール血症（familial hypercholesterolemia：FH）の原因である。

⑨ その他

コレステロールエステル転送蛋白（cholesterol estel transfer protein：CETP），リポ蛋白リパーゼ（lipoprotein lipase：LPL），LCAT（lecithin-cholesterol acyl transferase）などの異常が高脂血症の原因となる。

3）身体所見

黄色腫 xanthoma は身体各所に認められ，III型高脂血症では手掌線状黄色腫，I・V型高脂血症では発疹性黄色腫が特徴的である。黄色瞼板 xanthelasma は眼瞼部の皮膚に出現しFHに認められ，アキレス腱肥厚はFHに特徴的で両側

表111 患者カテゴリー別管理目標

患者カテゴリー			血清脂質管理目標値（mg/dl）				その他の冠危険因子の管理		
	冠動脈疾患*	LDL-C以外の主要冠危険因子**	TC	LDL-C	HDL-C	TG	高血圧	糖尿病	喫煙
A	なし	0	<240	<160	≧40	<150	高血圧学会のガイドラインによる	糖尿病学会のガイドラインによる	禁煙
B1	なし	1	<220	<140					
B2		2							
B3		3	<200	<120					
B4		≧4							
C	あり		<180	<100					

TC：総コレステロール，LDL-C：LDLコレステロール，HDL-C：HDLコレステロール，TG：トリグリセライド
*冠動脈疾患とは，確定診断された心筋梗塞，狭心症とする．
**LDL-C以外の主要冠危険因子
　加齢（男性≧45歳，女性≧55歳），高血圧，糖尿病，喫煙，冠動脈疾患の家族歴，低HDL-C血症（<40 mg/dl）
・原則としてLDL-C値で評価し，TCは参考値とする．
・脂質管理はまずライフスタイルの改善から始める．
・脳硬塞，閉塞性動脈硬化症の合併はB4扱いとする．
・糖尿病があればほかに危険因子がなくともB3とする．
・家族性高コレステロール血症は別に考慮する．

に認められる。角膜輪corneal ringも認められることがある．

4）動脈硬化性疾患診療ガイドライン（日本動脈硬化学会 2002）

高脂血症の診断基準は前に記したが，LDL-Cの重要性が強調され，薬物療法の基準を設けずに脂質管理目標を設定し，multiple risk factor症候群の管理，治療としてはlife styleの改善がもっとも強調されている．患者カテゴリー別の脂質管理目標値を**表111**に示す[2]．表に示すように冠動脈疾患の既往や，糖尿病，高血圧症などを合併する患者はより厳しい管理目標をめざさなければならない．

5）治療

治療は生活習慣を改善することを最優先し，FHなどの一次性の場合も薬物治療とともに食事療法，運動療法が重要視される．

（a）食事療法

摂取エネルギー・栄養配分の適正化を指導する．コレステロールは1日300mg以下にする．

1日の適正エネルギー摂取量＝標準体重（Kg）×25～30kcal　標準体重＝［身長（m）］^{2}×22

（b）運動療法

ジョギングや水泳，サイクリングなどの有酸素運動が適し，運動強度は最大酸素摂取量の50%（簡易法：1分間心拍数＝138－年齢/2）を目安に20～30分以上続ける．頻度は週に3回以上行う．

(c) 薬物療法

HMG-CoA還元酵素阻害薬（スタチン）であるプラバスタチン，シンバスタチン，フルバスタチン，アトロバスタチンや，フィブラート系薬剤であるベザフィブラート，フェノフィブラートを中心に，ニコチン酸製剤（ニセリトロール，トコフェロールニコチネート），プロブコール，陰イオン交換樹脂（コレスチミド），EPA（イコサペント酸エチル）などを使い分ける。

(d) 薬物治療の実際

① 高LDL-C血症

スタチンが第1選択薬であり，プラバスタチン10 mg/日あるいはシンバスタチン5 mg/日より開始し，効果不十分の場合は増量し，次に効果の強いアトロバスタチンを使用する。スタチンで効果不十分の場合はコレスチミド，あるいはニコチン酸製剤を併用する。

② 高中性脂肪血症

フィブラート系であるベザフィブラート，フェノフィブラートを第1選択薬として用い，その次にはニコチン酸製剤を用いる。その他EPAが使用される。

③ 低HDL血症

高脂血症を合併する場合にプロブコールを除くスタチン，コレスチミド，ニコチン酸，フィブラートを用いる。

④ 混合型高脂血症

第1選択薬はフィブラート系で，高コレステロール血症が残る場合はスタチン系を併用する。併用禁忌の場合はコレスチミド，プロブコールを併用する。

⑤ 重症例

単剤で効果が不十分の場合は作用機序の異なる薬剤を併用する。ただしスタチンとフィブラートの併用は横紋筋融解症を起こす可能性があるため腎機能低下症例では禁忌である。重症の家族性高コレステロール血症や混合性高脂血症の場合はスタチン，コレスチミド，プロブコールおよびニコチン酸の3剤併用療法も行われる。これらの併用療法でも効果不十分の場合にはLDLアフェレシスの適応となる。

(e) ステロイド治療に併発した高脂血症の対応

ステロイドに伴う高脂血症は減量により，自然軽快する症例も多々ある。食事・運動療法のみで対応する場合がこれまでは多かった。しかしながら，近年，高脂血症が動脈硬化のほか，大腿骨頭壊死の危険因子にもなることから，一過性でも薬物療法を含めた，積極的治療が推奨されている。治療は実際は前項に準じて行われる。

文 献

1) Castelli WP, et al：Incidence of coronary heart disease and lipoprotein cholesterol level. The Framingham Study. JAMA 256：2835, 1986.
2) 日本動脈硬化学会，動脈硬化性疾患診療ガイドライン（2002), 9, 2002.

（木田一成）

6．糖尿病

近年，膠原病患者の予後がよくなったことにより，腎不全などの疾患関連死が減少し，がん，心臓病，脳卒中といった高齢者に多い一般的な原因で亡くなる患者が増えてきている。今後，この傾向はさらに強まっていき，また長期のステロイドは動脈硬化の促進因子にもなり，注意が必要である。膠原病患者であっても，がんと動脈硬化はつねに念頭に置いて対処する必要がある。動脈硬化が進展しないためには，糖尿病，高脂血症，高血圧，肥満，喫煙などの危険因子の管理をしっかり行う必要がある。本項では，ステロイドによる糖尿病の管理につき述べていく。

1）ステロイド糖尿病

ステロイド糖尿病はステロイド薬の重要な副作用の1つである．膠原病では副腎皮質ステロイドホルモンを使用することが多く，注意が必要である．糖尿病を放置すると網膜症・腎症・神経障害といった3大合併症のみならず，動脈硬化が進展し，心筋梗塞や脳梗塞の原因となる．境界型であっても動脈硬化は健常人に比し進行しやすいため，早い時期から食事・運動療法も含め，治療を開始することが重要である．

（a）どうして糖尿病になるのか

副腎皮質ステロイドホルモンは，(1)肝でのアミノ基転移酵素を誘導することにより糖新生を促進する，(2)骨格筋や脂肪組織における糖輸送担体GLUT 4の細胞内から細胞膜上への転送を阻害することによる糖取り込みを抑制するなど，インスリン作用に拮抗的に働くため，インスリン抵抗性を生じ，耐糖能異常を引き起こす．

年齢，ステロイドホルモンの投与量，糖尿病の家族歴の有無により発症率は異なるが，投与例の5～30％程度と報告されている．3割が1ヵ月以内に，半数が3ヵ月以内に発症している．半数は薬物を使用しないでコントロールされている反面，インスリンを必要とするケースも少なくない．ステロイド中止により，約半数が治療不要になったとの報告もある．

インスリン抵抗性が生じると膵臓のインスリン分泌能が保たれている間は代償性にインスリンの産生，分泌が増加し高インスリン血症を呈する．臨床的に糖尿病，高血圧，高脂血症，高尿酸血症を認めることも少なくない．内臓脂肪症候群と同じような病態になり，とくに動脈硬化が進むため注意を要する．

（b）糖尿病になりやすい患者

食後のインスリンが瞬時に出ないで，遅れて出てくるという遺伝的素因のある日本人は糖尿病を発症しやすいことがわかっている．空腹時血糖値は正常なので，通常の検査では指摘できない．ステロイド薬を投与する患者は可能であれば，あらかじめブドウ糖負荷試験，食事負荷試験を施行し，インスリン分泌動態を把握しておいたほうがよい．

食後3時間尿糖が陽性であれば，空腹時血糖が正常であっても食後高血糖の可能性が高い．血中1.5 AGは尿糖を反映するので高値であれば食後高血糖が疑われる．高齢者では尿糖排泄閾値が上がるため，偽陰性が増えるので注意が必要．

また，内臓脂肪が増えると産生が減るアディポネクチンの動態から，日本人の約40％は肥満するとインスリンが効きにくくなるという遺伝素因を持っている．腹囲が男性で85 cm，女性で90 cm以上の場合，内臓脂肪型肥満が疑われ糖尿病を発症しやすいと考えられる．通常，空腹時IRIが10 μU/ml以上であればインスリン抵抗性があると考えてよい．膵臓が疲弊するとインスリン分泌は落ちてくるので，それ以下であってもインスリン抵抗性がないとはいえない．臨床的なインスリン抵抗性指標としてHOMA-IRがある．HOMA-IR＝空腹時血糖値（mg/dl）×空腹時IRI（μU/ml）/405が2.5以上の場合インスリン抵抗性があるとされる（正常1.6以下）．

（c）ステロイド糖尿病の治療

空腹時血糖値が200 mg/dl以上，原疾患が重篤な場合，栄養失調の状態，感染症の併発，妊娠時，手術時はインスリン治療が原則である．ステロイド糖尿病の最大の特徴は食後，とくに昼食後の高血糖である．したがって速効型ないし超速効型インスリンの食前注射が効果的である．空腹時血糖は比較的低く保たれることが多いが，高ければ眠前にレギュラーインスリンを打つか，夕食前を混合型インスリンに変更する．

朝，夕の2回打ちでは昼食後の血糖値のコントロールが困難なことが多い．経口薬は，空腹時血糖値が150 mg/dl以上あれば，通常スルホニル尿素薬（SU薬）を用いる．食後の血糖値の上昇を抑えるためαグルコシダーゼ阻害薬（αGI）を併用したほうがよい．SU薬は作用の弱いグリクラジド（グリミクロン®）20 mg/日かインスリン抵抗性改善効果も有しているグリメピリド（ア

マリール®）0.5 mg/日から開始する。チアゾリジン誘導体（アクトス®），ビグアナイドといったインスリン抵抗性改善効果のある薬剤の使用を考慮してもよい。アクトス使用で肥満が助長されるようであれば変更したほうがよい。定期的にK.BUN，肝機能のチェックを行う。ステロイドとの相互作用に関しては完全に解明されていないので注意して用いる。

食前血糖値が150 mg/dl以下でHbA1cが6.5～7％程度でインスリン分泌が保たれている患者の場合，速効型インスリン分泌促進薬ナテグリニド，ミチグリニドの使用を考慮してもよい。放屁増加，腹満感がないため，αGIに比しコンプライアンスはよい。

血糖コントロール状況を知るためにはHbA1cが一般に用いられているが，インスリン導入時など，より短期間の状況を知るためにはグリコアルブミンのほうが優れている。HbA1cでは誤差の出やすい貧血や透析例，肝疾患例でも有用である。アルブミンのターンオーバーが遅くなるため，高齢者や橋本病を併発している症例では高くなる傾向がある。

糖尿病患者では動脈硬化が進みやすいため，高血圧，高脂血症に対してより厳格なコントロールが必要となる。血圧は130/80 mHg未満（尿蛋白が1 g/日以上であれば125/75 mmHg未満），総コレステロール値は200 mg/dl未満（LDLコレステロール値としては120 mg/dl未満），中性脂肪値120 mg/dl未満を保つことが望ましい。

糖尿病腎症の進行は早く，血清クレアチニン値2 mg/dlを超えると，平均2±1年で人工透析に移行する。塩分・蛋白質制限，血圧，LDLコレステロール値の管理が重要。腎症の経過とともに貧血が進むが，尿蛋白総量より尿細管機能との相関が強い。人工透析移行後の予後は悪く，平均生存年数は5年未満である。

（d）食事療法・運動療法の基本

薬物療法を施行する場合でも，食事・運動療法が基本である。朝食抜きは昼食，夕食の量が多くなるため好ましくない。適量を適切な時間に摂取することが大事である。インスリン抵抗性を増長する飽和脂肪酸（肉の脂）を減らし，魚や野菜，海藻，きのこを多くとるように指導する。果物，清涼飲料水は血糖値，中性脂肪値を上げるため注意する。外食の多い患者は野菜のついた定食ものをとるように，やむをえず単品の場合は山菜そばやキノコスパゲティーのように繊維の入ったものを注文してもらうとよい。肥満の患者は減量してもらう必要がある。骨粗鬆症予防のため牛乳は180 ml程度飲用可である。減量効果のあがらない患者の場合，カロリー数を指示するより，現在の食事量を2割カットあるいは250 kcalカットしてもらうほうが実行しやすいと思う。

運動療法は可能であれば30分～1時間程度の速歩がよい。有酸素運動により，カロリー消費だけでなく，インスリン抵抗性改善効果が期待できる。糖輸送担体GLUT4が細胞表面に移動するためと考えられている。この効果は1～2日続くため最低でも1日おきに行うとよい。通常心拍数110～120回/分になるよう指導するが，心拍数90回/分以上になっていれば，それなりの効果は期待できる。膝が痛くて歩けない場合，エアロバイク（自転車こぎ）や水中歩行が勧められる。また，雨の日に自宅でできる運動として，太腿をやや高く上げた足踏みやラジオ体操が勧められる。

（菅原正弘）

7．臓器特異的自己免疫疾患

全身性の自己免疫疾患に対し，ある特定の臓器にのみ存在する抗原（細胞の表面に存在することが多い）に対して起こる自己免疫現象が臓器特異的自己免疫疾患である。その標的となる臓器は多

1） 内分泌疾患[1,2]
(a) 橋本病（慢性甲状腺炎）

抗甲状腺ペルオキシダーゼ抗体（TPO）や抗サイログロブリン抗体（TgAb・サイロイドテスト），抗マイクロゾーム抗体（マイクロゾームテスト）などの出現による自己免疫性甲状腺炎である。硬いびまん性甲状腺腫が唯一の所見のこともあるが，甲状腺機能低下症を呈することが多い。日本甲状腺学会が提唱する診断ガイドラインを表113に示す。ときに一過性の甲状腺中毒症状を示すことがあり，無痛性甲状腺炎と呼ばれる。治療は機能低下がみられる場合，T4製剤を少量より開始し，TSH値が正常化するまで徐々に漸増する。

(b) バセドウ病

TSH受容体を認識する抗TSH受容体抗体により甲状腺が刺激され，甲状腺腫および甲状腺中毒症状をきたす疾患である。Merseburgの3徴（甲状腺腫，動悸，眼球突出）が有名で，このうち眼球突出は脂肪細胞などに存在するTSH受容体に対する抗体の作用によると考えられている。抗TSH受容体抗体の測定は，標識したTSHの受容体への結合の阻害を測定する方法（TBII，TRAb）と，培養甲状腺細胞でのcAMP産生を測定する方法（TSAb）がある。日本甲状腺学会よりの診断ガイドラインを表114に示す。治療はメチマゾール（MMI）が使用されることが多い。15～30 mg/日より開始し漸減する。副作用が出現した場合（無顆粒球症の場合を除く）や妊婦，授乳中はプロピルチオウラシル（PTU）に変更する。放射性ヨード治療や甲状腺亜全摘術が行われることもある。

(c) その他の自己免疫性内分泌疾患

抗GAD抗体，抗膵島細胞抗体（ICA），インスリン自己抗体（IAA）などが陽性になる1A型糖尿病や，抗副腎皮質抗体が陽性となるAddison病などがある。

2） 血液疾患[3,4]
(a) 特発性血小板減少性紫斑病（ITP）

血小板に抗血小板自己抗体が結合した結果網内系に取り込まれ，血小板が減少する疾患で，血小板膜蛋白のGPIIb/IIIa複合体を対応抗原とするPBIgG (Platelet bindable IgG)，PAIgG (Platelet associated IgG) 値が高値となる。PAIgG高値を伴う血小板減少はSLE，SS，APSなどでもみられるが，この場合はITPの合併というより疾患の一病変としてとらえられている。治療は副腎皮質ホルモン，摘脾，免疫グロブリン製剤，免疫抑制薬投与などだが，原疾患の治療の一環として行う場合が多い。また当初ITPと診断され，後にSLEと診断されるケースもある。

(b) 自己免疫性溶血性貧血（AIHA）

抗赤血球自己抗体（IgGまたはIgM）が赤血球に結合することにより，赤血球が網内系で破壊される疾患である。抗体が活性を示す温度により温式IgG抗体によるAIHA，冷式IgM抗体による寒冷凝集素症 (cold agglutinin syndrome: CAS)，および二相性のIgG抗体（Donath-Landsteiner抗体：D-L抗体）による発作性寒冷ヘモグロビン尿症 (paroxysmalcold hemoglobinuria: PCH) に分類されるため，温度を変えてクームズ試験を施行する。AIHAはSLEでは病態の一部と考えられているが，他の膠原病では一般にAIHAの合併ととらえる。温式AIHAの治療は，造血促進のために葉酸を投与することが多い。重症例の第一選択は副腎皮質ホルモン（PSL）だが，PSLに反応しない場合や高容量のPSLが持続的に必要な症例では摘脾，免疫抑制薬投与が試みられる。CASやPCHは寒冷刺激を避けるだけでよいことが多いが，重症例では免

表112 臓器特異的自己抗体とおもな陽性疾患

自己抗体	疾患
甲状腺疾患	
抗サイログロブリン抗体（TgAb/サイロイドテスト）	慢性甲状腺炎，バセドウ病
抗マイクロゾーム抗体（マイクロゾームテスト）	同上
抗甲状腺ペルオキシダーゼ（TPO）抗体	同上
抗TSH受容体抗体（TB II，TRAb）	バセドウ病
甲状腺刺激抗体（TSAb）	同上
甲状腺刺激阻害抗体	同上
糖尿病	
抗GAD（グルタミン酸デカルボキシラーゼ）抗体	1A型糖尿病
抗膵島細胞抗体（ICA）	同上
抗膵島細胞膜抗体（ICSA）	同上
抗インスリン自己抗体（IAA）	1A型糖尿病，平田病
抗インスリン受容体抗体	インスリン受容体異常症
血液疾患	
抗赤血球抗体（直接クームズ試験）	自己免疫性溶血性貧血
抗赤血球抗体（間接クームズ試験）	自己免疫性溶血性貧血，妊婦，輸血後
抗血小板抗体（PBIgG，PAIgG）	特発性血小板減少性紫斑病
抗顆粒球抗体	特発性顆粒球減少症
抗胃壁細胞抗体	悪性貧血，萎縮性胃炎（A型）
抗内因子抗体（IFA）	同上
ガストリンレセプター抗体	同上
消化器疾患	
抗ミトコンドリア抗体（AMA）	原発性胆汁性肝硬変（PBC）
抗PDH（抗ミトコンドリアM2）抗体	同上
抗平滑筋抗体（ASMA）	自己免疫性肝炎（I，IV型）
抗LKM-1（肝腎マイクロソーム）抗体	同上（II型）
抗SLA（肝可溶性抗原）抗体	同上（III型）
抗大腸抗体	潰瘍性大腸炎
抗HMG1抗体	同上
抗lactoferrin抗体	自己免疫性膵炎
抗carbonic anhydrase II抗体	同上
神経疾患	
抗アセチルコリン受容体抗体	重症筋無力症
抗ガングリオシド（GQ1b，GD1a，GM）抗体	ギラン・バレー症候群
抗ミエリン塩基性蛋白（MBP）抗体	多発性硬化症
皮膚疾患	
抗デスモグレイン1抗体	落葉状天疱瘡，紅斑性天疱瘡
抗デスモグレイン3抗体	尋常性天疱瘡，増殖性天疱瘡
抗表皮基底膜部抗体	水疱性類天疱瘡
その他	
抗糸球体基底膜（GBM）抗体	Good pasture症候群
抗副腎皮質抗体	Addison病

表113 慢性甲状腺炎（橋本病）の診断ガイドライン

a）臨床所見
　1．びまん性甲状腺腫大
　　　ただしバセドウ病など他の原因が認められないもの
b）検査所見
　1．抗甲状腺マイクロゾーム（またはTPO）抗体陽性
　2．抗サイログロブリン（Tg）抗体陽性
　3．細胞診でリンパ球浸潤を認める
1）慢性甲状腺炎（橋本病）
　a）およびb）の1つ以上を有するもの

付記
1．他の原因が認められない原発性甲状腺機能低下症は慢性甲状腺炎（橋本病）の疑いとする。
2．甲状腺機能異常も甲状腺腫大も認めないが抗マイクロゾーム抗体および・または抗サイログロブリン抗体陽性の場合は慢性甲状腺炎（橋本病）の疑いとする。
3．自己抗体陽性の甲状腺腫瘍は慢性甲状腺炎（橋本病）の疑いと腫瘍の合併と考える。
4．甲状腺超音波検査で内部エコー低下や不均一を認めるものは慢性甲状腺炎（橋本病）の可能性が強い。

満間照典, 他：甲状腺疾患診断ガイドライン：バセドウ病・甲状腺機能低下症・無痛性甲状腺炎・慢性甲状腺炎（橋本病）・亜急性甲状腺炎. ホルモンと臨床 50：643, 2002 より引用

表114 バセドウ病の診断ガイドライン

a）臨床症状
　1．頻脈，体重減少，手指振戦，発汗過多等の甲状腺中毒症所見
　2．びまん性甲状腺腫大
　3．眼球突出または特有の眼症状
b）検査所見
　1．遊離T4高値
　2．TSH低値（0.1μU/ml以下）
　3．抗TSH受容体抗体（TRAb, TBII）陽性または甲状腺刺激抗体（TSAb）陽性
　4．放射性ヨード（またはテクネシウム）甲状腺摂取率高値, シンチグラフィでびまん性
1）バセドウ病
　a）の1つ以上に加えて，b）の4つを有するもの
2）確からしいバセドウ病
　a）の1つ以上に加えて，b）の1, 2, 3を有するもの
3）バセドウ病の疑い
　a）の1つ以上に加えて，b）の1と2を有し，遊離T4高値が3ヵ月以上続くもの

付記
1．コレステロール低値，アルカリフォスファターゼ高値を示すことが多い。
2．遊離T4正常で遊離T3のみが高値の場合がまれにある。
3．眼症状がありTRAbまたはTSAb陽性であるが，遊離T4およびTSHが正常の例はeuthyroid Graves' disease または euthyroid ophthalmopathy といわれる。
4．高齢者の場合，臨床症状が乏しく，甲状腺腫が明らかでないことが多いので注意をする。
5．小児では学力低下，身長促進，落ち着きのなさなどを認める。

満間照典, 他：甲状腺疾患診断ガイドライン：バセドウ病・甲状腺機能低下症・無痛性甲状腺炎・慢性甲状腺炎（橋本病）・亜急性甲状腺炎. ホルモンと臨床 50：643, 2002 より引用

表 115 　自己免疫性肝炎診断指針（抜粋）（厚生省「難治性の肝炎」調査研究班 1996）

概念
中年以降の女性に好発し，慢性に経過する肝炎であり，肝細胞障害の成立に自己免疫機序が想定される[*1]。診断にあたっては肝炎ウイルス[*2]，アルコール，薬物による肝障害および他の自己免疫疾患にもとづく肝障害を除外する．免疫抑制薬，とくにコルチコステロイドが著効を奏す[*3]．
主要所見
① 血中自己抗体（とくに抗核抗体，抗平滑筋抗体など）が陽性．
② 血清γグロブリン値または IgG 値の上昇（2 g/dl 以上）．
③ 持続性または反復性の血清トランスアミナーゼ値の異常．
④ 肝炎ウイルスマーカーは原則として陰性[*2]．
⑤ 組織学的には肝細胞壊死所見および piecemeal necrosis を伴う慢性肝炎あるいは肝硬変であり，しばしば著明な形質細胞浸潤を認める．ときに急性肝炎像を呈する．
診断
上記の主要所見①〜④より，自己免疫性肝炎が疑われた場合，組織学的検査を行い，自己免疫性肝炎の国際診断基準を参考に診断する．

[*1]：本邦では HLA-DR 4 陽性症例が多い．
[*2]：本邦では C 型肝炎ウイルス血症を伴う自己免疫性肝炎がある．
[*3]：C 型肝炎ウイルス感染が明らかな症例では，インターフェロン治療が奏効する例もある．
戸田剛太郎：自己免疫性肝炎診断指針 1996．肝臓 37：298, 1996 より引用．

疫抑制薬，血漿交換などを考慮する．PSL，摘脾はあまり有効ではない．

3）消化器疾患[5)6)7)]

(a) 自己免疫性肝炎（AIH）

慢性肝炎の約 2 ％を占め，50 歳代女性に多い．肝機能障害，高γグロブリン血症のほか，ANA，抗平滑筋抗体（ASMA），抗肝腎マイクロソーム抗体（抗 LKM-1 抗体），抗 SLA 抗体などを認め，この組み合わせにより 4 病型に分類される．I 型は ANA が陽性となり，ルポイド肝炎ともいう．表 115 に厚生省（現 厚生労働省）研究班により提唱された診断指針を示す．SS，RA，橋本病など他の自己免疫疾患の合併を約 30％に，HCV 抗体陽性を約 10％に認める．治療の第一選択薬は副腎皮質ステロイドであり，一般的には PSL 1 mg/体重/日を初期投与量とし，維持量まで漸減する．ステロイド抵抗性の症例は免疫抑制薬の投与を検討する．肝障害が軽微な AIH にはウルソデオキシコール酸（UDCA）の有効性が報告されている．

(b) 原発性胆汁性肝硬変（PBC）

中年女性に多い慢性進行性の胆汁うっ滞性肝疾患で，胆管上皮細胞に対する自己免疫反応と考えられている．診断は表 116 に示す厚生省（現 厚生労働省）研究班による診断基準が用いられ，2/3 が無症候性 PBC（asymptomatic PBC：a-PBC）で，症候性 PBC（symptomatic PBC：s-PBC）への移行は 20％程度とされる．症候性となると症状の進行は速く不可逆的である．抗ミトコンドリア抗体（AMA）はその対応抗原により M 1〜M 9 の 9 種類の亜分画に分類され，抗 M 2 抗体（抗 PDH 抗体）は PBC に特異的とされ診断的意義が大きいが，AMA 陰性例も 10％程度に認められる．ANA も 30〜50％に陽性となり，おもに抗セントロメア抗体が検出され，SS が合併することもある．治療法は確立されておらず，対症療法（UDCA，ベザフィブラート）が中心となる．副腎皮質ホルモンは病初期においては効果が期待されるが，長期的には無効とする報告も少なくない．日本肝移植適応研究会では 6 ヵ月後予測死亡率 50％以上，繰り返す食道・胃静脈瘤破裂，高度の掻痒感の症例を肝移植の適応としている．

(c) 原発性硬化性胆管炎（PSC）

肝内外胆管周囲の炎症細胞浸潤と線維化のた

表116 原発性胆汁性肝硬変診断基準（厚生省「難治性の肝炎」調査研究班 1992）

概念
中年以降の女性に好発し，皮膚瘙痒感で初発することが多い．黄疸は出現後消退することなく漸増することが多く，門脈圧亢進症状が高頻度に出現する．なお，皮膚瘙痒感，黄疸など肝障害にもとづく自覚症状を欠く場合があり，無症候性（asymptomatic）PBCと呼び，無症候性のまま数年以上経過する場合がある．

1. **検査所見**
黄疸の有無にかかわらず，血沈の促進，血清中の胆道系酵素（ALPなど），総コレステロール，IgMの上昇を認める．抗糸球体抗体（AMA）または抗pyruvate dehydrogenase（PDH）抗体が高頻度に陽性で，高力価を示す．

2. **組織学的所見**
肝組織では中等大小葉間胆管ないし隔壁胆管に慢性非化膿性破壊性胆管炎（chronic non-suppurative destructive cholangitis：CNSDC）あるいは胆管消失を認める．連続切片による検索で診断率は向上する．

3. **合併症**
高脂血症が持続する場合に皮膚黄色腫を伴う．Sjögren症候群，関節リウマチ，慢性甲状腺炎などの自己免疫性疾患を合併することがある．

4. **鑑別**
慢性薬剤起因性肝内胆汁うっ滞，肝内型原発性硬化性胆管炎，成人性肝内胆管減少症など．

診断
次のいずれか1つに該当するものをPBCと診断する．
1）組織学的にCNSDCを認め，検査所見がPBCとして矛盾しないもの．AMAまたは抗PDH抗体が陰性例もまれに存在する．
2）AMAまたは抗PDH抗体が陽性で，組織学的にはCNSDCの所見を認めないが，PBCに矛盾しない（compatible）組織像を示すもの．
3）組織学的検索の機会はないが，AMAまたは抗PDH抗体が陽性で，しかも臨床像および経過からPBCと考えられるもの．

厚生省特定疾患「難治性の肝炎」調査研究班 自己免疫性肝炎分科会，1992より引用

め，胆管内腔の狭窄，閉塞をきたす慢性胆汁うっ滞性肝疾患で，有効な治療法は確立されていない．無症状でもすでに肝硬変に進展している場合もある予後不良な疾患である．性差ではやや男性に多く，20歳代と60歳代にピークを有する．肝胆道系酵素の上昇，好酸球増加以外にANA，ASMA，抗好中球細胞質抗体（p-ANCA）の陽性率が高いが疾患特異性はない．内視鏡的逆行性胆管膵管造影（ERCP），経皮経肝胆道造影（PTC）や病理所見により確定診断に至る．約20％のPSCに潰瘍性大腸炎が合併する．UDCA，副腎皮質ホルモン，ペニシラミン，免疫抑制薬が初期には有効との報告もあるが長期的な有効性は乏しい．最終的には肝移植の適応となる．

(d) その他の自己免疫性消化器疾患

抗内因子抗体（IFA），抗胃壁細胞抗体，抗ガストリンレセプター抗体などが陽性となり，胃体部を主病変とする自己免疫性（A型）萎縮性胃炎や，抗大腸抗体，抗HMG1抗体やANCAなどが認められる潰瘍性大腸炎，抗ラクトフェリン抗体，抗カーボニックアンヒドラーゼII抗体などを認める自己免疫性膵炎などがある．

文献

1) 遠藤登代志：甲状腺疾患へのアプローチーバセドウ病の発症機構と薬物療法・管理の基本戦略．Medical Practice 19：196, 2002.
2) 満間照典，他：甲状腺疾患診断ガイドライン：バセドウ病・甲状腺機能低下症・無痛性甲状腺炎・慢性甲状腺炎（橋本病）・亜急性甲状腺炎．ホルモ

3）蔵本 惇，他：特発性血小板減少性紫斑病の診断基準に関する検討．厚生省特定疾患特発性臓器障害調査研究班平成2年度研究業績報告書．pp 59, 1991.
4）前川 正：溶血性貧血分科会長報告．厚生省特定疾患特発性造血障害調査研究班研究業績報告書．pp 64, 1991.
5) Manns MP, et al：Immunogenetics of chronic liver disease. Gastroenterology 106：1676, 1994.
6）相澤良夫，他：自己免疫疾患 原発性胆汁性肝硬変．日本臨牀別冊 免疫症候群（上巻）：218, 2000.
7) Lindor KD, et al：Advances in primary sclerosing cholangitis. Am J Med 89：73, 1990.

（山田雅人）

8．合併妊娠

膠原病は妊娠可能年齢の女性に好発する疾患であり，妊娠・出産は重要なテーマの1つである．また自己免疫疾患の代表的なものであり，妊娠中は妊娠自体の免疫学的変化も加わりその病態はより複雑となる．自己免疫疾患の妊娠・出産を考えるとき，病気が妊娠・出産に与える影響，胎盤通過性のあるIgG型自己抗体の胎児への影響，妊娠・出産が病気に与える影響を考えなければならない．

過去には基礎疾患を管理する内科医が妊娠許可条件を設定し，許可条件にあてはまらなければ妊娠を禁忌とする傾向があった．しかし，近年周産期医療や基礎疾患の管理法の進歩により，合併症を有する女性でも妊娠中の管理を十分に行えば，安全に妊娠・分娩することが可能な例が多いと考えられるようになっている．当教室ではより安全に妊娠・出産するために原則として表117を容認事項としている．その管理にあたっては，内科・産科・新生児科の密な連携が重要であり，症例によっては妊娠前から連携をとることが重要である．

1）遺伝と妊孕性

膠原病は単一の遺伝子によって遺伝する疾患ではなく，遺伝的にはpolygenicと考えられており，その発症には環境など複数の誘因の影響をうけて発症すると予想される．しかし，その家族内発症の報告は多く，SLEで0.4〜3.4％（自験例3％）と高率であり，体質・素因が受け継がれる可能性はある．

妊孕性（妊娠しやすさ）は問題ないとされているが，治療薬により排卵が抑制されたり，ホルモンバランスが崩れている際は妊娠しにくくなる．しかし大量のシクロフォスファミド投与により卵巣機能不全となった場合以外は，ステロイドの量が減れば妊娠可能である．

2）妊娠中・出産後に再燃の起こりうる病態

妊娠・出産後に病態が悪化することが知られている疾患として，SLEがある．妊娠中の疾患活動性は母体の予後だけでなく児の短期・長期予後にまで影響を与えるため，SLEが寛解状態にあることを妊娠の認容の目安とするが，少なからず妊娠中・分娩後の増悪がみられる．表118に示すように，報告によって再燃の時期・頻度は異なり，解釈は難しいが，かなりの率で再燃すること，再燃する時期が一定していないといえるだろう．妊娠経過中に増悪した場合，疾患増悪の徴候を早期にみきわめ，ステロイドの増量などによる母体治療の強化が必要である．SLEの妊娠中の再燃は，過去の病態とは異なった病態で起こることも多く，定期的な検査や診察が必要である．母体については，妊娠を中断し，ステロイドの多量投与を行うことでほとんどの例で軽快する．

表117　膠原病患者の妊娠・出産の容認

1. 病態がステロイド維持量で10ヵ月以上寛解状態にあること。
2. 膠原病による重篤な臓器病変がないこと。
3. ステロイドによる重篤な副作用の既往がないこと。
4. 免疫抑制薬の併用がないこと。
※ 5. 抗リン脂質抗体，抗SS-A, B抗体が陰性であることが望ましい。
6. 出産後の育児が可能であること。

※これらの抗体が陽性の場合には，そのリスクについて患者に説明する必要がある。

橋本博史：膠原病妊婦に対するケア. 臨床免疫 20：657, 1998 より一部改変

表118　SLE合併妊娠における再燃頻度

| | 患者数/妊娠数 | 再燃総数 | 妊娠中再燃例 | | | 分娩後再燃例 |
			前期	中期	後期	
Mintz et al. (1986)	75/102	53(52%)	30(57%)	7(13%)	7(13%)	9(17%)
Petri et al. (1991)	37/40	34(85%)	6(18%)	16(46%)	5(15%)	7(21%)
Urowitz et al. (1993)	46/79	37(46%)	15(47%)	10(31%)	4(13%)	3(9%)
自験例 (1998)	65/77	25(32%)¶	5(20%)#	5(20%)#	9(36%)#	6(24%)#

¶；妊娠総数に対する比率　　#；再燃総数に対する比率

3）臓器障害を有する症例の妊娠

腎症，間質性肺炎，肺高血圧症など臓器障害を有する膠原病疾患の妊娠については，障害臓器の機能がどの程度であるかが問題となる。臓器機能が低下している場合，早産，周産期死亡率，妊娠中毒症の発症，臓器障害の増悪率は高くなる。

腎症については厚生省特定疾患（進行性腎障害）調査研究班による腎炎，ネフローゼ患者の妊娠，出産に関する指導指針などを参考とするが，絶対的に妊娠中絶をしなければならないという基準はない。

間質性肺炎については，妊娠中に横隔膜挙上により予備呼気量，残気量の減少が妊娠5～6ヵ月から顕著になることを考慮する必要がある。

肺高血圧症は約50％（無症状でも42％）が妊娠中もしくは産褥期初期に死亡し，新生児死亡率も母体死亡率と同じように高率であるため，避妊の指導が原則である。妊娠した場合はfirst trimesterの終わりまでの中絶を勧める[1]。

詳細は産科学成書を参照されたい。

4）抗リン脂質抗体による不育症

当教室の統計ではSLE患者の約1/4で抗リン脂質抗体が陽性であり，血栓症の既往の有無にかかわらず妊娠前から少量アスピリンなどの抗凝固療法が行われている場合が多く，真の流産率や治療による効果を知ることは難しい。ループスアンチコアグラントおよび抗カルジオリピン抗体ともに陽性の症例のほうが流産率が高いという報告や，少量アスピリンにヘパリン療法を加えたほうが生産率を高くするという報告が多い。われわれは，流産の既往のある症例や抗カルジオリピンβ_2GP1抗体価の高い症例については，少量アスピリンに加え血漿交換療法の施行で良好な成績を得ている。

5）抗SS-A抗体と新生児ループス (neonatal lupus erythematosus：NLE)

抗SS-A抗体陽性の母親から出生した児の一部に皮疹，血球減少，心ブロック（CHB）がみられることがあり，これを新生児ループスと呼んでいる。皮疹，血球減少は母親からの移行抗体の

消失とともに軽快するが，心ブロックは不可逆性でペースメーカー植え込みを要する重篤な病態である．抗SS-A抗体のうち抗52 kD/SS-A抗体がNLEに対してハイリスクであるといわれているが，さらに抗SS-B抗体（48 kD）抗体をあわせ持つ症例に出現しやすいとの報告が多い．抗SS-A抗体陽性の母親からCHB児が生まれる確率は報告者により異なるが，最近の報告では1～7.5%である．2001年Brucatoらは，100例の抗SS-A抗体陽性母親の大規模調査を行い，CHB児の生まれる確率は2%と報告している．100例中53例のSLEの母親からはCHB児は生まれておらず，母親の原疾患が原発性シェーグレン症候群，UCTDでリスクが上がると報告している（SSで4%，UCTDで5.2%）[2]．抗SS-A抗体陽性母親のCHB児予防の確立した治療法はなく，血漿交換療法やCHBが発見された時点でのステロイド薬の母胎への投与が試みられている．

6）治療薬

多くの膠原病患者が副腎皮質ステロイドの投与を受けており，妊娠中も維持量のステロイド投与が必要な場合が多い．コルチゾール，プレドニゾロン（PSL），メチルプレドニゾロン，ベタメタゾン，デキサメタゾンはいずれも胎盤通過性が示されており，PSLが胎盤の11β-デヒドロゲナーゼにより不活化されるため妊娠中の副腎皮質ステロイドはPSLが第1選択となる．副腎皮質ステロイドの催奇形性は非使用群と違わないとされており，維持量としてPSL換算で15 mg/日以下であれば胎児にはほぼ影響はないといわれている．授乳に関しては，乳汁への移行はわずかであり，PSL換算で30 mg/日まではおそらく安全といわれている[4]．以上のように，副腎皮質ステロイドは妊娠に関して比較的安全な薬剤といえ，必要に応じて母体保護のための増量を躊躇するべきではない．

一方，免疫抑制薬は，その多くが胎盤通過性で細胞毒性を有しており，妊娠中もしくはその可能性のある女性には使用を避けるのが大原則と思われる．しかし，実際の臨床の場にあっては，免疫抑制薬の使用中に妊娠が判明するなど，あえて挙児を希望する場合もある．表119に膠原病治療で使用されるおもな免疫抑制薬の胎児毒性について示す．シクロホスファミド（cyclophosphamide：CY）は妊娠以前の問題として不妊（無月経）の誘発が有名である．高齢者ほど胚細胞の喪失や卵巣の線維化をきたしやすい．30歳以上の女性に累積15 g以上投与した場合あるいはCYパルス療法を15回以上行った場合がおもなリスクファクターになるようである[3]．

RAでもっとも頻用される非ステロイド系抗炎症薬（NSAIDs）は，蓄積性や催奇形性は報告されていないが，まだ妊婦への安全性は確立されていない．とくに妊娠末期に使用すると胎児動脈管の早期閉鎖を起こすといわれている．抗リウマチ薬（DMARDs）や免疫抑制薬は，妊娠中や授乳中禁忌となるものが多い．表120におもな抗リウマチ薬の妊娠，授乳時の適応を示した．妊娠に際しては抗リウマチ薬をステロイド薬に変更することが多い．

7）未熟児出産

児の予後に影響する母胎側の因子として，疾患活動性やコントロールの程度，腎症の有無，ステロイドの影響などが知られているが，その本質的機序は不明である．一般的には妊娠時点で寛解状態であれば，妊娠末期までとくに問題なく経過することが多くある一方，活動性の高い症例や臓器障害を有する症例では，母体の病状の悪化によって胎児発育が障害され，胎児仮死徴候の出現によって，早期産とせざるをえないことが多く，児にとって予後不良である．しかしこのような早期産であっても，近年の新生児医療の進歩により，児の予後は改善されてきている．当教室でも29週で帝王切開となり，児の生下時体重が765 gで救命しえた経験がある[5]．

膠原病合併妊娠は母児にとってリスクである

表119　SLEの治療薬

	薬物	胎児毒性	特記事項
原則使用可能	副腎皮質ステロイド	わずか	基本的には安全
	アザチオプリン	軽度	5〜10%の催奇形性（腎移植後）
	シクロフォスファミド	中等度（とくに初期）用量依存的	永続的無月経誘発の恐れ 妊娠初期は催奇形性 妊娠中期以降は胎児には比較的安全 比較的安全
	シクロスポリン	軽度	腎移植例で低体重出生 前子癇状態比較的多い 動物では胎児の尿細管障害
禁忌	メトトレキサート	きわめて強い	

Little, B.B.：Immunosuppressant therapy during gestation. Seminars in Perinatology 21：143, 1997 より一部改変

表120　抗リウマチ薬と妊娠

一般名	メトトレキサート	金チオリンゴ酸ナトリウム	オーラノフィン	D-ペニシラミン	ブシラミン	サラゾスルファピリジン	アクタリット	ミゾリビン
商品名	リウマトレックス	シオゾール	リドーラ	メタルカプターゼ	リマチル	アザルフィジンEN	オークルモーバ	ブレディニン
妊娠	服薬中禁	使用中禁 奇形の報告なし 妊娠したら中止	服薬中禁 催奇形性あり	服薬中禁	安全性確立せず	妊娠末期禁	服薬中禁	服薬中禁

Guidelines for monitoring drug therapy in rheumatoid arthritis. American College of Rheumatology Ad Hoc Committee on Clinical Guidelines. Arthritis Rheum 39：723-731, 1996 より一部改変

が，適切な管理を行えば挙児も可能である．母親にとって合併症を乗り越えて生児を得た歓びは何物にも代えがたいものと思われる．患者とその家族には，今日明らかにされていることを理解していただき，個々の患者にあった適切な助言と指導を行っていくことが重要である．

文献

1）徳川吉弘, 他：ハイリスク妊婦外来. 産婦人科外来シリーズ6（村田雄二, 他, 編）. メジカルビュー社, 東京, pp 99, 1998.
2）Brucato A, et al：Risk of congenital complete heart block in newborns of mothers with anti-Ro/SSA antibodies detected by counterimmunoelectrophoresis. A prospective study of 100 women. Arth Rheum 44：1832, 2001.
3）小川法良, 他：膠原病の治療薬剤・副腎皮質ステロイド剤. 臨床と研究 76：1682, 1999.
4）Kitridou RC：The mother in systemic lupus erythematosus. Dubois' Lupus Erythematosus. 5 th Edition（Ed., Wallace DJ, et al）, Williams & Wilkins, Philadelphia, pp 967, 1997.
5）橋本博史：膠原病妊婦に対するケア. 臨床免疫 20：661, 1998.

（阿部香織）

9. 悪性腫瘍

　近年膠原病の治療の進歩で予後が改善し，長期生存例が増えてきている．それに伴い死因も変遷し，一般人同様悪性腫瘍の比率も増加してきている．ここで問題になるのは，「膠原病で悪性腫瘍の合併の頻度は高いか？」である．膠原病と悪性腫瘍の合併は，古くから皮膚筋炎・多発性筋炎に高頻度に起こることが知られているが，シェーグレン症候群での悪性リンパ腫の合併，全身性硬化症で固形癌の発生が注目され，疾患独自の免疫異常が悪性腫瘍の発生しやすい環境を作り出していると考えられている．一方，悪性腫瘍に随伴する免疫異常によって膠原病類似の症状がみられることがあり，paraneoplastic syndrome（悪性腫瘍随伴症候群）といわれ，膠原病との鑑別が問題となってくる．本項では，疾患別に悪性腫瘍の位置づけについて述べていく．

1）多発性筋炎／皮膚筋炎（PM/DM）

　多発性筋炎，皮膚筋炎はもっとも悪性腫瘍を合併しやすく，炎症性筋炎発症前後2年以内にみつかりやすく，50歳以上の男性皮膚筋炎に危険率が高いといわれている．皮膚筋炎における悪性腫瘍合併率は10～30％といわれているが，多発性筋炎における報告はさまざまである．

　悪性腫瘍を伴う多発性筋炎，皮膚筋炎をparaneoplastic syndromeとしてとらえ，伴わないものとは発症機序が異なるという考え方もある．

　悪性腫瘍が発見されたときには，ステロイドの手術への影響の関連もありその治療を先行させるのが原則であり，実際癌の切除によって皮膚筋炎が改善したという報告もある．例外的に，急速進行性の間質性肺炎がある場合や，筋炎症状の進行が速く呼吸筋，心筋の障害が認められた場合には，すぐにステロイド投与せざるをえない．

2）シェーグレン症候群（SS）

　SSでは顕著な高γグロブリン血症を認めることがあり，Bリンパ球増殖性疾患と考えられている．Bリンパ球の増殖は，通常多クローン性であるが，一部は単クローン性増殖に変化し，この良性Bリンパ球増殖が，リンパ節や脾臓など外分泌腺以外の組織に拡大した場合は"偽リンパ腫"という．しかし，あるものはさらに，悪性リンパ腫へ進展することがあり，一般対照に比べ約40～90倍高い[1]．まれに多発性骨髄腫への移行が報告されている．悪性リンパ腫が発生する際，高値だったリウマトイド因子が陰転化したり，血清IgMの減少がみられることがある．

3）全身性硬化症

　全身性硬化症では高率に肺線維症の合併があり，それに伴い肺癌が発生してくることが知られているが，実際全身性硬化症の悪性腫瘍合併率は2.6～6.0％と一般の罹患率と差はない．しかし，近年全身性硬化症における悪性腫瘍の増加傾向が報告されており，肺癌のほか，さまざまな悪性腫瘍の合併が報告されている．その原因は不明だが，全身性硬化症患者では悪性腫瘍の合併を念頭に置いて診療にあたる必要があると考えられる．

4）その他の膠原病

　全身性エリテマトーデスと関節リウマチでは，悪性リンパ腫の発症について，その相対危険率は高いとされている．全身性エリテマトーデスでは，免疫学的機能異常が関与すると考えられ，末梢リンパ節に発症するものがほとんどであり，化学療法や放射線療法によって寛解が得られる場合がある．関節リウマチでは，その重傷度よりも罹病期間に関係し，平均17年という報告がある．固形がんの発症は関節リウマチにおいて一般人と差がない[2]．

　また膠原病の治療に使われる免疫抑制薬の発癌性も問題である．シクロフォスファミド（エンドキサン®）の膀胱癌，アザチオプリン（イムラン®）のリンパ腫などが有名である．シクロスポリンAはリンパ腫や皮膚癌発生の報告がある．

表 121 悪性腫瘍随伴症候群

	代表的悪性腫瘍
1．炎症性筋症	
皮膚筋炎・多発性筋炎	種々の癌
2．関節症	
1）肥大性骨関節症	肺癌
2）アミロイドーシス	多発性骨髄腫
3）癌性関節炎	乳癌
4）Jaccoud関節症	肺癌
3．その他の症候	
1）ループス様症候群	種々の癌
2）壊死性血管炎	リンパ系腫瘍
3）クリオグロブリン血症	形質細胞腫
4）免疫複合体病（ネフローゼ症候群）	Hodgikin病，腺癌
5）脂肪織炎	膵臓癌
6）多発動脈炎	Hairy cell白血病
7）化膿性関節炎	結腸癌

Caldwel DS：Musculoskeretal syndroms associated with malignancy. Textbook of Rheumatology. 4 th Edition （Ed., WN Kelly, et al），WB Saunders, Philadelphia, pp 1552, 1993, 益山純一：膠原病と悪性腫瘍. 内科 80：100, 1997 より引用

5）悪性腫瘍に伴う膠原病様症状

悪性腫瘍により関節炎を含めた膠原病様症状が起こることがあり，悪性腫瘍随伴症候群（paraneoplastic syndrome）（表121）といわれる。

炎症性筋症は前述のとおりで，関節症の代表例としてバチ指と長管骨の骨膜肥厚を示す肥大性骨関節症があり，気管支癌や転移性肺癌などの肺悪性腫瘍に伴うことが知られている。多関節炎は肥大性骨関節症に付随するもののほかに，乳がんの約8割に認められる。非対称性関節炎が多い。

その他，全身性エリテマトーデス類似の症状がリンパ系腫瘍を含めたさまざまな悪性腫瘍でみられる[3]。

最後に，悪性腫瘍を合併した場合の膠原病の治療であるが，PM/DM以外は概して非活動期に合併する場合が多く，ほとんどは膠原病の治療は二の次にして悪性腫瘍の治療が中心となる（維持量のステロイドや抗リウマチ薬は支障がないかぎりは続ける）。合併した症例の生死は，当然悪性腫瘍が左右するが，若くして死亡した症例が多かった昔の膠原病とは最近は様相を異にしているといえる。

文　献

1) 菅井　進：自己免疫疾患における膠原病の発症. 日臨免誌 19：1, 1996.
2) 菱川隆史：新しい免疫抑制薬（細胞内伝達物質阻害薬）とその分子生物学的作用. 炎症と免疫 9：20, 2001.
3) 益山純一：膠原病と悪性腫瘍. 内科　80：100, 1997.

（阿部香織）

IV. 膠原病・リウマチ性疾患の社会保障・医療福祉

　膠原病・リウマチ性疾患は，難病かつ長期にわたり治療が必要なケースが多く，とくに関節リウマチにおいては，四肢の関節の変形をきたすことから日常生活動作（ADL），生活の質（QOL）の低下がみられる。したがって，われわれ医療従事者は，患者さん側の立場に立ち，社会保障制度，医療福祉についての知識が必要である。ここでは，このような患者さんがどのような社会保障を受けられるかを中心に解説する。

1．さまざまな社会保障の利用

　膠原病・リウマチ患者さんに対する社会保障には，身体障害者福祉制度，特定疾患治療研究事業，介護保険，年金保険などがある。そのほか，医療費が高額になった場合には，高額療養費制度，高額療養費の貸付制度などの医療保障制度がある。これらの社会保障制度の利用にあたっては，主治医が理解したうえで，各病院の医療相談室などに相談し，ソーシャルワーカーの指導のもと，患者さんにその提供を行うことが大切である（図33）。

1）身体障害者福祉制度

　朝のこわばり，四肢の関節疼痛，変形をきたす関節リウマチ，四肢の筋力低下をきたす皮膚筋炎・多発筋炎，中枢神経をおかされた全身性エリテマトーデスなどの疾患においては，身体上の障害をもつことから，18歳以上であれば身体障害者福祉制度が受けられ，この制度に認定されると身体障害者手帳が交付される。この手帳は，障害の程度により1級から6級に分類される（表122）。とくに関節リウマチの場合，多関節に障害が及ぶため上肢・下肢とそれぞれ等級を認定し，

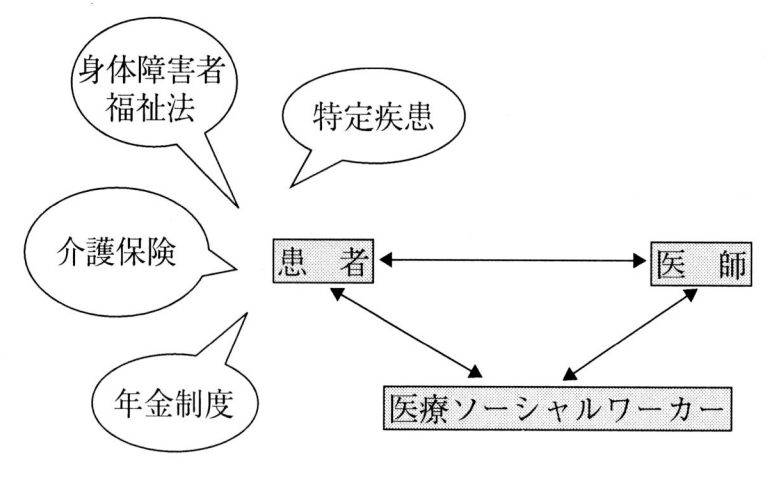

図33　全体の流れ

表122　身体障害者手帳等級表

級別	上肢 項目	下肢 項目
1級	1 両上肢の機能を全廃したもの 2 両上肢を手関節以上で欠くもの	1 両下肢の機能を全廃したもの 2 両下肢を大腿の2分の1以上で欠くもの
2級	1 両上肢の機能のいちじるしい障害 2 両上肢のすべての指を欠くもの 3 一上肢を上腕の2分の1以上で欠くもの 4 一上肢の機能を全廃したもの	1 両下肢の機能のいちじるしい障害 2 両下肢の下腿の2分の1以上で欠くもの
3級	1 両上肢の親指および人差し指を欠くもの 2 両上肢の親指および人差し指の機能を全廃したもの 3 一上肢の機能のいちじるしい障害 4 一上肢のすべての指を欠くもの 5 一上肢のすべての指の機能を全廃したもの	1 両下肢をショパール関節以上で欠くもの 2 一下肢を大腿の2分の1以上で欠くもの 3 一下肢の機能を全廃したもの
4級	1 両上肢の親指を欠くもの 2 両上肢の親指の機能を全廃したもの 3 一上肢の肩関節・肘関節または手関節のうちいずれか一関節の機能を全廃したもの 4 一上肢の親指および人差し指を欠くもの 5 一上肢の親指および人差し指の機能を全廃したもの 6 親指または人差し指を含めて一上肢の三指を欠くもの 7 親指または人差し指を含めて一上肢の三指の機能を全廃したもの 8 親指または人差し指を含めて一上肢の四指の機能のいちじるしい障害	1 両下肢のすべての指を欠くもの 2 両下肢のすべての指の機能を全廃したもの 3 一下肢を下腿の2分の1以上で欠くもの 4 一関節の股関節または膝関節の機能を全廃したもの 5 一下肢が健側に比して10 cm以上または健側の長さの10分の1以上短いもの
5級	1 両上肢の親指のいちじるしい障害 2 一上肢の肩関節・肘関節または手関節のうちいずれかの一関節の機能のいちじるしい障害 3 一上肢の親指を欠くもの 4 一上肢の親指の機能を全廃したもの 5 一上肢の親指および人差し指の機能のいちじるしい障害 6 親指または人差し指を含めて一上肢の三指の機能のいちじるしい障害	1 一下肢の股関節または膝関節の機能のいちじるしい障害 2 一下肢の足関節の機能を全廃したもの 3 一下肢が健側に比して5 cm以上または健側の長さの15分の1以上短いもの
6級	1 一上肢の親指の機能のいちじるしい障害 2 人差し指を含めて一上肢の二指を欠くもの 3 人差し指を含めて一上肢の二指の機能を全廃したもの	1 一下肢をリスフラン関節以上で欠くもの 2 一下肢の足関節の機能のいちじるしい障害

あわせて総合等級とする。また，人工関節置換の手術を行った場合は，その関節は機能全廃とみなす。患者さんは，その等級に応じさまざまな支援を受けることができる。その支援内容は都道府県

表 123 身体障害者福祉法による福祉制度（一部）

A 経済的援助
　①特別障害者手当
　②重度心身障害者手当

B 医療制度
　①更正医療の給付
　②重度身体障害者医療費助成

C 日常生活の援助
　①補装具・日常生活用具の交付・貸与
　②ホームヘルパー，デイサービス，短期入所
　③公営公団住宅の優遇，増改築の融資

D 交通機関
　①鉄道・バス・航空機の割引
　②有料道路通行料金の割引
　③自動車改造費助成
　④駐車禁止規制の適用除外

E 税金
　①障害者控除
　②自動車税の免除
　③相続税・贈与税の減免

や交通機関に関するサービスを受けられることがわかる。申請にあたっては，主治医が所定の診断書を書く必要がある。しかし，その記入にあたり注意が必要である。この診断書は，身体障害者福祉法第 15 条第 1 項の規定により指定医のみが記入することができる。したがって研修医や指定医以外の医師は実際に記入することはできない。診断書は，関節可動域（ROM）や筋力など詳細な計測と日常生活動作（ADL）の評価が必要であるため，一定の時間を要する。指定医により完成された診断書は，申請者である患者さんが，申請者自身の写真を添えて市町村役場の障害福祉担当課に提出し，審査・事務処理がなされた後，交付決定がなされ，患者さんは手帳を取得することができる（図 34）。膠原病・リウマチ患者さんが，この手帳を取得することによって，医療福祉の面から障害に対する支援が可能になる。実際，関節リウマチの患者会であるリウマチ友の会のリウマチ白書 2000 の資料では，約 61％の患者さんが身体障害者手帳を取得しており，その内訳では，約 70％が 1，2 級を取得している（図 35）。

により異なるが，表 123 に東京都における支援内容を示す。この表からもわかるように，たとえ等級が 6 級であっても税金の控除などの経済的援助

2）特定疾患治療研究事業

原因不明で，治療法が未確立であり，かつ，後遺症を残すおそれの少なくない疾患で，経過が慢性で，単に経済的問題のみならず，介護などにい

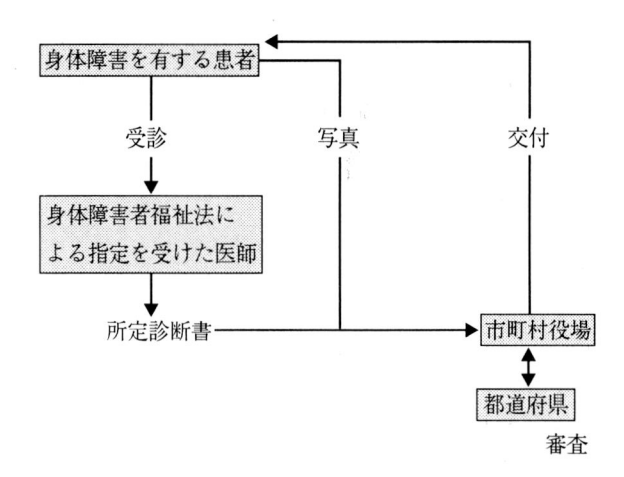

図 34 身体障害者手帳の流れ

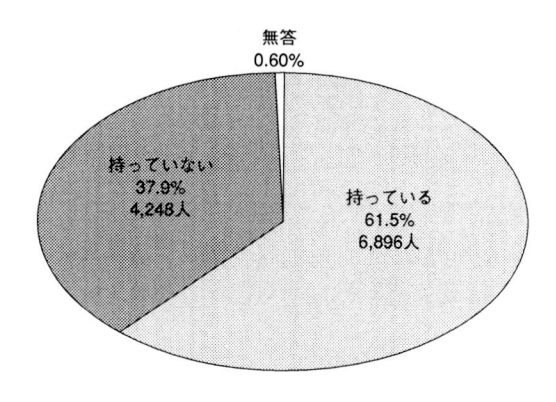

IV. 膠原病・リウマチ性疾患の社会保障・医療福祉

身体障害者手帳所持者等級別内訳

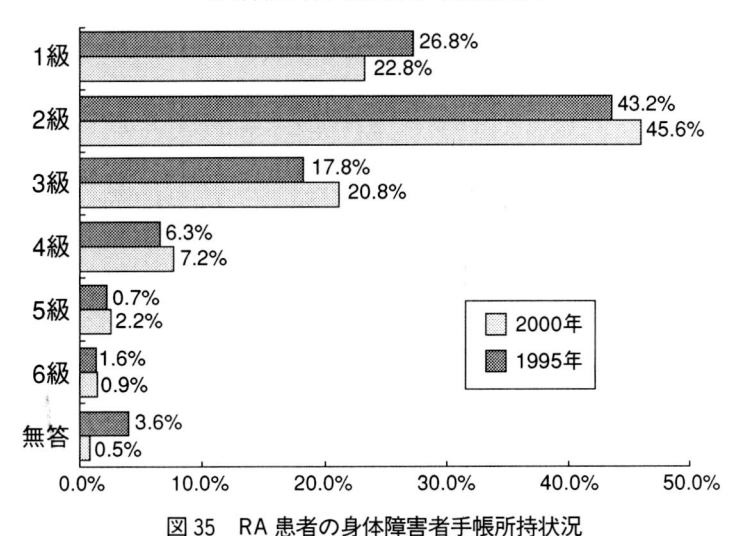

無答 0.60%
持っていない 37.9% 4,248人
持っている 61.5% 6,896人

1級 26.8% / 22.8%
2級 43.2% / 45.6%
3級 17.8% / 20.8%
4級 6.3% / 7.2%
5級 0.7% / 2.2%
6級 1.6% / 0.9%
無答 3.6% / 0.5%

■ 2000年
■ 1995年

図35 RA患者の身体障害者手帳所持状況
日本リウマチ友の会：医療保障と福祉制度．2000年リウマチ白書．東京，pp 70, 2000 より改変

ちじるしく人手を要するため，家庭の負担が重く，また精神的にも負担の大きい疾患群を行政的に難病という。これらの難病のなかでいくつかの条件にあてはまる疾患について，国が特定疾患に指定し，研究を推進するだけでなく，医療施設の整備や医療費の自己負担の軽減，さらに福祉対策の軽減を行っている。118の疾患が特定疾患の研究対象となっているが，2003年10月現在45疾患が指定され，毎年少しずつ追加されている（**表124**）。このなかには多くの膠原病・リウマチ疾患が含まれているが，現在のところ，**表124**の○に示す10疾患が指定されている。そのなかで関節リウマチ（RA）は悪性関節リウマチ（MRA）のみが指定されている。一方多くの自治体では独自に特定疾患を指定しているが，東京都ではシェーグレン症候群や強直性脊椎炎が含まれている。

事業内容としては，(1)医療公費負担（重症例），(2)訪問相談指導，(3)在宅訪問診療，(4)緊急時一時入院の確保，(5)医療相談・健康指導などがあげられる。

申請方法は，申請書に主治医の診断書を添えて保健所に届けると，都道府県の書類審査のあと認定され，特定疾患医療受給票（医療券）が発行される。1998年5月から医療費公費負担制度が見直され，軽症者は一部負担が必要になり，2003年10月には，さらに改正され，自己負担のしくみが変わり，重症患者，低所得者（市町村民税非

表124 特定疾患治療研究事業の対象疾患

疾病番号	疾病名	リウマチ性疾患
1	ベーチェット病	○
2	多発性硬化症	○
3	重症筋無力症	
4	全身性エリテマトーデス	○
5	スモン	
6	再生不良性貧血	
7	サルコイドーシス	
8	筋萎縮性側索硬化症	
9	全身性硬化症，皮膚筋炎および多発性筋炎	○
10	特発性血小板減少性紫斑病	
11	結節性多発動脈炎	○
12	潰瘍性大腸炎	○
13	大動脈炎症候群	○
14	ビュルガー病	
15	天疱瘡	
16	脊髄小脳変性症	
17	クローン病	
18	難治性の肝炎のうち劇症肝炎	
19	悪性関節リウマチ	○
20	パーキンソン病関連疾患 （進行性核上麻痺，大脳皮質基底核変性症およびパーキンソン病）	
21	アミロイドーシス	
22	後縦靱帯骨化症	
23	ハンチントン病	
24	モヤモヤ病（ウイリス動脈輪閉塞症）	
25	ウェゲナー肉芽腫症	○
26	特発性拡張型（うっ血型）心筋症	
27	多系統萎縮症 （線条体黒質変性症，オリーブ橋小脳萎縮症およびシャイ・ドレーガー症候群）	
28	表皮水疱症（接合部型および栄養障害型）	
29	膿疱性乾癬	
30	広範脊柱管狭窄症	
31	原発性胆汁性肝硬変	
32	重症急性膵炎	
33	特発性大腿骨頭壊死症	○
34	混合性結合組織病	○
35	原発性免疫不全症候群	
36	特発性間質性肺炎	
37	網膜色素変性症	
38	プリオン病	
39	原発性肺高血圧症	
40	神経線維腫症	
41	亜急性硬化性全脳炎	
42	バッド・キアリ症候群	
43	特発性慢性肺血栓塞栓症（肺高血圧型）	
44	ライソゾーム病	
45	副腎白質ジストロフィー	

表125 特定疾患治療研究事業の改正前と現行の比較表

		改正前（～2003年9月30日）	現行
軽快者		規定なし	公費負担の対象外
患者一部負担限度額	重症患者	自己負担なし	自己負担なし
	低所得者（市町村民税非課税）	入院の場合　医療費と入院時食事療養費の標準負担額を含めて1医療機関ごと1万4000円まで　入院外の場合　薬剤の一部負担金を含めて1医療機関ごと日額1000円を限度として，支払いは2回まで（3回目以降は同月の支払いなし）	自己負担なし
	上記以外の者		所得と治療状況（入院・外来）に応じて，段階的に一部負担の限度額を設定する
医療受給者証の有効期間		4月1日～翌年3月31日	10月1日～翌年9月30日
特定疾患治療意見書の添付		新規申請時　更新申請時は，3年に1回	新規申請時　更新申請時（毎年）

課税）の方以外は，所得に応じた段階的自己負担に変更された（**表125**）。また，治療の結果，症状が改善し，経過観察など一定の通院管理のもとで，いちじるしい制限を受けることなく就労などを含む日常生活を営むことができると判断される患者は，軽快者として特定疾患医療受給票にかわって特定疾患登録証が交付される。

3）難病患者等（関節リウマチ患者）居宅生活支援事業

1997年1月より特定疾患対象患者およびRA患者に対して在宅で療養生活を支援する事業が始まった。事業の概要は，(1)ホームヘルプサービス，(2)短期入所，(3)日常生活用具給付，(4)ホームヘルパー研修，の4種類の支援事業からなる。

利用方法は，申請書に診断書を添えて市町村の窓口に提出する。受付後，患者の身体や環境に応じて，ホームヘルパーの派遣回数，時間，必要なサービスの内容，費用負担などが決定される。この事業を利用すれば，関節リウマチの患者が，身体障害者の認定を受けていなくても，ホームヘルプサービス，日常生活用具給付，ショートステイなどの支援策を受けられる。

本事業は，対象者が介護保険法，老人保健法，身体障害者福祉法などの施策の対象外であることと，事業主の市町村の取り組みが遅れていることから，実際の利用度は十分でなかった。しかし，平成15年度から都道府県ごとに難病相談・支援センターが順次設置されることになった。これによって，難病患者・家族などの療養上，生活上での悩みや不安などの解消を図るとともに，電話や面談などによる相談，患者会などの交流促進，就労支援など，難病患者のもつさまざまなニーズに対応したきめ細かな相談支援が行えることが期待される。さらに，日常生活用具給付事業（市町村事業）において，患者の日常生活支援策として，日常生活用具の対象品目が9品目から17品目へ拡充された（**表126**）。

4）介護保険制度
（a）介護保険制度の目的としくみ

高齢化社会を迎えて従来の高齢者福祉制度では対応できない部分が出てきたため考えられた制度で，2000年4月1日より実施された。

介護保険の目的としては，(1)介護を社会全体で支えるしくみとする，(2)高齢者の自立を支援する介護保険サービスを提供する，(3)医療・福祉に分立している制度を再編成する，(4)社会保険

表 126 日常生活用具対象品目

①便器	追加 8 品目
②特殊マット	⑩動脈血中酸素飽和度測定器
③特殊寝台	⑪意思伝達装置
④特殊尿器	⑫吸入器（ネブライザー）
⑤体位変換器	⑬移動用リフト
⑥入浴補助用具	⑭居宅生活動作補助用具（住宅改修費）
⑦歩行支援用具	⑮特殊便器
⑧電気式たん吸引器	⑯訓練用ベッド
⑨車椅子	⑰自動消火器

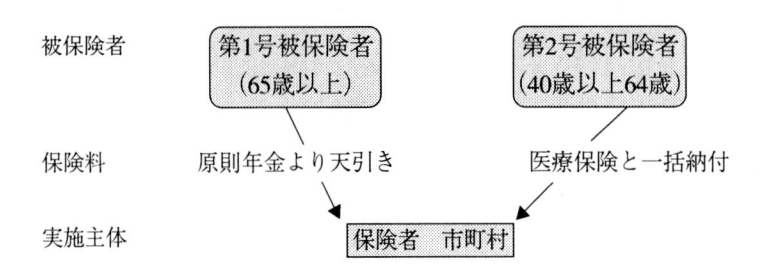

被保険者：第1号被保険者（65歳以上）／第2号被保険者（40歳以上64歳）

保険料：原則年金より天引き／医療保険と一括納付

実施主体：保険者　市町村

財源：保険料50％／公費（国25％、都道府県12.5％、市町村12.5％）

図 36　介護保険のしくみ

方式で行う，(5)措置委託制度を廃止し，利用者とサービス提供者の契約関係に改める，(6)制度運用のためケアマネージメントと要介護認定制度を導入する，などである．

介護保険のしくみは，図36に示すように，市町村が運営主体になり，保険者として被保険者から保険料を徴収し，要介護者などに介護サービスを提供する．被保険者は，40歳以上の国民で，65歳以上の第1号被保険者と40歳以上65歳未満の第2号被保険者に区別される．給付費は50％が公費で，50％が保険料で賄われる．

(b) 介護保険の利用者と利用法

保険料を支払う40歳以上が利用者の対象となり，さらに，65歳以上と，40〜64歳に分けられ，とくに40〜64歳は，加齢に伴って生ずる心身の変化に起因する疾病（15特定疾病）によって要介護・要支援状態に認定された場合のみサービスを受けられる．関節リウマチは，この15特定疾患に含まれるため，RA患者は40歳以上で認定を受ければすべて介護保険を利用できる．しかし，40歳未満のRA患者は，従来の福祉制度（身体障害者手帳など）を利用することになる．

利用手続きは，患者本人が市町村の介護保険窓口にサービス利用の申請を行う．要介護認定は，訪問調査員（市町村の調査員かケアマネージャー）による心身の状況調査と，かかりつけ医（主治医）の意見書にもとづいて判定される（図37）．身体障害者手帳に比べ，介護保険の状況調査に関節病変は反映されにくく，初対面の調査員では情報収集に限界がある．関節変形や疼痛の変化などかかりつけ医の意見書に求められるものは大きい．この判定は，市町村に設置された介護認

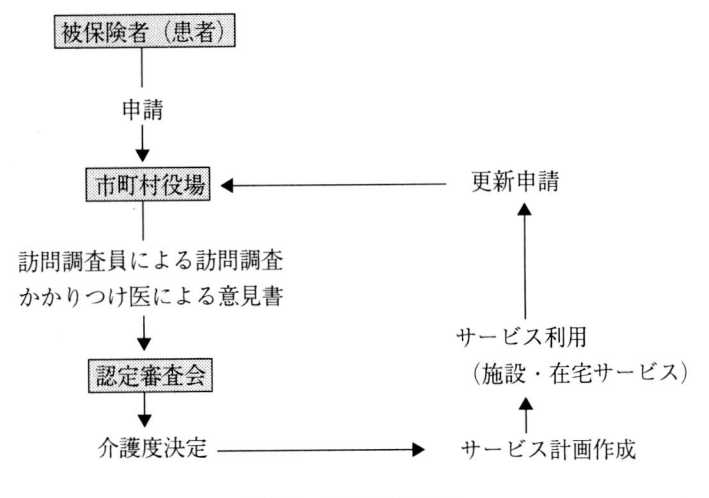

```
被保険者（患者）
    ↓ 申請
市町村役場 ←──── 更新申請
    ↓ 訪問調査員による訪問調査
      かかりつけ医による意見書
認定審査会
    ↓                    サービス利用
                        （施設・在宅サービス）
                              ↑
介護度決定 ──────→ サービス計画作成
```

図37　介護保険の流れ

定審査会において行われ，判定結果としては，自立，要支援，要介護（I-V）のいずれかに認定される．この認定結果に不服がある場合は，都道府県の介護保険審査会に不服申請を行うことができる．なお，要介護認定は，有効期間が決められているため，更新手続きが必要である．

(c) 介護保険と身体障害者福祉法との違い

身体障害者福祉法では，障害認定は指定医によって行われるが，介護保険における要介護認定は，かかりつけ医（主治医）によって行われる．また，年齢においても，身体障害者福祉法の障害認定は18歳以上であるが，介護保険制度は65歳以上もしくは，関節リウマチ患者を含む特定疾患患者においては40歳以上65歳未満で介護認定を受けることができる．なお，図38にリウマチ患者の年齢による社会福祉の利用制限を示す．

(d) リウマチ患者が受けられる介護保険サービス

介護保険による介護サービスは，**表127**に示すように在宅サービスと施設サービスに大きく分けられ，認定度に応じて，支給限度額内で利用できる．要支援状態では，在宅サービスのみが受けられ，要介護状態では，在宅・施設サービスの両方が利用できる．

リウマチ患者が介護保険で実際多く利用するサービスは，在宅サービスにおいては，ホームヘルプサービスによる身体介護・家事援助，デイサービスによる入浴，福祉用具（ベッド，車椅子，歩行器など）のレンタル，住宅改造の費用などがある．また，施設サービスでは，介護老人福祉施設，介護老人保健施設，介護療養型医療施設などがあげられる．

5) 年金制度

(a) 年金制度のしくみ

1986年4月より大幅に国民年金法が改正され，国民年金はすべての人に共通な基礎年金となった．厚生年金や共済年金は基礎年金に上乗せする二階建て方式となっている．年金の給付内容としては，(1)老齢給付，(2)障害給付，(3)遺族給付の3つに分かれており，ここでは障害給付について説明する．

(b) 障害年金の利用者と手続き

障害年金の受給要件としてはおよそ以下のとおりである．

(1) 年金に加入しているときに初診日のある病気やけがで障害になったこと

(2) 障害認定日（初診日から1年6ヵ月または疾病が「治った」日）に障害等級に該当する状況にあること

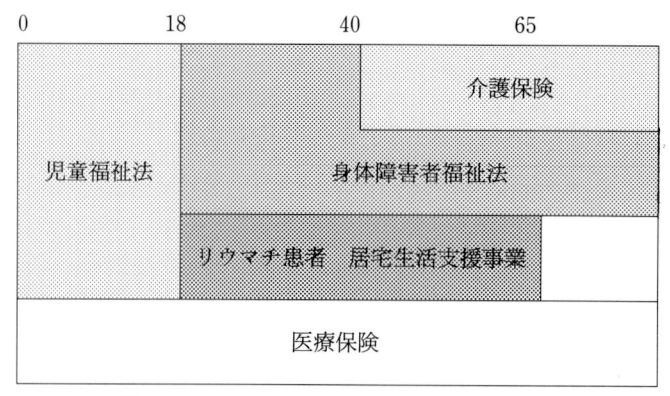

図38 年齢による利用制度（リウマチ患者）

表127

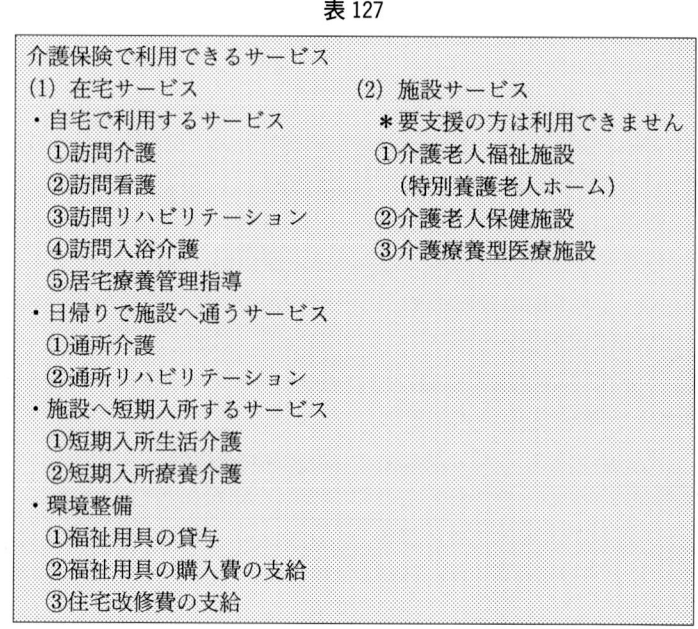

介護保険で利用できるサービス
(1) 在宅サービス　　　　　　(2) 施設サービス
・自宅で利用するサービス　　　＊要支援の方は利用できません
①訪問介護　　　　　　　　　①介護老人福祉施設
②訪問看護　　　　　　　　　　（特別養護老人ホーム）
③訪問リハビリテーション　　②介護老人保健施設
④訪問入浴介護　　　　　　　③介護療養型医療施設
⑤居宅療養管理指導
・日帰りで施設へ通うサービス
①通所介護
②通所リハビリテーション
・施設へ短期入所するサービス
①短期入所生活介護
②短期入所療養介護
・環境整備
①福祉用具の貸与
②福祉用具の購入費の支給
③住宅改修費の支給

(3) 初診日前に一定の保険料を納めていること（保険料納付期間と免除期間が納めなければいけない期間の2/3以上ある，または初診日前の1年間に保険料の未納がない）

初診日のときに国民年金に加入していれば障害基礎年金，厚生年金や共済年金に加入していれば障害厚生年金，障害共済年金が上乗せされる。

金額は2003年現在，障害基礎年金の場合，1級で99万6300円，2級で79万7000円（年額）である。障害厚生年金や障害共済年金は報酬比例分があるので人により金額に差が出る。

手続きの窓口としては国民年金の場合は市町村役場，厚生年金の場合は社会保険事務所となる。障害年金の申請には医師による診断書だけでなく，障害年金裁定請求書・病歴就労状況等申立書などが必要となる。

2. 事 例

1）患者概要

A氏（41歳，女性）。1994年に関節リウマチ発症。1998年に両膝・両股人工関節置換術実施。2000年疼痛のため歩行不能。足関節固定術施行。2002年ADL食事以外介助の状況で自宅復帰。同居の夫・母・息子の協力を得て福祉制度を利用している。

退院に向けた準備として病院で以下のことを実施した。理学療法士による電動車椅子調整・運転の練習，看護師による家族への介護指導・宿泊訓練実施，作業療法士による家屋改修指導・自助具作製，ソーシャルワーカーによる社会資源情報提供などである。また，主治医を含む多職種を交えてのケアマネジャーへの情報提供をあわせて行った。そのなかで主治医は治療だけでなく，医療チームの中心となり医学的見地より在宅生活に向けたアプローチを行った。

2）社会福祉・社会保険制度の利用

○身体障害者手帳：1級。電動車椅子作製
○介護保険：介護度5。訪問リハビリ・訪問入浴・訪問介護・福祉用具（移動用リフト・携帯用スロープ）貸与・住宅改修
○障害基礎年金：1級
○医療保険：国保。ネックカラー作製

今後の社会保障制度は，財源の面から患者の自己負担増の動きが始まっている。医療保険では，老人医療の年齢引き上げが実施され，年金制度では，保険料率の引き上げが決まっている。介護保険においても，保険料を負担する年齢の拡大や身体障害者福祉によるサービス一本化が検討されている。そのなかで，患者が治療を安心して受けられ，かつ，生活できるように，医療従事者が社会保障に関する知識を深めることが求められている。

文 献

1) 林 泰史：身体障害者手帳の取得と特定疾患認定手続き. 実地医家のための慢性関節リウマチの診療（橋本博史，編），永井書店，大阪，pp 221, 1999.
2) 山口ハツヨ：社会保険と地域医療. リウマチテキスト（勝部定信，他，編）. 第4版，南江堂，東京，pp 133, 2001.
3) 村澤 章：リウマチ性疾患に対する社会的支援. リウマチ基本テキスト. 財団法人日本リウマチ財団教育研修委員会，東京，pp 575, 2002.
4) 日本リウマチ友の会：医療保障と福祉制度. 2000年リウマチ白書. 東京，pp 70, 2000.

（安田勝彦，土屋暁子）

> **ミニコラム**

真の幸福とは？

　膠原病の予後は別項にまとめるが，診療していつも思うことは，患者さんの"真の幸福とは何か"である．生命予後がよくなった現在，最終目標は"生きる"から，"人並みに生活する"に明らかに変わってきている．ここにいくつか事例をあげる．

　事例1：SLEの患者さんで結婚して，しばらくしてTTPになり，一時生死の境をさまようが，回復する．TTPの既往で妊娠はしばらく待ってもらったが，そのうち，子宮がんを併発してしまうが，部分切除で済む．その後，妊娠が許可され，妊娠するが腎症を併発し，出産後ステロイドを増量して，何とか軽快し，1児だけもうけることができた．現在，外来通院中だが，無事成長したお子様の話を聞くと医者冥利につきるものである．この症例とは逆に，お子様がまだ小さいお母さんが不幸な転帰をたどり，父子家庭になってしまった症例もあり，このお子様方が無事成長したかと思うと心が痛むものである．こういう不幸を取り除くためにも，専門医は死亡症例"0"を目指してつねに頑張るべきであり，その努力なくして患者さんの真の幸福は得られない．

　事例2：何度か再発している成人スチル病の職場復帰の件で，上司から相談を受ける．とりあえず"ストレスのない環境で"と助言したが，根拠のないことしかいえない自分にもどかしさを覚える．おそらく，他の専門医の先生も同じ思いであろう．近年"過労死"がクローズアップされてから，内科的な労災が重要視され，そのなかでの産業医の重要性が増してきている．ここで問題なのが，疾病をした人の職場復帰のデータが乏しい点である．ましては，膠原病というまれな疾病では皆無に等しい．近年，膠原病のQOLの研究は少しずつ進んできているが，まだ，実践に生かすところまで行っていないのが実情である．SLEなど10歳代で発病する膠原病では，学校保健も問題である．"いつから，どうやって学校へ行かせるか"というデータは皆無である．中学までは義務教育なのでいいとしても，高校以上になると，外来通院が頻回になるだけで，進級できないことがある．われわれの病院では土曜日も外来があるので，何とかこれでしのいでもらっているが，職場・学校の病気に対する理解もまだまだである．今後はこういう問題を解決しないと，患者さんに真の幸福は訪れない．

　事例3：これは事例としてはあげられないが，膠原病の女性の患者さんでせっかく結婚しても離婚してしまう方を散見する．よくよく事情を聞いてみると，"ご主人が病状を訴えても理解してくれない"という声をよく耳にする．なかなか難しい問題で，ご主人の立場もよく理解できるし，膠原病の場合は軽快すると一見健康そうなので，理解しにくい側面もある．そして，主治医の立ち入りにくい分野であり，社会的な病気の啓蒙と理解がないと解決できない．

　その他，最近，"海外旅行はどうか"と聞かれることも多い．時差で，ステロイドの服用をどうするかなど，未解決の問題も多い．ちなみに，ある専門医は患者さんを集めて，毎年海外ツアーを企画しているが，本年で9回目と聞き，頭が下がる思いである．

　以上，"救うだけでなく""真の幸福を得るには"という点を述べてきた．これ以外にも多々あると思うが，いずれの項目にも共通していえることは，患者さんは"数週間の入院""数分の外来"が人生のすべてでない点である．今後はこのNon-Medicalの分野の対策がますます問われてくることになるであろう．

21世紀初頭　膠原病はどこまで克服されたか？

　ここまで、各分担執筆者が膠原病診療のノウハウを解説してきたが、最後に、総括としてまとめをしたい。われわれはこれまで"膠原病を克服する"を合言葉に、診療・研究を進めてきたが、読者としては、はたしてどれくらい診療が進歩したかは興味あるところであろう。そこで、本稿では"膠原病はどこまで克服されたか"をテーマにして、主要疾患・病態別に述べていきたい。

1）RA

　本疾患は元来、原疾患の生命予後は悪くはなかった。環軸椎亜脱臼やアミロイドーシス（とくに心アミロイドーシス・アミロイド腎による腎不全）が唯一、死因としてあげられていたが、最近は前者は早期発見および手術の進歩で、後者は内科的な治療の進歩で頻度そのものが減り、死因としてもウエイトは少なくなりつつある。しかしながら、いまだに問題になるのはとくに悪性関節リウマチでみられるような内臓病変である。とくに、間質性肺炎（IP）は一部で難治性の症例があり、これは他の疾患とも共通する。一方、死因のなかでむしろウエイトが大きいのはRA以外の合併症である。好発年齢の関係で、生活習慣病や悪性腫瘍の死因のウエイトが大きくなっている傾向があり、生命予後の改善はRAだけの克服ではすまされそうにない。あと、見逃せないのは薬剤の副作用である。最近新発売されたレフロノミドがIPを併発して、何例か死亡例が出てしまったが、MTXなどの薬剤ではつねにIPなどの致死的な副作用と隣あわせであることを肝に命じておく必要がある。どんなすぐれた薬剤を使用してRAを克服しても命をとられてしまったのでは、臨床医として恥である。

　本疾患は生命予後はよくても、主病変が関節だけに機能予後がむしろ問題になる。一昔前は、長年放置したり、民間療法をしたりして、かなり変形や拘縮が進んだ状態で外来を訪れる人が多かったが、近年は専門医の熱心な啓蒙活動のせいか、比較的早期に訪れるようになってきた。その甲斐もあり、また、抗リウマチ薬の開発もあり、機能予後も改善されてきたといえる。ただし、ムチランス型と呼ばれる進行型は、多剤抵抗性で関節破壊が進行してしまう症例が多々ある。また、多剤に副作用があったり、もともとある腎障害や肺病変のために抗リウマチ薬の選択肢が狭くなり、思い切った治療のできない症例もよくみかける。今後は、生物製剤等をうまく利用しながらこういう症例を克服する必要がある。

2）SLE

　SLEの予後の変遷は、本文でも簡単に述べたように、1960年代に問題になっていた尿毒症は激減し、さらに、CNSループスなどの重篤な病変も、合併症も治療の進歩で減少しつつある。ただ、いまだに死亡は皆無でなく、むしろ多様化して、今後何を目指すか迷う側面もある。**表**に当科の過去10年間のSLEの死因を示す。これをみてまず気づくのが、SLE関連の死因の占める率が減ってない点である。これにはいくつかの要因があるが、概していえることは経過の長い症例が難治性の病態を併発する要因が大きい。激減したはずの尿毒症がいまだに存在するのも、透析中の症例が全身状態の悪化で透析を中止せざるをえない事情による。減少傾向にあるCNSループスも長期経過中に発病する症例はいまだに予後不良な傾向がある。また、頻度は少ないながら、肺病変・臓器レイノーやTTPといった血管／血液病変の克服はいまだ残された課題である。さらに、

原因不明の多臓器不全・心不全といった未知なる課題も残されている。なお，ここで気をつけなくてはならないのは，ステロイドの項でも述べたが，自己中止が要因になっている症例があることで，患者さんの心理的・社会的サポートがいかに重要かを示している。一方，SLE以外の死因も多様になっている。ニューモシスチス肺炎の2例は前半5年の症例で最近はみられないが，薬剤耐性菌を含む細菌性の肺炎はいまだに問題になっている。また，脳血管障害・悪性腫瘍といった，一般の人でもみられる死因が増えてきているのは長期生存して中高年になる症例が増えたためにほかならない。"SLEがわかれば内科学を習得できる"とかつてDr.Oslerが述べたことは有名な話だが，死因がこのように多様化してくると，"ステロイドで治す"だけでなく，多角的な内科的センスが診療の場でますます必要になってくるであろう。

SLEは治療が効を奏すれば，機能予後は比較的良好であるが，ステロイドの副作用が機能予後に関連することがある。詳細は後述するが，この問題への挑戦はまだ始まったばかりで，大きな課題として残されている。また，ステロイドの長期服用による社会的・心理的障害もこれまではほとんど放置されてきた。実際，高校生・大学生が治療のために，進級できなかったり，家庭の不和で離婚するケースも多々ある。また，近年の医療費抑制は膠原病を含む難病にも及んできている。SLEの場合も，かつては全額公費で治療できたのが難しくなり，診療の制限につながるケースもある。このことが前述の治療の自己中止につながりかねないだけに，気がかりである。今後はこういう社会情勢のなかでいかにいい医療を提供していくかが課題である。

3）全身性硬化症

本疾患は経過は慢性的だが，治療に対する反応も乏しいという特色を持つ。生命予後はIPや肺高血圧，腎クリーゼなどの内臓病変を併発しなければそれほど悪くはない。むしろ，問題になるのは機能予後かもしれない。皮膚硬化は本文でも述べたようにD-ペニシラミンの有効性のエビデンスがないだけに，お茶を濁す程度の治療で診るしかないというもどかしさはある。ただ，幸い硬化の範囲の広い症例は比較的少なく，皮膚硬化がADLを大きく制限する症例は少ない。むしろ問題になるのはレイノー現象かもしれない。本現象は難治性の場合は種々の治療に抵抗性で，難治性の潰瘍を形成したり，末梢組織の壊死→切断という憂き目にあうこともある。本疾患の治療の課題はおもにこの問題かもしれない。

4）PM/DM

本疾患の場合は死因は悪性腫瘍・IPが中心で，筋病変自体は予後良好である。悪性腫瘍は最近は画像診断の向上ともあいまって，早期で発見される症例もでてきて予後はよくなっている印象は受けるが，いまだに進行がんで発見されて不幸な転帰をたどることもある。一方，IPに関してはとくに最近脚光を浴びているのがamyopathic DMでの急速進行性のタイプである。かつてはほとんど死亡していたが，最近はCyAの投与で救命できる症例も出てきているが，diffuse alveolar damage（DAD）を呈す場合はいまだに治療手段がなく，課題を残している。

5）血管炎

疾患により予後は異なるが，PN・WGがもっとも予後が悪くて，治療法が課題であった。その後，シクロフォスファミドを中心とする免疫抑制薬の併用により予後は改善してくる。しかしなが

ら，最近は感染症などの副作用での死亡例が多いことが課題である．一般に本疾患では高齢の症例が多いことから，この要因も予後を悪くしている．今後は予防投与を含めた対策が大きな課題になっている．

6）臓器病変および合併症

以上，おもな疾患別に述べてきたが，いくつか共通した臓器病変・合併症があり，ここにまとめておく．

（a）肺病変

IP・PH・肺出血の3つが，いまだに予後不良で残された大きな課題である．IPの診断・治療はIIPの診断・治療と並行して進んできた．近年，IIPでは生検にもとづいた組織分類が定着し，膠原病のIPにも応用されてきた．この分類が予後の指標になるかどうかはまだ結論を得ていないが，歴然としているのがDADの場合は予後不良で治療法がない点である．このDADの治療あるいはそこに至らせない方法の開発がIPの克服のポイントと思われる．

一方，PHは心臓超音波の普及で早期発見は進んできた．しかしながら，治療に関しては進歩がないのが実情でお手上げの状態である．肺動脈圧が高くても，長期生存をする症例もあるが，突然死の危険はつねにつきまとう．最近，PGI 2の静脈注射やエンドセリン受容体拮抗阻害薬の登場で少し期待がでてきているが，まだ未知数な部分が多い．

肺出血は頻度は少ないが，いまだに予後は不良である．おもに，pANCAに関連するのと，急速進行性にIPに伴う場合が多い．前者は一時期悩まされたが，最近は早期発見・早期治療のためか，少なくなってきている印象がある．後者はいまだに突発的に発生して予知も難しい．肺出血は一度起こすと，予後不良のためいかに予防するかが課題であろう．

（b）腎病変

おもに問題になるのがループス腎炎であるが，前述のように生命予後という観点からはほとんど問題にならなくなったが，透析への移行という観点ではまだ課題を残している．とくに，初回診断時に腎生検ができず，手探りな治療で始まった症例やステロイドの反応が悪いWHO IV型，および再発の腎症の症例が問題である．前述のようにIVCYがこれらの群の克服に寄与してきたが，無効例もかなりあり，こういう症例が透析移行率が高い．透析も進歩してきたが，SLEのように全身に病変があると管理が難しく（シャントトラブルもよくみかける），全身状態が悪化して透析をあきらめざるをえない症例も最近散見する．このように，透析予備群をいかに透析にならないように努力するかが残された課題である．

（c）精神・神経病変

ここで，一番問題になるのはCNSループスであるが，ステロイドパルス療法の普及でかなり克服されてきた感がする．ただ，長期経過の後に発生した場合に予後が不良な例を散見する．生命予後に問題はないが，臨床の現場でむしろ問題になるのは長年の治療のストレスなどに伴う，うつ病，神経症などの精神疾患である．これまでは"話が長い"とかで放置されてきた傾向があるが，メンタルクリニックを受診するとうつ病の診断を受ける症例も多々ある（シェーグレン症候群を合併した症例はうつ状態になりやすいとの報告もある）．自殺が医療現場から離れたところで起こることはいまだにあり，通院期間が他の分野に比べ長い膠原病の患者さんを扱う医師はこの点を心しておくべきであろう．

（d）血液・血管病変

血液病変は本文でも述べたように，難治性の血小板抗体に伴う血小板減少・TTP・HPSが問題で

ある。いずれもそれほど頻度が多くないだけに，実態がつかめない点も問題である。これは一施設だけで解決できる問題ではないので，多施設で共同研究を今後進めていくことが重要であろう。

臓器レイノー・血管炎・APSに伴う血栓など血管の病変も頻度は多くないが，一度起こすと予後不良で，いまだに大きな問題として残っている。これらの病変も頻度は多くないだけに，多施設共同での研究は重要であろう。

(e) 合併症

ステロイド・免疫抑制薬の副作用は，これらの治療が始まってからつきものであった。この克服こそ，第2の病気への挑戦といえる。当初は感染症・消化性潰瘍が問題であったが，後者は抗潰瘍薬の予防投与でほぼ克服されてきた。

以下，前者と最近問題になってきている骨粗鬆症について述べる。

① 感染症

一番問題になるのがニューモシスチス肺炎であるが，本文でも触れたように早期発見・早期治療が最近，効を奏して致死的な症例は減りつつある。今後は予防投与をどのように位置づけるかがポイントであろう。むしろ最近油断できないのは，耐性菌も含む細菌感染症である。免疫抑制薬投与中の症例が突然，敗血症になり多臓器不全に陥る症例を散見する。この場合，起炎菌が不明な場合が多く，治療にも苦心する。最近，SARDSも含めて新興感染症が増えてきており，膠原病とも無関係でなくなりつつある。今後は広い視野で感染症を熟知して診療する能力も求められる。

② 骨粗鬆症

これまではほとんど注目されず，脊椎の圧迫骨折で初めて気がついて，対症療法をするだけであった。最近，骨密度の測定が定着してから脚光を浴び，さらに，ビスフォスフォネートに強力な予防効果があることが判明して，ステロイド骨粗鬆症の治療・予防は進歩しつつある。まだ，予防投与の有用性は副作用も含めて結論がでたとはいえないが，予防治療の一翼を将来担う可能性は高い。

以上，膠原病の現況と課題をまとめた。不治の病と呼ばれた膠原病は，専門医の努力により他の分野ではみられない生存率の改善をみた。そして，21世紀初頭は治療目標は"生かす"から"よりよい治療をする"に向かいつつある。死因に悪性腫瘍・生活習慣病が占めるようになってきたのも，生存年齢が平均寿命に近づいていることを示しており，それを達成するのも遠い日ではないかもしれない。

表 当科の過去10年間（1994年〜2003年）のSLEの死因

SLE関連 (19例)			SLE以外 (21例)		
	尿毒症	2例		ニューモシスチス肺炎	3例
	CNSループス	3例		細菌性肺炎	3例
	間質性肺炎	2例		クモ膜下出血	2例
	肺高血圧症	1例		脳梗塞	2例
	肺出血	1例		脳出血	2例
	脳出血	3例		（高血圧による）	
	（血小板減少による）			消化管血栓	1例
	臓器レイノー	1例		（動脈硬化による）	
	TTP	1例		大腸がん	2例
	その他 HPS	1例		肝臓がん	1例
	肝不全	1例		その他　自殺	1例
	（自己免疫性肝炎による）			心不全	1例
	多臓器不全	2例		脳浮腫	1例
	矢状洞血栓	1例		消化管出血	1例
				膵炎	1例

付録

診断基準一覧

表128 関節リウマチ分類基準（アメリカリウマチ学会 1987）

基準	定義
1. 朝のこわばり	関節およびその周辺の朝のこわばりが最大寛解する前に少なくとも1時間続くこと
2. 3ヵ所以上での関節炎	少なくとも3ヵ所の関節で，同時に軟部組織の腫脹または液浸潤（骨の過成長のみであってはならない）が医師により確認されること．部位は14ヵ所，すなわち左右のPIP（近位指節間），MCP（中手指節間），手関節，肘，膝，踝，MTP（中足趾節間）の関節とする
3. 手関節炎	手関節，MCP，またはPIPの関節の少なくとも1ヵ所で腫脹（定義は上記に同じ）が確認されること
4. 対称性関節炎	体の左右の同じ関節部位が同時に罹患していること（定義は上記2に同じ）．（ただし，PIP，MCP，MTPの両側性罹患については対称性が完全でなくてもよい）
5. リウマトイド結節	骨突起部，伸展筋表面，または傍関節部位に皮下結節が医師により確認されること
6. 血清リウマトイド因子	血清リウマトイド因子レベルが異常値を示すこと．測定法に限定はないが，正常な対照被験者での陽性率は5％未満であること
7. X線異常所見	手または手関節の後前投影によるX線写真上で慢性関節リウマチの典型的な所見が認められること．こうした所見には関節のびらんあるいは罹患関節に局在した，あるいはその関節周辺にもっとも顕著な，明確な骨の脱石灰化が含まれていること（変形性関節炎の所見のみではこれに該当しない）

分類上，これらの7項目のうち少なくとも4項目について該当している場合，関節リウマチ（RA）とみなす．基準1～4は少なくとも6週間継続していなければならない．
Arnett FC, et al：The American Rheumatism Association 1987 revised criteria for the classification of rheumatoid arthritis. Arthritis Rheum 31：315, 1988 より引用

表129 早期関節リウマチの診断基準（日本リウマチ学会 1994）

1. 3関節以上の圧痛または他動運動痛
2. 2関節以上の腫脹
3. 朝のこわばり
4. リウマトイド結節
5. 赤沈20 mm以上の高値またはCRP陽性
6. リウマトイド因子陽性

以上6項目中3項目以上を満たすもの
この診断基準に該当する患者は詳細に経過を観察し，病態に応じて適切な治療を開始する必要がある

山本純己, 他：日本リウマチ学会による早期慢性関節リウマチの診断基準－2. 診断基準の作成. リウマチ 34：1013, 1994 より引用

表130 RAの病期，進行度（Stage）の分類基準（アメリカリウマチ学会）

Stage I （初期）	*1. X線像上に骨破壊像はない 2. X線学的にオステオポローゼ（骨萎縮）はあってもよい
Stage II （中期）	*1. X線学的に軽度の軟骨下骨の破壊を伴うか，あるいは伴わないオステオポローゼ（骨萎縮）がある，軽度の軟骨破壊はあってもよい *2. 関節運動は制限されてもよいが，関節変形はない 3. 関節周辺の筋萎縮がある 4. 皮下結節および腱鞘炎のような関節外軟部組織の病変はあってもよい
Stage III （進行期）	*1. オステオポローゼ（骨萎縮）のほかに，X線学的に軟骨および骨の破壊がある *2. 亜脱臼，尺骨偏位，あるいは過伸展のような関節変形があるが，線維性または骨性強直を伴わない 3. 高度の筋萎縮がある 4. 皮下結節および腱鞘炎のような関節外軟部組織の病変はあってもよい
Stage IV （末期）	*1. 線維性あるいは骨性強直がある 2. それ以外はStage IIIの基準を満たす

*印のある基準項目は，とくにその病期あるいは進行度に患者を分類するためには，必ずなければならない項目である。
Steinbrocker O, et al：Therapeutic criteria in rheumatoid arthritis. JAMA 140：659, 1949 より引用

表131 ACRのコアセットと臨床的改善の評価基準

コアセット
1. 疼痛（圧痛）関節数 2. 腫脹関節数 3. 患者による疼痛度の評価（analog scaleまたはLikert scale） 4. 患者による疾患活動性の全般的評価（analog scaleまたはLikert scale） 5. 医師による疾患活動性の全般的評価（analog scaleまたはLikert scale） 6. 患者による身体機能の評価（AIMS, HAQなど） 7. 急性期炎症反応物質（赤沈値またはCRP濃度） *1年以上に及ぶ臨床試験やDMARDsの臨床試験の場合 8. X線所見などの画像診断法

Felson DT, et al：The American College of Rheumatology preliminary core set of disease activity measures for rheumatoid arthritis clinical trials. Arthritis Rheum 36：729, 1993 より引用

表132 RAの臨床的改善の評価基準

以下の①および②を満足するとき，改善したと判定する ①上記（コアセット）の1および2がともに20%以上の改善がみられること ②3～7の5項目のうち，いずれか3項目で20%以上の改善がみられること

Felson DT, et al：American college of rheumatology preliminary definition of improvement in rheumatoid arthritis. Arthritis Rheum 38：727, 1995 より引用

表 133
a：ランスバリー活動性指数の評価項目判定値の％値換算表

朝のこわばり <morning stiffness>		握力 <grip strength>		関節点数 <joint count>		赤血球沈降速度値 ESR	
分	％	mmHg	％		％	mm/時	％
10	1	260	0	5	1	10	0
20	2	250	1	10	2	15	2
30	3	240	2	15	3	20	3
45	4	230	3	20	4	25	5
60	6	220	4	25	5	30	5
90	9	210	6	30	6	35	8
120	11	200	7	35	7	40	10
150	14	190	8	40	8	45	12
180	17	180	9	45	9	50	13
210	20	170	11	50	10	55	15
240	23	160	12	55	11	60	17
270	26	150	13	60	12	65	18
300	29	140	15	65	13	70	20
330	31	130	16	70	14	75	22
360	34	120	17	75	15	80	23
390	37	110	19	80	16	85	25
420	40	100	20	90	18	90	27
450	43	90	21	100	20	95	28
480	46	80	22	110	22	100	30
		70	23	120	24	105	32
		60	24	130	26	110	33
		50	25	140	28	115	35
		40	26	150	30	120	37
		30	27	160	32	125	38
		20	28	170	34	130	40
		10	29	180	36	135	42
		0	30	190	38	140	43
				200	40	145	45

注）4項目の％値の総和が活動性指数
Lansbury J：Report of three-year study on the systemic and articular indexes in rheumatoid arthritis. Arthritis Rheum 1：505, 1958 より引用

b：各部位の関節点数

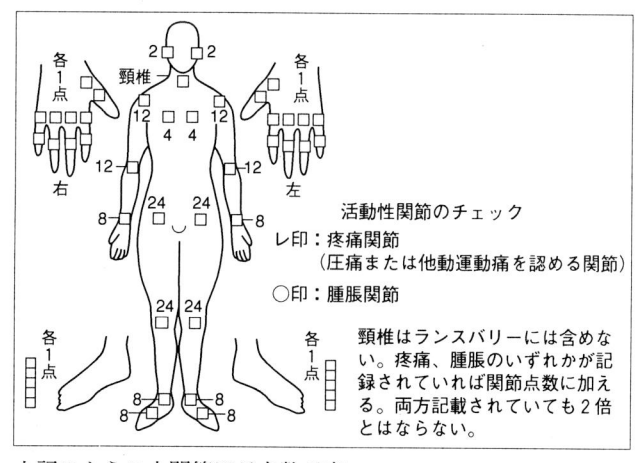

活動性関節のチェック
レ印：疼痛関節
　　（圧痛または他動運動痛を認める関節）
○印：腫脹関節

頸椎はランスバリーには含めない。疼痛、腫脹のいずれかが記録されていれば関節点数に加える。両方記載されていても2倍とはならない。

上記のように大関節ほど点数が高い。

表134　身体障害者手帳診断書—肢体不自由— 障害程度等級表

級別	上肢	下肢	体幹	乳幼児期以前の非進行性の脳病変による運動機能障害	
				上肢機能	下肢機能
1級	1 両上肢の機能を全廃したもの 2 両上肢を手関節以上で欠くもの	1 両下肢の機能を全廃したもの 2 両下肢を大腿の2分の1以上で欠くもの	体幹の機能障害により坐っていることができないもの	不随意運動・失調等により上肢を使用する日常生活動作がほとんど不可能なもの	不随意運動・失調等により歩行が不可能なもの
2級	1 両上肢の機能のいちじるしい障害 2 両上肢のすべての指を欠くもの 3 一上肢を上腕の2分の1以上で欠くもの 4 一上肢の機能を全廃したもの	1 両下肢の機能のいちじるしい障害 2 両下肢を下腿の2分の1以上で欠くもの	1 体幹の機能障害により坐位または起立位を保つことが困難なもの 2 体幹の機能障害により立ち上がることが困難なもの	不随意運動・失調等により上肢を使用する日常生活動作が極度に制限されるもの	不随意運動・失調等により歩行が極度に制限されるもの
3級	1 両上肢のおや指およびひとさし指を欠くもの 2 両上肢のおや指およびひとさし指の機能を全廃したもの 3 一上肢の機能のいちじるしい障害 4 一上肢のすべての指を欠くもの 5 一上肢のすべての指の機能を全廃したもの	1 両下肢をショパー関節以上で欠くもの 2 一下肢を大腿の2分の1以上で欠くもの 3 一下肢の機能を全廃したもの	体幹の機能障害により歩行が困難なもの	不随意運動・失調等により上肢を使用する日常生活動作がいちじるしく制限されるもの	不随意運動・失調等により歩行が家庭内での日常生活活動に制限されるもの

級別	上肢	下肢	体幹	乳幼児期以前の非進行性の脳病変による運動機能障害	
				上肢機能	下肢機能
4級	1 両上肢のおや指を欠くもの 2 両上肢のおや指の機能を全廃したもの 3 一上肢の肩関節，肘関節または手関節のうち，いずれか一関節の機能を全廃したもの 4 一上肢のおや指およびひとさし指を欠くもの 5 一上肢のおや指およびひとさし指の機能を全廃したもの 6 おや指またはひとさし指を含めて一上肢の三指を欠くもの 7 おや指またはひとさし指を含めて一上肢の三指の機能を全廃したもの 8 おや指またはひとさし指を含めて一上肢の四指の機能のいちじるしい障害	1 両下肢のすべての指を欠くもの 2 両下肢のすべての指の機能を全廃したもの 3 一下肢を下腿の2分の1以上で欠くもの 4 一下肢の機能のいちじるしい障害 5 一下肢の股関節または膝関節の機能を全廃したもの 6 一下肢が健側に比して10センチメートル以上または健側の長さの10分の1以上短いもの		不随意運動・失調等による上肢の機能障害により社会での日常生活活動がいちじるしく制限されるもの	不随意運動・失調等により社会での日常生活活動がいちじるしく制限されるもの

級別	上肢	下肢	体幹	乳幼児期以前の非進行性の脳病変による運動機能障害	
				上肢機能	下肢機能
5級	1 両上肢のおや指の機能のいちじるしい障害 2 一上肢の肩関節,肘関節または手関節のうち,いずれか一関節の機能のいちじるしい障害 3 一上肢のおや指を欠くもの 4 一上肢のおや指の機能を全廃したもの 5 一上肢のおや指およびひとさし指の機能のいちじるしい障害 6 おや指またはひとさし指を含めて一上肢の三指の機能のいちじるしい障害	1 一下肢の股関節または膝関節の機能のいちじるしい障害 2 一下肢の足関節の機能を全廃したもの 3 一下肢が健側に比して5センチメートル以上または健側の長さが15分の1以上短いもの	体幹の機能のいちじるしい障害	不随意運動・失調等による上肢の機能障害により社会での日常生活活動に支障のあるもの	不随意運動・失調等により社会での日常生活活動に支障のあるもの
6級	1 上肢のおや指の機能のいちじるしい障害 2 ひとさし指を含めて一上肢の二指を欠くもの 3 ひとさし指を含めて一上肢の二指の機能を全廃したもの	1 一下肢をリスフラン関節以上で欠くもの 2 一下肢の足関節の機能のいちじるしい障害		不随意運動・失調等により上肢の機能の劣るもの	不随意運動・失調等により移動機能の劣るもの

級別	上肢	下肢	体幹	乳幼児期以前の非進行性の脳病変による運動機能障害	
				上肢機能	下肢機能
7級	1 一上肢の機能の軽度障害 2 一上肢の肩関節，肘関節または手関節のうち，いずれか一関節の機能の軽度の障害 3 一上肢の手指の機能の軽度の障害 4 ひとさし指を含めて一上肢の二指の機能のいちじるしい障害 5 一上肢のなか指，くすり指および小指を欠くもの 6 一上肢のなか指，くすり指および小指の機能を全廃したもの	1 両下肢のすべての指の機能のいちじるしい障害 2 一下肢の機能の軽度の障害 3 一下肢の股関節，膝関節または足関節のうち，いずれか一関節の機能の軽度の障害 4 一下肢のすべての指を欠くもの 5 一下肢のすべての指の機能を全廃したもの 6 一下肢が健側に比して3センチメートル以上または健側の長さの20分の1以上短いもの		上肢に不随意運動・失調等を有するもの	下肢に不随意運動・失調等を有するもの

身体障害者手帳診断書作成の手引き（東京都心身障害者福祉センター調整課事業係，編）より引用

表135 悪性関節リウマチの改訂診断基準

既存の慢性関節リウマチ（RA）に，血管炎をはじめとする関節外症状を認め，難治性もしくは重篤な臨床病態を伴う場合，これを悪性関節リウマチ（malignant rheumatoid arthritis：MRA）と定義し，以下の基準により診断する。

基準項目：

A．臨床症状，検査所見
1．多発性単神経炎 　　知覚障害，運動障害いずれを伴ってもよい。
2．皮膚潰瘍または梗塞または指趾壊疽 　　感染や外傷によるものは含まない。
3．皮下結節 　　骨突起部，伸側表面もしくは関節近傍にみられる皮下結節。
4．上強膜炎または虹彩炎 　　眼科的に確認され，他の原因によるものは含まない。
5．滲出性胸膜炎または心嚢炎 　　感染症など，他の原因によるものは含まない。癒着のみの所見は陽性にとらない。
6．心筋炎 　　臨床所見，炎症反応，筋原性酵素，心電図，心エコーなどにより診断されたものを陽性とする。
7．間質性肺炎または肺線維症 　　理学的所見，胸部X線，肺機能検査により確認されたものとし，病変の広がりは問わない。
8．臓器梗塞 　　血管炎による虚血，壊死に起因した腸管，心筋，肺などの臓器梗塞。
9．リウマトイド因子高値 　　2回以上の検査で，RAHAテストまたはRAPAテスト2560倍以上（RF定量テストにて960 IU/ml以上）の高値を示すこと。
10．血清低補体価または血中免疫複合体陽性 　　2回以上の検査で，C3，C4などの血清補体成分の低下またはCH50による補体活性化の低下をみること。または2回以上の検査で血中免疫複合体陽性（Clq結合能を基準とする）をみること（ただし，医療保険が適用されていないので検査のできる施設に限る）。
B．組織所見
皮膚，筋，神経，その他の臓器の生検により，小ないし中動脈に壊死性血管炎，肉芽腫性血管炎ないしは閉塞性内膜炎を認めること。
判定：1987年のアメリカ・リウマチ学会（ARA）の慢性関節リウマチの診断基準を満たし，上記にあげる項目の中で， 　　（1）Aの項目の3項目以上満たすもの，または，（2）Aの項目の1項目以上とBの項目があるもの，をMRAと診断する。
鑑別疾患：感染症，アミロイドーシス，フェルティ症候群，全身性エリテマトーデス，多発性筋炎，MCTDなど。

橋本博史, 他：悪性関節リウマチの改訂診断基準の提唱. リウマチ 29：268, 1989 より引用

表136 全身性エリテマトーデス分類のための1982年改訂基準（1997年再改変）

診断基準	定義
1 頬部紅斑 (malar rash)	鼻唇溝を避けて，頬骨隆起部上の平坦あるいは隆起性の固定した紅斑
2 円板状紅斑 (discoid rash)	付着する角化性落屑および毛嚢塞栓を伴う隆起性紅斑；陳旧性病変では萎縮性瘢痕形成がみられることがある
3 光線過敏症 (photosensitivity)	患者の病歴あるいは医師の観察による日光に対する異常な反応の結果生じた皮疹
4 口腔内潰瘍 (oral ulcers)	医師の観察による口腔もしくは鼻咽腔潰瘍，通常は無痛性である
5 関節炎 (arthritis)	圧痛，腫脹あるいは関節液貯留により特徴づけられ，2つあるいはそれ以上の末梢関節を侵す非びらん性関節炎
6 漿膜炎 (serositis)	a) 胸膜炎—胸膜炎によると考えられる疼痛の，もしくは医師による摩擦音の聴取，もしくは胸水の所見 あるいは b) 心膜炎—心電図，もしくは摩擦音，もしくは心嚢液貯留の所見により証明されたもの
7 腎障害 (renal disorder)	a) 0.5g/日以上，もしくは定量しなかったときは3+以上の持続性蛋白尿 あるいは b) 細胞性円柱—赤血球，ヘモグロビン，顆粒，尿細管性円柱あるいはそれらの混合
8 神経障害 (neurologic disorder)	a) 痙攣—有害な薬物あるいは既知の代謝異常，たとえば尿毒症，ケトアシドーシスあるいは電解質不均衡などの存在しないこと あるいは b) 精神障害—有害な薬物あるいは既知代謝異常，たとえば尿毒症，ケトアシドーシスもしくは電解質不均衡などの存在しないこと
9 血液学的異常 (hematologic disorder)	a) 溶血性貧血—網赤血球増加を伴うもの あるいは b) 白血球減少症—2回あるいはそれ以上の測定時に白血球数が4000/μl未満であること あるいは c) リンパ球減少—2回あるいはそれ以上の測定時に1500/μl未満であること d) 血小板減少症—有害な薬物の投与なしに10万/μl未満であること
10 免疫学的異常 (immunologic disorder)	a) 抗DNA抗体：native DNAに対する抗体の異常高値 あるいは b) 抗Sm抗体：Sm核抗原に対する抗体の存在 あるいは c) 抗リン脂質抗体 　1) 抗カルジオリピン抗体 　2) ループスアンチコアグラント 　3) 梅毒反応生物学的偽陽性（少なくとも6ヵ月間陽性）
11 抗核抗体 (antinuclear antibody)	免疫蛍光抗体法もしくはそれと等価の方法で，異常高値を示す抗核抗体を検出すること，経過中のどの時点でもよい。"薬剤誘発性ループス症候群 (drug-induced lupus syndrome)"と関連していることが知られている薬剤投与のないこと

Tan EM, et al：The 1982 revised criteria for the classification of systemic lupus erythematosus. Arthritis Rheum 25：1271, 1982 より引用，Hochberg MC：Updating the American College of Rheumatology revised criteria for the classification of systemic lupus erythematosus. Arthritis Rheum 40：1725 (letter), 1997 により再改変

表 137　抗リン脂質抗体症候群分類基準

臨床基準
1. 血栓症
　　表層性の血栓以外は，画像診断で明らかにするか，あるいは組織学的に血管炎を伴わない血栓を確かめる必要がある。
2. 妊娠合併症
　　a．妊娠 10 週以降のほかに理由のない正常形態児の 1 回以上の死亡，または
　　b．重症子癇前症，子癇，または胎盤機能不全による，妊娠 34 週以前の正常形態児の 1 回以上の早産，または
　　c．3 回以上連続した，妊娠 10 週以前の流産（母体の解剖学的異常，内分泌学的異常，父母の染色体異常を除く）

検査基準
1. 中力価以上の IgG または IgM クラスの抗カルジオリピン抗体が，6 週間以上離れた機会に 2 回以上，標準化された ELISA 法による β_2 グリコプロテイン I 依存性抗カルジオリピン抗体の測定法で検出される。
2. 6 週間以上離れた機会に 2 回以上，International Society of Thrombosis and Hemostasis のガイドラインにもとづいた以下の方法で，ループスアンチコアグラントが検出される。
　　a．aPTT，カオリン凝固時間，希釈蛇毒時間，希釈プロトロンビン時間，テキスタリン時間などのスクリーニングでリン脂質依存性凝固時間が延長。
　　b．正常乏血小板血漿との混合試験にて上記が補正されない。
　　c．リン脂質を過剰に添加することにより，上記が補正される。
　　d．他の原因による血栓症を除外する。

以上の臨床症状のうち 1 項目以上が存在し，かつ検査基準のうち 1 項目以上を認めたとき，抗リン脂質抗体症候群と分類する。

Wilson WA, et al：International consensus statement on preliminary classification criteria for define antiphospholipid syndrome：report of an international workshop. Arthritis Rheum 42：1309, 1999 より引用

表138 ベーチェット病厚生省診断基準 (厚生省特定疾患ベーチェット病調査研究班 1987)

1. 主症状
   (1) 口腔粘膜の再発性アフタ性潰瘍
   (2) 皮膚症状
       a. 結節性紅斑
       b. 皮下の血栓性静脈炎
       c. 毛嚢炎様皮疹, 痤瘡様皮疹
          参考所見：皮膚の被刺激性亢進
   (3) 眼症状
       a. 虹彩毛様体炎
       b. 網膜ぶどう膜炎 (網脈絡膜炎)
       c. 以下の所見があればa.b.に準じる
          a.b.を経過したと思われる虹彩後癒着, 水晶体上色素沈着, 網脈絡膜萎縮, 視神経萎縮, 併発白内障, 続発緑内障, 眼球癆
   (4) 外陰部潰瘍
2. 副症状
   (1) 変形や硬直を伴わない関節炎
   (2) 副睾丸炎
   (3) 回盲部潰瘍で代表される消化器病変
   (4) 血管病変
   (5) 中等度以上の中枢神経病変
3. 病型診断の基準
   (1) 完全型
       経過中に4主症状が出現したもの
   (2) 不全型
       a. 経過中に3主症状, あるいは2主症状と2副症状が出現したもの
       b. 経過中に定型的眼症状とその他の1主症状, あるいは2副症状が出現したもの
   (3) 疑い
       主症状の一部が出没するが, 不全型の条件を満たさないもの。および定型的な副症状が反復あるいは増悪するもの
   (4) 特殊病型
       a. 腸管 (型) ベーチェット病
       b. 血管 (型) ベーチェット病
       c. 神経 (型) ベーチェット病
4. 参考となる検査所見
   (1) 皮膚の針反応
   (2) 炎症反応
       赤血球沈降速度の亢進, 血清CRPの陽性化, 末梢血白血球数の増加
   (3) HLA-B 51 (B 5) の陽性

補遺
   (1) 主症状, 副症状とも, 非典型例は取りあげない
   (2) 皮膚症状のa.b.c.はいずれでも多発すれば1項目でもよく, 眼症状もa.b.どちらでもよい。

(3) 眼症状について
    虹彩毛様体炎, 網膜ぶどう膜炎を経過したことが確実である虹彩後癒着, 水晶体上色素沈着, 網脈絡膜萎縮, 視神経萎縮, 併発白内障, 続発緑内障, 眼球癆は主症状として取りあげてよいが, 病変の由来が不確実であれば参考所見とする。
(4) 副症状について
    副症状には鑑別すべき対象疾患が非常に多いことに留意せねばならない。鑑別診断が不十分な場合は参考所見とする。
(5) 炎症反応のまったくないものは, ベーチェット病として疑わしい。また, γグロブリンのいちじるしい増量や, 自己抗体陽性は, 膠原病などをむしろ疑う。
(6) 主要鑑別対象疾患
    a. 粘膜, 皮膚, 眼をおかす疾患
       多形滲出性紅斑, 急性薬物中毒, ライター病
    b. ベーチェット病の主症状の1つをもつ疾患
    口腔粘膜症状
       慢性再発性アフタ症, Lipschütz病 (陰部潰瘍もある)
    皮膚症状
       化膿性毛嚢炎, 尋常性痤瘡, 結節性紅斑, 遊走性血栓性静脈炎, 単発性血栓性静脈炎, Sweet病
    眼症状
       転移性眼内炎, 敗血症性網膜炎, レプトスピローシス, サルコイドーシス, 強直性脊椎炎, 中心性網膜炎, 青年再発性網膜硝子体出血, 網膜静脈血栓症
    c. ベーチェット病の副症状とまぎらわしい疾患
    関節炎症状
       RA, SLE, PSSなどの膠原病, 痛風
    消化器症状
       急性虫垂炎, Crohn病, 潰瘍性大腸炎, 急性・慢性膵炎
    副睾丸炎
       結核
    血管系症状
       高安病, Buerger病, 動脈硬化性動脈瘤, 深部静脈血栓症
    中枢神経症状
       感染性・アレルギー性の髄膜・脳・脊髄炎, SLE, 脳・脊髄の腫瘍, 血管障害, 梅毒, 多発硬化症, 精神病, サルコイドーシス

水島 裕, 他：1987年度診断基準と治療の手引き. 最新医学 43：382, 1988 より引用

表 139　ベーチェット病国際診断基準

再発性口腔内潰瘍形成：
医師または患者の観察による小アフタ性，大アフタ性，またはヘルペス状の潰瘍形成が 12 ヵ月間に少なくとも 3 度出没すること
再発性口腔内潰瘍形成があり，さらに次の 4 項目のうち 2 項目存在するときに，その患者はベーチェット病であるといえる
再発性外陰部潰瘍形成：医師または患者の観察によるアフタ性潰瘍形成，または瘢痕形成
眼病変：前部ぶどう膜炎，後部ぶどう膜炎，またはスリットガラス検査で硝子体内に細胞の証明，あるいは眼科医の観察による網膜血管炎
皮膚病変：医師または患者の観察による結節性紅斑，毛囊炎様皮疹または丘膿疹病変
あるいは，コルチコステロイド治療を行っていない思春期以後の患者で医師により観察される痤瘡様結節
パテルギーテスト（針反応）陽性：24～48 時間後に医師により観察されたもの

注：これらの項目は他疾患を除外できたときのみ適用する。

International study group of Behcet's disease：Criteria for diagnosis of Behcet's disease. Lancet 335：1078, 1993 より引用

表140 高安動脈炎（大動脈炎症候群）の診断基準

1. 疾患概念と特徴
大動脈とその主要分枝および肺動脈，冠動脈に狭窄，閉塞または拡張病変をきたす原因不明の非特異性炎症性疾患．狭窄ないし閉塞をきたした動脈の支配臓器に特有の虚血障害，あるいは逆に拡張病変による動脈瘤がその臨床病態の中心をなす．病変の生じた血管領域により臨床症状が異なるため多彩な臨床症状を呈する．若い女性に好発する．

2. 症状
(1) 頭部虚血症状：めまい，頭痛，失神発作，片麻痺など
(2) 上肢虚血症状：脈拍欠損，上肢易疲労感，指のしびれ感，冷感，上肢痛
(3) 心症状：息切れ，動悸，胸部圧迫感，狭心症状，不整脈
(4) 呼吸器症状：呼吸困難，血痰
(5) 高血圧
(6) 眼症状：一過性または持続性の視力障害，失明
(7) 下肢症状：間欠跛行，脱力，下肢易疲労感
(8) 疼痛：頸部痛，背部痛，腰痛
(9) 全身症状：発熱，全身倦怠感，易疲労感，リンパ節腫脹（頸部）
(10) 皮膚症状：結節性紅斑

3. 診断上重要な身体所見
(1) 上肢の脈拍ならびに血圧異常（橈骨動脈の脈拍減弱，消失，著明な血圧左右差）
(2) 下肢の脈拍ならびに血圧異常（大腿動脈の拍動亢進あるいは減弱，血圧低下，上下肢血圧差）
(3) 頸部，背部，腹部での血管雑音
(4) 心雑音（大動脈弁閉鎖不全症が主）
(5) 若年者の高血圧
(6) 眼底変化（低血圧眼底，高血圧眼底，視力低下）
(7) 顔面萎縮，鼻中隔穿孔（とくに重症例）
(8) 炎症所見：微熱，頸部痛，全身倦怠感

4. 診断上参考となる検査所見
(1) 炎症反応：赤沈亢進，CRP促進，白血球増加，γグロブリン増加
(2) 貧血
(3) 免疫異常：免疫グロブリン増加（IgG，IgA），補体増加（C_3，C_4）
(4) 凝固線溶系：凝固亢進（線溶異常），血小板活性化亢進
(5) HLA：HLA-B52，B39

5. 画像診断による特徴
(1) 大動脈石灰化像：胸部単純写真，CT
(2) 胸部大動脈壁肥厚：胸部単純写真，CT，MRA
(3) 動脈閉塞，狭窄病変：DSA，CT，MRA
　　弓部大動脈分枝：限局性狭窄からびまん性狭窄まで
　　下行大動脈：びまん性狭窄（異型大動脈縮窄）
　　腹部大動脈：びまん性狭窄（異型大動脈縮窄）しばしば下行大動脈，上腹部大動脈狭窄は連続
　　腹部大動脈分枝：起始部狭窄
(4) 拡張病変：DSA，超音波検査，CT，MRA
　　上行大動脈：びまん性拡張，大動脈弁閉鎖不全の合併
　　腕頭動脈：びまん性拡張から限局拡張まで
　　下行大動脈：粗大な凹凸を示すびまん性拡張，拡張のなかに狭窄を伴う念珠状拡張から限局性拡張まで
(5) 肺動脈病変：肺シンチ，DSA，CT，MRA
(6) 冠動脈病変：冠動脈造影
(7) 多発病変：DSA

6. 診断
(1) 確定診断は画像診断（DSA，CT，MRA）によって行う．
(2) 若年者で血管造影によって大動脈とその第1次分枝に閉塞性あるいは拡張性病変を多発性に認めた場合は，炎症反応が陰性でも高安動脈炎（大動脈炎症候群）を第一に疑う．
(3) これに炎症反応が陽性ならば，高安動脈炎（大動脈炎症候群）と診断する．
(4) 上記の自覚症状，検査所見を有し，下記の鑑別疾患を否定できるもの．

7. 鑑別疾患
①動脈硬化症　　　　　　　　②炎症性腹部大動脈瘤
③血管性ベーチェット病　　　④梅毒性中膜炎
⑤側頭動脈炎（巨細胞性動脈炎）⑥先天性血管異常
⑦細菌性動脈瘤

小林　靖：高安動脈炎（大動脈炎症候群）．難治性血管炎の診療マニュアル（難治性血管炎に関する調査研究班，班長：橋本博史）．厚生科学研究特定疾患対策研究事業，pp 1, 2002 より引用

表144 顕微鏡的多発血管炎の診断基準（難治性血管炎分科会 1998）

1．主要症候
（1）急速進行性糸球体腎炎 （2）肺出血，もしくは間質性肺炎 （3）腎・肺以外の臓器症状：紫斑，皮下出血，消化管出血，多発性単神経炎など
2．主要組織所見
細動脈・毛細血管・後毛細血管細静脈の壊死，血管周囲の炎症性細胞浸潤
3．主要検査所見
（1）MPO-ANCA 陽性 （2）CRP 陽性 （3）蛋白尿・血尿，BUN，血清クレアチニン値の上昇 （4）胸部 X 線所見：浸潤陰影（肺胞出血），間質性肺炎
4．判定
（1）確実（definite） 　（a）主要症候の2項目以上を満たし，組織所見が陽性の例 　（b）主要症候の（1）および（2）を含め2項目以上を満たし，MPO-ANCA が陽性の例 （2）疑い（probable） 　（a）主要症候の3項目を満たす例 　（b）主要症候の1項目と MPO-ANCA 陽性の例
5．鑑別診断
（1）結節性多発動脈炎 （2）ウェゲナー肉芽腫症 （3）アレルギー性肉芽腫性血管炎（Churg-Strauss 症候群） （4）グッドパスチャー症候群
6．参考事項
（1）主要症候の出現する1～2週間前に先行感染（多くは上気道感染）を認める例が多い。 （2）主要症候(1)，(2)は約半数例で同時に，その他の例ではいずれか一方が先行する。 （3）多くの症例で MPO-ANCA の力価は疾患活動性と並行して変動する。 （4）治療を早く中止すると，再発する例がある。 （5）結節性多発動脈炎と顕微鏡的多発血管炎の相違を**表145**に示す。

中林公正：顕微鏡的多発血管炎．難治性血管炎の診療マニュアル（難治性血管炎に関する調査研究班，班長：橋本博史）．厚生科学研究特定疾患対策研究事業，pp 24, 2002 より引用

表145 結節性多発動脈炎と顕微鏡的多発血管炎の特徴

特徴	結節性多発動脈炎	顕微鏡的多発血管炎
病理所見		
血管炎のタイプ	壊死性動脈炎	壊死性血管炎
侵襲血管のサイズ	中・小筋型動脈 ときに小動脈	小血管（毛細血管，細動静脈） ときに小動脈
臨床所見		
急速進行性腎炎	まれ	多い
高血圧	多い	まれ
肺出血	まれ	多い
間質性肺炎	まれ	あり
再発	まれ	あり
MPO-ANCA	陰性	陽性
動脈造影(小動脈瘤，狭窄)	あり	なし
確定診断	動脈造影または生検	生検

表146 アレルギー性肉芽腫性血管炎（Churg-Strauss症候群）診断基準（難治性血管炎分科会 1998）

1．主要臨床所見
（1）気管支喘息あるいはアレルギー性鼻炎 （2）好酸球増加 （3）血管炎による症状：発熱（38℃以上，2週以上），体重減少（6ヵ月以内に6 kg以上）・多発性単神経炎，消化管出血，紫斑，多関節痛（炎），筋肉痛（筋力低下）
2．臨床経過の特徴
主要所見（1），（2）が先行し，（3）が発症する。
3．主要組織所見
（1）周囲組織に著明な好酸球浸潤を伴う細小血管の肉芽腫性，またはフィブリノイド壊死性血管炎の存在 （2）血管外肉芽腫の存在
4．判定
（1）確実（definite） 　（a）主要臨床所見のうち気管支喘息あるいはアレルギー性鼻炎，好酸球増加および血管炎による症状のそれぞれ1つ以上を示し同時に，主要組織所見の1項目を満たす場合（アレルギー性肉芽腫性血管炎） 　（b）主要臨床項目3項目を満たし，臨床経過の特徴を示した場合（Churg-Strauss症候群） （2）疑い（probable） 　（a）主要臨床所見1項目および主要組織所見の1項目を満たす場合（アレルギー性肉芽腫性血管炎） 　（b）主要臨床所見3項目を満たすが，臨床経過の特徴を示さない場合（Churg-Strauss症候群）
5．参考となる検査所見
（1）白血球増加（1万/μl） （2）血小板数増加（40万/μl） （3）血清IgE増加（600 U/ml以上） （4）MPO-ANCA陽性 （5）リウマトイド因子陽性 （6）肺浸潤陰影

（これら検査所見はすべての例に認められるとは限らない）

津坂憲政：アレルギー性肉芽腫性血管炎（Churg-Strauss症候群）．難治性血管炎の診療マニュアル（難治性血管炎に関する調査研究班，班長：橋本博史）．厚生科学研究特定疾患対策研究事業, pp 27, 2002より引用

表147 ウェゲナー肉芽腫症の診断基準 (難治性血管炎分科会 1998)

1. 主要症状
(1) 上気道 (E) の症状
　　E：鼻（膿性鼻漏，出血，鞍鼻），眼（眼痛，視力低下，眼球突出），耳（中耳炎），口腔・咽頭痛（潰瘍，嗄声，気道閉塞）
(2) 肺 (L) の症状
　　L：血痰，咳嗽，呼吸困難
(3) 腎 (K) の症状
　　血尿，蛋白尿，急速に進行する腎不全，浮腫，高血圧
(4) 血管炎による症状
　　①全身症状：発熱（38℃以上，2週間以上），体重減少（6ヵ月以内に6kg以上）
　　②臓器症状：紫斑，多関節炎（痛），上強膜炎，多発性単神経炎，虚血性心疾患，消化管出血，胸膜炎

2. 主要組織所見
①E, L, K の巨細胞を伴う壊死性肉芽腫性炎
②免疫グロブリン沈着を伴わない壊死性半月体形成腎炎
③小・細動脈の壊死性肉芽腫性血管炎

3. 主要検査所見
Proteinase-3 (PR-3) ANCA（蛍光抗体法で cytoplasmic pattern, C-ANCA）が高率に陽性を示す

4. 判定
①確実 (definite)
　(a) 上気道 (E)，肺 (L)，腎 (K) のそれぞれ1臓器症状を含め主要症状の3項目以上を示す例
　(b) 上気道 (E)，肺 (L)，腎 (K)，血管炎による主要症状の2項目以上および，組織所見①，②，③の1項目以上を示す例
　(c) 上気道 (E)，肺 (L)，腎 (K)，血管炎による主要症状の1項目以上と組織所見①，②，③の1項目以上および C (PR-3) ANCA 陽性の例
②疑い (probable)
　(a) 上気道 (E)，肺 (L)，腎 (K)，血管炎による主要症状のうち2項目以上の症状を示す例
　(b) 上気道 (E)，肺 (L)，腎 (K)，血管炎による主要症状のいずれか1項目および，組織所見①，②，③の1項目を示す例
　(c) 上気道 (E)，肺 (L)，腎 (K)，血管炎による主要症状のいずれか1項目と C (PR-3) ANCA 陽性を示す例

5. 参考となる検査所見
①白血球，CRP の上昇
②BUN，血清クレアチニンの上昇

6. 鑑別診断
①E, L の他の原因による肉芽腫性疾患（サルコイドーシスなど）
②他の血管炎症候群（顕微鏡的多発血管炎，アレルギー性肉芽腫性血管炎）(Churg-Strauss 症候群) など

7. 参考事項
①上気道 (E)，肺 (L)，腎 (K) のすべてがそろっている例は全身型，上気道 (E)，下気道 (L) のうち単数もしくは2つの臓器に止まる例を限局型と呼ぶ
②全身型は E, L, K の順に症状が発現することが多い
③発症後しばらくすると，E, L の病変に黄色ぶどう球菌を主とする感染症を合併しやすい
④E, L の肉芽腫による占拠性病変の診断に CT, MRI 検査が有用である
⑤PR-3 ANCA の力価は疾患活動性と並行しやすい

吉田雅治：ウェゲナー肉芽腫症．難治性血管炎の診療マニュアル（難治性血管炎に関する調査研究班，班長：橋本博史）．厚生科学研究特定疾患対策研究事業, pp 30, 2002 より引用

表148 成人スチル病分類基準 (成人スチル病研究班)

大項目
　①39℃以上，1週間以上続く発熱
　②2週間以上続く関節症状
　③定型的皮疹
　④80%以上の好中球増加を伴う白血球増加（>1万/μl）
小項目
　①咽頭痛
　②リンパ節腫脹あるいは脾腫
　③肝機能異常
　④リウマトイド因子陰性および抗核抗体陰性
大項目2項目以上を含む総項目数5項目以上あれば成人スチル病と分類できる。ただし，以下の疾患を除外する

除外項目
　①感染症（とくに敗血症，伝染性単核球症）
　②悪性腫瘍（とくに悪性リンパ腫）
　③膠原病（とくに結節性多発動脈炎，悪性関節リウマチ）

Yamaguchi M, et al：Preliminary criteria for classification of adult Still's disease. J Rheumatol 19：424, 1992 より引用

表149 シェーグレン症候群改訂診断基準 (1999)

1．生検病理組織検査で次のいずれかの陽性所見を認めること
　　A）口唇腺組織で4 mm²あたり1 focus（導管周囲に50個以上のリンパ球浸潤）以上
　　B）涙腺組織で4 mm²あたり1 focus（導管周囲に50個以上のリンパ球浸潤）以上
2．口腔検査で次のいずれかの陽性所見を認めること
　　A）唾液腺造影でStage I（直径1 mm未満の小点状陰影）以上の異常所見
　　B）唾液分泌量低下（ガム試験にて10分間で10 ml以下またはサクソンテストにて2分間で2 g以下）があり，かつ唾液腺シンチグラフィーにて機能低下の所見
3．眼科検査で次のいずれかの陽性所見を認めること
　　A）シャーマー試験で5分間に5 mm以下で，かつローズベンガル試験（van Bijsterveldスコア）で3以上
　　B）シャーマー試験で5分間に5 mm以下で，かつ蛍光色素試験で陽性
4．血清検査で次のいずれかの陽性所見を認めること
　　A）抗SS-A抗体陽性
　　B）抗SS-B抗体陽性
＜確定診断基準＞
　上の4項目のうち，いずれかの2項目以上に該当すればシェーグレン症候群と確定診断する。

藤林孝司, 他：シェーグレン症候群改訂診断基準．厚生省特定疾患免疫疾患調査研究班. 平成10年度研究報告書 pp 135, 1999 より引用

表150　PM/DMの診断基準（Bohan）

①四肢近位筋，頸部屈筋の対称性筋力低下（数週から数ヵ月にわたって進行する）
②定型的筋病理組織所見（筋線維の変形，壊死，貪食像，萎縮，再生，炎症性細胞浸潤）
③筋性酵素の増加（CK，アルドラーゼ，AST，ALT，LDH）
④定型的筋電図所見（short, small, polyphasic motor unit, fibrillation, insertional irritability bizzare, high-frequency repetitive discharge）
⑤定型的皮膚症状（ヘリオトロープ疹，Gottron徴候，膝，肘，内果，顔面，頸部，上胸部の鱗屑性紅斑）
判定　definite：4項目以上（DMは⑤を含む） 　　　probable：3項目以上（DMは⑤を含む） 　　　possible：2項目以上（DMは⑤を含む）

Bohan A, et al：Computer assisted analysis of 153 patients with polymyositis and dermatomyositis. Medicine (Baltimore) 56：255, 1977 より引用

表151　多発性筋炎・皮膚筋炎の厚生省改訂診断基準（1992）

1．診断基準項目 　1）皮膚症状 　　a）ヘリオトロープ疹：両側または片側の眼瞼部の紫紅色浮腫性紅斑 　　b）Gottron徴候：手指関節背側面の角質増殖や皮膚萎縮を伴う紫紅色紅斑 　　c）四肢伸側の紅斑：肘，膝関節などの背面の軽度隆起性の紫紅色紅斑 　2）上肢または下肢の近位筋の筋力低下 　3）筋肉の自発痛または把握痛 　4）血清中筋原性酵素（クレアチンキナーゼまたはアルドラーゼ）の上昇 　5）筋電図の筋原性変化 　6）骨破壊を伴わない関節炎または関節痛 　7）全身性炎症所見（発熱，CRP上昇，または赤沈促進） 　8）抗Jo-1抗体陽性 　9）筋生検での筋炎の病理所見：筋線維の変性および細胞浸潤 2．診断基準判定 　皮膚筋炎：1）の皮膚症状のa）〜c）の1項目以上を満たし，かつ経過中に2）〜9）の項目中4項目以上を満たすもの 　多発性筋炎：2）〜9）の項目中4項目以上を満たすもの 3．鑑別診断を要する疾患 　感染による筋炎，薬剤性ミオパチー，内分泌異常にもとづくミオパチー，筋ジストロフィー，その他の先天性筋疾患

狩野庄吾：多発性筋炎・皮膚筋炎の厚生省改訂診断基準．厚生省特定疾患自己免疫疾患調査研究班平成4年度研究報告書．pp 5, 1993 より引用

表152 混合性結合組織病診断の手引き (1996改訂)

混合性結合組織病の概念：
　全身性エリテマトーデス，全身性硬化症，多発性筋炎などにみられる症状や所見が混在し，血清中に抗U1-RNP抗体がみられる疾患である。

Ⅰ．共通所見
　1．レイノー現象
　2．指ないし手背の腫脹
Ⅱ．免疫学的所見
　　抗U1-RNP抗体陽性
Ⅲ．混合所見
　A．全身性エリテマトーデス様所見
　　1．多発関節炎
　　2．リンパ節腫脹
　　3．顔面紅斑
　　4．心膜炎または胸膜炎
　　5．白血球減少（4000/μl以下）または血小板減少（10万/μl以下）
　B．全身性硬化症様所見
　　1．手指に局限した皮膚硬化
　　2．肺線維症，拘束性換気障害（％VC＝80％以下）または肺拡散能低下（％DLco＝70％以下）
　　3．食道蠕動低下または拡張
　C．多発性筋炎様所見
　　1．筋力低下
　　2．筋原性酵素（CK）上昇
　　3．筋電図における筋原性異常所見

診断：
　1．Ⅰの1所見以上が陽性
　2．Ⅱの所見が陽性
　3．ⅢのA，B，C項のうち，2項以上につき，それぞれ1所見以上が陽性以上の3項を満たす場合を混合性結合組織病と診断する。

付記：
　1．抗U1-RNP抗体の検出は二重免疫拡散法あるいは酵素免疫測定法（ELISA）のいずれでもよい。ただし，二重免疫拡散法が陽性でELISAの結果と一致しない場合には，二重免疫拡散法を優先する。
　2．以下の疾患標識抗体が陽性の場合は混合性結合組織病の診断は慎重に行う。
　　1）抗Sm抗体
　　2）高力価の抗二本鎖DNA抗体
　　3）抗トポイセメラーゼⅠ抗体（抗Scl-70抗体）
　　4）抗Jo-Ⅰ抗体
　3．肺高血圧を伴う抗U1-RNP抗体陽性例は，臨床所見が十分にそろわなくとも，混合性結合組織病に分類される可能性が高い。

東條　毅：混合性結合組織病診断の手引き．厚生省特定疾患混合性結合組織病調査研究班平成7年度研究報告書．pp 2, 1996 より引用

表 153 ループス腎炎の WHO クラス分類

Class	組織型	組織像
Class I	微小変化型	a. 光顕，蛍光，電顕とも変化なし b. 光顕では正常だが，蛍光または電顕でメサンギウム沈着がみられる
Class II	メサンギウム型	a. メサンギウムの拡大および（または）軽度細胞増多 b. 中等度までのメサンギウム細胞増殖
Class III	巣状糸球体腎炎型	軽度または中等度のメサンギウム病変を伴う a. 活動性病変 b. 活動性と硬化性病変 c. 硬化性病変
Class IV	びまん性糸球体腎炎型	メサンギウム，管内，またはメサンギウム毛細血管性の高度増殖および（または）高度内皮下沈着，または活動性・硬化性病変がびまん性にみられる a. 分節性病変なし b. 活動性病変を伴う c. 活動性病変と硬化性病変を伴う d. 硬化性病変を伴う
Class V	膜性腎炎型	a. 純粋な膜性腎炎 b. Class II 病変を伴う
Class VI	糸球体硬化型	

活動性病変		硬化性病変	
A. 糸球体	1. 細胞増殖 2. 毛細血管の破綻 3. 多核白血球と核融解 4. ヘマトキシリン体 5. 半月体（細胞性または線維細胞性） 6. Wire loop（電顕で） 7. ヒアリン血栓 8. フィブリン血栓 9. 分節性フィブリン沈着	A. 糸球体硬化 B. 線維性半月体 C. 尿細管萎縮 D. 間質線維化 E. 血管硬化	1. 分節性 2. メサンギウム性 3. 全節性
B. 血管	1. ヒアリン（免疫複合体）沈着 2. 壊死性動脈炎		
C. 尿細管変性と壊死			
D. 間質の炎症，活動性			

表 154　ループス腎炎の ISN/RPS 分類

Class I：微小変化ループス腎炎
　　　　光顕：正常糸球体
　　　　蛍光：メサンギウムの沈着
Class II：メサンギウム増殖ループス腎炎
　　　　光顕：メサンギウムだけの細胞増殖
　　　　　　　　メサンギウム基質の増大
　　　　蛍光・電顕：上皮・内皮下の沈着
Class III：局所的ループス腎炎
　　　　全糸球体の 50％以下に局所的な内皮下の沈着を含む（メサンギウムの変化はあってもなくても可）
　　　　局所的な毛細血管内外の糸球体腎炎
　(A)　活動性病変：局所的増殖性腎炎
　(A/C)　活動性／慢性病変：A＋C
　(B)　瘢痕を伴った慢性非活動性病変：局所的硬化性腎炎
Class VI：びまん性ループス腎炎
　　　　全糸球体の 50％以上に内皮下の沈着を含むびまん性毛細血管内外の糸球体腎炎
　S (A)：全糸球体の 50％以上で病変が Segmental（個々の糸球体の半分以下の面積）で活動性（びまん性
　　　　増殖性腎炎）
　G (A)：全糸球体の 50％以上で病変が Global（個々の糸球体半分以上の面積）で活動性（びまん性増殖性
　　　　腎炎）
　S (A/C)：病変が Segmental で活動性／慢性が混在
　G (A/C)：病変が Global で活動性／慢性が混在
　S (C)：病変が Segmental で慢性（びまん性硬化性腎炎）
　G (C)：病変が Global で慢性
Class V：膜性ループス腎炎
　　　　上皮下の沈着
Class VI：糸球体の 90％以上が硬化

略語一覧

●疾患名

日本語名	外国語名	略語
アレルギー性肉芽腫性血管炎 (Churg-Straus症候群)	allergic granulomatous angiitis (Churg-Straus syndrome)	AGA (C-S)
抗リン脂質抗体症候群	antiphospholipid syndrome	APS
ベーチェット病	Behçet's disease	BD
皮膚筋炎	dermatomyositis	DM
間質性肺炎	interstitial pneumonia	IP
混合性結合組織病	mixed connective tissue disease	MCTD
顕微鏡的多発血管炎	microscopic polyangiitis	MPA
多発性筋炎	polymyositis	PM
結節性多発動脈炎 (結節性動脈周囲炎)	polyarthritis nodosa	PN
関節リウマチ	rheumatoid arthritis	RA
リウマチ熱	rheumatic fever	RF
全身性エリテマトーデス	systemic lupus erythematosus	SLE
シェーグレン症候群	Sjögren's syndrome	SS
全身性硬化症 (強皮症)	systemic sclerosis (progressive systemic sclerosis)	SSc (PSS)
高安動脈炎 (大動脈炎症候群)	takayasu arteritis (Aortitis syndrome)	TA
分類不能結合組織病	unclassified connective tissue disease	UCTD
ウェゲナー肉芽腫症	Wegener's granulomatosis	WG
ウェーバークリスチャン病	Weber-Christian disease	W-C

●薬剤名

日本語名	外国語名	略語
アザチオプリン	azathioprine	AZ (AZA, AZP)
シクロスポリン	cyclosporine	CyA (CYA, CSA)
シクロフォスファミド	cyclophosphamide	CY (CYC, CP)
免疫グロブリン静注	intravenous immunoglobulin	IVIG
シクロフォスファミド大量静注	intravenous cyclophosphamide	IVCY
メトトレキサート	methotrexate	MTX

索 引

〔欧文〕

A

ACE ⇨血清アンジオテンシン変換酵素（ACE）
aCL ⇨抗カルジオリピン抗体（aCL）
AGA ⇨アレルギー性肉芽腫性血管炎（AGA）
AIH ⇨自己免疫性肝炎（AIH）
AIHA ⇨自己免疫性溶血性貧血（AIHA）
allergic granulomatosis angiitis 168
amyopathic DM 151
ANCA ⇨抗好中球細胞質抗体（ANCA）
anticardiolipin antibodies 173
antiphospholipid antibodies 173
antiphospholipid syndrome 173
AOSD ⇨成人スチル病（AOSD）
aPL ⇨抗リン脂質抗体（aPL）
APS ⇨抗リン脂質抗体症候群（APS）
ARS ⇨アミノアシルtRNA合成酵素（ARS）
Ashoff結節 179
AZ ⇨アザチオプリン（AZ）
A群β溶血性連鎖球菌 179

B

Baker嚢腫 19
bamboo spine 187, 209
Behçet's disease **182**, 230
BHL ⇨両側肺門リンパ節腫脹（BHL）
B細胞 76

C

CAPS ⇨劇症型抗リン脂質抗体症候群（CAPS）
catastrophic antiphospholipid syndrome 174
CFS ⇨慢性疲労症候群（CFS）
chronic fatigue syndrome **215**

Churg-Strauss症候群（C-S） 168
CL ⇨カルジオリピン（CL）
CMV感染症 222
CNSループス 34, 36, 37, 139
Cogan症候群 162
COX-2選択薬 97, 99
CREST症候群 142
CRP ⇨C反応性蛋白（CRP）
crystal-deposition arthropathy 200
C-S ⇨Churg-Strauss症候群（C-S）
CTLA-4-Ig融合蛋白 107
CY ⇨シクロフォスファミド（CY）
CyA ⇨シクロスポリン（CyA）
C反応性蛋白（CRP） 53

D

debridement 200
DLE ⇨円板状紅斑（DLE）
DM ⇨皮膚筋炎（DM）
D-ダイマー 58
D-ペニシラミン 101, 145

E

enthesitis 69, 185
Evans症候群 225

F

FDP ⇨フィブリン／フィブリノーゲン分解産物（FDP）
fibromyalgia syndrome 212
FMS ⇨線維筋痛症候群（FMS）

G

Gaシンチグラフィ 83

H

HLA-B 27　185
HLA-B 51　182
HPS　⇨血球貪食症候群（HPS）
HUS　226

I

IP　⇨間質性肺炎（IP）
ITP　⇨特発性血小板減少性紫斑病（ITP）

J

Jaccoud 変形　20,180
JRA　⇨若年性関節リウマチ（JRA）

K

KL-6　⇨シアル化糖鎖抗原（KL-6）

L

LA　⇨ループスアンチコアグラント（LA）
Larsen の 6 段階 Grade 分類　80
LeRoy らの分類　141
Libman-Sacks 心内膜炎　137
lupus anticoagulant　173
lupus cystitis　50

M

malignant RA　132
MCTD　⇨混合性結合組織病（MCTD）
metastatic Crohn's disease　209
microscopic polyangiitis　163
morning stiffness　130
MPA　⇨顕微鏡的多発血管炎（MPA）
MTX　⇨メトトレキサート（MTX）

N

neonatal lupus erythematosus　66,251
NLE　⇨新生児ループス（NLE）
NSAIDs　⇨
　　非ステロイド性抗炎症薬（NSAIDs）

O

OA　⇨変形性関節症（OA）
osteoarthritis　198

P

PAIgG　226
PAN　⇨多発性動脈炎（PAN）
paraneoplastic syndrome　254,255
PBC　⇨原発性胆汁性肝硬変（PBC）
PCI　⇨腸管嚢腫様気腫（PCI）
PCP　⇨ニューモシスチス肺炎（カリニ肺炎，PCP）
pencil-in-cup 変形　21,188
PH　⇨肺高血圧症
platelet associated IgG　226
PM　⇨多発性筋炎（PM）
PMR　⇨リウマチ性多発筋痛症（PMR）
PN　⇨結節性多発動脈炎（PN）
pneumocystis jiroveci　220
polyarteritis nodosa　162
polymyalgia rheumatica　190
PSC　⇨原発性硬化性胆管炎（PSC）

R

RA　⇨関節リウマチ（RA）
relapsing polychondritis　189
RF　⇨リウマチ熱（RF）
rheumatoid arthritis　129
rheumatoid vascullitis　132
RP　⇨再発性多発軟骨炎（RP）

S

SCLE　⇨ subcutaneous lupus erythematosus（SCLE）
sclerodactylia　23
seronegative arthritis　69
Sjögren syndrome　152
SLE　⇨全身性エリテマトーデス（SLE）
SNSA　⇨血清反応陰性脊椎関節症（SNSA）

SP-D ⇨
　サーファクタントプロテイン D（SP-D）
SPECT　83
SS　⇨シェーグレン症候群（SS）
SSc　⇨全身性硬化症（SSc）
Steinbrocher の 4 段階 Stage 分類　80
ST 合剤　222
subcutaneous lupus erythematosus（SCLE）
　139
synovitis　69
systemic lupus erythematosus　135
systemic sclerosis　141

T

TA　⇨側頭動脈炎（TA）
TA　⇨高安動脈炎（TA）
temporal arteritis　169
Th 1 細胞　79

Th 2 細胞　79
TTP　226
T 細胞　76

W

W-C 病　⇨ウェーバークリスチャン病（W-C 病）
Weber Christian 病　209
Wegener granulomatosis　164
WG　⇨ウェゲナー肉芽腫症（WG）

Z, 他

Z 字型変形　19
β_2-glycoprotein 1　174
β_2-グリコプロテイン 1　174
β-D グルカン　221, 224
γ グロブリン大量療法　**115**, 150

〔和　文〕

あ

悪性関節リウマチ　132
悪性腫瘍随伴症候群　254, 255
アクタリット　102
アザチオプリン（AZ）　112, 150
朝のこわばり　130
アダリムマブ　106
圧迫骨折　233
アトリズマブ　107
アナキンラ　107
アネトールトリチオン　156
アネルギー　77
アフェレシス療法　**117**
アミノアシル tRNA 合成酵素（ARS）　67
アミロイドーシス　**196**, 231
アレルギー性肉芽腫性血管炎（AGA）　168

い

インフリキシマブ　105

う

ウイルス性関節炎　206
ウェゲナー肉芽腫症（WG）　20, 164
ウェーバークリスチャン病（W-C 病）　**209**
ウェルナー症候群　145

え

エタネルセプト　105
炎症性貧血　48
炎症マーカー　52
円板状紅斑（DLE）　15

お

オニオンスキン病変　137

か

介護保険制度　261
潰瘍性大腸炎　188,**207**
活性化部分トロンボプラスチン時間　57,174
滑膜炎　69
滑膜シンチグラフィ　83
滑膜生検　89
滑膜切除術　134
滑膜増殖　132
化膿性関節炎　205
ガムテスト　154
顆粒球除去療法　119
カルジオリピン（CL）　70,72
間質性肺炎（IP）　28,91
間質性膀胱炎　50
関節形成術　200
関節固定術　200
関節穿刺　92
関節リウマチ（RA）　18,26,46,69,91,**129**,229, 267
乾癬性関節炎　20,188
感染性関節炎　**205**
冠動脈炎　42
冠動脈硬化　42
冠動脈疾患　39
眼病変　9

き

偽痛風　203
凝固異常　**56**
強指症　23
胸水穿刺　92
強直性脊椎炎　21,185
強直性脊椎骨増殖症　187
強皮症腎　145
強皮症腎クリーゼ　143

胸膜病変　29
筋生検　88,149
金製剤　101
筋痛　23
筋電図検査　149
筋力低下　22,24

く

クームズ抗体　225
クローン病　188,**207**

け

蛍光色素試験　154
頸椎の関節固定術　134
劇症型抗リン脂質抗体症候群（CAPS）　174
結核　222
結核性関節炎　206
血管炎　268
血管炎症候群　27,89,**161**,231
血管ベーチェット　183
血球貪食症候群（HPS）　79,227
結晶性関節炎　**200**
血小板　49
血小板減少　226
血清アミロイドA　55
血清アンジオテンシン変換酵素（ACE）　194
血清反応陰性脊椎関節症（SNSA）　**185**
血清補体　58,61
血清リゾチーム　194
結節性紅斑　16,183,194
結節性多発動脈炎（PN）　20,43,46,161
血尿　49
限局性全身性硬化症　145
原発性硬化性胆管炎（PSC）　249
原発性胆汁性肝硬変（PBC）　248
顕微鏡的多発血管炎　163

こ

抗DNA抗体　64
抗Jo-1抗体　67

抗 Ki 抗体　67
抗 Ku 抗体　67
抗 PCNA 抗体　67
抗 PM-Scl 抗体　67
抗 RNA ポリメラーゼ抗体　144
抗 Scl-70 抗体　66,143
抗 Sm 抗体　64
抗 SS-A 抗体　66,251
抗 SS-B 抗体　66
抗 U1RNP 抗体　64,159
抗核抗体　62
抗核小体抗体　66
抗カルジオリピン抗体（aCL）　70,72,173
膠原病　3,4,5,7
抗好中球細胞質抗体（ANCA）　73
高サイトカイン血症症候群　79
好酸球増多性筋膜炎　145
高脂血症　238
口唇生検　89
抗セントロメア抗体　66,144
抗トポイソメラーゼⅠ抗体　143
抗Ⅱ型コラーゲン抗体　189
抗ヒストン抗体　64
抗リウマチ薬　**100**
抗リン脂質抗体　70,173,251
抗リン脂質抗体症候群（APS）　70,**173**
呼吸機能検査　85
骨壊死　231
骨塩量測定　235
骨切り術　200
骨シンチグラフィ　83
骨髄穿刺　94
骨粗鬆症　233,237,270
ゴットロン徴候　16,23,148
骨密度測定　83
こわばり　69
混合性結合組織病（MCTD）　20,27,43,**157**

さ

細菌性関節炎　205

再生不良性貧血　225
サイトカイン　78
サイトメガロウイルス感染症　222
再発性多発軟骨炎（RP）　**189**
作業療法　121
サクソンテスト　154
サーファクタントプロテイン D（SP-D）　144
サーモグラフィ　84
サーモンピンクの紅斑　177
サルコイドーシス　**193**

し

シアル化糖鎖抗原（KL-6）　144
シアル酸　55
シェーグレン症候群（SS）　20,27,43,46,91,**152**,254
シクロスポリン（CyA）　113,150
シクロフォスファミド（CY）　112,150
自己反応性 T 細胞　76
自己免疫性肝炎（AIH）　248
自己免疫性溶血性貧血　225,245
指尖容積脈波（指尖脈波）　86
尺側偏位　19,130
若年性関節リウマチ（JRA）　133
若年性早老症　145
シャルマン症候群　145
手根管症候群　130
手掌紅斑　16
消化器症状　**44**
上強膜炎　130
シルマーテスト　154
心炎　180
心外膜炎　41,42
心外膜病変　39
心筋炎　39,41
真菌性関節炎　206
心筋病変　42
神経生検　88
神経ベーチェット　183
心血管症状　**39**

心血管病変　40
人工関節置換術　134
人工唾液　155
深在性真菌症　223
腎障害　25
腎生検　89
新生児ループス（NLE）　66, 251
身体障害者福祉制度　256
靱帯の再建術　134
心電図　84
心電図異常　41
心内膜炎　40
心内膜病変　42

す

スチル疹　16
ステロイド　139
ステロイド糖尿病　243
ステロイド薬　**109**
ステロイド離脱症候群　13
ステロイド療法　160
スルファサラジン　101
スワンネック変形　19, 130

せ

精神・神経症状　**34**
成人スチル病（AOSD）　20, 79, 133, **176**
生物学的製剤　**105**
脊椎炎　208
赤血球沈降速度　54
舌小帯短縮　16
セビメリン　155
線維筋痛症候群（FMS）　**212**
全身性エリテマトーデス（SLE）　19, 26, 39, 45, 90, **135**, 229, 267
全身性硬化症（SSc）　19, 27, 42, 45, 90, **141**, 254, 268
仙腸関節炎　185, 209

そ

臓器特異的自己抗体　75
臓器特異的自己免疫疾患　**244**
側頭動脈炎（TA）　169

た

体重減少　14
大動脈炎症候群　170
唾液液腺シンチ　154
高安動脈炎（TA）　170
多形皮膚萎縮症　23
多発性筋炎（PM）　20, 46, 89, **146**, 254, 268
多発性皮膚萎縮　148
蛋白尿　49

ち

腸管嚢腫様気腫（PCI）　143
腸管ベーチェット　183
蝶形紅斑　14
腸疾患に伴う関節炎　**207**
重複症候群　157

つ

痛風　200
痛風結節　201

て

テトラサイクリン　103
伝導障害　41, 42

と

透析療法　119
糖尿病　**242**
動脈硬化　241
特定疾患治療研究事業　258
特定疾患治療研究事業の対象疾患　260
特発性血小板減少性紫斑病（ITP）　245

な

難病患者等（関節リウマチ患者）居宅生活
　　支援事業　261

に

ニューモシスチス肺炎（カリニ肺炎，PCP）
　　220
尿中クレアチン係数　149

は

肺血栓塞栓症　31
肺高血圧症（PH）　30,160
肺生検　89
梅毒血清反応の生物学的偽陽性　174
肺胞出血　31
橋本病　245,247
バセドウ病　245,247
白血球減少　49,224
白血球増加　49
発熱　12
針反応　183
汎血球減少症　224
パンヌス　91,132
反応性関節炎　188
晩発性皮膚ポルフィリン症　145

ひ

ヒアルロン酸　200
皮下結節　180
非ステロイド性抗炎症薬（NSAIDs）　**95**,228
ビスフォスフォネート製剤　236
ヒトアジュバント病　141,142
ヒドロキシアパタイト沈着症　204
皮膚筋炎（DM）　20,42,46,89,**146**,231,254,268
皮膚生検　88
貧血　48

ふ

フィブリノイド変性　3,162
フィブリノーゲン　57
フィブリン／フィブリノーゲン分解産物（FDP）
　　58
封入体筋炎　22
フェルティ症候群　133
不応答性　77
副腎皮質ステロイド剤　150
腹水穿刺　92
ブシャール結節　21,130,198
ブシラミン　101
付着部炎（付着部位の炎症）　69,185,188
舞踏病　180
ぶどう膜炎　183,188,194
プラスマフェレーシス療法　117
プロトロンビン時間　57

へ

ベーチェット病　20,46,**182**,230
ヘバーデン結節　21,130,198
ヘリオトロープ疹　16,23,148
変形性関節症（OA）　21,**198**
弁膜疾患　40
弁膜病変　42

ほ

ポイキロデルマ　23,148
ボタン穴変形　19

ま

末梢関節炎　208
慢性炎症性腸疾患に伴う関節炎　188
慢性関節リウマチ　41
慢性甲状腺炎　245,247
慢性疲労症候群（CFS）　**215**

み

ミゾリビン　102
脈波　86

む

ムチランス型　81, 130
ムチンクロット　93, 132

め

メトトレキサート（MTX）　101, 113, 150
免疫グロブリン　58
免疫抑制薬　**112**, 150, 160

も

モルフィリア　145

や

薬剤起因性ループス　108

よ

溶血性貧血　48
腰椎穿刺　91
溶連菌　179

ら

ライター症候群　20

り

リウマチ性疾患　5, 6, 7
リウマチ性多発筋痛症（PMR）　20, **190**
リウマチ熱（RF）　20, **179**
リウマトイド因子　67, 130
リウマトイド因子陰性脊椎関節症　20
理学療法　120, 151
リツキシマブ　107
リハビリテーション　**120**
両側肺門リンパ節腫脹（BHL）　193
輪状紅斑　15, 180
リンパ球除去療法　119
リンパ節腫脹　14

る

涙点プラグ　155
ループスアンチコアグラント（LA）　70, 71, 173
ループス腎炎　140

れ

レイノー現象　16, 87, 144
レフルノミド　102

ろ

ローズベンガルテスト　154
ロベンザリット　102

わ

ワイヤーループ病変　137

ⓒ 2005　　　　　　　　　　第1版発行　2005年5月28日

膠原病診療の
ミニマムエッセンシャル

定価はカバーに表示してあります

監修　　橋 本 博 史
　　　　飯 田 　 昇

検印省略

編集　　戸 叶 嘉 明
　　　　阿 部 香 織

発行者　　　　服 部 秀 夫
発行所　　株式会社 新興医学出版社
〒113-0033 東京都文京区本郷6丁目26番8号
電話 03（3816）2853　FAX 03（3816）2895

印刷　株式会社 春恒社　　ISBN 4-88002-647-6　　郵便振替　00120-8-191625

・本書および CD-ROM（Drill）版の複製権・翻訳権・譲渡権・公衆送信権（送信可能化権を含む）は株式会社新興医学出版社が所有します。
・JCLS ＜㈱日本著作出版権管理システム委託出版物＞
本書の無断複写は著作権法上での例外を除き禁じられています。複写される場合は，その都度事前に㈱日本著作出版権管理システム（電話 03-3817-5670, FAX 03-3815-8199）の許諾を得て下さい。